シンプル生理学

改訂第8版

共著 **貴邑 冨久子**
根来 英雄

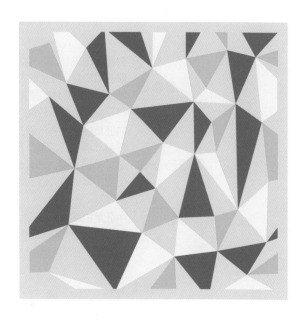

南江堂

図版着色について

　からだの各細胞，組織，器官が規則的に3つの胚葉（外胚葉，内胚葉，中胚葉）から発生してくることに着目し，由来する胚葉ごとの色分けを基本に着色を行った．その他，液体，気体，光，熱，タンパク質などについても以下のように着色した．

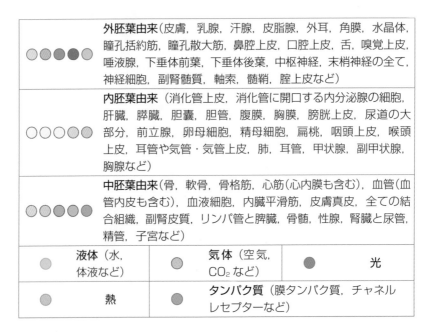

○○○●○	**外胚葉由来**（皮膚，乳腺，汗腺，皮脂腺，外耳，角膜，水晶体，瞳孔括約筋，瞳孔散大筋，鼻腔上皮，口腔上皮，舌，嗅覚上皮，唾液腺，下垂体前葉，下垂体後葉，中枢神経，末梢神経の全て，神経細胞，副腎髄質，軸索，髄鞘，腟上皮など）
○○○○○	**内胚葉由来**（消化管上皮，消化管に開口する内分泌腺の細胞，肝臓，膵臓，胆嚢，胆管，腹膜，胸膜，膀胱上皮，尿道の大部分，前立腺，卵母細胞，精母細胞，扁桃，咽頭上皮，喉頭上皮，耳管や気管・気管上皮，肺，耳管，甲状腺，副甲状腺，胸腺など）
○○○○○	**中胚葉由来**（骨，軟骨，骨格筋，心筋（心内膜も含む），血管（血管内皮も含む），血液細胞，内臓平滑筋，皮膚真皮，全ての結合組織，副腎皮質，リンパ管と脾臓，骨髄，性腺，腎臓と尿管，精管，子宮など）

●	**液体**（水，体液など）	●	**気体**（空気，CO_2 など）	●	**光**
●	**熱**	●	**タンパク質**（膜タンパク質，チャネルレセプターなど）		

第8版のはしがき

　人体には，神経系，感覚系，筋/骨格系，循環系，呼吸器系，消化器系，泌尿器系，内分泌系，生殖器系，免疫系などがあるが，これらのうち，動物で良く発達している器官系，つまり，神経系，感覚系，筋/骨格系の生理機能を動物機能，その他の器官系の生理機能を植物機能と呼んでいる．改訂第7版までも，おおよそは，前半に動物機能，後半に植物機能について記述していた．しかし，改訂第8版においては，動物機能，植物機能のいずれの発現においても特別な役割を果たしている電気的興奮をする細胞，つまり「興奮性細胞」の基本的機能の説明を，第2章，第3章，第4章でまとめることにした．これらは，神経細胞，感覚細胞，筋肉細胞である．ただし，多くの水溶性ホルモンの分泌細胞もホルモン分泌に先立ち脱分極することが知られているが，これについては第10章に記述した．

　改訂第8版では，「免疫機能」についての説明を第14章に補足・追加した．これは読者からの要望に答えたもので，予定していたことであった．しかし，大変驚いたことに，2019年12月から新型コロナウイルス（SARS-CoV-2）の感染がパンデミックまでに拡大し，この改訂第8版のはしがきを書いている2021年1月末には世界での感染者数が1億人を超え，死者数も230万人に迫り，未だ拡大中である．日本では，1月7日に1ヵ月間の予定で出た第3波に対する緊急事態宣言のもう1ヵ月間の延長が決まり，同時に2月末に向けてワクチンの接種が始まろうとしている．こうした世界史にも残るような新型ウイルス感染の真最中に免疫について書くという奇遇に驚きながらの作業であったので，ここに敢えて記させていただき，2021年度新学期にこの教科書を手にした読者の皆さんにこの後のフォローをお願いしたい．

　このような事から，この改訂第8版の出版には，思いもかけない，かなりの苦労がつきまとった．初めに触れたような記述の大幅な入れ替えに加え，改訂第7版では，「図版のカラー化」に主力を注いだため，「図版のリニューアル化」が遅れた．この遅れを取り戻すことが是非とも必要であったにもかかわらず，先述の新型コロナウイルス感染予防のため，世の中が在宅勤務を含む新しい働き方に否応なしに対応せざるをえなくなってしまった．これをもって，改訂第8版の刊行の遅れを覚悟しなければと思った．しかし，イラストレーターの榎本星和氏の御尽力のおかげで，多数の図版を，科学の進歩に沿った，新しいものにすることができた．また，第16章においては，聖マリアンナ医科大学生理学 舩橋利也教授により呼吸生理の新知識を新しい図版とともに盛り込んでいただくことができた．お二人には，この場を借りて心からの感謝をいたします．そして，多くの困難を乗り越えて，予定通りに改訂版の出版に漕ぎ着けて下さった南江堂出版部諸氏に対しても心からの感謝を申し上げさせていただきます．

2021年1月

貴邑 冨久子

根来 英雄

初版のはしがき

　生理学は，健康や病気を理解するために欠かせない基礎的学問である．本書は，将来，医療，衛生，保健を専門とすることを目指す方々に最新の生理学を理解していただくことを念頭に執筆した．しかし，本来，生理学は，生きているということはどういうことか，ヒトのからだは，生きて行くためにどのような営みをしているかを考える学問であり，その意味で，医学系の分野を専門とされない方々にも，人間学の一部門として興味を持って頂けるものと思う．

　本書は，長年にわたり版を重ねてきた川上正澄，山内良澄著の「図説生理学」に，新しい生理学の知識を盛り込み，しかも，より簡潔な教科書にすることを意図して全く新しく書き直したものである．できるだけ簡潔に，分かりやすく書くように努力したが，一方では，基本的な知識の羅列になることを避けるため，重要と思われる問題についてはかなり立ち入って述べたところもある．前書，「図説生理学」の趣旨を引き継ぎ，図表を多く取り入れ，また，二色刷りとして読者の理解を一層促すよう努めた．

　できるだけ分かりやすい生理学の教科書を目指して書いたつもりであるが，読み返してみると意に満たないところもある．読者諸氏の率直なご意見をうかがえれば幸いである．

　本書の執筆にあたっては，横浜市立大学医学部，橋本隆平博士の絶大なるご協力を得たことを明記し，心からの感謝の意を表したいと思う．また，樋口隆，有田順，明間立雄，西原真杉，高野真，釣部るい子，吉田久美子諸氏のご協力を得たことにも厚く感謝する．また，編集にあたり，著者らの多くの無理な注文に快く応じて下さった南江堂の中村　一，大和仁子の諸氏に感謝する．

1988 年 4 月

貴邑　冨久子

根来　英雄

目　　次

7. 自律神経系と内臓機能　　　　　　　　　　　　　95

10.　内分泌系の機能　　139

14. 血液の生理　　　　　　　　　　　　　　　　　　235

15. 循環系の機能　　　　　　　　　　　　　　　　　249

16. 呼吸の生理 283

17.　尿の生成と排泄　303

18.　体液とその調節　321

生理学の基礎

1. 生理学とは

　人体は途方もなく複雑な活動を行っているが，その複雑な活動を解析し，生命に関するあらゆる謎を解き明かそうとする学問が**生理学**である．人体やそれを構成する各要素（一定の分子群，細胞，組織，器官）は，それぞれが固有のはたらき，あるいは役割を持っており，それを機能という．たとえば，心臓の機能は血液を全身に循環させることであり，腎臓の機能は尿を生成することである．皮膚はからだを乾燥やその他の外界の刺激から保護し，体熱の放散量を調節するのがその機能である．生理学では，人体の複雑な活動の理解に取り組む方法として，まず，人体を構成する各要素に分解してその個々の機能を追求し，その機能がどのようなしくみ（メカニズム）で発現してくるかを探る．さらに，それら各要素間の相互関係や，各要素がバラバラにはたらかないようにする統合的関係を明らかにし，最終的にはそれらを総合して，人体全体としての機能を考えようとするのである（図 1-1）．

2. 人体を構成する要素

　人体も物質である以上，その最小単位は**原子**である．生命と深く関わっている原子には，炭素，水素，窒素，ナトリウム，塩素，カルシウムなどがある．**分子**レベルになると，イオンチャネルやヘモグロビン，DNA など一定の機能を持った分子群が現われる．

　人体を構成する次の基本的単位は**細胞**である．細胞は基本的単位であると同時に，機能上の基本的単位でもある．細胞は，神経細胞と肝細胞を比較してみればわかるように，その種類によってまったく異なるはたらきをしている．

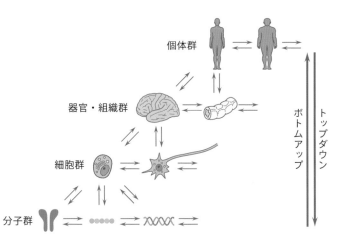

図 1-1　生理学が扱うレベルとその統合的構成
（日本学術会議 生理学研究連絡委員会：生理学の動向と展望「生命への統合」，1997 より引用）

　しかし一方，どの細胞もその基本的活動には多くの共通点がある．たとえば，細胞のすぐ外の環境との間で行う物質交換，栄養素からのエネルギーの獲得，複雑な化学構造を持ったタンパク質の合成などは，どの細胞も同じ方法で行っている．このような共通点をどの細胞も持っていることは，からだ中の細胞はもとを正せば1個の受精した卵細胞が分裂を繰り返してできてきたことを考えれば当然のことといえる（図1-2）．さらに，まったく異なるようにみえる細胞間の機能の違いも，もともとすべての細胞にそなわっている性質が，ある細胞において特別に発達したことによって生じたと考えることができる．たとえば，神経には興奮するという特殊な性質があるが，これはどの細胞にも共通している細胞膜の電気的現象が特殊化（分化）したものであるし，内分泌細胞のあるものが示すタンパク質ホルモンの分泌機能は，すべての細胞が持つタンパク質合成機能が分化したものである．また，消化管細胞が示す食物の分子の吸収機能も，一般の細胞の細胞膜が持つ物質運搬機能の分化した形である．

　分化によって生じたいろいろな**細胞**は，筋細胞，神経細胞，上皮細胞，結合組織細胞の4種に大きく分けることができる．同じ種類の細胞は集まって**組織**（筋組織，神経組織，上皮組織，支持組織）をつくる．ある細胞や組織は，他の種類の細胞や組織と一緒になってもう一段複雑な機能を営む集合体をつくる．このような集合体は**器官**と呼ばれ，心臓，肝臓，腎臓，胃などがそれである．さらに，いくつかの器官が集まって1つのまとまったはたらきをする**器官系**ができる．たとえば，泌尿器系は，腎臓，尿管，膀胱，尿道が集まって，尿をつくり，それを外界へ排出する機能を果たす系である．

　人体には，神経系，感覚系，筋/骨格系，循環系，呼吸器系，消化器系，泌尿器系，内分泌系，生殖器系，免疫系などがあるが，これらのうち，動物でよく発達している器官系，つまり，神経系，感覚系，筋/骨格系の生理機能を動物機能，その他の器官系の生理機能を植物機能と呼んでいる．

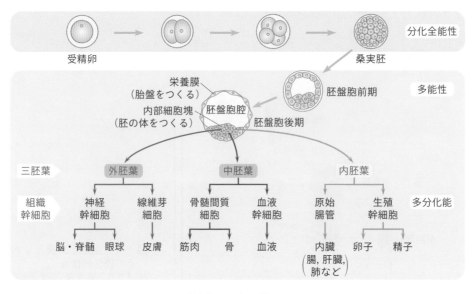

図1-2　受精卵から各組織ができるまで

3. 細胞の基本的な構造と機能

　すべての生物は，古細菌，真正細菌，真核生物の３つに分けられる．古細菌，真正細菌はまとめて原核生物と呼ばれ，原核細胞の単細胞生物である．われわれヒトを含む動物，植物，原生生物，真菌類は真核生物と呼ばれ，その細胞は通常原核生物の細胞よりも大きく，より複雑な構造をしている（図1-3）．原核細胞も細胞膜，細胞質（サイトゾルとリボソーム）をもつが，真核細胞は細胞質の中にサイトゾルから膜によって隔てられた細胞内小器官をもっている．

A. 真核細胞の構造の概要

　動物細胞は大きく，細胞核（単に核），細胞質，細胞膜の３つの部分から構成されている．

1. 細胞核（核）

　細胞核は細胞に１個だけ存在し，通常細胞内で最大の細胞小器官である．２つの膜系による核膜に包まれている．遺伝情報の継承と発現を担うデオキシリボ核酸（DNA）のほとんどを含む．DNAは関連するタンパク質とともにここで染色質（クロマチン）を形成する．核小体をもつ．

2. 細胞内小器官

　細胞膜に包まれた細胞質の中で流動性の高いサイトゾル（細胞質ゾル）から膜によって隔てられたミトコンドリア，小胞体とゴルジ装置，リソソーム，そして，膜はもたないけれど特有の形と機能をもつ不溶性粒子のリボソーム，細胞骨格を合わせて細胞内小器官という．

3. 細　胞　膜

　すべての生体膜の構造と機能はその構成成分である脂質，タンパク質，糖質に依存している．膜の大部分を構成している脂質は膜が膜として１つにまとまっていることの物理的基盤で，水やイオンのような親水性の物質の透過に対する効果的な障壁となっている．加えて，生体膜中の脂質は通常リン脂質であり，親水性と疎水性の両者の領域をもつリン脂質二重層を形成している．リン脂質二重層にはタンパク質が埋め込まれ，これには外部環境にさらされる糖鎖も付いている．

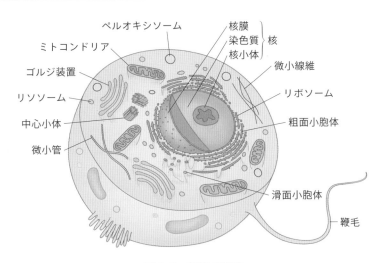

図1-3　細胞の構造

B. 細胞核の機能

1. DNA，遺伝子，ゲノム，そして染色体を貯蔵する

a. DNA：DNA（デオキシリボ核酸 deoxyribonucleic acid）の構成成分は，図 1-4 に示されているように，①**リン酸**（P），②5つの炭素を持った糖［**2-デオキシリボース**（S）］，③4種類の塩基，**アデニン**（A），**シトシン**（C），**グアニン**（G），**チミン**（T），の3つである（カッコ内は，各塩基の一文字略称である）．

　これらの3つのパーツが組み合わされて DNA が構築される．塩基が糖の 1′ 位の炭素に結合してヌクレオシドが形成され，さらに，ヌクレオシド中の 5′ 位の炭素にリン酸が結合すると，DNA の基本構成単位である4種類のヌクレオチドが形成される．このヌクレオチドは連結することにより，ポリヌクレオチド鎖が形成される．この際，4つの塩基，A, G, T, C を文字と考え，それらがどの様な順番でつながっているかという文字情報を塩基配列と呼んでいる．つまりは DNA がもつ遺伝情報とは，DNA の塩基配列と同等であるといわれる．

　DNA 構造の基本はポリヌクレオチド鎖である．このポリヌクレオチド鎖が2本より合わさると，いわゆる二重らせん構造が形成される．この際重要なのは，ポリヌクレオチド鎖から突き出した塩基が，らせん内側で特異的な塩基対を形成していることである．A と T，G と C が，水素結合により特異的な塩基対を形成している．そのため，2本のポリヌクレオチド鎖の塩基配列は相補的になっている．もう1つの重要なことは，DNA を構成する2本のポリヌクレオチド鎖は逆平行であるということである．これは，ポリヌクレオチド鎖には 5′ 末端と 3′ 末端という方向性があるが，一方の鎖の 5′ 末端側には他方の鎖の 3′ 末端側が並び，3′ 末端側には他方の鎖の 5′ 末端側が並ぶ．

　こうして相補的に結合した2本のポリヌクレオチド鎖は縄ばしご状の二重らせん構造を形成する．そして，その特徴は，右巻きの二重らせんであるということで，らせんに沿ってたどっていくとき，右に曲がりながら進んでいくことになる．

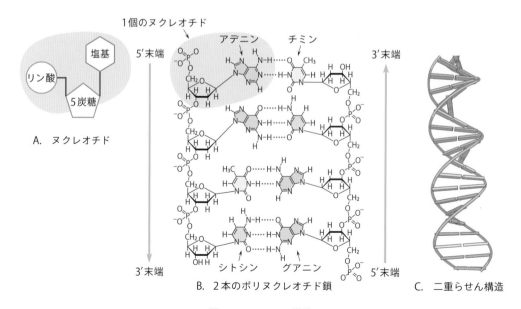

A. ヌクレオチド

B. 2本のポリヌクレオチド鎖

C. 二重らせん構造

図 1-4　DNA の構造

b. 遺伝子とゲノム：遺伝情報をもっている DNA が遺伝子であると定義されている．すると，細胞核内にある DNA は全て何らかの役割りを果たすことができる遺伝子といっていいのだろうか．

ヒトが各細胞の中に保持している DNA 全体のことはゲノムと呼ばれている．DNA は鎖状の 2 本の分子で，非常に長いらせん状の縄ばしご様であることを述べた．ゲノムを形成している DNA のはしごには全部で約 30 億もの塩基対による横木があり，約 60 億もの文字でできている．しかし，遺伝子の数は約 23,000 個で，DNA の文字数にするとせいぜい 2 億文字にしかならない．他の DNA は何もしていないのだという．比喩的にいうと，DNA にある文字のうちたった 3% が単語の部分で，残りの 97% の大半は理解不能な単なる文字の羅列に過ぎないと考えられ，ジャンク DNA などと呼ばれている．

c. 染色体：ヒトなどの真核動物では，DNA 分子のらせん状の縄ばしごは，通常，8 個の**ヒストン**と呼ばれるタンパク質に巻きつき，ヌクレオソームという構造体になっている．染色体のもっとも基本の構成要素は DNA とヒストンであり，基本的構造はヌクレオソームである．ヌクレオソームはらせん状に積み重なった 30 nm ファイバー構造を示し，これは**クロマチン（染色質）**という．クロマチンは細胞の分裂期と分裂期の間の時期には細胞核内に分散していて染色しても姿はみえないが，分裂期（M 期）になると，線維状の構造体が何重にも折りたたまれ，対をなす太い**染色体**になる（図 1-5）．ヒトでは 22 対の常染色体と 2 本の性染色体合計 46 本の染色体がある（図 1-6）．

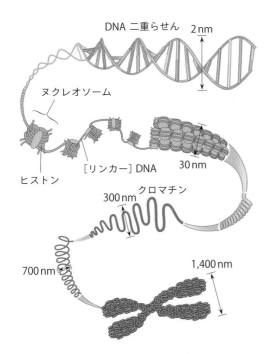

図 1-5　染色体の構造

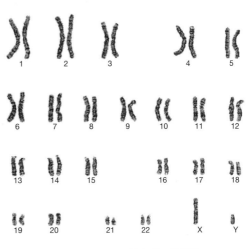

図 1-6　ヒトの染色体（男性）
X と Y は性染色体.
（中川竜二：先天異常. 最新育児小児病学，第 7 版，黒田泰弘（監），南江堂，p. 88，2018 より許諾を得て改変し転載）

2. 遺伝子の発現

　ヒトのからだは約60兆個もの細胞からなると推定されている．個々の細胞が生命活動を行うにはタンパク質が適切な機能を果たす必要がある．タンパク質の機能はタンパク質を構成するアミノ酸の配列によって規定される．遺伝子はタンパク質のアミノ酸情報とその発現調節情報を含んでいる．この情報をもとにタンパク質がつくられることを「**遺伝子の発現**」という．

　a. RNA：真核細胞での研究で，DNAの存在場所とタンパク質合成の場が異なることがわかり，両者をつなぐ遺伝情報の伝達物質が必要であると考えられた．この役割を担うのがRNAである．

　RNA（リボ核酸 ribonucleic acid）の構成成分は，①**リン酸**，②糖として**リボース**，③塩基として，**アデニン**（A），**グアニン**（G），**シトシン**（C），**ウラシル**（U）である．DNAとの違いは，DNAのチミンの代わりにウラシルとなり，1本鎖ということである．

　b. 転写：DNAの遺伝情報は相補するRNAの塩基配列として鋳型から鋳物がつくられるように写しとられる．これを転写と呼び，遺伝情報を写しとったRNAがメッセンジャーRNA（mRNA）である．

　細胞外からの刺激に応じて，核内での特定の遺伝子のmRNAへの転写が増大し，mRNAのプロセシングという過程を経て成熟する．プロセシングの完了を示すタンパク質を結合したmRNAは核膜孔を通って細胞質へ運ばれる．

　c. 翻訳：核から運搬されたmRNAは細胞質のリボソームで翻訳されて，転写した情報通りにタンパク質合成が行われる．RNAの塩基配列情報をタンパク質のアミノ酸情報に変換すること，つまり，「**塩基言語**」のRNAから「**アミノ酸言語**」のタンパク質が合成される過程が翻訳と呼ばれる（図1-7）．

　d. tRNA（運搬RNA）：塩基言語とアミノ酸言語の仲立ちをする．リボソームのタンパク質合成部位でmRNAの塩基配列を読み，細胞質に取り込まれている20種類のアミノ酸から対応するアミノ酸1個ずつと結合して合成中のポリペプチド鎖に転移させるアダプター分子としてはたらく．

　e. 遺伝子の発現調節：ヒトのからだを構成する細胞は，どの細胞も約23,000のすべての遺伝子をもっているが，ヒトのからだには異なる構造と機能をもつ細胞が約200種類ある．これはすべての細胞がすべての遺伝子を同時に発現しているわけではないことを示していて，それぞれが必要な遺伝子を必要な時期に必要なだけ発現しているからである．これは，転写から翻訳まで，遺伝子は巧妙に調節されることで可能となっている．

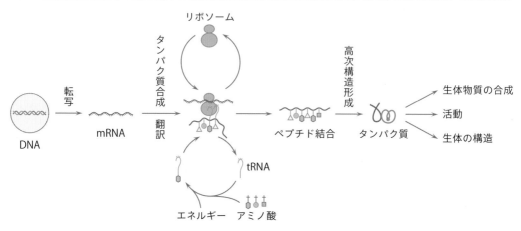

図 1-7　遺伝情報の転写，翻訳とタンパク質合成
（香川靖雄：標準生理学，第6版，本郷利憲ほか（監），医学書院，p 20，2005を参考に作成）

C. 細胞内小器官の機能

　小胞体とゴルジ装置は，タンパク質の合成・加工・分泌という細胞の生命活動にとり最重要な役割を果たす（図1-8）．

1. 小胞体とリボソーム

　小胞体はその形態から，粗面小胞体と滑面小胞体に分類される（図1-8）．粗面小胞体には，細胞質側の面に，タンパク質合成を行う多数のリボソーム（直径約15 nmの顆粒）が結合していて，合成されたタンパク質は小胞体内部に貯蔵されている．合成されたタンパク質は膜小胞に包まれてゴルジ体に輸送される．リボソームが結合していない滑面小胞体は，リン脂質合成，グリコーゲン代謝，Ca^{2+}の貯蔵，細胞内消化などの機能をもつ．

2. ゴルジ装置

　平たい膜の袋が何層にも積み重ねられたような形をしている（図1-8）．袋の周辺には多数の小胞がついていて，粗面小胞体で合成され，輸送されてきたタンパク質の糖鎖修飾がここで行われる．完成した糖タンパク質は輸送小胞に包まれて，リソソームや細胞膜に輸送される．細胞膜では，膜と癒合して，細胞外へ分泌（エキソサイトーシスと呼ぶ）されたりする．

3. リソソームとペルオキシソーム

　リソソームはさまざまな物質を消化する酵素を含む小胞体である．細胞が食作用，飲作用で取り込んだ高分子物質（タンパク質，核酸，多糖類など）を取り込んで（エンドサイトーシスと呼ぶ），リソソームの酵素によって消化し，低分子物質（アミノ酸，ヌクレオチド，単糖類）にする．こうして，いったん合成したタンパク質を組織内で分解処理する仕組みは**オートファジー**と呼ばれ，生じたアミノ酸は再利用される．また，リソソームは古くなった細胞内小器官をも消化破壊し，その分解産物を細胞内で再利用するのにも貢献している．一方，**ペルオキシソーム**は，過酸化水素を合成する酵素を含む小胞で，種々の有機物質の酸化に関係する．

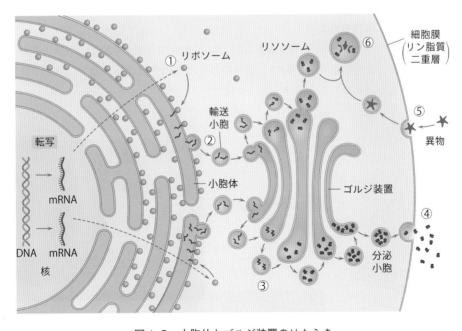

図1-8　小胞体とゴルジ装置のはたらき
①タンパク質の合成 翻訳，②輸送，③タンパク質が濃縮，糖鎖付加 翻訳後修飾
④分泌 エキソサイトーシス，⑤食作用 エンドサイトーシス，⑥細胞内消化

4. 中心小体

核の近くに存在する2個の短い円柱状の構造物で，細胞分裂の際に互いに離れた位置に移動して2つの極になって，分裂に重要な役割を果たす．非分裂期には，微小管の形成に関わる．

5. 細胞骨格

細胞質内や核内に存在するフィラメント（線維）状タンパク質は細胞骨格と呼ばれる（図1-9）．細胞の形の決定，核分裂，細胞質分裂，細胞内での物質輸送，原形質流動，細胞運動に必要な構造で，アクチンフィラメント，微小管，中間径フィラメントの3種類がある．これらは，細胞内でそれぞれ異なる場所に存在する．

a. アクチンフィラメント：細胞内に多数存在する球状のGアクチンがらせん状に集合してできた直径5～9 nm 線維で，細胞骨格の中ではもっとも細い．マイクロフィラメント，Fアクチンとも呼ばれる．動きのない細胞では細胞の周辺部に多く存在し，細胞の形を保つのに役立っている．また，骨格筋のように収縮する細胞や白血球のように遊走する細胞では，その動きに重要な役割を果たしている．

b. 中間径フィラメント：皮膚の細胞のように外からの力で強く変形されやすい細胞には力をもった細胞骨格として豊富に含まれ，外力により容易に破壊されないようになっている．

c. 微小管：最大の細胞骨格で，外径25 nm，内径15 nm ぐらいの中空の管で，チュブリンと呼ばれるタンパク質が円筒状に重合してできている．内分泌顆粒や小胞などの細胞内移動や細胞分裂の際の染色体の移動に関与している．

6. ミトコンドリア

内外二重の生体膜からできた器官で，細胞を固定して電子顕微鏡でみると，外形はソーセージ状で，内面は内膜が内側に向かってひだ（クリステ）を形成している（図1-10）．そのひだの部分でATP（アデノシン三リン酸，4章参照）と呼ばれる高エネルギー物質が合成されている．したがって，ミトコンドリアは細胞が消費するエネルギーの生産工場としての役割を果たしている．筋肉や肝臓など活発に活動する臓器の細胞には大量のミトコンドリアがあり，ATPが盛んに産生され，消費されている．

ミトコンドリア内には細胞の核内にあるものとは異なる独自のDNAとリボソームが存在する．これは，太古の細胞の進化の段階で，現生のほとんどの生物の祖先細胞にミトコンドリアの祖先の細胞が入り込んだものと考えられている．

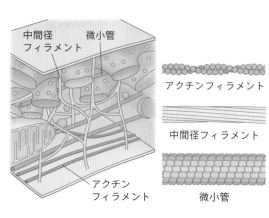

図1-9　細胞骨格

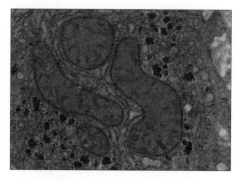

図1-10　ミトコンドリア
ラットの肝臓のミトコンドリアの電子顕微鏡写真．黒い顆粒はグリコーゲン顆粒．

（東京医科歯科大学　星 治教授撮影）

D. 細胞膜の機能

1. 生体膜の各構成成分の役割

すべての生体膜の物理的構造と機能は，その成分である脂質，タンパク質，糖質に依存することをすでに述べた.

a. 脂質：生体膜中の脂質は通常，リン脂質である．ある物質は親水性（水に馴染みやすい性質）であり，またある物質は疎水性（水に馴染みにくい性質）である．リン脂質は両方の領域をもっている.

親水性領域：リン脂質のリンを含む頭部は荷電していて，極性のある分子と結合している.

疎水性領域：リン脂質の長い非極性の脂肪酸尾部は他の非極性物質と結合していて，水に溶けたり，親水性物質と結合したりしない（図 1-11）.

これらの性質のためにリン脂質は二重層を形成して水と共存することができる（図 1-11）．そして，膜構造全体を安定化するが，膜に柔軟性を付与している．疎水性の内部は流動性で，リン脂質分子はここを移動することができる.

b. タンパク質：すべての生体膜は，リン脂質 25 個当り 1 個のタンパク質を含んでいるが，膜の機能によって，たとえばミトコンドリア内膜では 15 個当り 1 個，神経細胞のミエリン鞘では 70 個当り 1 個と異なっている．多くは膜中を自由に動き回れるが，筋細胞のアセチルコリンを結合するタンパク質は神経筋接合部位にのみ存在する.

c. 糖質：脂質やタンパク質と共有結合して，膜の外側に位置している．糖脂質は細胞間相互作用の認識シグナルとしてはたらく．また，糖タンパク質があることで他の細胞やタンパク質が認識可能となり，特定な細胞同士が結合する．これらの特殊化した構造は細胞接着装置と呼ばれ，密着結合（タイトジャンクション），デスモソーム（上皮組織をつくる細胞），ギャップ結合，の 3 種類がある.

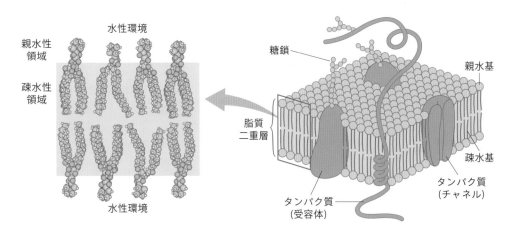

図 1-11　細胞膜

2. 受動的な膜輸送への関与

　生体膜は，ある物質は通過させるが，他の物質は通過させないという選択性をもっている．この性質を**選択的透過性**という．膜の選択的透過性により，どの物質が細胞や小器官に出入りできるかが決まる．

　物質が生体膜を通過する方法には，外部からエネルギーを供給する必要がない**受動輸送**と，外部から化学エネルギーを供給しなければならない**能動輸送**，という2つがある（表1-1）．

　この項では受動輸送について述べる．受動輸送を駆動するエネルギーは移動する物質それ自体にあり，つまりは，膜の両側の，その物質の**濃度勾配**が原動力となる．そして，個々の物質の高濃度領域から低濃度領域への運動は**拡散**という．

　拡散とは，気体や液体中の物質粒子（分子，イオンなど）がその移動によって，気体や液体の体積の限度いっぱいに拡がっていく現象である．そのため，もし濃度の異なる気体や液体を一緒にすると，この拡散の現象により，撹拌しなくても高濃度の方から低濃度の方へ分子は移動し，均一な濃度になる．障壁のない溶液中では，すべての溶質は，温度，物理学的特性，濃度勾配によって決定される速度で拡散する．

　一方，もし溶液を生体膜で別々の区画に区切ると，それぞれの溶質の運動はその生体膜の特性の影響を受ける．もし，ある物質がその膜を容易に通過できる場合，その膜は**浸透性**があるといい，その膜を通過できない場合，**不浸透性**であるという．そして，浸透性がある膜（**浸透膜**）で区切られている場合，分子は一方の区画から別の区画に拡散し，拡散は膜の両側でその分子の濃度が同一になるまで続く．浸透膜の両側で拡散物質の濃度が等しくなった時，**平衡**が達せられたことになる．

　a. 単純な拡散：小分子は**単純拡散**で膜のリン脂質二重層を通過する．疎水性の，したがって脂溶性の分子は容易に膜に入り込み，通過することができる．脂溶性が高ければ高いほど，その分子は迅速にリン脂質二重層を通過する．酸素，二酸化炭素は脂溶性なので膜を通過する．しかし，アミノ酸，糖，イオンなどの荷電した分子や極性のある分子は膜を容易に通過しにくい．

　水分子は脂溶性が低い割には，迅速に，浸透と呼ばれる拡散運動により膜を通過する．この完全に受動的な過程は代謝エネルギーを使わず，溶質の濃度で決まる（図1-12）．浸透は溶質粒子の数に依存し，溶質粒子の種類とは関係がない．なお，水分子は，単純な浸透以外に，イオンを水和することによりそのイオンと一緒にイオンチャネルを通過したり，**アクアポリン**と呼ばれる水チャネルを通過したりすることができる．

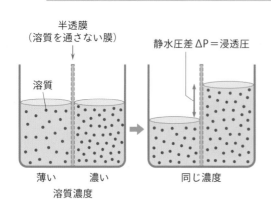

図1-12　拡散と浸透

表1-1　膜輸送の機構

輸送機構	エネルギーの必要性	駆動力	膜タンパク質の必要性	特異性
単純拡散	不要	濃度勾配	不要	非特異的
促通拡散	不要	濃度勾配	必要	特異的
能動輸送	必要	ATPの加水分解（濃度勾配に逆らう）	必要	特異的

（D. サダヴァ：カラー図解 アメリカ版 大学生物学の教科書 第1巻 細胞生物学，石崎泰樹ほか（訳），講談社，p. 123, 2010 より引用）

　b. チャネルタンパク質に助けられる拡散：**極性物質**と呼ばれるアミノ酸や糖およびイオンなどの荷電した分子は，容易には膜を通して拡散しないが，次の2つの**促通拡散**と呼ばれる方法でリン脂質二重層を，エネルギー消費なしで通過する．

① **膜内在性チャネルタンパク質の関与**

　チャネルタンパク質は極性アミノ酸と水から構成される孔をもっている．このタンパク質は，その外側に存在する非極性アミノ酸によって疎水性のリン脂質二重層内部に埋め込まれている．極性物質や荷電物質がこれらに結合するとチャネルタンパク質はその三次元構造を変え，孔が開くので，これらの物質が通過できる．

　もっとも研究されたチャネルタンパク質は**イオンチャネル**である．細胞へのイオンの出入りは多くの生物学的過程で重要な役割を果たしていて，たとえば，2章でみるように，神経系の電気活動において然りである．現在，数百のイオンチャネルが同定されていて，それぞれが特定のイオンに対して特異的であるが，これらのチャネルすべては親水性の孔という同一の基本構造をもっていて，この孔を通して特定のイオンが通過するのである．

　なお，イオンチャネルは孔の開口を制御するゲート機構をもっていて，ゲートを開く刺激はチャネルによって，イオンの不均衡によって生じた荷電状態（**電位依存性チャネル**，図1-13）だったり，化学的シグナル（**リガンド依存性チャネル**，図1-14）だったりする．機械刺激依存性チャネル，温度依存性チャネルなどもある．なお，膜にはGタンパク質共役受容体があって，これにリガンドが結合すると開くチャネルもある（図10-14 参照）．

② **膜内在性のキャリータンパク質の関与**

　この促通拡散は単なるチャネルの開口ではなく，輸送される物質と膜タンパク質との実際の結合が関与する．これらのタンパク質は**キャリータンパク質**と呼ばれ，チャネルタンパク質と同様に，細胞への物質の拡散による出入りを媒介する．糖やアミノ酸などの極性分子を輸送する（図1-15）．細胞内外への糖の移動は，特に**グルコーストランスポーター：糖輸送担体**（glucose transporter；GLUT）を介して行われる．GLUT には GLUT1～GLUT7 の分子種がある（13章参照）．

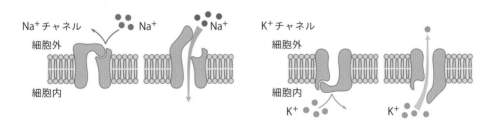

図1-13　電位依存性チャネル；Na⁺チャネル（左）とK⁺チャネル（右）

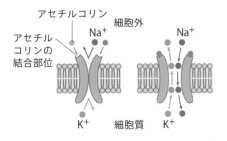

図1-14　リガンド依存性チャネル；ニコチン性アセチルコリン受容体

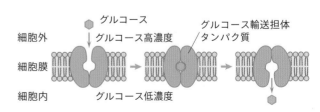

図1-15　キャリータンパク質；糖輸送担体タンパク質

3. 能動的な膜輸送への関与

　生体内では多くの場合，イオンや小分子は低濃度で存在する領域から高濃度で存在する領域に移動する必要がある．このような場合，拡散によっては不可能で，化学エネルギーを用いて，濃度勾配に逆らって生体膜を通過する．こうした物質の移動を**能動輸送**という．

　能動輸送は，**単輸送（ユニポート）体**，**共輸送（シンポート）体**，**対向輸送（アンチポート）体**，という3種の膜タンパク質が関与して，物質を同方向や反対方向へ輸送する（図1-16）．そして，これらの輸送体によるそれぞれの能動輸送はエネルギー源が異なり，エネルギーに富む分子である ATP の直接的関与を必要とする**一次能動輸送**と，ATP を直接は利用せず，一次能動輸送によって形成された特定のイオン濃度勾配によって駆動される**二次能動輸送**の2つのタイプがある．

　a. 単輸送体による輸送：1つの物質を1方向に輸送する．たとえば，多くの細胞の細胞膜と小胞体膜に存在するカルシウム結合タンパク質は，細胞外や小胞体内などの高カルシウム領域にカルシウムを能動輸送する．

　b. 共輸送体による輸送：2つの物質を同方向に輸送する．たとえば，腸管細胞によるグルコースやアミノ酸の取り込みは，輸送タンパク質にアミノ酸と Na^+ が同時に結合することによって起こる（13章参照）．たとえば，次に述べる一次能動輸送によって Na^+ の濃度勾配が形成されれば，Na^+ の一部が細胞内に受動的に拡散する際のエネルギーがこれらの物質の細胞内への二次能動輸送に使われる（図1-18）．つまり，二次能動輸送では ATP を直接には利用しない．

　c. 対向輸送体による輸送：2つの物質を反対方向へ輸送する．たとえば，ヒトのすべての細胞は Na^+/K^+-ATP アーゼと呼ばれる酵素をもっている．この酵素は細胞膜輸送系の膜内在性タンパク質で，細胞内での ATP の加水分解と共役して細胞内からナトリウムイオン（Na^+）を細胞外へ汲み出し，カリウムイオン（K^+）を細胞内へと組み入れるので，**ナトリウム-カリウムポンプ（Na^+/K^+ポンプ）**（図1-17）とも呼ばれる．つまり，ATP を分解して放出されたエネルギーを用いて K^+ 2分子を細胞内に輸送すると同時に Na^+ 3分子を細胞外へ輸送するのだが，この輸送にはエネルギーに富む分子である ATP の直接の関与を必要とする．

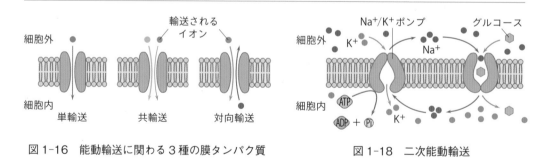

図 1-16　能動輸送に関わる3種の膜タンパク質　　　　図 1-18　二次能動輸送

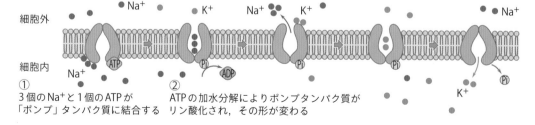

① 3個の Na^+ と1個の ATP が「ポンプ」タンパク質に結合する　　② ATP の加水分解によりポンプタンパク質がリン酸化され，その形が変わる

図 1-17　一次能動輸送：Na^+/K^+ポンプ

4. 細胞の分裂/増殖と分化

　ヒトのからだは，約60兆個の，そして約200〜230種類の細胞から構成されている．もっとも基本的な細胞の分類方法は，体細胞か，それとも生殖細胞か，という分け方である．

　両者の最大の違いは染色体の数で，ヒトの**体細胞**の核には46本の染色体があるが，**生殖細胞**（卵子，精子）には23本しかない．そして，体細胞は，有性生殖においては次世代へは受け継がれない．また，体細胞には，ある目的に特化していて，それ以外の細胞にならない分化した細胞と，何種類かの異なる機能をもつ細胞に分化する能力をもつ**幹細胞**と呼ばれる細胞がある．

A. 体細胞分裂による体細胞の増殖

　ヒトを含む多細胞生物は，成体の大きさまで成長したのち，その発生に要した時間よりも10倍以上も長いスケールにわたり生き続ける．この成体の組織においても，膨大な数の体細胞が毎日失われ，それに見合う数の細胞が細胞分裂による増殖によってつくられている（**細胞再生**）．

　体細胞は**有糸分裂**（mitosis）という核分裂の様式で分裂する（図1-19）．通常の細胞核ではDNAはほどけて拡散しているので**染色質**（**クロマチン**）と呼ばれるが，細胞分裂時にはDNAがコイル状に折りたたまれて凝縮して染色体となる．ヒトの染色体には44本の**常染色体**（22対）と2本の**性染色体**（1対）がある．1本は父方から，1本は母方に由来するので，ヒトの体細胞は23対の染色体をもつ2倍体（2n）と呼ばれる．有糸分裂はこの染色体が紡錘体によって分配される様式である．生殖細胞において相同染色体を分離させる減数分裂も有糸分裂の亜型であるが，近年は，単に有糸分裂というときは体細胞分裂とほぼ同義である．

B. 体細胞の細胞周期

　1個の細胞から2個の細胞が生じる過程は細胞周期と呼ばれる（図1-20）．有糸分裂が起こっている有糸分裂期と分裂が起こっていない休止期である間期の2相からなる．

　a. 有糸分裂期：**M期**（M：mitosis，分裂）ともいう．まず微細なDNA鎖が折りたたまれ，さらに凝縮して太い染色体となり，光学顕微鏡でもみえるようになる．中心体は2つに分かれて細胞の両極に移動し，核膜が消失する．染色体は細胞中央の赤道面に並び，中心体から多くの紡錘体（微小管）が出て染色体に付着し，各染色体の2本の染色分体は2つに分かれて両極に移動する．同時に細胞質の分裂が起こり，元の細胞と同じ染色体をもつ細胞がつくられる．

　b. 間期：細胞のDNAは**S期**の間に複製される（S：synthesis，合成）．有糸分裂の終わりからS期の始まりまでのG1期（G：gap，間隙）は，またはGap1とも呼ばれ，分裂しない細胞は通常G1期に留まっている．G2期はGap 2とも呼ばれ，細胞分裂のための準備を整える．

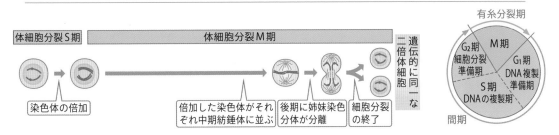

図 1-19　体細胞分裂　　　　　　　　　　　　　　　　図 1-20　細胞周期

C. 体細胞の細胞周期の調節

　体細胞は誕生直後から成長中に機能が特化していくが，この過程を細胞の**分化**という．分化によって体内にはいろいろな組織・器官がつくられる．そして，組織・器官の細胞の増殖は，細胞の寿命の調節，細胞周期の各時期の進行の調節という2種類の調節を受けている．

　たとえば神経細胞のように分化した細胞はDNA合成準備期であるG1期で細胞周期の進行を停止した状態にある．G1期にはS期に進行するか，G1期に止まるかを決定する時期が存在する．大部分の神経細胞，心筋細胞，目や耳の感覚細胞，セルトリ細胞などは増殖不能とみなされているが，そのほかの体細胞は未分化な幹細胞から増殖される．

D. 幹細胞と細胞の分化

　幹細胞は分裂して自分と同じ細胞をつくる能力と別の種類の細胞に分化する能力をもち，際限なく増殖できる細胞と定義されている．幹細胞から生じた2つの細胞のうち，少なくとも一方が同じ幹細胞であり続けることによって分化細胞を供給することができる．分化した細胞と異なり，発生の過程や組織・器官の維持において細胞を供給する役割を担っている．幹細胞は分化能力の違いによって，以下の3種類に分類されている（図1-2参照）．

　a. 分化全能性：胎盤などの胚体外組織を含む1個体を形成するすべての細胞種へと分化可能な能力．受精卵（および4～8回の卵割まで）だけがもつ，細胞系列の頂点に立つ分化能力．

　b. 多能性：個体は形成しないが，三胚葉（内胚葉，中胚葉，外胚葉）に属する細胞系列すべてへ分化し得る能力．胚盤胞期の内部細胞塊や，そこから樹立された**胚性幹細胞**（**ES細胞**），人工的に脱分化してつくられた**人工多能性幹細胞**（**iPS細胞**）などがもつ分化力．

　c. 多分化能：胚葉内での多種な細胞種へ分化可能な，体性幹細胞，組織幹細胞などがもつ能力．

E. 生殖細胞の形成

　減数分裂は，受精に先立ち，2倍体の細胞がDNAを倍加（4本になる）させた後，2回の連続的な分裂を経て1倍体の細胞を4個つくる（図1-21）．

　第1回目の細胞分裂の後で，続けて複製なしにDNAの分配が起こる．2倍体の細胞では染色体ごとに父親由来のものと母親由来のものが1対あり，相同染色体と呼ばれている．減数分裂過程では，相同染色体はペアをつくる．そして，父親と母親由来の相同染色体間で交叉が起こる．この交叉のところで染色体の乗り換え（部分的な入れ替わり）が起き，遺伝子の組み合わせが変わる．これを組換えと呼ぶ．交叉と組換えにより，配偶子は多種多様なものになる．

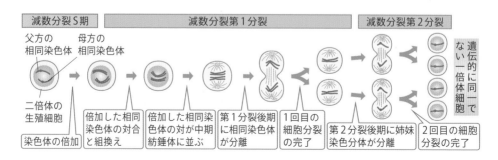

図1-21　生殖細胞の形成（減数分裂）

5. 生理機能制御の基本原理

　人体をはじめとする生物学的システムの中に，「制御装置」もしくは「制御対象」というような工学的システムの概念を持ち込んだのは工学者である．生物，無生物における制御が，単に構造ならびに動作上での対応関係だけでなく動的性質という点でも類似していることから，一般的な自動制御理論の完成ののちにこの概念の生物学への導入がなされた．そして，現在では，動物機能，植物機能のいずれの生命現象も，その基本原理は，**フィードバック制御**とフィードフォーワード制御が組み込まれた自動制御系であるとの考えが定着している．

A. フィードバック制御

　生物のもつもっとも基本的な自動制御系の構造を図 1-22 に示す．制御対象の出力が検知され，それが目標値に等しいか否かが比較され，ずれ（誤差）があればそれに応じて制御装置が制御対象に修正操作を加えるという形になっている．このようなフィードバック制御系の目的は出力が入力である目標値に等しくなるように制御することであるが，そのような動作をすることにより，目標値が変化した時に出力がそれに追従することで，目標値は変わらないが，何らかの**外乱**で出力が目標値からずれてしまった時に，それを元に戻すことが可能となる．

1. 植物機能におけるフィードバック制御

　フィードバック制御のなかでも**負のフィードバック制御**は生体の内部環境が一定に保たれていることをいう**ホメオスタシス**（生体恒常性）を維持する上で基本的役割を担っている．われわれのからだを構成している細胞の中で，外界の空気や水と直接接触しているのは皮膚や粘膜だけで，他の細胞は皮膚や粘膜で遮断されて細胞外液と呼ばれる液体の中で生活している．身体の外の環境を**外部環境**と呼ぶのに対し，この細胞外液はからだを構成するほとんどの細胞の生活環境であるとして，19 世紀のフランスの生理学者クロード・ベルナール（1871-1945）は，この環境を**内部環境**と呼び，すべての細胞が正常な機能を営むためには，内部環境の条件，つまり，浸透圧，pH，電解質組成，ガス組成，温度などの値が常に一定の範囲内に保たれなければならないという概念を初めて提出した．

　たとえば，呼吸の化学調節系は，血液ガスや pH の正常値からのずれを感知する中枢や末梢にある化学受容器，その情報を受けてずれを元に戻すよう換気量を調節する**延髄呼吸中枢**（制御装置），その出力に基づいて換気とガス交換を行う**呼吸器系**（制御対象）が，**負のフィードバック系**を形成して動脈血の二酸化炭素レベル，$Paco_2 = 40\ mmHg$，を維持している（図 1-23）．

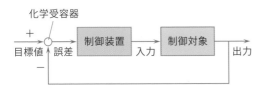

図 1-22　外乱のある場合のフィードバック制御

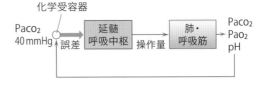

図 1-23　負のフィードバック制御による呼吸調節

　なお，生殖機能系は中枢神経系-下垂体前葉-性線が通常は負のフィードバック制御系を形成しているが，特別に卵巣を含む制御系では，卵胞成熟期後期には，極度に増加した卵巣ホルモンが中枢神経にフィードバックして，前葉に対して排卵を刺激するための出力を行わせる．このフィードバックは**正フィードバック**と呼ばれているが，純粋に1つの閉鎖系内でのフィードバックではないという異論もある．

2. 動物機能におけるフィードバック制御

　身体運動の制御においても，たとえば，歩行においてフィードバック制御が働いている．歩行は，前進しながら姿勢を保つ必要があり，また停止する必要があるが，このようなそれぞれの動作を行うとき，適正に姿勢を保持しているかを判断し，足の進め方や重心の位置を調整している．しかし，実際の生活，スポーツなどにおける筋肉運動においては，このような，結果をみながら，ずれた分だけを修正するという制御では，時間がかかり過ぎて間に合わないということが多い．

B. フィードフォワード制御

　工学系では，制御系の出力を乱そうとする要因が前もってわかる時，その影響が出力に現れるのにタイミングを合わせて，予め補償的な制御をしてやるもので，これをフィードフォワード制御と呼ぶ（図1-24）．これは，制御対象について正確な知識があり，外乱がない場合に有用な方式である．

　植物機能においては，たとえば，腸管内にグルコース濃度が増加すると，膵臓のB細胞によってインスリンが分泌される反応がこの制御によるものである．このように血糖上昇に先んじてインスリンが分泌されることで肝臓による糖の取り込みが刺激され，その後の糖排出のための主要経路，つまり肝臓によるか，末梢組織によるかを決定するのに役立つ．したがって，フィードフォワード制御の価値は予知的な意義にあり，より遅い段階を予め賦活することで最初と最後の間の中間物の濃度が低くても，全過程の変化を増加させることができる．血液凝固，糖原分解など，その静止状態ではほとんど完全な不活性を示す生化学的系が最初の情報や刺激によって急速な活性化を受け得るのはフィードフォワード制御のおかげである．

　動物機能，特に運動制御系では，神経伝達，神経情報処理，筋や固有受容器（筋紡錘，ゴルジ腱器官）などにより生じる時間遅れが存在するために，フィードバック制御にかかる時間が大きくなってしまう．たとえば，単に，手を伸ばして何か物をつかむのも0.2〜0.3秒で終わってしまうので，単純なフィードバック制御だけでずれの比較などを行っている時間はない．そこで，学習などによって，予めこうなるだろうと予測して出力を調整するというフィードフォワード制御が役に立つ．有名な小脳の運動学習も，最初のうちは，フィードバック制御によって誤差の修正を行うが，上達するとフィードフォワード制御が主役となる．

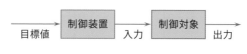

図1-24　フィードフォワード制御

神経の基本的機能 2.

　1章ではからだの細胞についての一般的な構造と機能を説明した．この後，本書では，からだの細胞を大まかに分けて細胞群，組織・器官群としてそれぞれの構成/機能を述べていく．その前提として，それぞれの細胞群，組織・器官群が，一定の原理の元に構成され，機能していることを理解するための章を設ける．その原理とは，わが国の生理学の先駆者，時実利彦博士が「脳の生理学」という編書で述べた「人間をはじめあらゆる動物の生きる姿は，身体の外部環境や内部環境の変化（刺激 stimulus）を受け入れ，それに対処して起こった反応（response）とみることができる．ここで，刺激を受容するのは感覚受容細胞で，反応を発現をするのは筋細胞と内分泌細胞である．そして，これらを結ぶのは，神経細胞である」，という言葉に尽きるといえる．

　そこで，この2章と，続く3章，4章で，受容-反応系の重要要素である神経細胞，感覚受容細胞，筋細胞の基本的機能を説明する．これらの細胞は，共通して興奮性膜をもって，この系のはたらきに関与している．

　神経は動物だけにみられる組織で，情報伝達の役割を担う多数の**神経細胞（ニューロン）**の単位から構成されるというニューロン説をラモン・イ・カハールが提案し，電子顕微鏡によって神経細胞の間にシナプス間隙がみつかってから，1955年にこの説の正しさが証明された．

　神経は内部環境や外部環境に関する情報を**感覚受容器**から受けて中枢に送り，中枢は多くの受容器からの情報を統合して，筋肉や分泌腺などの**効果器**に向かって，それらのはたらきを調節する信号を送り出す．本章では，神経細胞の形態学的特徴，すべての細胞にみられる膜電位の発生のしくみ，興奮性細胞（神経細胞と筋細胞）にみられる活動電位発生のしくみ，さらに，神経細胞に特有な興奮のシナプス伝達など，神経のはたらきを理解するうえで必要な基本的知識について述べる．

1. 神経細胞の形態

A. 神経細胞とその支持細胞

　神経系は，情報伝達を役割とする**神経細胞**とその神経細胞を支持する**グリア細胞**からなる．神経細胞はしばしば**ニューロン**と呼ばれる．神経細胞には神経細胞体とそれから伸びる1本の長い**軸索**(じくさく)と，比較的短い数本の**樹状突起**とがある（図2-1）．軸索は糸のように細く長いので，**神経線維**とも呼ばれる．このように長い突起を持つのは神経細胞特有の形態的特徴である．

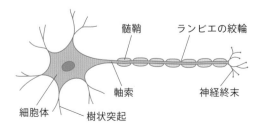

髄鞘　ランビエの絞輪

軸索　神経終末

細胞体　樹状突起

図2-1　神経細胞（ニューロン）の形態

　神経細胞の形には非常に多くの種類があり，細胞の一端から長い1本の軸索が出ているものや，細胞体から軸索が出るとすぐ2本に分かれてそれぞれ別の方向へいくもの，細胞体から直接何本もの軸索が出ているもの，樹状突起が非常によく発達したものや，樹状突起を欠いているものなどがある．末梢神経の軸索はグリア細胞の一種である**シュワン細胞**に取り囲まれている．神経にはその軸索が**髄鞘**におおわれている**有髄神経**と，髄鞘におおわれていない**無髄神経**とがある．髄鞘は末梢神経ではシュワン細胞が，中枢神経では**希突起膠細胞**が細胞膜を伸ばし，軸索を幾重にも巻いてつくるもので（図2-2），脂質を主成分としていて，電気抵抗が高く軸索を周囲から絶縁している．しかし，有髄神経の軸索はその全長にわたって髄鞘におおわれているのではなく，一定の間隔で髄鞘の存在しない切れ目がある．この切れ目は**ランビエの絞輪**と呼ばれる（図2-1，2-2 B）．

　長く伸びた軸索は終末に近いところで通常枝分かれして，その先端は他の神経細胞の細胞体あるいは樹状突起に接続している．このように**神経終末**が他の神経細胞に接続している部分は**シナプス**と呼ばれる（図2-3）．そして，シナプスに情報を送り込む側の神経細胞を**シナプス前細胞**（ニューロン），情報の受け手になる側の神経細胞を**シナプス後細胞**（ニューロン）という．1つの神経細胞に，多いものでは数千個のシナプスが存在している．なお，**興奮性シナプス**（後述）の入力を受けている樹状突起には棘状の隆起があり，**スパイン**とも呼ばれる（図2-3）．神経細胞が骨格筋と接続している部分は，シナプスと本質的に同じようなしくみがあるが，この場合は**神経筋接合部**と呼ばれる．

B. 神経細胞の変性と再生

　神経細胞は出生後分裂増殖する能力を失うため，細胞体が傷害されるとその細胞は補われることなく失われるが，細胞体が無傷で軸索のみが傷害された場合であれば再生することができる．細胞体から切離された軸索は，生存に不可欠な物質の供給を受けられなくなるため，変性

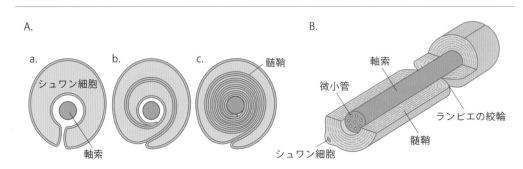

図2-2　有髄神経に髄鞘が形成される過程と有髄神経の構造
A：aからcへ軸索にシュワン細胞の細胞膜が巻きついて髄鞘が形成される経過
B：有髄神経の構造（宮崎俊一ほか：神経の興奮伝達．人体機能生理学，第5版，杉晴夫（編），南江堂，p. 90, 2003を参考に作成）

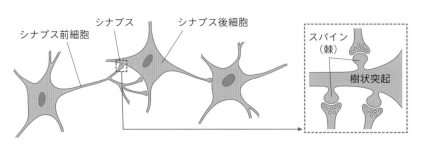

図2-3　シナプスとシナプス前細胞，シナプス後細胞の関係

し消滅する．これを**ワーラー変性**という．軸索が変性して失われた後に残ったシュワン細胞の管の中を，中枢端の軸索が延びてきて再びもとの標的器官に接続することができる（再生）．このような軸索の再生は末梢神経系では比較的容易に起こるが，中枢神経の軸索では困難であるとされている．

2. 静止膜電位

　細胞の中に微小な電極を刺し込んで，細胞膜の内と外との電位差を測ってみると，からだのどの細胞においても膜の内側は外側に対してマイナスになっている．このような電位を**静止膜電位**という．その電位の大きさは細胞の種類やその置かれている条件によって異なるが，大体 $-60 \sim -90$ mV の範囲である（図 2-9 参照）．

A. 平衡電位

　細胞内液と細胞外液の代表的なイオンの組成は，18 章 1 項に記したように，細胞膜の内と外とでまったく異なっている（図 18-3，表 18-1 参照）．静止膜電位の発生には，**ナトリウムイオン（Na^+）とカリウムイオン（K^+）**の細胞膜透過性の違いが重要な役割を果たしている．いま，図 2-4 にあるように，濃度の違う食塩（NaCl）水がすべてのイオンに対して透過性を持った膜で仕切られていたとする．Na^+ も**塩素イオン（Cl^-）**も A 側の方が B 側より濃度が高いから，これらのイオンは濃度勾配に従って A 側から B 側へ移動しようとする．しかし，Na^+ と Cl^- ではその拡散のしやすさに差があって，Cl^- の方が Na^+ の拡散の速さより速い．したがって，マイナスに荷電した Cl^- の方が速く B 側へ移動するため，一時的ではあるが A 側に対し B 側の方が電気的にマイナスになる時期が生ずる．このようにして一過性に生ずる電位勾配を拡散電位と呼ぶ．図 2-4 で生ずる拡散電位は時間の経過と共に A 側と B 側の Na^+，Cl^- の濃度が等しくなって消失する．

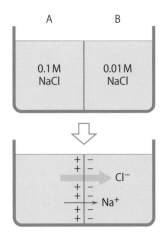

図 2-4　濃度の異なる NaCl 水をイオン透過性のある膜を隔てて入れた場合に生ずる拡散電位
Na^+ と Cl^- の膜の透過性の違いによって一過性に膜の両側に電位が生ずる．M は mol/l を表す．

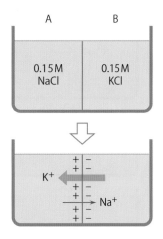

図 2-5　NaCl 水と KCl 溶液をイオン透過性のある膜を隔てて入れた場合一過性に生ずる拡散電位
膜は K^+ を通しやすいが，Na^+ を比較的に通しにくいものとする．

　次に，同じ濃度のNaCl水とKCl溶液を同様にイオン透過性のよい膜で仕切った場合を考えてみると図2-5のようになる．この場合，Cl⁻はA側とB側で等濃度であるから見かけ上移動はない．Na⁺とK⁺は濃度勾配があるから移動するが，この場合も，K⁺がNa⁺より速く拡散する性質があるため，一過性にB側はA側に対し電気的にマイナスになる時期が生ずる．これも拡散電位の例である．

　そこで今度は，膜にK⁺は通すがNa⁺は通さないという性質がある場合を考える．図2-6はそのような性質を持った膜で仕切られた容器に同じ濃度のNaCl水とKCl溶液が入れられた場合を示す．この場合，Na⁺はすべてA側に残るが，K⁺は濃度勾配に従ってB側からA側へ移動する．その結果，A側は電気的にプラスになってくる．この拡散電位は前の2つの場合と違って，時間が経っても消失することはないし，また，K⁺の濃度勾配の大きさ次第で電位は大きくも小さくもなる．K⁺がB側からA側へ拡散していくと，それだけA側がプラスにB側がマイナスになって電位差が大きくなってくるので，今度はこの電位差がA側へ出ていったK⁺をB側へ引き戻そうとする．しかし，K⁺濃度はA側の方がB側より低いから拡散を続けようとするが，K⁺を逆の方向へ引っ張る電位勾配の力も増してくるため，ついには拡散しようとする力と電気的な力とが平衡して，正味のイオンの動きは止まってしまう．この平衡に達したときに膜の両側に生じている電位差を**平衡電位**という．

　この平衡電位の値は理論的に**ネルンストの式**（図2-7）によって求めることができる．

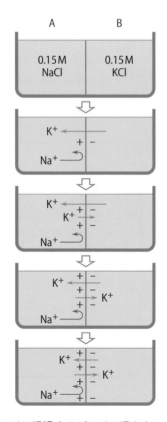

図2-6　K⁺は通過するがNa⁺は通らないような膜で隔てられた容器にNaCl水とKCl溶液を入れた場合に膜の両側に生ずる平衡電位

$$E_K = \frac{RT}{FZ_K} \ln \frac{[K^+]_i}{[K^+]_o} = -61.5 \log \frac{[K^+]_i}{[K^+]_o}$$

E_K：カリウムの平衡電位　　R：気体定数
T：絶対温度　　F：ファラデー定数（1モルのイオンが持つ電荷量）　Z_K：K⁺の原子価（＋1）
[K⁺]ᵢ：K⁺の細胞内濃度　　[K⁺]ₒ：K⁺の細胞外濃度．

図2-7　ネルンストの式によってK⁺の平衡電位を求める式
式の右には，自然対数を常用対数になおし，それぞれの定数を具体的に代入したものを示してある（37℃の場合）．

B. 静止膜電位形成のしくみ

　上述のような性質，すなわち K^+ は通すが Na^+ は通さないという性質が神経細胞の膜にあると仮定して，神経細胞の内外の K^+ の濃度から，ネルンストの式を使って K^+ の平衡電位を計算すると，内側が外側に対して約 **−90 mV** になる．一方，微小電極を使って神経の膜電位を測ってみると約 −70 mV で計算上の K^+ の平衡電位よりもやや高い．これは，図 2-8 に示すように，神経細胞の膜は Na^+ に対して完全に不透過ではなく，ある程度 Na^+ も通すために，Na^+ が濃度勾配と電位勾配に従って一部細胞内へ入ってくるからである．しかし，このように神経細胞の膜が Na^+ に対する透過性を少しでも持っているなら，図 2-5 の場合のように，長い時間経過のうちには膜の内外の Na^+ 濃度が等しくなって膜電位も消失するはずである．ところが実際には，神経細胞の膜電位は細胞が生きている限り存在する．これは，細胞膜には細胞内へ入ってきた Na^+ を能動輸送で細胞外へ送り出すしくみが常にはたらいているためである（図 2-8）．

　このような，細胞内外の濃度勾配に逆らって Na^+ を汲み出すしくみを **Na^+/K^+ ポンプ** という．Na^+/K^+ ポンプについては 1 章で既述した．この Na^+/K^+ ポンプで Na^+ が細胞の外へ汲み出されるときには，K^+ が代わりに細胞内へ入ってくる．Na^+/K^+ ポンプそれ自身は直接的には膜電位を変えるようにはたらいていないが，このポンプのはたらきで膜内外のイオン濃度の不等分布とそれによる濃度勾配が維持されるので，間接的に膜電位を維持していることになる．

　以上をまとめると，神経細胞の膜は K^+ を比較的よく通すが Na^+ は通しにくい性質がある．しかも，わずかに膜を通る Na^+ は，膜にある Na^+/K^+ ポンプのはたらきで絶えず汲み出されているため，事実上，細胞膜は Na^+ 不透過と同じである．このような膜の性質により，細胞の内外に Na^+ と K^+ の不等分布が維持される．細胞内に多い K^+ は平衡電位（−90 mV）に達するまで細胞外へ出ていこうとするが，膜を透過して細胞内へ入る Na^+ があるため膜電位は −70 mV くらいとなる．細胞内へ入った分の Na^+ はポンプで細胞外へ汲み出されるが，そのさい交換に K^+ が細胞内に汲み込まれる．おおよそ，このようなしくみで細胞の静止膜電位は形成される．

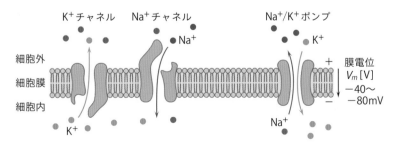

図 2-8　細胞の内外の Na^+，K^+ の濃度差と膜透過性の差および Na^+/K^+ ポンプのはたらきにより膜電位が生ずるしくみ

3. 活 動 電 位

A. 活動電位とは

　神経や筋肉の著しい特徴の1つは，興奮を起こすということである．これらの細胞が興奮を起こすときには，興奮する部分の膜電位は−70 mV から +30 mV へと急激に変化し，しかも速やかにもとの静止膜電位のレベルに戻る．このような数 msec の間に起こる一連の膜電位の変化を**活動電位**という（図 2-9）．活動電位の始まりの部分にみられるように，膜電位が静止膜電位から0になる方向に変化することを**脱分極**といい，細胞内部が外部に対してプラスになることを**オーバーシュート**という．また，活動電位がその後，もとの静止膜電位へ戻る過程を**再分極**という．神経では通常，いったん静止膜電位よりマイナス方向に進んでから静止膜電位に戻るが，このように静止膜電位より深い電位になることを**過分極**という．

B. 活動電位発生のしくみ

　活動電位は膜の Na^+ に対する透過性が一過性に上昇するために生ずる．静止状態では Na^+ の膜透過性は K^+ の透過性の 1/50 から 1/75 であったのが，活動電位の上昇相では Na^+ の膜透過性が著しく高まり，静止時の 600 倍にも達する．そのため，Na^+ は一気に細胞内へ入ってくる．このとき，K^+ の透過性はほとんど変化しないので，膜の電位差は急激に減少し，ついには膜の内側がプラス，外側がマイナスと膜電位が逆転してしまう．このような Na^+ の透過性の上昇は 1 msec 以内に終わり，その後，K^+ の膜透過性の上昇が起こって細胞内 K^+ が細胞外に流出するため，膜電位は急速に静止時のレベルに戻る．図 2-10 に活動電位と Na^+，K^+ の膜透過性の変化の時間的経過が示してある．神経細胞では Na^+ の膜透過性がもとに戻り，K^+ の膜透過性が高まるときに，今度は逆向きのオーバーシュートが起こり，静止膜電位より低い過分極の状態が一過性に現れる．これは，**後過分極**（あるいは**陽性後電位**）と呼ばれる．骨格筋ではこの過分極が現れず徐々に静止膜電位に戻るので，この部分は**後脱分極**（あるいは**陰性後電位**）と呼ばれる．

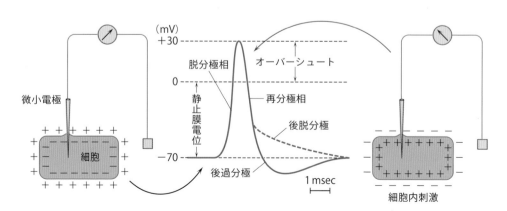

図 2-9　活動電位が発生するときの膜電位の変化

4. 閾 刺 激

　いま，微小電極を細胞内に刺し，その電極と細胞外に置いた電極の間に電流を流したとする（電気刺激）．細胞内電極がプラス，細胞外の電極がマイナスになるようにして，細胞の内から外に向かう電流を流すと，静止状態で膜内外に生じていた膜電位差は次第に減少し，**脱分極**を起こす．電流を逆に内向きに流すと過分極が起こる．このような膜電位の変化はナトリウムイオン（Na^+）の膜透過性を変える性質があり，膜電位が脱分極に向かうと Na^+ の膜透過性は上昇する．ところで，前に述べたように，一方では，Na^+ の膜透過性が増すと膜電位は脱分極を起こすから，原因と結果は互いに影響を及ぼす関係にあり，**正のフィードバック回路**が成立していることになる（図2-11）．この正のフィードバックのしくみがはたらいて，活動電位の脱分極相が形成される．すなわち，神経や筋の細胞の膜が脱分極すると，膜の構造に変化が起こって Na^+ の透過性が上昇し，Na^+ が細胞内へ入る．Na^+ が細胞内へ入れば膜電位差は減少するから，さらに Na^+ の膜透過性が上昇するという具合になる．しかし，少しでも膜電位が脱分極方向に変化したときに，ただちにこのフィードバック回路がはたらいて活動電位が起こるというわけではない．膜電位差がわずかに減少しただけでは，電位勾配に従って細胞内へ引き戻されるカリウムイオン（K^+）の量が減るために，K^+ の正味の細胞外流出量が増加して膜電位がもとへ戻ってしまう．持続的な脱分極が起こって活動電位を発生するためには，K^+ の正味の流出量を上まわるような Na^+ の細胞内流入を引き起こす大きさの脱分極が起きなければならない．そのような大きさの脱分極が起きたときの膜電位を**閾電位**といい，閾電位まで膜電位を脱分極させる強さの刺激を**閾刺激**（あるいは，刺激の閾値）という．

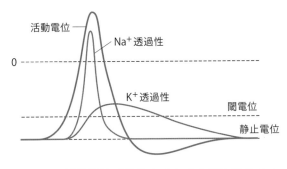

図2-10　活動電位が発生するときの細胞膜の Na^+，K^+ に対する透過性の変化

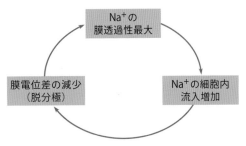

図2-11　活動電位の脱分極相において起こる膜電位差の減少（脱分極）と Na^+ の膜透過性増大との間の正のフィードバック関係

5. 全か無かの法則

　図2-12にみられるように，閾刺激より弱い刺激（**閾下刺激**）で脱分極を起こしても，刺激を除くと活動電位を発生せずに膜電位はもとへ戻ってしまう．刺激の強さを増して脱分極の大きさが閾電位に達すると，正のフィードバックのしくみがはたらいて活動電位が発生する．ところで刺激の強さをさらに増して**閾上刺激**を加えた場合に発生する活動電位の大きさは，閾刺激で刺激した場合と同じである．この活動電位の場合のように，閾下刺激では反応は起こらないが閾上刺激を加えても閾刺激のときの反応と同じ大きさの反応しか起きない場合，その反応は**全か無かの法則**（all or none law）に従うという．

6. 不 応 期

　いま，神経や筋の細胞に閾刺激を数msec以内の間隔で繰り返し加えたとすると，最初の刺激に反応して活動電位が起こるが，その後の一定期間，刺激に応じた活動電位の発生がみられなくなる．この期間を**不応期**という．そこで，刺激の強さを増して閾上刺激を繰り返し加えてみると，不応期は刺激の強さに応じて短くなる．しかし，最初の活動電位が起こり始めてから約1msecの間は，いかに強い刺激を加えても次の活動電位が起こることはない．この期間は**絶対不応期**と呼ばれ，それに続く不応期，すなわち，閾刺激では活動電位を生じないが閾上刺激を加えれば活動電位が発生する時期を**相対不応期**と呼ぶ（図2-13）．

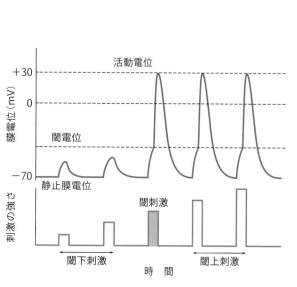

図2-12　閾下刺激，閾刺激，閾上刺激と活動電位の発生
刺激の強さを増していくと，膜の電位差が減少していき，閾電位に達すると活動電位が生ずる．閾刺激より強い刺激を加えても活動電位の形・大きさは閾刺激で生ずるものと同じである．

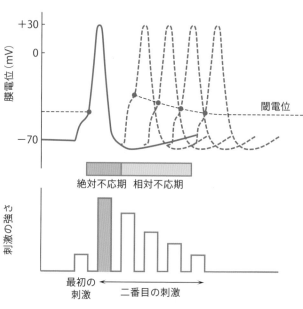

図2-13　不応期
閾刺激で活動電位が発生した場合，その刺激に続けて第2閾刺激を加えても，しばらくの間，その刺激に応じた活動電位は起こらない．その期間を不応期という．第1刺激直後はどのように強い刺激を加えても活動電位を起こすことはできないが（絶対不応期），その後，閾上刺激になら応じる時期（相対不応期）が続き，数msec後に正常に戻る．

7. 興奮の伝導

A. 活動電位はどのようにして軸索に沿って伝わるか

神経細胞のように長い軸索を持った細胞に活動電位が発生するときは，細胞全体の膜電位が一挙に変わることはなく，細胞の一部に起こった活動電位が軸索に沿って伝播する．これを**興奮の伝導**という．

神経軸索の膜の1ヵ所に活動電位が生ずると，その部分とすぐ隣の部分との間に局所電流が流れるようになる．その局所電流は隣の部分では膜の内から外へ向かう方向に流れ，膜電位が閾電位を越えて脱分極するので，そこに新しい活動電位が生ずる（図2-14）．このようにして，新しい活動電位が軸索上に次々と連続して起こることにより興奮は伝導するのである．

B. 興奮伝導の三原則

いま，神経軸索のある部位を実験的に刺激して活動電位を生じさせたとすると，その部位の両側の静止部位に局所電流が流れ，両隣に活動電位を引き起こすから，興奮は両方向に伝わっていく（**両側性伝導**）．したがって神経は両方向性に興奮を伝えることができるが，実際の神経では興奮は一方向にしか伝えられていない．それは通常，神経の途中から興奮が起こるということがないからである．新しい活動電位による局所電流は，すでに活動電位を生じた部位にも流れるが，この部位は不応期になっているので再び活動電位を生ずることはない．また，1本の神経軸索が興奮しても，その興奮が隣を走る軸索に乗り移ることは決してない（**絶縁性伝導**）．どんなに長い軸索を興奮が伝わる場合でも活動電位の大きさは一定であり，減衰することはない（**不減衰伝導**）．以上の興奮伝導に関する3つの特徴は**興奮伝導の三原則**といわれる．

C. 跳躍伝導

有髄神経は髄鞘に囲まれているが，この髄鞘は電気的絶縁性が高く，これに囲まれている部分には活動電位は発生しない．したがって，有髄神経では髄鞘がとぎれている部分，すなわち，ランビエの絞輪の部分にだけ活動電位が生じて，局所電流も膜の外側ではランビエの絞輪から隣のランビエの絞輪へと流れる（図2-15）．その結果，活動電位はランビエの絞輪からランビエの絞輪へととびとびに伝播するので，同じ太さの無髄神経よりも興奮は速く伝導する．このような有髄神経における興奮の伝わり方は**跳躍伝導**と呼ばれる．

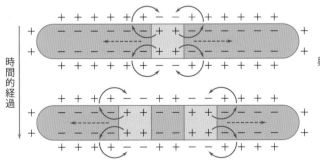

図2-14　興奮伝導のしくみ
局所電流により次々と隣接部の膜電位が脱分極して興奮が伝導する．最初に興奮した部位は隣接部が興奮しているときには不応期になっているので興奮が逆戻りすることはない．

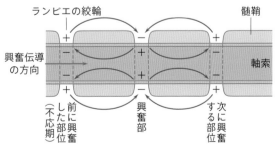

図2-15　有髄神経における跳躍伝導のしくみ

D. 興奮の伝導速度

　活動電位が神経線維を伝わる速さ（**興奮の伝導速度**）を決めるもう1つの要素は，線維の太さである．太い神経線維ほど活動電位の伝導速度は速くなる．

　GasserとErlangerは両生類の下肢の神経線維束集合電位の記録実験（図2-16）で，活動電位が伝導速度の大きさの順に α, β, γ の線維群に分かれることを見つけた．また，Lloydは哺乳類の種々の求心性有髄神経線維は大きさの順にⅠ，Ⅱ，Ⅲ群に分かれること，そして，これは伝導速度のピークにも対応することを見つけた．

　以上から，有髄神経はしばしばその太さによって分類される（表2-1）．数字式分類と文字式分類とがあるが，いずれにしてもこの分類から，神経の太さは伝導速度に関係し，さらにそれぞれの神経のはたらきと関連していることがわかる．太い神経線維，すなわち伝導速度の速い神経には，骨格筋への運動神経や固有受容器からの知覚神経などがあり，細くて伝導速度の遅い神経には痛覚を伝える神経や自律神経などが含まれる．

　神経線維の太さは伝導速度に違いを生じさせるばかりでなく，局所麻酔をしたときなど，麻酔の効きやすさにも関係する．直径の小さい神経線維ほど速く麻酔され，太い神経線維では麻酔がかかるのに時間がかかる．また，神経が走っている部位を皮膚表面から長時間圧迫すると興奮の伝導が遮断され麻痺がくるが，この場合は太い神経の方が麻痺を起こしやすい．細い線維は圧迫の影響を免れやすく，運動神経や触覚，圧覚が麻痺した後でも痛覚は残っていることが多い．

表2-1 末梢神経線維の分類

髄鞘	Erlanger/Gasser の分類		直径（μm）	伝導速度（m/sec）	Lloyd/Hunt の分類	主な機能
有髄	A	α	12〜21	70〜120		骨格筋の運動神経線維
					Ia	筋紡錘の一次（らせん）感覚神経線維
					Ib	ゴルジ腱器官の感覚神経線維
		β	6〜12	40〜70	II	皮膚の触圧覚の感覚神経線維 筋紡錘の二次（散形）感覚神経線維
		γ	4〜8	15〜40		筋紡錘の運動神経線維
		δ	1〜6	5〜15	III	皮膚の温度覚・痛覚・触圧覚の感覚神経線維，皮膚の自由神経終末からの感覚神経線維
	B		1〜3	3〜14		自律神経節前線維
無髄	C		0.2〜1.0	0.2〜2		自律神経節後線維
					IV	皮膚の温度覚・痛覚の感覚神経線維

（彼末一之ほか編：やさしい生理学，第7版，南江堂，2017を参考に作成）

8. 複合活動電位

　末梢神経は，興奮の閾値が異なる，太さもさまざまな神経線維が束になって走っている．末梢神経におけるこのような神経線維の束は**神経幹**と呼ばれる．神経幹に刺激電極を当てて刺激するときは，神経線維の閾値が互いに異なると共に刺激電極からの距離も線維によって異なっているために，記録される各線維の**複合活動電位**（**神経線維束集合電位**）は刺激の強さを増すに従い大きくなる．すなわち，はじめに弱い刺激を加えたとすると，閾値の低い神経線維のみが興奮するため，記録される複合活動電位は小さい．刺激を強めていくと，次第に閾値の高い神経線維も興奮するようになるため，刺激の強さに比例して活動電位の大きさは大きくなり，神経幹中の全神経線維が興奮したとき最大となる．このように，神経幹を刺激したときの活動電位の反応は全か無かの法則に従わないようにみえるが，神経幹を構成する1本1本の神経線維は全か無かの法則に従って興奮している．そのため，神経幹中の全神経線維を興奮させるに足る強さの刺激より強い刺激を加えても，反応はそれ以上大きくなることはない．

　また，神経幹の複合活動電位を刺激部位からいろいろな距離で記録すると，刺激部位から遠い部位で記録された活動電位にいくつかの峰が現れる（**峰分かれ**，図2-16）．このような多峰性の活動電位は複合活動電位の特徴である．神経幹はいろいろな太さの神経線維からなるため，興奮の伝導速度もいろいろであり，伝導速度の速い神経線維の活動電位は，遅い神経線維の活動電位より速く記録部位に到達する．Erlanger らは伝導速度の大きさの順に α, β, γ の線維群に分かれることを報告したのである．α, β, γ の線維群はそれぞれ，記録波形 P_1, P_2, P_3 に対応する．

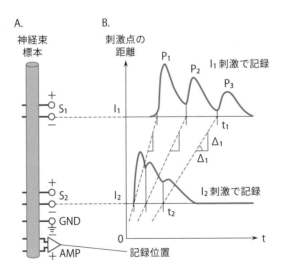

図2-16　複合活動電位
両生類の下肢の末梢神経線維において，刺激電極（S）からいろいろな距離（l）におかれた電極で記録された複合活動電位．刺激電極から離れるに従い多峰性の活動電位が記録される．　　　　　　　　（Erlanger ら，1937）

9. 興奮の伝達

A. シナプスの種類

シナプスは，神経細胞間あるいは筋線維，神経細胞と他種の細胞の間に形成される情報伝達などの神経活動に関わる接合部位とその構造をさす．**電気シナプス**と**化学シナプス**に分類される．情報を伝える方の細胞をシナプス前細胞，伝えられる方の細胞をシナプス後細胞という．

1. 電気シナプス

電気シナプスとは，細胞間がイオンなどを通過させる分子で接着され，細胞間に直接にイオン電流が流れることによって細胞間の情報伝達が行われるシナプスである．網膜の神経細胞間や心筋の筋線維間などで広範にみられる．化学シナプスのように方向づけられた伝達はできないが，より高速な伝達が行われ，多くの細胞が協調して動作する現象を起こす．また，脳においても，後述する化学シナプス以外に，海馬や大脳皮質の抑制性介在神経細胞の樹状突起間で発見されている．

2. 化学シナプス

化学シナプスとは細胞間に神経伝達物質（表2-2）が放出され，それが受容体に結合することによって細胞間の情報伝達が行われるシナプスのことをさす．化学シナプスは電気シナプスより広範にみられ，一般にシナプスとだけいわれる時はこちらをさすので本書もこれに倣う．

シナプスの基本構造は，神経細胞の軸索の先端が他の細胞（神経細胞の樹状突起や筋線維）と 20 nm 程度の隙間（**シナプス間隙**）を空けて，シナプス接着分子によって細胞接着している状態である（図2-17）．

情報伝達は一方向に行われ，興奮がシナプスに達するとシナプス小胞が細胞膜に癒合し，シナプス間隙に神経伝達物質が放出される．そして，拡散した神経伝達物質がシナプス後細胞に存在する受容体に結合することで興奮が伝達されていく．

表 2-2　主要神経伝達物質

神経伝達物質		
アミノ酸		グルタミン酸
		γアミノ酪酸（GABA）
		グリシン
アセチルコリン		
モノアミン	カテコールアミン	アドレナリン
		ノルアドレナリン
		ドーパミン
	セロトニン（5-TH）	
	ヒスタミン	
ペプチド	ソマトスタチン，ニューロテンシン，オレキシン，サブスタンス P，ニューロペプチド Y，エンケファリン，VIP など	

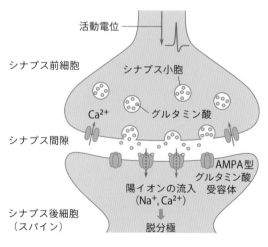

図 2-17　興奮性シナプスの構造

興奮性伝達物質の1つ，グルタミン酸は，シナプス前細胞から放出されるとシナプス後膜に埋め込まれている AMPA 型グルタミン酸受容体に結合する．すると，シナプス後膜へ Na$^+$ が流入し，興奮性シナプス後電位が起きる．

B. シナプスの情報伝達の機序

　図2-17に代表的な興奮性の神経伝達物質であるグルタミン酸を介する情報伝達機序を示してある.

　活動電位がシナプス前細胞の神経終末まで伝わると，神経終末の細胞膜が脱分極する. 脱分極によって**電位依存性カルシウム（Ca^{2+}）チャネル（L型）**が開き，Ca^{2+}が濃度勾配に従って神経細胞内に流入する. 神経終末内のCa^{2+}濃度の上昇をきっかけにシナプス小胞がシナプス前膜に癒合し，神経伝達物質をシナプス間隙に放出する（開口分泌）.

　放出された神経伝達物質は，シナプス後膜に存在するそれぞれの受容体に結合し，受容体を活性化する. 受容体が活性化すると，シナプス後膜のイオン透過性が変化し，膜電位が変化する. 受容体に結合しなかった神経伝達物質は，酵素による分解や輸送体による再取り込み，拡散などにより，シナプス間隙から取り除かれる.

　こうして，化学シナプス伝達では，シナプス前細胞の活動電位という電気信号が，神経伝達物質という化学信号に置き換えられ，再び，シナプス後細胞の膜電位変化という電気信号となって伝達される.

C. シナプス後細胞に起こるさまざまな電位変化

1. 興奮性シナプス後電位と抑制性シナプス後電位

　上記のような機序で放出される神経伝達物質が，シナプス後膜のNa^+の透過性を促す物質であればシナプス後膜は脱分極性の変化を起こすが，この時の膜電位変化を**興奮性シナプス後電位（EPSP，図2-18）**といい，このようなシナプスを興奮性シナプスと呼ぶ. また，放出される神経伝達物質がシナプス後膜に過分極性の変化を起こす場合の膜電位変化は**抑制性シナプス後電位（IPSP）**といい，そのシナプスを抑制性シナプスと呼ぶ.

2. シナプス後電位の時間的加重と空間的加重

　神経系における単一の神経細胞は，興奮性や抑制性の多数のシナプス情報を統合する. その結果として，膜電位が閾電位を超えれば活動電位が発生するが，通常，単一のシナプス情報でシナプス後膜に発生するEPSPは閾値以下で，活動電位の発生には多数の興奮性の情報伝達を**加算**する必要がある. その1つの形が**空間的加重**で，複数の情報が同時期に到達することによって起こる. もう1つは**時間的加重**で，短い時間間隔で情報が到達することによって起こる. 先のEPSPが消滅する前に新しいEPSPが発生すると，脱分極は階段状に加算される.

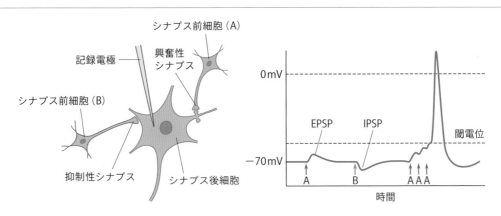

図2-18　興奮性シナプス後電位（EPSP）と抑制性シナプス後電位（IPSP）
右図の矢印はシナプス前細胞A，シナプス前細胞Bを刺激した時点を示す.

3. シナプス前抑制

　シナプス前細胞の神経終末から抑制性の神経伝達物質が放出されてシナプス後膜に過分極性の膜電位変化を起こす抑制は**シナプス後抑制**と呼ぶ．一方，興奮性のシナプス伝達をするシナプス前細胞の神経終末部を脱分極させ，興奮性シナプスから放出させる伝達物質の量を抑えることにより興奮性シナプス伝達効果を抑制するしくみがある．これを**シナプス前抑制**という（図2-19）．

4. シナプス接続の型

　1つの神経細胞に多数の神経細胞の神経終末がシナプス接続していれば，そのシナプス後細胞は多数の神経細胞から送られる信号を統合していることになる．このようなシナプス接続の型を**収束**（あるいは**収斂**）という（図2-20）．逆に，1つの神経細胞の軸索が枝分れして多数の神経細胞にシナプス接続していれば，多数の細胞に同時に情報を送ることができる．このようなシナプス接続は**発散**という．また，神経細胞には，枝分れした軸索が反回して，細胞体あるいは樹状突起の方へ信号を戻すしくみを持っているものがある（図2-21）．これには，直接その細胞自身へシナプス接続している場合と，別の神経細胞が間に介在している場合とがあり（図2-21），また，送られる信号が興奮性の場合も抑制性の場合もある．

　神経系はこれらシナプス接続を基本として，神経細胞の複雑なネットワークを形成している．

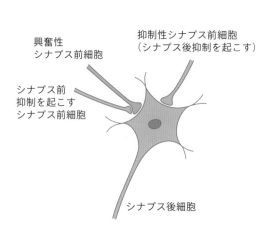

図2-19　シナプス前抑制とシナプス後抑制

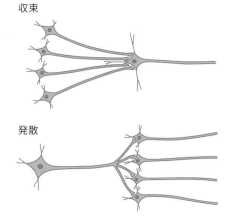

図2-20　発散と収束（収斂）

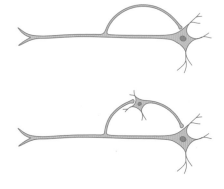

図2-21　反回回路を持つ神経細胞
反回側枝が直接自身の細胞体または樹状突起にシナプスする場合と，間に別の神経細胞が介在している場合とがある．

D. シナプスの可塑性

　興奮性シナプスでは，シナプス前細胞に1個のパルス電気刺激を与えるとシナプス後細胞に興奮性シナプス後電位（EPSP）が起き，これがいくつか加重すると活動電位が起こることでシナプス伝達が行われることを述べた．ここでは，神経細胞を高頻度刺激や低頻度刺激することにより2つの神経細胞間の信号伝達が持続的に変化し得ること，つまりは，シナプスには**可塑性**があることを理解する．

1. 長期増強 （long-term potentiation；LTP）

　1976年，ノルウェーのブリスとレモがウサギ脳内の海馬のCA1領域においてシナプス前細胞に短時間の高頻度刺激を加えると，シナプス後細胞のEPSPの時間的加重が数時間にわたって起こるという，**シナプス伝達の増強現象**をみつけた（図2-22）．この現象は**LTP**と呼ばれ，海馬が宣言的記憶に関わっていると考えられていることから，そのメカニズムに関与するとされている（9章参照）．

　LTPのメカニズムとして現在もっとも信じられているものとして，シナプス後細胞がシナプス前細胞から受け取る神経伝達物質への感受性の増加がある．特に，高頻度刺激によりEPSPの時間的加重が起こると，大きな脱分極によりそのシナプス後膜の**NMDA型受容体チャネル**のマグネシウムイオン（Mg^{2+}）ブロックが外れてチャネルが開くメカニズムが考えられている（図2-23）．

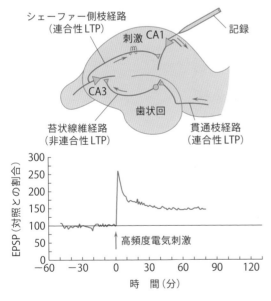

図2-22　シナプス伝達の増強現象
海馬のCA3領域からCA1領域へのシェーファー側枝経路で記録された長期増強（LTP）．
（エリック・R・カンデルほか著：記憶のしくみ，講談社，2013より引用）

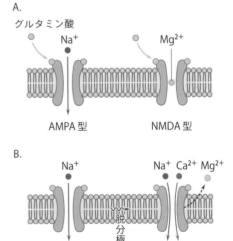

図2-23　長期増強のメカニズム

2. 長期抑圧 （long-term depression；LTD）

LTP の裏返しでシナプス応答が長期的に抑圧される現象で，小脳，海馬で報告されたが，その他の領域でも広く存在する．

小脳では，1982 年に伊藤正男博士がウサギ小脳皮質の**プルキンエ細胞**への 2 つの興奮性入力である平行線維と登上線維を同時に低頻度刺激すると，平行線維とプルキンエ細胞間のシナプスの伝達効率が長時間に渡って低下することをみつけた．この機構は，シナプス後細胞における **AMPA 型グルタミン酸受容体** の数の減少であると考えられている．この現象は，まず AMPA 型受容体がアンカータンパク質（受容体をシナプス後細胞につなぎとめるタンパク質）から解離し，その後エンドサイトーシスによって細胞内に取り込まれることにより起こる．

10. 光遺伝学による神経細胞の興奮と抑制

光によって活性化されるタンパク分子を，遺伝学的手法を用いて特定の細胞に発現させてその細胞の機能を光で操作する技術は光と遺伝子を組み合わせることから**光遺伝学**と呼ばれる．この技術は，特定の神経細胞の活動を高い時間精度で正確に操作することを可能にし，軸索や細胞体を非特異的に活性化してしまう従来の電気刺激に勝る利点をもたらした（図 2-24）．

光遺伝学において神経細胞活性化に用いられる**光応答性タンパク質**は緑藻類のクラミドモナスの**光応答性チャネルロドプシン 2（ChR2）**で，光によって Na$^+$ や K$^+$ などの陽イオンを通すイオンチャネルとしてはたらく．クラミドモナスの全ゲノム中からロドプシンの塩基配列を探し出し，その遺伝子を神経細胞に発現させ，光を照射したところ，活動電位が誘導された（図 2-25）．

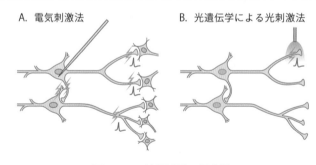

図 2-24　神経活動の操作法

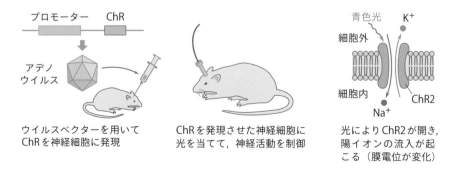

図 2-25　光遺伝学により脳の特定神経のみを活性化する方法

感覚受容器の基本的機能 3.

2章で述べたように生体が行うあらゆる生理機能は，身体内外の環境の変化に関する情報を刺激として受け入れ（受容），それに対処して起こる反応とみることができる．また，その反応の効果に関する情報も受容して，より目的にあった反応を行おうとする．こうした受容-反応系のなかで感覚受容細胞が構成する感覚器は，生体にとって欠くことのできないものである．ここでは，感覚器の構成成分としての感覚受容細胞の基本的機能について説明する．

1. 感覚器の種類

感覚器は，生体内外環境の各種のエネルギーを感覚神経の**活動電位（インパルス）**という生体内情報に変換する．この過程を受容というが，感覚器の中でこの機能を担っているのが感覚受容細胞で，受容細胞自身が受容器を構成する．その構造は，感覚神経末端自身という簡単なものから，感覚神経末端にシナプス結合する特殊な受容細胞までいろいろある（図3-1）．**触・圧**（機械的），**温かさの程度**（温度的），**光**（電磁的），**嗅**，**味**，および**血中 O_2 量**（化学的）といった各種エネルギーに反応するため，形態的・生理的に分化している．ある感覚器に属する受容細胞は，多種の外来エネルギーのうち特定のエネルギーに対して，他の感覚器の感覚受容細胞よりはるかに低い閾値で反応する．ある受容細胞がもっとも敏感に応じうるこの特別な型のエネルギーの刺激を**適刺激**という．

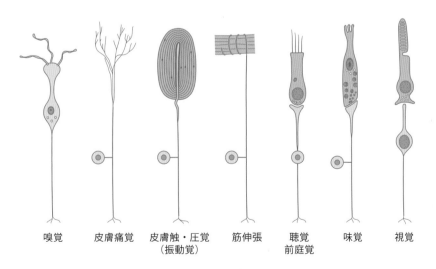

| 嗅覚 | 皮膚痛覚 | 皮膚触・圧覚
（振動覚） | 筋伸張 | 聴覚
前庭覚 | 味覚 | 視覚 |

図3-1　各種感覚の感覚受容細胞

　1本の感覚神経（知覚神経あるいは求心性神経ともいう）とその支配下にあるすべての感覚受容細胞をあわせて**感覚単位**という（図3-2）．1本の感覚神経が1個の感覚受容細胞を支配するということは少なく，通常，感覚神経は末端で分枝し，それぞれの枝が複数の感覚受容細胞を支配する．そして，各感覚単位が刺激を受容しうる拡がりを**受容野**という．受容野は互いに重複していて，与えられた刺激は多数の情報伝達ラインを介して中枢に送られる．

2. 感覚受容細胞における電気現象

　生体内外の刺激のエネルギーを，感覚受容細胞が感覚神経の活動電位に変換する過程は，**起動電位**（受容器電位とも呼ばれる）を発生することから始まる．これは刺激の大きさと時間経過に従って応答の振幅が変化するEPSPに似た非伝導性の脱分極電位である（図3-3）．神経筋接合部で筋細胞に起こる終板電位と呼ばれるものと同じである．この起動電位が閾値以上（約10 mV）になると感覚神経に1個の活動電位が発生する（p. 22，2章3項参照）．

　このような現象から，感覚受容細胞は**アナログ変換器**として，感覚神経は**アナログ-デジタル変換器**（ADコンバータ）としてはたらくと表現される．感覚神経は起動電位のようなアナログ信号を，全または無に反応する活動電位であるデジタル信号に変換しているという意味である．活動電位の頻度は起動電位の大きさとある範囲内では比例し，したがって与えられた刺激の強さと比例する．一方，刺激が強くなるほど活動電位を発生する感覚神経の数が増えるので，情報量は1本の感覚神経の活動電位の頻度と活動電位を発生する感覚神経の数に比例することになる．

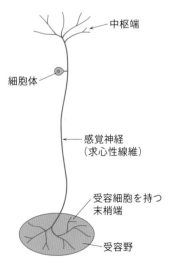

図3-2　感覚単位と受容野

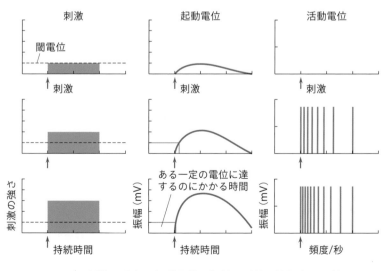

図3-3　刺激の強さと起動電位の振幅，活動電位頻度の関係

3. 順　　応

　一定の強さの刺激をある感覚受容器に持続的に与えると，おそらく受容細胞自身の原因で，それによって起こる感覚神経の活動電位の頻度が低下する．この現象は順応（adaptation）と呼ばれる．順応の程度は感覚器の型によって異なる（図 3-4）．触覚の受容細胞，パチニ小体は速やかに順応する．このような受容器を**相動性受容器**という．一方，筋紡錘，冷・温・痛の受容器，頸動脈洞受容器，肺胞の伸展受容器は**持続性受容器**といい，順応が緩徐であり，また不完全である．これらの受容器の順応が遅いことは生体にとって有利である．たとえば，筋紡錘は長時間の姿勢保持に関与し，痛覚は侵害性となりうる刺激により起こる．また頸動脈洞は常時，血圧調節にはたらいている．

4. 感覚情報の伝導と新皮質感覚野

　感覚神経の活動電位からなる**感覚情報**は中枢神経系に到達し，中枢の諸段階で反射弓を形成して反射を起こしたり，**大脳皮質**（**新皮質**）に到達して感覚される．中枢神経系内では感覚の種類ごとに異なる経路を通って伝達される．嗅覚などを除いて，情報は視床で中継され，大脳皮質のそれぞれの感覚野（**一次感覚野**）に投射している（図 3-5，9 章 3 項参照）．

　視床の腹側基底核群（VPM と VPL）は，触・圧，温，痛覚の深部知覚や内臓痛覚情報を，内側膝状体と外側膝状体は，それぞれ，聴覚と視覚情報を中継する（9 章 1 項 B 参照）．これらの視床核は**特殊感覚中継核**と呼ばれ（ここで用いられる特殊感覚という言葉は，"表 3-1 感覚の種類"中の特殊感覚とは異なる意味であることに注意．9 章 3 項参照），特殊視床投射系を介して大脳皮質のそれぞれの感覚野に情報を送る．一方，これらの情報は脳幹部では脳幹網様体にも入り，そこを上行して視床の髄板内核と連合核で中継されて，非特殊視床投射系を介して大脳皮質の，主として連合野に投射する．この脳幹網様体を通る経路は感覚の種類に関係なく共通であり，大脳全体を活性化（賦活）させるのに役立つ（9 章 1 項 C 参照）．

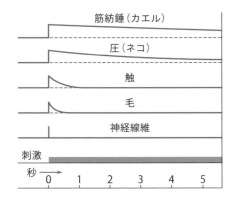

図 3-4　感覚受容の種類と順応
縦軸：知覚神経線維の活動電位の頻度
横軸：刺激のはじめよりの時間

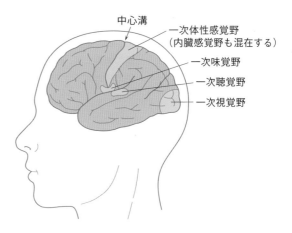

図 3-5　大脳皮質（新皮質）の一次感覚野

　新皮質の一次感覚野に到達した情報は，二次感覚野，後連合野を経て知覚され，過去の知識に照らし合わせて認知される．情報は次いで前連合野に送られ，必要に応じた行動を起こさせる（9章4項A参照）．

　しかし，感覚情報としての活動電位がすべて大脳皮質に到達するわけではない．たとえば，筋紡錘や多くの内臓受容器の感覚情報は大脳皮質に達して感覚されることなく，脳幹反射や脊髄反射を起こして姿勢や運動，臓器活動の調節を行う．したがって，われわれの感覚には，知覚・認知されるような"意識にのぼる感覚"と，多くの"意識にのぼらない感覚"がある，といえる．

5. 感覚の種類

　感覚の分類の仕方はいろいろあるが，その1例を表3-1に示し，それぞれの感覚に関与する受容器，感覚器を対応させた．このうち，**特殊感覚**は体性求心性神経と内臓求心性神経によって中枢神経系への情報の入力が行われる．これらは脳神経に含まれている．また**一般感覚**のうち**体性感覚**は体性求心性神経によって，**内臓感覚**は内臓求心性神経によって情報の入力が行われる．これらは脊髄神経に含まれている（p.63，5章4項参照）．

表 3-1　感覚の種類

感覚の分類		適刺激	感覚受容器（感覚受容細胞）
特殊感覚	視覚	光線	網膜（杆体と錐体）
	聴覚	音波	コルチ器官（有毛細胞）
	嗅覚	気体状の化学物質	嗅上皮（嗅細胞）
	味覚	液体状の化学物質	味蕾（味細胞）
	前庭感覚	加速度	半規管（有毛細胞）と耳石器（有毛細胞）
一般感覚	体性感覚 皮膚感覚	触・圧	ルフィニ小体，メルケル触覚盤，パチニ小体*，マイスネル小体（神経終末）
		温	（自由神経終末）
		冷	（自由神経終末）
		痛	（自由神経終末）
	体性感覚 深部感覚	関節の位置と運動	関節包のルフィニ小体（神経終末）
		筋の伸張	筋紡錘（神経終末）
		筋の張力	ゴルジ腱器官（神経終末）
		痛	（自由神経終末）
	内臓感覚	血圧	頸動脈洞や大動脈弓の圧受容器（神経終末）
		肺胞の膨満	肺胞壁（神経終末）
		血液 CO_2 分圧	延髄中枢性化学受容器（神経細胞）
		血液 O_2 分圧	頸動脈体，大動脈体などの化学受容器（神経終末）
		血液浸透圧	視床下部神経細胞
		血糖値	B細胞，視床下部神経細胞
		痛	（自由神経終末）

*パチニ小体は振動感覚の受容器ともいわれている．

筋肉の基本的機能

4.

1. 3種類の筋肉の役割と特徴

　われわれは，機械的性能をもって運動を起こしたり，姿勢を維持する**骨格筋**，また骨格筋と類似した構造と機能をもって休むことなく血液を送り出すポンプとしてはたらいている**心筋**，さらに，血液循環を制御し，消化管の運動を担うなど，生体機能に必須の役割を果たしている**平滑筋**，という3種類の筋肉をもち，生命活動はそのおかげで維持されている．このような筋肉を形成するのは，それぞれ，**骨格筋細胞**，**心筋細胞**，**平滑筋細胞**が形成する筋組織であることを考えれば，筋細胞こそが動物の運動と生命維持に深く関わっているといえるだろう．本章では，これら3種類の筋細胞の基本的機能と筋細胞組織としての筋肉の機能を説明する．

A. 骨格筋

　骨格筋はその名の示すように，関節をまたいで2つの骨に付着しているから，その収縮は関節を曲げたり伸ばしたりするのに役立っている（図4-1）．もっとも，骨格筋の中には骨と関係のないものがある．たとえば，外尿道括約筋や外肛門括約筋は，骨格筋の性質を持っていながら骨に付着していない．骨格筋は数千の細長い**筋細胞**（**筋線維**ともいう）が集まってできており，自動的な収縮能力はなく，体性神経系の運動神経の支配によって興奮し収縮する．一般に，骨格筋は随意的に収縮させることができる（**随意筋**）．顕微鏡で見ると骨格筋には横縞が見られ**横紋筋**といわれる（図4-2）．骨格筋の細胞には速く収縮し，収縮の持続時間の短いものと，ゆっくり収縮し収縮の持続時間の長いものならびにその中間のものとがある．速い筋細胞を多く含む筋肉は**速筋**と呼ばれ，色が薄いところから**白筋**ともいう．遅い筋細胞を多く含む筋肉は**遅筋**と呼ばれ，暗赤色にみえるので**赤筋**ともいう．赤筋の赤い色はミオグロビンを多く含むことによる．ミオグロビンはヘモグロビンとよく似た酸素結合タンパクであるがヘモグロビンよりも酸素親和性が高く，血液から筋肉への酸素供給が不足するときにはたらく．白筋は速い運動に適し，赤筋は長くゆっくりした収縮，すなわち姿勢の維持を行うのに適している．

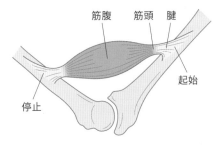

図 4-1　骨格筋
（山本，鈴木と田崎，1984 より）

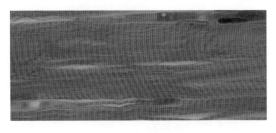

図 4-2　横紋筋
ヒト骨格筋の光学顕微鏡写真．
（東京医科歯科大学　星 治教授撮影）

B. 心　筋

　心筋は心臓をつくっている心筋細胞から成る筋組織で，血液を全身に循環させるポンプ作用を担っている．横紋筋であるが**不随意筋**であり，自律神経の支配を受けており，骨格筋と平滑筋の中間の特徴を持った筋である．

　横紋筋と平滑筋，および骨格筋と心筋，平滑筋の関係を整理すると表 4-1 のようになる．

C. 平　滑　筋

　平滑筋は，胃，腸，膀胱，血管，子宮などの管状あるいは袋状の臓器の壁を形づくっている平滑筋細胞から成る筋組織である．平滑筋には自律神経の支配を受けて収縮する平滑筋（**多ユニット平滑筋**）と，神経の支配がなくても自分自身で収縮する能力，すなわち，自動性を持った平滑筋（**単一ユニット平滑筋**）とがある．平滑筋を随意的に収縮させることはできない（**不随意筋**）．

表 4-1　筋肉の分類とその特徴

	骨格筋	心筋	平滑筋（大血管）
筋小胞体（SR）	よく発達	発達悪い	非常に少ない
細胞内 Ca^{2+} 濃度の上昇機構	細胞外からの流入なし 筋小胞体から放出される 脱分極 SR** 放出	細胞外からの流入と Ca^{2+} による筋小胞体からの放出 Ca^{2+} SR 放出	主に細胞外からの流入と，IP_3* による筋小胞体からの放出 SR
リアノジン受容体の役割	あり	あり	あり
Ca^{2+}結合部位	トロポニン	トロポニン	カルモジュリン
筋の構造	横紋	横紋，合胞体	合胞体
収縮速度	速い	速い	遅い
収縮様式	単収縮，強縮	単収縮	単収縮，強縮
活動電位持続時間	短	長	短，スパイク頻発
支配神経	体性神経	自律神経	自律神経
主な機能	身体の運動と姿勢維持	心臓のポンプ作用	臓器の運動
随意性の有無	あり	なし	なし

　* イノシトール三リン酸
　**筋小胞体（SR）：細胞内の Ca^{2+} 貯蔵部位
　各筋肉の特徴については，p.56，図 4-27 として図示した．

2. 骨 格 筋

A. 構　造

　骨格筋は体重の40〜45%を占め，からだの中でもっとも大きな組織である．1つの筋肉は，直径0.01〜0.1 mm，長さは長いものでも30 cmぐらいの細長い円柱状の形をした筋細胞が集まってできている．筋細胞は糸のように細く長い形から**筋線維**とも呼ばれる．

1. 筋 線 維

　筋肉の中の1本1本の筋線維は結合組織によって網の目のように取り囲まれており，その結合組織の中を，筋線維に酸素や栄養を供給する血管や，収縮のための信号を送る神経線維が走っている．筋肉によってはそれを構成する筋線維の長さが筋肉自身の長さと同じ場合もあるが，普通は，筋線維の長さは筋肉の長さより短く，筋線維の端は筋線維と筋線維とを網の目のように取り囲んでいる結合組織に付着している．

2. 腱

　筋肉が骨に付着する部分では，結合組織が束になっていて，**腱**<ruby>腱<rt>けん</rt></ruby>と呼ばれている．つまり，両端では束になって綱のようになっているが，中間では網の目のようになっている結合組織のその中間の部分に，収縮性を持ったたくさんの筋線維が縦の方向に並んで付着して，1個の筋肉となっている．腱は**コラーゲン**と呼ばれる線維性のタンパク質が主成分で，きわめて強い力に耐えられるがそれ自身には収縮性がない．腱の長さは筋肉によっていろいろである．指を動かす筋肉は一般に長い腱を持っていて，筋線維は肘と手首の間にある．指を動かす筋肉が指から遠い前腕にあるのは，指の複雑な運動に都合のよいことである．もし，細かい指の運動に必要なたくさんの筋肉がすべて指の部分にあったら，指は非常に太くなってしまって指の用をなさなくなるに違いない．指の骨は，離れたところにある筋線維の収縮が細い腱によって伝えられて動く．

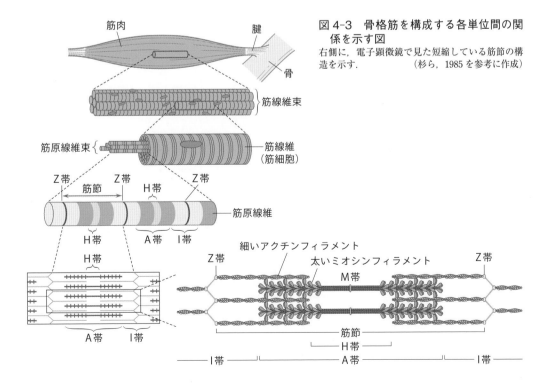

図4-3　骨格筋を構成する各単位間の関係を示す図
右側に，電子顕微鏡で見た短縮している筋節の構造を示す．　　　　　（杉ら，1985を参考に作成）

3. 横 紋 筋

骨格筋を普通の顕微鏡でみると，線維に明るい部分と暗い部分とが交互に横に走っているような縞模様がみられる（図4-2）．心筋もこの縞模様を持っているので，骨格筋と心筋とは**横紋筋**と呼ばれる．平滑筋にはこのような縞模様はみられない．

4. 筋原線維と筋節（サルコメア）

横紋筋の筋線維を電子顕微鏡でみると，それより小さい単位，**筋原線維**が集まってできていることがわかる．筋原線維も円柱状で長さは筋線維と同じであるが，その直径は$1\sim2\,\mu$mとかなり細い．1本の筋線維は数百から数千の筋原線維の集まりである．筋原線維をさらによく観察すると，**筋節**（サルコメア）と呼ばれる単位が縦に並んでいる（図4-3）．この筋節が筋収縮の機能的単位となっている．1つの筋節は，**太いフィラメント**と**細いフィラメント**が組み合わさるようにしてできている．太いフィラメントは**ミオシン**というタンパク質からなり，細いフィラメントは**アクチン**というタンパク質からなっている．ミオシン線維は長さが$1.5\,\mu$mにそろっている．中央のM線（M帯）から両側に向かって伸びており，M線で固定されている．横紋筋に縞模様がみられるのは，この太いフィラメントと細いフィラメントとが各筋原線維とも同じ位置に規則正しく配列されているためである．

図4-3（あるいは図4-4）に示すように，筋原線維の各部分に顕微鏡でみたときの濃淡の差によって，A帯，I帯，H帯，Z帯といった名前がつけられているが，A帯の中でH帯を除いた部分がもっとも濃くみえ，I帯は細いフィラメントだけからなる部分であるために淡くみえる．I帯の中央にあるZ帯は筋節と筋節のつなぎ目で，この部分も濃くみえる．筋肉，筋線維，筋原線維，筋フィラメントまでのそれぞれの関係をまとめると図4-3のようになる．

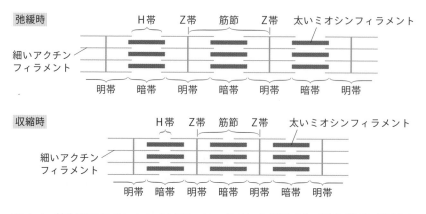

図4-4　筋収縮を起こしたときに細いフィラメントが滑走して筋原線維が短縮することを示す図

B. 筋収縮のしくみ

1. 筋収縮時の筋節構造の変化：滑り説

　筋肉の収縮のいろいろな段階と，筋肉がまったく弛緩している状態とを電子顕微鏡で比較してみると，収縮によって筋節の構造が変化することがわかる．すなわち，筋が収縮するに従って，I帯とH帯の長さは次第に短くなってくるが，A帯の長さは変わらない．これは図4-4に示したように，筋収縮のさいには細いアクチンフィラメントが太いミオシンフィラメントの上を滑走して隣同士のアクチンフィラメントが互いに近づき，ついには重なり合ってしまうからである．筋肉が弛緩するときには，アクチンフィラメントはミオシンフィラメントの上を，収縮のときとは逆の方向に滑走して互いに離れる．このように，筋肉の構成単位であるフィラメントは，筋肉収縮や弛緩のさいにそれぞれの長さを変えないが，筋肉全体の長さは長くなったり，短くなったりする．

　筋節の構造をさらに詳しく調べると，筋が収縮している時は，太いミオシンフィラメントから多数の小さな突起が出て，細いアクチンフィラメントと連結している（図4-5）．この太いフィラメントと細いフィラメントをつなぐ突起は**架け橋（クロスブリッジ）**と呼ばれる．この架け橋はミオシン分子頭部であって，ミオシンフィラメント側の付け根の部分は固定されているが，アクチンフィラメントとの接点側はちょうどボートのオールを漕ぐときのように前後に動く．この架け橋の運動によって細いアクチンフィラメントが動かされる．この架け橋は非常に小さいから，1回動いただけではアクチンフィラメントの動きはほんのわずかである．しかし，架け橋はアクチンフィラメントにくっついたり離れたりしながら，繰り返し運動してアクチンフィラメントを移動させる（図4-5）．このような筋フィラメントの滑走が筋収縮の本体であるが（筋収縮の滑り説），このしくみがはたらくためには，**ATP**がエネルギー源として重要な

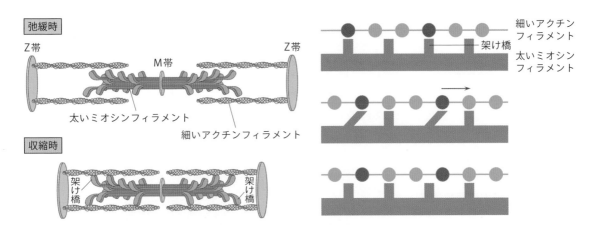

図4-5　架け橋の動きによってフィラメントが滑走する様子を示す模型図
こげ茶色の丸：架け橋と結合しているアクチン（永坂と渡辺，1985より）

はたらきをしている.

2. 筋収縮過程におけるカルシウムイオン（Ca²⁺）の役割

アクチンフィラメントには**トロポニン，トロポミオシン**という2つの調節タンパクが含まれていて，これらのタンパクがミオシンの架け橋とアクチンのフィラメントとの結合を抑制する．この2つの調節タンパクのために，ふだん，筋肉は収縮しないようになっている．トロポニンには**カルシウムイオン**（Ca²⁺）の結合部位があり，そこにCa²⁺が結合すると，トロポニン，トロポミオシンの抑制作用がとれて，ミオシンの架け橋とアクチンフィラメントが結合できるようになり，筋収縮が起こる．Ca²⁺とトロポニン，トロポミオシン，それにアクチンフィラメントとミオシンの架け橋の機能的関係を図4-6に示した．

　筋細胞内には**筋小胞体**（sarcoplastic reticulum；**SR**）と呼ばれる扁平な袋状の膜性構造物があって，筋原線維のまわりを取り巻いている（図4-7）．筋小胞体にはCa²⁺が蓄えられている．**横行小管**は筋肉の細胞膜が細胞内に落ちくぼんでできた管で，細胞膜に生じた活動電位を細胞内へ伝える役目をしている．その活動電位が，横行小管と2つの筋小胞体とが密接した部分（**三連構造**，あるいは**トライアッド**と呼ぶ，図4-7）に至ると，横行小管膜にある電位センサー（**ジヒドロピリジン受容体**；L型Ca²⁺チャネルタンパク質）がそれを受容して，L型Ca²⁺電流をもたらす．ジヒドロピリジン受容体と筋小胞体膜間には，筋小胞体膜のリアノジン受容体（Ca²⁺放出チャネル）の一部である足状構造があり，この活動電位がこの足状構造に伝わるとリアノジン受容体が開孔し，Ca²⁺を筋小胞体から筋細胞の細胞質中に放出させる（図4-8）．このCa²⁺がトロポニンに結合すると筋肉の収縮が起こるのである．これらの筋細胞膜の興奮から筋収縮までの一連の過程を，**興奮-収縮連関**という.

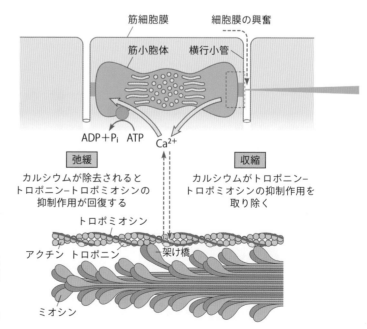

図 4-6　筋肉の収縮過程におけるカルシウムの役割を示す模型図
　　□内は図4-8に示す.
　　　　（Vander ら，1970 より）

　興奮の合図が来ないときには，筋小胞体はカルシウムイオンを能動的に回収する．トロポニンに結合したカルシウムイオンが筋小胞体に回収されると，カルシウムがトロポニンから離れるので筋肉は弛緩する．

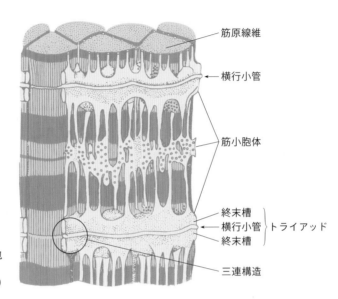

図 4-7　筋小胞体模型図
筋原線維を囲んで発達している筋小胞体は横行小管と接している．
（Peachery，1965 より）

筋原線維

横行小管

筋小胞体

終末槽
横行小管　} トライアッド
終末槽

三連構造

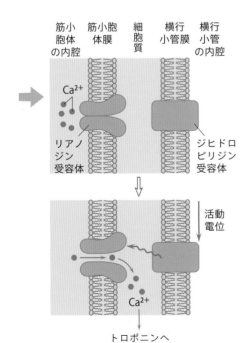

図 4-8　横行小管への活動電位の伝導による筋小胞体からの Ca²⁺ の放出を示す模型図

C. 筋細胞膜を興奮させるしくみ

　筋収縮の最初の引き金になるのは筋細胞の細胞膜の興奮である．骨格筋の細胞膜は，そこに
きている運動神経によって刺激され興奮する．運動神経の神経終末と筋細胞膜が接している部
分は**神経筋接合部**といわれ，その構造や機能は神経と神経との接合部，シナプスとよく似てい
る．

　筋細胞膜と接している運動神経終末には，シナプス前神経の終末に含まれるシナプス小胞と
同様の小胞があって，その小胞には**アセチルコリン**（Ach）が含まれている（図 4-9）．運動神
経が興奮を起こし，活動電位が神経筋接合部のところまで達すると，小胞に含まれるアセチル
コリンが神経終末と筋細胞膜との間隙に放出される．神経終末下の筋細胞膜は**終板**（運動終板）
と呼ばれるが，ここにはアセチルコリンと特異的に結合する部位，**ニコチン性受容体**がある．
そこに神経終末から放出されたアセチルコリンが結合すると，筋細胞膜の Na^+ と K^+ に対する
透過性が上昇し，膜は脱分極を起こす．この脱分極は**終板電位**と呼ばれ，その起こり方はシナ
プス後膜に生ずる興奮の起こり方と同じである．終板電位が生じると，周辺部の膜と終板との
間に局所電流が流れ，その結果として周辺部の膜電位が閾電位に達すると，活動電位が発生す
る．この活動電位は，横行小管（図 4-7）を介して筋小胞体と接している部分（三連構造）へ
と伝えられ，筋収縮の引き金となる．

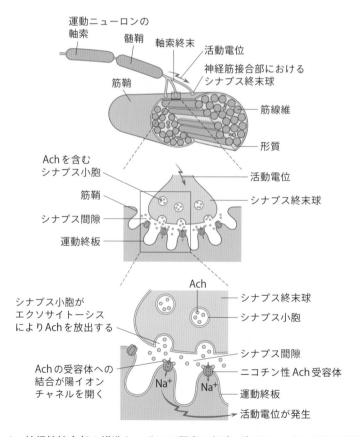

図 4-9　神経筋接合部の構造と，そこで興奮の伝達が起こるしくみを示す模型図

　終板にはアセチルコリンのニコチン性受容体があると同時に，このアセチルコリンを破壊する物質，**アセチルコリンエステラーゼ**という酵素が含まれている．そのため，神経終末から放出されたアセチルコリンが終板の受容体に結合してもただちに破壊されてしまう．したがって，アセチルコリンによって増加した Na^+，K^+ に対する膜の透過性はただちにもとに戻り，膜電位も静止膜電位のレベルに戻る．

D. 収縮のしかた

1. 単 収 縮

　1個の運動ニューロンの活動電位1回につき，筋細胞でも1回の活動電位が発生する．筋細胞に，直接に短いパルス状電気刺激を与えても1回の活動電位が発生する．この1回の活動電位に伴って発生する収縮を**単収縮**という（表4-1参照）．

　筋細胞に直接短いパルス状の電気刺激を与えても1回の活動電位が生じる．1個の筋細胞を刺激した際の単収縮の大きさは**全か無かの法則**に従い，刺激強度を閾値以上に上げても収縮の大きさがさらに大きくなることはないが，筋線維の束を刺激した時には刺激強度を上げると，より多くの筋線維を興奮させることになり，張力の大きさが増大する．

2. 運動単位のサイズ

　1個の運動ニューロンとそれによって支配される筋線維群を**運動単位**と呼ぶことを8章で述べた．1個の運動ニューロンの1回の活動電位で発生する張力の大きさを「**運動単位のサイズ**」と呼ぶが，これは運動単位ごとに異なる．それは，1つの運動単位を構成する筋線維は似た性質をもつとはいえ，1つの骨格筋でもそれを構成する筋線維の性質が均一ではないためである（表4-2）．たとえば，小さなサイズ（発生張力）の運動単位を構成する筋線維は，収縮は遅いが疲労しにくい（**slow型，S型**）．大きなサイズの大きな運動単位を構成する筋線維は，早く収縮するが疲労しやすい（**fast型，F型**）．前者はミトコンドリアの量が，後者はグリコーゲンの量が多いことと関係している．

表4-2　骨格筋の性質による分類

骨格筋線維の性質		S型	F型
運動神経の特徴	細胞体の大きさ	小さい	大きい
	運動線維の伝導速度	遅い	速い
	イオンチャネル数	少ない	多い
	静止膜電位	浅い	深い
	活動電位の振幅	小さい	大きい
運動単位の神経支配比		小さい	大きい
筋線維の特徴	エネルギー供給	血流によるグルコース供給	無酸素下のグリコーゲン分解
	酸化酵素活性	高い（Ⅰ型）	低い（ⅡB型）
	ミオグロビン含量	多い（赤筋）	少ない（白筋）
筋収縮の特徴	張力	弱い　　　2 g　100 ms	強い　　　20 g　100 ms
	疲労現象	起きにくい	起きやすい
役割		姿勢維持など持続的筋活動を要する運動	速く，大きな筋張力を要する運動

3. 収縮のさまざまな型

すでに述べたように，興奮収縮連関の結果として，両フィラメントが互いに滑り込もうとする力が発生する．滑り込みが可能な時，両フィラメントそのものの長さは変わらずに，筋節の中で両フィラメントが互い違いに重なる部分が広がる．このために個々の筋節は短縮し，その繰り返しで，筋肉全体の長さ，筋長も短縮する

つまり，筋肉の力は，その仕組みからいって，**縮もうとする力**しか出せない．言い換えると，**外力**（物体あるいは負荷）を引っ張る力ともいえる．したがって，筋肉の力のことを**張力**という（詳細は，本節 E. 長さと張力の関係（p. 48）参照）．そして，一度短縮した筋肉は外力によって引き延ばされるまで元の長さに戻れない．生体内の筋収縮では，筋長あるいは発生張力を一定にした条件で観察すると，次のような型が区別され（図4-10），流行の筋トレの理論づけに用いられている．

a. 等尺性収縮：筋肉の両端が固定されていて筋長が変化できない収縮．**アイソメトリック・コントラクション**ともいう．その時発生する張力は外力とちょうど釣り合っている．

b. 等張性収縮：張力を一定に保つ収縮で，筋長は刻々変化する．**求心性収縮（コンセントリック・コントラクション）**と**遠心性収縮（エキセントリック・コントラクション）**がある．前者は外力よりも張力が勝る時，後者は外力が張力より勝る時の収縮である．

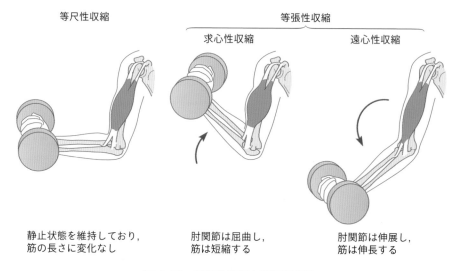

図4-10　等尺性収縮と等張性収縮

4. 収縮の加重と強縮

　筋線維を繰り返し刺激すると，刺激の間隔が十分長いときは1回1回の刺激に対し単収縮を起こすが，刺激の間隔を次第に短くしていき，前の刺激で起こった単収縮が終らないうちに次の刺激が加えられると，2個の単収縮が重なり合って張力は単収縮の場合の張力より大きくなる．この現象を**収縮の加重**という（図4-11）．活動電位には加重が起こらないから，刺激の間隔をさらに短くして，第二の刺激が活動電位の不応期に加えられればその刺激は無効となる．活動電位の不応期に入らない程度の短い間隔で繰り返し刺激を加えると，筋肉は弛緩が起こらないうちに次々に刺激されるため，収縮が融合して，弛緩のない収縮しっぱなしの状態となる（図4-12）．このような収縮の状態を**強縮**という．このさい，個々の刺激に対する単収縮が区別できる場合は**不完全強縮**，個々の単収縮がまったく融合した場合は**完全強縮**という．完全強縮となったときの筋肉の張力は筋肉の種類や温度によって異なるが，単収縮のときの張力の約4倍となる．骨格筋では，活動電位の不応期が筋肉の収縮の経過に比べ著しく短いから強縮が起こりうる．心筋では活動電位の不応期が比較的長いので強縮は起こらない．

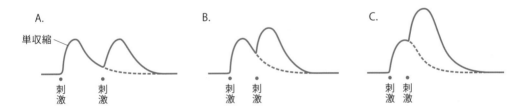

図 4-11　骨格筋における収縮の加重
(杉晴夫：筋肉の収縮．人体機能生理学，第5版，南江堂，p.77，2009より引用)

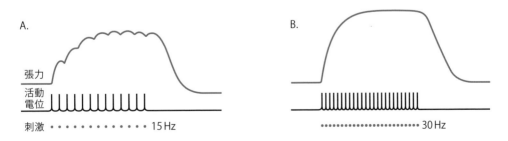

図 4-12　骨格筋の不完全強縮（A）と完全強縮（B）
(杉晴夫：筋肉の収縮．人体機能生理学，第5版，南江堂，p.77，2009より引用)

E. 長さと張力の関係

　弛緩している骨格筋を引き伸ばすと，ゴムひもを引き伸ばすときと同様に張力を発生する．この張力を**受動張力**といい，受動張力が発生し始めるときの筋肉の長さを**静止長**という．受動張力は筋肉の弾性的な性質によって発生するもので，筋収縮のしくみとは関係がない．

　いま，筋肉を外力によって静止長より長くしたり短くしたりしておいて，等尺性に縮縮を起こし，それぞれの長さで生ずる張力を測定してみると，図4-13に示すような関係が得られる．図では静止長を100%の長さとし，静止長の筋肉の示す張力を100%の張力として示してある．それぞれの長さで筋肉を刺激して等尺性強縮を起こさせたときに測定される張力（**全張力**）は，強縮による張力（**活動張力**）と受動張力をあわせたものである．強縮による張力は，静止長より長くなっても短くなっても，減少することがわかる．

　筋肉の長さを変えたとき，筋肉に発生する張力がこのように変化することは，アクチンフィラメントとミオシンフィラメントの位置関係の変化で説明される．筋肉が受動的に引き伸ばされると，両フィラメントの重なり合っている部分が次第に減少し，ついにはアクチンフィラメントとミオシンフィラメントは離ればなれになってしまうが，そのときにはミオシンフィラメントの架け橋がアクチンフィラメントに結合できないため，筋肉は張力を発生しなくなる．筋肉の長さをその状態から短くしていけば，次第に結合できる架け橋の数が増し，その分だけ発生する張力も増す．静止長付近では，ミオシンフィラメントの全長にわたって架け橋がアクチンフィラメントと結合できるため，最大の張力を発生しうる．筋肉の長さを静止長より短くした場合にも強縮張力が減少するのは，アクチンフィラメント同士が重なり合って架け橋の結合を妨げたり，ミオシンフィラメントがZ膜にぶつかって圧縮されるためである（図4-13）．

　重い荷物を肘関節を曲げて持ち上げようとするとき，あらかじめ，肘関節を伸ばした状態から持ち上げるより肘関節を少し曲げた状態から持ち上げた方が力が出る．これは肘関節を完全に伸ばした状態では，上腕二頭筋が静止長より引き伸ばされた状態になるためである．

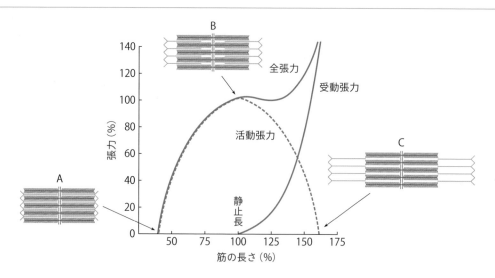

図4-13　張力-長さ曲線
骨格筋の長さを変えて等尺性に強縮を起こしたときの張力．筋の長さは静止長を100%として表し，張力は静止長の筋肉に強縮を起こしたときの張力を100%として表してある．A，B，Cの模型図は，それぞれの筋肉の長さにおいてアクチンフィラメントとミオシンフィラメントがどのような位置関係にあるかを示す．

F. 収縮のエネルギー

1. 筋の収縮・弛緩と ATP

　筋肉の収縮のさいにも弛緩のさいにも，**ATP** の分解で生ずるエネルギーが必要である．筋収縮・弛緩の過程で ATP から放出されるエネルギーを使うのは，①収縮の過程における架け橋の運動と，②弛緩の過程における Ca^{2+} の筋小胞体への回収のさいである．また，③架け橋とアクチンとの結合がつきっきりにならず周期的に離れるためにも，ATP のエネルギーが必要である．

　いま，筋肉をからだから取り出し，それに十分な酸素とエネルギー源（グルコースなど）を与えたとすれば，エネルギー源は筋肉内で分解されて ATP を絶えず供給することができる．したがって，数秒間に 1 回くらいの刺激を筋肉に直接与えた場合には，単収縮を起こし続けることができる．しかし，刺激の頻度を増していくと，単収縮の大きさは刺激の反復によって次第に小さくなり，ついには収縮を起こさなくなる（図 4-14）．長時間の反復刺激によって筋肉の収縮力が弱くなる現象を，**筋肉の疲労**という．もし，刺激の頻度をさらにあげて強縮を起こさせれば，疲労はもっと早く起こる．疲労した筋肉中の ATP 濃度を測ってみると，その濃度は非常に低くなっていることがわかる．刺激を止めてしばらく筋肉を休めると，筋肉は収縮能力を回復するが，これは回復期間中に，代謝によって新しくつくられた ATP が蓄えられ，筋肉中の ATP 濃度が再び上昇するためである．

2. 高エネルギーリン酸化合物としての ATP とクレアチンリン酸（CP）

　これらについては 12 章 4 項 D で説明している．簡単には，ATP はアデニン，リボースとリン酸 3 分子の結合したもので（図 12-8 参照），一番端にあるリン酸基が外れてアデノシン二リン酸（ADP）を生じるとき，きわめて大きなエネルギー，1 モル当り約 8 kcal を放出する．CP はクレアチンがリン酸化されたもので，クレアチンとリン酸に分解するときにエネルギーを発生する．

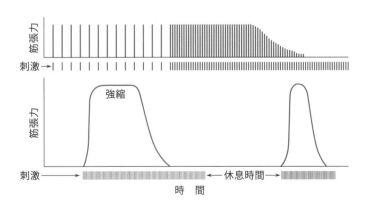

図 4-14　筋肉の疲労と休息による回復
　長時間筋肉の直接刺激を繰り返しても，その頻度が高くなければ，筋の収縮力は変化しないが，刺激頻度を高くすると筋肉は疲労してくる（上段）．刺激頻度をさらに高めて強縮を起こさせれば，より早く疲労する（下段）．刺激を止めて休息期間をおくと筋肉は再び刺激に反応するようになる．
（Vander ら，1970 より）

3. 筋へのエネルギー供給のための ATP 産生過程

　運動時のエネルギー供給のための ATP 生産は，①酸素を必要としない**無酸素系供給機構**と，②酸素を必要とする供給機構，によって行われる．無酸素系エネルギー供給機構は，いわゆる無酸素運動のエネルギー供給機構なので，短距離やボール投げなどの瞬発力が求められる運動に関係する．**有酸素系エネルギー供給機構**は酸素を必要とする，いわゆる**有酸素運動**のための機構で，ウォーキング，ジョギングなどのための機構である（図4-15）．

a. 無酸素系エネルギー供給機構

　①**クレアチンリン酸系**（CP，非乳酸系）：ATP は筋肉にはほとんど貯蔵されていないので，激しい運動を1〜2秒しただけで底をつく．そこで，ATP を補給するために筋肉中に豊富に含まれている CP がリン酸を ADP に渡して ATP を再合成する．これは**ローマン反応**と呼ばれる．

$$クレアチンリン酸 + ADP \rightarrow ATP + クレアチン$$

　②**解糖系**：筋肉中に蓄えられているグリコーゲンをグルコースに分解し，その代謝によって ATP を得る．その過程については12章3項，4項に説明した．酸素がない嫌気的な条件ではピルビン酸を経て乳酸となり，その過程で ATP を生産する（図12-3参照）．エネルギー供給速度は CP 系に劣るが，中距離走，サッカーなどのかなり高強度の運動を可能にする．疲労物質である乳酸が特徴的．

b. 有酸素系エネルギー供給機構

　運動中，呼吸をして酸素を細胞内に取り込む必要があり，また複雑な代謝方法なためエネルギー供給速度は無酸素系に劣るが，大量の ATP を生産できる．ミトコンドリア内で，クエン酸回路（TCA 回路）と，電子伝達系（酸化的リン酸化経路）が関与することを，12章3項と4項で説明した．

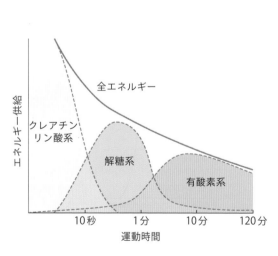

図4-15　運動時のエネルギー供給系
クレアチンリン酸系運動（一瞬の速い動き），解糖系運動（連続した速い動き），有酸素系運動（ウォーキング，ジョギングなど）

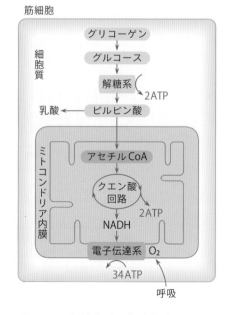

図4-16　無酸素系と有酸素系のエネルギー供給機構

G. 熱 発 生

　筋運動を行うと体内に**熱**が産生されることは，日常経験しているところである．等張性収縮が行われるときは，物を持ち上げるとか，自分の身体を動かすとか，外に対する仕事をするが，消費エネルギーの 50〜70% は熱に変わっている．

　筋の収縮に伴って発生する熱は，**初期熱**と**回復熱**に分けられる．初期熱は筋の収縮過程で発生する熱で，回復熱は筋の弛緩時からかなり長い時間（ときには 30 分）産生が続く熱をいう．これは収縮のさい消費した ATP，クレアチンリン酸をもとに戻すために必要な代謝で発生する熱である．

H. 筋 電 図

　すでにみてきたように，骨格筋収縮の過程は，まず筋細胞膜に活動電位が発生することから始まる．しかも，筋の随意収縮時には，ほぼ強縮状態となるから，高頻度に活動電位が発生する．筋に直接，針電極を刺入してこの活動電位を記録することができる（図 4-17，4-18）．この方法で運動単位の活動を記録すれば，筋の興奮状態の変化がわかるばかりでなく，筋につながる運動ニューロンの活動についても調べることができる．したがって，**筋電図**の記録は，神経筋疾患の診断に重要な手がかりを与える．筋に針を刺入しなくても，筋の直上の皮膚に電極を置けば，筋電図の記録ができる．これは，**表面筋電図**と呼ばれる．

　末梢神経を刺激して，その神経が支配する筋肉から活動電位を記録する方法を**誘発筋電図法**という．この方法により，筋の活動と共に，その筋を支配する遠心性神経，求心性神経および神経筋接合部の活動性も観察することができる（8 章，p. 104 参照）．

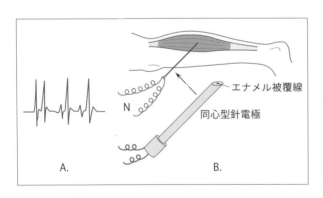

図 4-17　筋電図（A）とその誘導法（B）
針電極（N）による単一運動単位活動を示す．

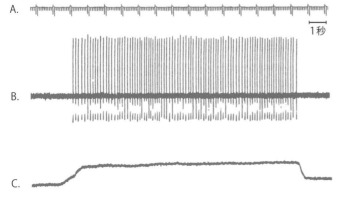

図 4-18　針電極による筋電図
A：時標（1/10 秒および 1 秒）
B：ヒトの手指屈筋の弱い随意収縮のときの単位発射
C：指の屈曲の張力の同時記録
（石井邦雄，杉晴夫：運動と姿勢の制御．人体機能生理学，第 5 版，杉晴夫（編），南江堂，p. 135, 2009 より引用）

3.　心　　筋

A.　特殊心筋と固有心筋

　心筋は横紋筋である心筋細胞から成る．組織学的に特殊心筋と固有心筋がある．交感神経と副交感神経による二重支配を受けている（15章参照）．

　a.　特殊心筋：洞房結節に始まる興奮の生成と伝導を司る**興奮伝導系**を構成している（図4-19）．興奮伝導系は，**洞房結節（キースフラック結節）**，**房室結節（田原結節）**，**ヒス束（房室束）**，**プルキンエ線維（右脚，左脚）**を含む（図4-19）．これらの筋も質的には固有心筋と同じ構造をもつが収縮タンパク質に乏しく，収縮よりも興奮伝導に関与している．すなわち，特殊伝導系の興奮伝導速度は洞房結節内は0.03 m/sec，房室結節内は0.02 m/secと遅く，プルキンエ線維は2〜5 m/secと速い．なお，後述する固有心筋の伝導速度は1 m/secほどある．上位からの電気的興奮を受けると固有心筋細胞にその興奮を伝達する（図4-20）．

　b.　固有心筋：興奮させられる結果として収縮するという任務をもっているので，**作業筋**とも呼ばれる．筋細胞は筋原線維の集まりから成り，筋原線維の中にある収縮タンパク質も骨格筋と基本的には同じである．固有心筋細胞は大小さまざまで，10〜30 μmの太さであり，長さも長短不同であり，きれいな横紋をもっているが，枝分かれのあるところが骨格筋と異なる．

　また，心筋細胞同士の接合部には**境界膜**と呼ばれる特殊な構造があって線維と線維が強く結合され，細胞間のつながりが維持されている．また，境界膜の部分では隣接した筋線維の細胞膜がかなりの長さに渡って癒合して**ギャップ結合**を形成している（図4-20，4-21）．心筋細胞は形態上は分離していても，このような仕組みで機能的にはつながっていて，心房や心室はそれぞれ一帯の機能的合胞体として動作することができる．

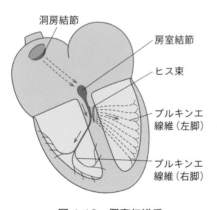

図 4-19　興奮伝導系

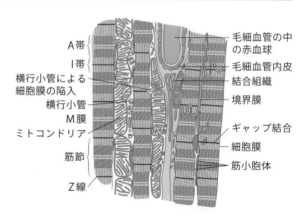

図 4-20　心筋の境界膜，ギャップ結合，横行小管の模式図
（Berne RM, Levy MN：Physiology（3rd ed），Mosby Year Book Inc., 1993 より引用）

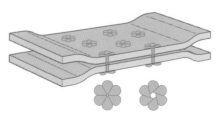

図 4-21　ギャップ結合の構造

B. 心筋の収縮のしくみ

1. 特殊心筋

　心臓に自動性があるのは自発的に繰り返し脱分極して活動電位を生じる**歩調とり細胞**（ペースメーカー細胞）があり，その興奮がギャップ結合を通して筋細胞から筋細胞へ伝えられることによっている（図4-22，4-23）．

　生理的状態では**洞房結節**の特殊心筋が心臓全体の拍動を支配し歩調とりをしている．洞房結節の静止膜電位は約 − 60 mV である．歩調とり細胞では活動電位と活動電位の間，膜電位が不安定で，常に脱分極の傾向を示し，**歩調とり電位**と呼ばれる．その成因は主に歩調とり細胞の K^+ 透過性の緩やかな減少と Ca^{2+} チャネル（特に L 型）の開放によると考えられている．この歩調とり電位が閾値に達すると今度は T 型の Ca^{2+} チャネルが開き，一挙に脱分極が進行して活動電位が形成される．

2. 固有心筋

　哺乳類の心筋細胞の静止膜電位は約 − 90 mV で，刺激により伝導性の活動電位が生じ，これが収縮を引き起こす（15 章，図 15-8 参照）．

　骨格筋や神経と同じように脱分極は急速に進行し，オーバーシュートがある（図4-22）．この後，しばらく細胞内外の電位差が消失する**プラトー**と呼ばれる時期が続き，その後，再分極する．つまり，脱分極の時間は約 2 msec であるが，プラトーと再分極は 200 msec 以上続く．したがって，収縮が半分過ぎても再分極が終わらない（図4-22）．

　プラトーという現象は骨格筋ではみられない心筋細胞特有なものである．最初の脱分極と活動電位とは骨格筋に似て Na^+ 透過性の急速な増大のために起こるが，プラトーはゆっくりと開始し，長時間続く Ca^{2+} 透過性の増大によって起こる．その後に Ca^{2+} チャネルの閉鎖，K^+ 開放による膜電位の再分極と続く．

　心筋活動電位のプラトー相における Ca^{2+} の細胞内流入が十分な細胞内 Ca^{2+} の供給となり，これがトロポニンと結合することにより，ミオシンフイラメント上のアクチンの滑走が起こり，心筋の収縮が起こる．

　このように心筋は横紋をもつだけでなく，興奮−収縮連環におけるカルシウムの役割においても骨格筋と似た性質をもつ．また，筋細胞から筋細胞がギャップ結合で結ばれていて細胞から細胞へ興奮を伝播させる性質をもっている．

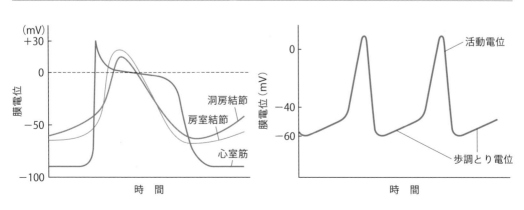

図 4-22　心臓の各部位の活動電位　　　　図 4-23　歩調とり細胞の膜電位の変化
（Ganong，1983 より）

4. 平滑筋

A. 構　　造

　平滑筋細胞は骨格筋細胞より短く，紡錘形をしている．**平滑筋**の形態上の特徴は横紋がみられないことである．骨格筋や心筋に横紋がみられるのは，アクチンフィラメントとミオシンフィラメントが規則正しく並んでいるためであるが，平滑筋に横紋がみられないのはこれらのフィラメントがないためではない．平滑筋にもこれらのフィラメントはあるが並び方が不規則なため，横紋としてみえないのである．不規則といっても，フィラメントは筋細胞の長軸方向に並んでいるから，張力は長軸方向に生じる．電子顕微鏡で平滑筋をみると，ミオシンフィラメントからアクチンフィラメントへの架け橋もみられるし，Ca^{2+}貯蔵部位としての筋小胞体も存在する．しかし，筋小胞体の発達は悪く，アクチンフィラメント上にトロポニンとトロポミオシンが存在しない．平滑筋には骨格筋の 10% ほどしかアクチンとミオシンが含まれておらず，また，ATP や ATP の分解酵素の含量も少ない．そのため，平滑筋は骨格筋より収縮の速度が遅く張力も弱い．

B. 支配神経

　平滑筋を支配している神経は交感神経と副交感神経であるが，これらの自律神経は体性神経が骨格筋との間につくっている神経筋接合部のような明確な接合部を形成していない．自律神経の節後線維は終末に近くなると枝分かれし，ところどころにふくらみができていて，そのふくらみの中に，ノルアドレナリン，アセチルコリンなどの化学伝達物質を含んだ小胞が存在している（図 4-24）．また，平滑筋は骨格筋と異なり，興奮性の化学伝達物質を放出する神経と抑制性の化学伝達物質を放出する神経の，**二重支配**を受けている場合が多い．興奮性の化学伝達物質は膜電位差を減らす方向にはたらき，抑制性の化学伝達物質は膜電位差を増加させる方向にはたらくから，その両方のバランスで平滑筋の収縮性が決められる．

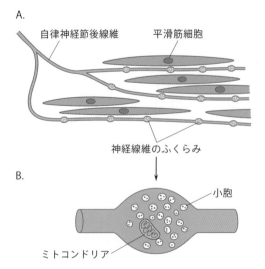

A.

自律神経節後線維　　　平滑筋細胞

神経線維のふくらみ

B.

小胞

ミトコンドリア

図 4-24　自律神経の終末部と平滑筋細胞の関係
A 図中の神経線維のふくらみを B 図に拡大して示す．
（永坂と渡辺，1985 を参考に作成）

C. 筋細胞膜の電気的性質

　平滑筋は存在する器官により収縮する時間経過，強さなどが部位によって大きく異なっていて，その違いの基盤となる細胞膜の電気的性質から以下のような2つに分類される．

1. 単一ユニット平滑筋（内臓平滑筋）

　消化管，子宮，膀胱，尿管，卵管，輸精管などのような中空器官の壁にみられる平滑筋である．活動電位を発生する興奮性の平滑筋細胞で，個々の細胞と細胞とが**ギャップ結合**で結合しているので機能的には**合胞体**である．そのため，そこを通して1つの平滑筋細胞の興奮は隣の平滑筋細胞へ伝えられ（図4-25），一群の平滑筋細胞が1つのユニットとして機能を果たすことから単一ユニット平滑筋と呼ばれる．

　これらの活動電位を発生する平滑筋細胞も，支配する自律神経の活動に応じて活動電位を発生する細胞と，自律神経の影響下にあるとともに，ペースメーカーをもち自発的脱分極と活動電位発生を繰り返す細胞とに2分される．自発活動をして周期的な収縮を行う（自動性をもつ）代表的平滑筋には消化管平滑筋や子宮平滑筋がある．消化管平滑筋では，平滑筋層に混じって存在する**カハールの間質細胞**と呼ばれる細胞が発信する膜電位のゆるやかな変動（slow wave；徐波）がペースメーカーとなる．徐波が近接する平滑筋に伝わると，さらに多くの筋に広がって脱分極させ，活動電位が発生して収縮が起こる（図4-26）．胃では約3〜4回/分，小腸では，十二指腸が約11〜12回/分，回腸が8回/分，大腸では，盲腸が約9回/分，S字状結腸が約16回/分，という律動的な収縮運動が起こる．

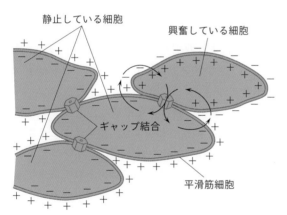

図4-25　単一ユニット平滑筋
単一ユニット平滑筋細胞の密着した部分にはギャップ結合があり，そこを通して興奮が細胞から細胞へ伝わる様子を示す．

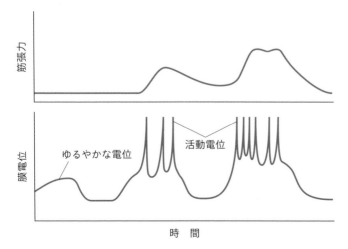

図4-26　平滑筋の膜電位の変化と張力の変化の関係
活動電位の頻度が増すと筋張力が増す．また，ゆるやかな膜電位変化があって，その山の部分に活動電位が現れることに注目．

2. 多ユニット平滑筋（多元平滑筋または複合単位筋）

大動脈のような大血管，気管，輸精管，虹彩，およびある種の括約筋などにみられる平滑筋である．骨格筋に似ていて，自発性活動電位を発生することはなく，筋線維を支配している神経の興奮によって，その筋線維だけが収縮する点を特徴とする．そして，平滑筋の細胞間にギャップ結合はなく，興奮が細胞から細胞へと拡がることはない．ただし，骨格筋と異なり，意志によって収縮させることはできない．また，この平滑筋は，交感神経か副交感神経のどちらか一方だけの支配を受けている．

D. 収縮のしくみ

多くの平滑筋は，引き伸ばされると収縮する性質をもっている．これは細胞膜にある**機械受容チャネル**が伸展刺激により開口し，Na^+が細胞内に流入することにより脱分極が起こるためである．ただし，このチャネルの分子的実体については明らかでない．

平滑筋の収縮は，横紋筋と同じく細胞内Ca^{2+}濃度の上昇により引き起こされるが，その機構には2通りある．1つは，活動電位に伴う細胞内Ca^{2+}増加である．脱分極により細胞膜の電位依存性Ca^{2+}チャネルが開口，細胞内にCa^{2+}が流入して細胞内Ca^{2+}濃度が増加する．これによって，活動電位に対応する収縮が起こる．流入したCa^{2+}が小胞体のリアノジン受容体を介してCa^{2+}放出する機序もある．もう1つの機構はアゴニスト刺激によるものである．多くの平滑筋細胞では，活動電位が発生しなくとも，アゴニストが結合することにより**リガンド作動性チャネル（受容体共役型チャネル）**（1章，10章参照）が開口し，細胞内にCa^{2+}が流入する．たとえば，血管平滑筋に対する交感刺激に伴うノルアドレナリンのα受容体刺激は，細胞膜のホスホリパーゼCを活性化し，イノシトール三リン酸（IP_3）を産生する．IP_3は筋小胞体のCa^{2+}ストアからIP_3受容体を介してCa^{2+}を動員して，細胞内Ca^{2+}濃度上昇を起こす．

平滑筋細胞も，このように細胞内に上昇したCa^{2+}により収縮が制御されるが，その分子機序は横紋筋と大きく異なる．横紋筋と異なり細かいフィラメント上にトロポニンが存在せず，Ca^{2+}制御は太いミオシンフィラメントが役割を果たす．

まず，Ca^{2+}はCa^{2+}の結合タンパクであるカルモジュリンと複合体を形成し，**ミオシン軽鎖キナーゼ**を活性化する．ミオシンの調節軽鎖がリン酸化されることにより，アクチンとミオシンの分子間相互作用が開始し，収縮が起きる．細胞質のCa^{2+}が筋小胞体のCa^{2+}ポンプにより回収され，また細胞膜のCa^{2+}ポンプやNa^+/Ca^{2+}交換輸送により細胞外に排出されて減少すると，ミオシン軽鎖キナーゼ活性が低下し，ミオシン軽鎖はミオシン軽鎖ホスファターゼによって脱リン酸化される．これらの酵素活性のバランスにより収縮・弛緩が起きる．

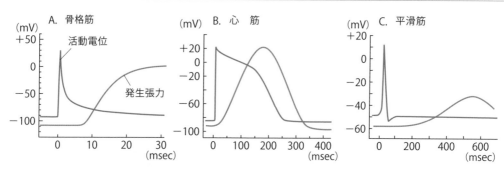

図4-27 骨格筋，心筋および平滑筋における活動電位と収縮張力の関係
（A：A.L.Hodgkinと P.Horowicz，1957より，B：C.M.C.Brooksら，1955より，C：J.M.Marshall，1962より）

神経系の構成 5.

　生体機能は**神経系**と**内分泌系**によって調節される．いずれも身体内外の環境の変化を受け入れ，それに対処する反応を起こし，これによって**個体維持**と**種族保存**を行い，さらには**適応的・創造的な行動**をも展開している．環境の状況を受けとめることは，環境の変化を刺激として**受容**することであり，これに対処して行動することは**反応**である．環境の変化は感覚受容器が受容し，その反応は効果器が発現する．神経系が中心となる**受容−反応系**は，受容器細胞も効果器細胞も，またそれを結ぶ神経細胞も電気的興奮をするという特徴がある．5章と6章では，われわれのからだが，これらの特徴的な細胞群を用いて，どのように刺激の受容−反応をし，「生きたり」「生きていく」ことを実現しているのかを理解してほしい．

1. 反射と反射弓

　神経系における受容−反応は，多くの場合，**反射**と呼ばれる形式をとる．ある**受容器**からの求心性情報は一定の神経連絡を介して，個体維持と種族保存に最適と考えられる特定の紋切り型の反応を**効果器**に引き起こす．内外環境の刺激に対して生体が示すこのような紋切り型の反応を反射という．

　受容器から中枢神経系を経て効果器に連なる神経経路を**反射弓**と呼ぶ．例として，体内で比較的簡単な**屈曲反射**を図 5-1 として示してある．反射弓は，受容器，**求心路**，**反射中枢**における1つまたは2つ以上の神経細胞，**遠心路**，および効果器からなる．すべての受容器は何らかの反射に関与するので，それらの**求心性神経**（**感覚神経**あるいは**知覚神経**ともいう）はその反射弓の求心路としてはたらく．反射中枢の神経細胞の数は伸張反射を除いて常に1つ以上である．**遠心性神経**は骨格筋，心筋，平滑筋，分泌腺などの効果器に連絡する．

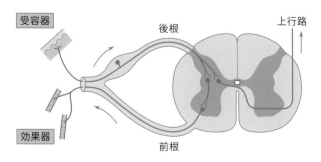

図 5-1　体性神経系における受容器（皮膚），反射中枢（脊髄）と効果器（骨格筋）の間における簡単な反射弓
介在細胞を介する多シナプス反射を示す．情報は上行路を通って大脳皮質にも達する．●──< は，神経細胞─線維─終末部．

　反射弓の中で，**中枢神経系**は反射中枢としてはたらくが，その重要な機能は**統合作用**にある．皮膚，筋肉，内臓諸器官，眼，耳，鼻にある感覚器からは，環境に関する雑多な情報が絶え間なく中枢神経系に送られる．中枢神経系は各種の情報を考慮に入れて，ある時点でのもっとも適切な反応を決定する．たとえば，皮膚のある部分に何らかの侵害刺激が加えられたとき，まず一方の手で払いのけ運動が起こるが，別のグループの筋は四肢を曲げたり，伸ばしたり，異なる運動をして姿勢を一定に保とうとする．しかし，皮膚の他の場所や感覚系にもっと強い刺激が加えられると，いかなる時点でもこの反射は中断され，それに対処しようとする．統合作用によって，数多い相反する情報から単一の行動が決定される．ヒトでは，最高度の統合作用は大脳皮質が行い，脳幹と脊髄がこれに次ぐ．

2. 脳-脊髄神経系の構成

　神経系は，**中枢神経系**と，これを出入りする**末梢神経系**の二系統から構成されている（図5-2）．中枢神経系には頭蓋骨と脊椎骨のなかにある神経系がすべて含まれる．頭蓋骨のなかにある中枢神経系は**脳**，脊椎骨のなかにある中枢神経系は**脊髄**である（図5-3）．神経は中枢神経系の中から外へ，また外から中へ，と伸びているが，頭蓋骨と脊椎骨の保護組織をはずれると末梢神経系となる．

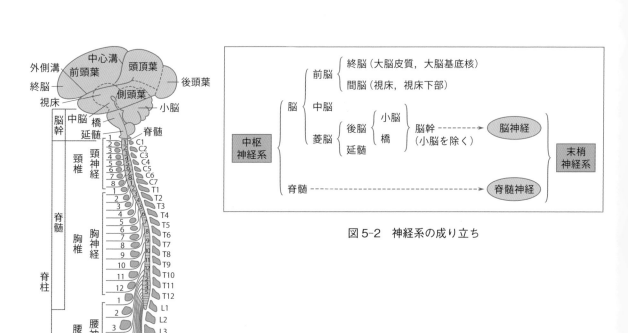

図5-2　神経系の成り立ち

図5-3　脳神経の全体像
（服部孝道(監訳)：一目でわかるニューロサイエンス，メディカル・サイエンス・インターナショナル，p.2，2000を参考に作成）

3. 脊髄と脊髄神経, 脳幹と脳神経

1. 脊　髄

　脊髄は脊柱管（脊椎管）の中にある横径約 1 cm の円柱状の器官で，中枢神経系に属する．各脊椎間からは左右 1 対，合計 31 対の末梢神経である**脊髄神経**が出入りする．脊髄は分節構造を持っているわけではないが，各脊髄神経の出る高さに応じて便宜上 31 の**脊髄節**に分けられる．

　a.　灰白質：脊髄の表面は**白質**でおおわれているが，横断面では，内部に H 字形に見える**灰白質**がある（図 5-4）．灰白質は神経細胞がある場所で，**前角**，**側角**，**後角**と区別される．前角には，骨格筋にアルファ（α）運動線維を出す大きな**アルファ運動神経細胞**（アルファ運動ニューロン）の細胞体，骨格筋の筋紡錘にガンマ（γ）運動線維を出す小さい**ガンマ運動神経細胞**（ガンマ運動ニューロン）の細胞体があり，これら運動線維は併せて脊髄神経の**前根線維**と呼ばれる．

　脊髄には自律神経系の細胞もあり，側角の中等大の細胞は交感神経線維を出す．仙髄における中間質外側部の細胞からは仙部副交感神経が始まる．

　b.　白　質：白く見える**白質**は縦走する有髄神経からなり，**前索**，**後索**，**側索**が区別される（図 5-4）．これらには，脊髄と脳を結ぶ伝導路と，脊髄の各部を結ぶ連絡路があり，前者には上行性（求心性）の**脊髄上行路**と下行性（遠心性）の**脊髄下行路**がある（図 5-5）．

　脊髄上行路（図 5-5 右側）は，運動に関する主として筋紡錘，腱受容器，関節の受容器で感知された情報を，脳幹，小脳および大脳新皮質に伝え，この情報は新皮質の感覚野で運動感覚として知覚される．脊髄下行路（図 5-5 左側）は大脳新皮質，赤核，視蓋，網様体，前庭核などから脊髄に至る神経線維で，あとで述べる縫線核や青斑核からも来ている．

　脊髄に至る各種の下行路のうち，四肢の随意運動を起こすためにもっとも重要なものが**皮質脊髄路**である．大脳新皮質運動野の錐体細胞の軸索からなり，脊髄の運動ニューロンに直接，間接にシナプスしている（8 章 8 項，図 8-22 参照）．

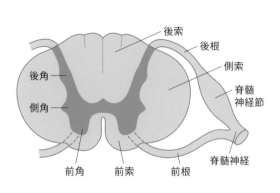

図 5-4　脊髄の横断面

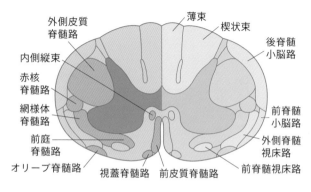

図 5-5　脊髄横断面における伝導路
伝導路の名前は，左側に下行路（青色）を，右側に上行路（緑青色）を示してある．

　なお，脳幹のところでも述べるが，運動野から出る下行路には延髄の運動ニューロンを支配するものもあり，これは**皮質延髄路**と呼ばれ，顔や舌の運動を支配する．これら2つの下行路はいずれも延髄の腹側で正中線の両側で錐体と呼ばれる隆起をつくることから**錐体路**とも呼ばれ，ここで大部分の線維は交叉する．

　なお，ここでは，錐体路以外の脊髄に至る下行路，つまり赤核脊髄路，視蓋脊髄路，前庭脊髄路，網様体脊髄路はすべて脳幹から始まるということに注意．

2. 脊髄神経の構成

　脊髄神経は，頸髄（C_1〜C_8）から発する8対の**頸神経**，胸髄（T_1〜T_{12}）から発する12対の**胸神経**，腰髄（L_1〜L_5）から発する5対の**腰神経**，仙髄（S_1〜S_5）から発する5対の**仙骨神経**，尾髄（Co）から発する1対の**尾骨神経**があり，合計31対ある．

　そして，1本の脊髄神経は，以下のような体性/自律性（内臓性）の構成成分を持つ．

①骨格筋と筋紡錘にいく（体性）遠心性線維を含む前根
②内臓組織にいく（内臓）遠心性線維（自律神経の節前線維）を含む前根
③皮膚，筋からの（体性）求心性線維を含む後根
④内臓組織からの（内臓）求心性線維を含む後根

　したがって，前根には運動神経が，後根には感覚神経が含まれ，これを**ベル-マジャンディーの法則**という．なお，感覚神経細胞の細胞体は脊髄の外にある脊髄神経節に存在する．

3. 皮膚分節と筋分節

　後根に含まれる，皮膚感覚（触覚/圧，温，冷，痛）を伝える体性求心性線維の分布域を調べてその隣り合う領域を描くと，顎より下方では31本の規則的に横に走る帯として認めることができることから，このような感覚神経の帯状支配領域は**皮膚分節**（デルマトーム）と呼ばれている（図5-6）．つまり，脊髄の各分節に入る体性求心性線維と皮膚の支配領域との間には対応があるということで，臨床的に，末梢神経の障害か後根の障害か，脊髄損傷レベルの判定，関連痛（後述）を手がかりに内臓痛の起源を知る，などに利用価値がある．

　血管，汗腺，立毛筋を支配している自律神経（交感神経）の線維も，皮膚の感覚を伝える体性求心性線維と1つの神経束を成して皮枝に含まれるので，これらの分節も皮膚筋に一致する．また，筋に対する運動神経分布も分節的になっており，これを**筋分節**（ミオトーム）という．深部感覚に関する求心性線維は運動神経線維と1つの束をなして走る（筋枝という）．

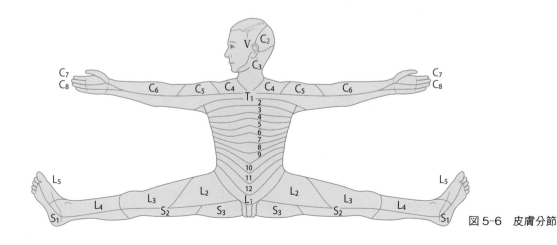

図 5-6　皮膚分節

4. 脳幹の構造

中脳，橋，延髄を総称して**脳幹**という．灰白質部分には特有の機能を持つ神経細胞が存在するが（図5-7），白質部分は，上行性，下行性などの神経線維から成る．また，生体アミンを分泌する神経細胞が集まった神経核がいくつか存在する．また，**赤核脊髄路**，**視蓋脊髄路**，**前庭脊髄路**，**網様体脊髄路**はすべて脳幹から始まるということに注意．

a. 中脳：中脳は中脳水道によって縦貫され，そのまわりに中心灰白質がある．中脳水道より背側にある領域は**中脳蓋**，腹側に突出した部分は**大脳脚**，両者の間の領域が**中脳被蓋**と呼ばれる．大脳脚は橋の底部に続き，錐体路をなす長い下行性線維が並んでいる．錐体路については脊髄のところでも述べたが，このあと，新皮質運動野のところでも再度，述べる．

中脳蓋は，四丘体と呼ばれる2対の隆起のある場所で，うち1対は上丘，下の1対は下丘といい，灰白質が入っている．上丘は視蓋ともいわれ，視覚の，下丘は聴覚の，中継所である．中心灰白質の一部は背側縦側に属する自律性下行路を成す．

その他，神経細胞が集まって，脳神経核の動眼神経核，動眼神経副核（エディンゲル-ウェストファール核），滑車神経核をつくる．その他に，赤核，黒質，脚間核，間質核などがある．

b. 橋：橋は発生学的に古い橋背部と新しい橋腹部に区別され，橋背部は**橋被蓋**，橋腹部は**橋底部**と呼ばれる．橋被蓋の神経細胞の集まっている灰白質部分は，脳神経核である外転神経核，顔面神経核，三叉神経核，前庭神経核，蝸牛神経核からなる．なお，前庭神経核と蝸牛神経核から起こる線維は合流して前庭蝸牛神経（内耳神経）を成す．橋底部は神経路の他に非常に多くの神経細胞を含み，一括して**橋核**といい，新皮質から入力をうけ，小脳へ出力している．

c. 延髄：延髄の正中部では種々の線維が交叉して線状を成していて，**縫線**と呼ばれる．灰白質部分は，脳神経核の舌下神経核，舌咽および迷走神経核（迷走および舌咽神経背側核，孤束核，疑核の3核），副神経核からなり，また，後索核，オリーブ核，弓状核がある．

d. 脳幹網様体：中脳被蓋，橋被蓋，延髄には，まばらな神経細胞体の間を網目状に神経線維が結んでいる，灰白質にも白質にも分類されない網様体という構造物があり，脳幹網様体と呼ばれている．これは，機能的に，上行性脳幹網様体賦活系と呼ばれている．

e. 生体アミン神経系：中脳被蓋の黒質はドーパミン神経細胞，橋の青斑核はノルアドレナリン神経細胞，中脳橋被蓋複合核はアセチルコリン神経細胞，中脳-橋-延髄の被蓋正中部の縫線核はセロトニン神経細胞をもち，軸索を新皮質，辺縁系，視床下部に送っている．また，縫線核，青斑核は脊髄にも線維を送っている（9章1項参照）．

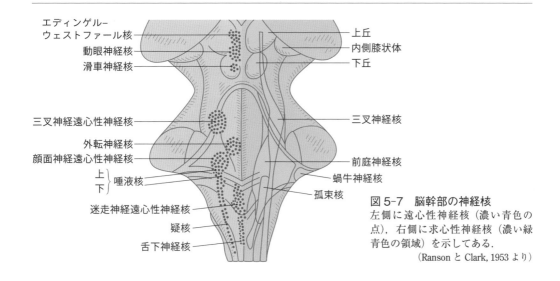

図5-7　脳幹部の神経核
左側に遠心性神経核（濃い青色の点），右側に求心性神経核（濃い緑青色の領域）を示してある．
（RansonとClark, 1953より）

5．脳神経の構成

　脳神経は図 5-8 のような脳底部の位置で出入し，それぞれ，表 5-1 のような体性・自律性(内臓性) の構成成分を持つ．

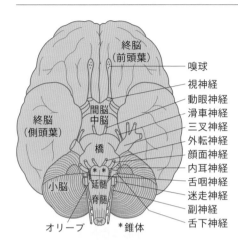

図 5-8　脳の下面
(Wilson-Pauwels：Granial Nerves, BC Decker, 2002 より引用)

表 5-1　脳神経とその機能

神経の番号	神経名	構成成分	機能
I	嗅神経	内臓求心性線維 (ときには体性求心性線維として分類される)	嗅覚
II	視神経	体性求心性線維	視覚
III	動眼神経	体性遠心性線維 体性求心性線維 内臓遠心性線維 (副交感神経)	眼球運動 (外側直筋および上斜筋以外の眼筋の収縮) 外眼筋からの固有感覚 瞳孔の縮小
IV	滑車神経	体性遠心性線維 体性求心性線維	眼球運動 (上斜筋の収縮) 外眼筋からの固有感覚
V	三叉神経	特殊内臓遠心性線維 体性求心性線維	そしゃく筋* の収縮，鼓膜の緊張 顔面，頭部，耳部の一般感覚
VI	外転神経	体性遠心性線維 体性求心性線維	眼球運動 (外側直筋の収縮) 外眼筋からの固有感覚
VII	顔面神経	特殊内臓遠心性線維 内臓遠心性線維 (副交感神経) 内臓求心性線維	顔面表情筋* の収縮，鼓膜の弛緩 唾液 (舌下腺，顎下腺) 分泌および流涙 舌の前 2/3 の味覚，軟口蓋の味覚
VIII	前庭蝸牛神経 (内耳神経)	体性求心性線維	聴覚および平衡感覚
IX	舌咽神経	特殊内臓遠心性線維 内臓遠心性線維 (副交感神経) 内臓求心性線維 内臓求心性線維 体性求心性線維	茎突咽頭筋* の収縮 唾液 (耳下腺) 分泌 舌の後 1/3 の味覚 頸動脈洞圧受容器，頸動脈体の感覚；舌および咽頭の感覚 中耳からの感覚
X	迷走神経	特殊内臓遠心性線維 内臓遠心性線維 (副交感神経) 内臓求心性線維 内臓求心性線維 体性求心性線維	咽頭筋* および喉頭筋* の収縮 胸部および腹部臓器の運動と分泌 喉頭蓋の味蕾からの味覚 大動脈圧弓，大動脈体の感覚；舌および咽頭の感覚 外耳からの感覚
XI	副神経	特殊内臓遠心性線維	胸鎖乳突筋* および僧帽筋* の収縮
XII	舌下神経	体性遠心性線維	舌の運動

＊鰓分節筋 (横紋筋であるが，機能的に呼吸，消化など内臓機能を持つ)．なお，これらの筋を収縮させる遠心性線維は，その内臓機能との関係のために特殊内臓遠心性線維と呼ばれる．

4. 体性神経系と自律神経系

　神経系は，その構成の上から，中枢神経系と末梢神経系に分かれることを述べた．ここでは，神経系の機能の上から，**体性神経系**と**自律神経系**に分けられることを説明する（図5-9）．

　体性神経系は，①皮膚感覚，深部感覚などの**体性感覚**，さらに，視覚，聴覚，加速感覚などの**特殊感覚**をもとに，目，耳を含む骨格筋に反射効果（**体性反射**という）を起こして運動機能の調節に関与する一方，②大脳皮質のはたらきに基づく意志による運動機能にも関与する（図5-10）．構造的には，骨格筋を効果器に持つ遠心性神経と，これと機能的に結合する求心性神経と反射中枢を総称して体性神経系といい，末梢神経部分と中枢神経部分からなっている．

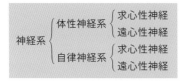

図5-9　神経系の分類

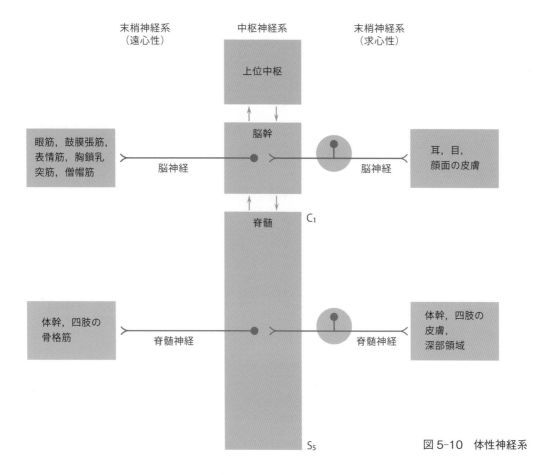

図5-10　体性神経系

　一方，自律神経系は，心筋，平滑筋，分泌腺を効果器に持つ遠心性神経と，これと機能的に結合する求心性神経と反射中枢を包含し，やはり末梢神経部分と中枢神経部分からなる（図5-11）．

　なお，理解の上での混乱をさけるため，補足しておく．自律神経系については，ラングレイLangley（1921）は，遠心性神経についてのみ交感神経と副交感神経という命名を行い，遠心性神経を動かすための求心性神経の存在は無視していた．しかし，近年，求心性神経がもたらす感覚情報の必要性とそれに基づく反射という概念が生まれてくると，交感神経と副交感神経と密接に機能する求心性神経の存在を無視することができなくなった．そのため，最近の教科書では，交感神経遠心性線維（あるいは交感神経遠心路），副交感神経遠心性線維（副交感神経遠心路）と明記する一方，交感神経求心性線維（交感神経求心路），副交感神経求心性線維という神経系の存在を認めることになってきている．

　自律神経系は，①内臓感覚と，嗅覚，味覚などの特殊感覚をもとに，平滑筋，心筋，分泌腺，さらに骨格筋のうちでも鰓分節筋に反射効果（内臓反射という）を起こして内臓機能の調節に関与する一方，②視床下部による内臓機能，体温，内分泌機能調節にも関与する．

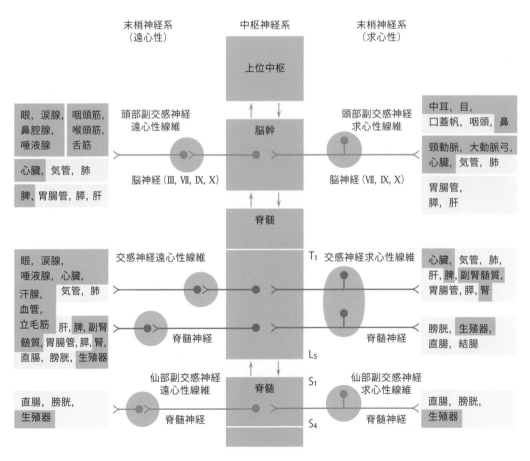

図5-11　自律神経系

さまざまな感覚

6.

1. 視　　覚

視覚に対する適刺激は光線である．視覚器は**眼**である．眼は光受容器のある**網膜**と，それに像を結ばせるための**通光器官**からなる．網膜は光刺激を電気情報に変え，この情報は神経系により大脳皮質に伝導されて**視覚**が生起される．

A. 眼の構造

1. 通光器官

角膜，前眼房水，水晶体，硝子体（しょうしたい）からなる（図6-1）．角膜は血管を含まない透明な組織で，周辺の強膜に移行する．水晶体（レンズ）も血管を含まない透明な弾性組織で，周辺部は毛様体小帯を介して毛様体に着いている．硝子体は，水晶体と網膜の間の空間を占める透明なゼラチン様物質である．透明な液体である前眼房水は毛様体で分泌され，シュレム管に吸収される．

2. 網　　膜

網膜には光受容器（視細胞）である**杆体**（かんたい）と**錐体**（すいたい）のほか，4種の神経細胞，すなわち**双極細胞，水平細胞，アマクリン細胞，神経節細胞**があって，これらが10層の構造をなしている（図6-2）．視細胞の層は強膜側に，中枢へ情報を伝える神経の層が硝子体寄りの内層にあるので，光は網膜の脳層（神経層）を貫いた後に視細胞へ達することになる．ヒトを含めた脊椎動物の網膜の光受容器がなぜ，このように光に後ろ向きに配置されてしまったのかを説明する有効な仮説はない，と米国の大学の生物学教授ネイサン・レンツが述べている（2019，図6-3）．

なお，錐体は明るいところで明所視や色彩視に関与する受容器で，杆体はうす暗いところでも明暗に反応する暗所視の受容器である．

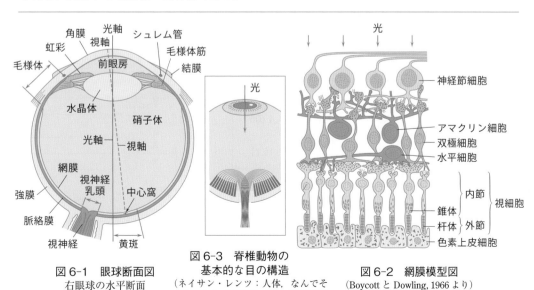

図6-1　眼球断面図
右眼球の水平断面

図6-3　脊椎動物の
基本的な目の構造
（ネイサン・レンツ：人体，なんでそうなった？，化学同人，2019 より引用）

図6-2　網膜模型図
（Boycott と Dowling, 1966 より）

　ヒトの1眼には錐体が約 $6×10^6$ 個，杆体が約 $1.2×10^8$ 個あり，杆体の方が錐体よりはるかに多い．視神経は 10^6 本以下なので，視細胞数 10〜100 個が 1 本の神経に収束することになる．しかし，黄斑部中心部の**中心窩**では杆体がなく，錐体のみが感覚線維と 1 対 1 の対応をしている．ものを注視するときには，中心窩に像を結ばせる．

B. 結像の機序

1. 通 光 学

　光がある媒質から密度の違う媒質に入るとき，境界面に垂直に入るときを除いて光は**屈折**する．両凸レンズに遠く（6 m 以上）より平行光線が入ると，屈折してレンズの反対側の 1 点（**主焦点**）に集まる（図6-4，表6-1）．主焦点はレンズの屈折面の中央を通る線（**主光軸**）上にあり，レンズと主焦点間の距離を**主焦点距離**という．近く（6 m 以内）からの光線は主焦点より遠くに焦点を結ぶ．レンズの**屈折力**は主焦点距離（メートル，f）の逆数と媒質の屈折率（n）に比例し，ジオプトリー（D）で表す．空気中では 1/f である．

2. 模型眼と省略眼

　外界の対象から眼にくる光は表6-1のように屈折率の異なる媒質からなる通光器を通って網膜に達する．特に角膜前面と水晶体前面および後面が主要な屈折面としてはたらいて，網膜上に外界像を結像させる．したがって，結像の様子は，眼を組み合わせレンズによる光学系とみなして作図した**模型眼**で推測できる．簡単には，屈折が角膜前面だけで起こるようにみなして作図した**省略眼**を用いる（図6-5）．このモデルでは角膜を曲率半径 5 mm の球面とみなしている．ここで，ある物体の一端と結節点を結ぶ線と，物体の他端と結節点を結ぶ線がなす角を**視角**という．物体の大きさが異なっても視角が同じならば網膜上の像の大きさは同じである．

3. 眼の屈折力と調節力

　ヒトの眼の無調節時の**屈折力**は約 59 D である（表6-1）．水晶体を摘出した眼では約 43 D となる．眼の屈折力の大部分は角膜表面での屈折による．

　光学的に正常な眼（正視眼）では，無調節の状態で平行光線が網膜上に結像する．しかし，対象が（6 m 以内に）近づいた場合は，像の位置は網膜面より後方になるので調節を行う．

表6-1　眼球の光学的定数

		屈折率	曲率半径 (mm)	屈折力 (D)
角膜	前面 後面	1.376	7.7 6.8	43.05
水晶体	前面 後面	1.4085	10.0 6.0	16.11
前眼房水，硝子体		1.333		

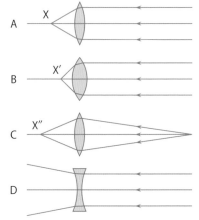

図6-4　レンズによる光の屈折
A：両凸レンズ
B：Aより曲率の強い両凸レンズ
C：Aと同じレンズ
D：両凹レンズ
X：主焦点，X'<X，X''>X

　これは，水晶体の位置は変えずに，毛様体筋が収縮して毛様体小帯を弛緩させることによって前面の曲率を大きくし，屈折力を増すことにより行う（図6-6 A，B）．この過程を**遠近調節**という．調節力は8〜10歳でもっともよく，屈折力を12 Dも大きくしうるが，加齢によって水晶体の弾性が消失すると低下し，1 D以下になる．

4. 結像異常

　無調節状態で，平行光線が網膜の後方に結像する状態を**遠視**，網膜の前方に結像する状態を**近視**という．眼球の奥行が短すぎたり，長すぎたりすることによる結像機序の障害である．角膜の曲率が一様でない場合にも結像異常が起こり，これを**乱視**という．なお，年齢を重ねるとともに水晶体の弾力がなくなり，焦点調節能力が減少する．この視覚異常を**老眼**と呼ぶ．

5. 視　　力

　視力とは，目で物体を識別できる能力のことであるが，いくつもの種類と用語がある．**静止視力**（目と対象物が静止しているときの識別能力）と**動体視力**（動いている物体を視線をはずさずに識別する能力），**深視力**（運転免許の試験で行われる遠近感や立体感を正しく把握する能力），**裸眼視力**（視力矯正器具を使用しない場合の視力）と**矯正視力**（矯正視力検査を行い算出される視力），**片眼視力**（片目だけで見た場合）と**両眼視力**（両目で見た場合），**近見視力**（5 mの距離で測定された視力）と**遠見視力**（5 m以上の距離で測定された視力）などがある．

　通常わが国では，視力は，**ランドルト環**（図6-6 C）を用いて，切れ目があると識別できる（切れ目の方向がわかる）最小の切れ目に対する視角（単位は分＝1/60度），つまり最小視角の逆数で表す（視力＝1/最小視角（分））．遠見視力は，直径7.5 mm，太さ1.5 mm，切れ目1.5 mmを識別できれば視角1分となり，視力1.0と表す．近見視力も同じように視角で判断する．30 cmの距離で視角1分を識別できた場合，1.0となるようにつくられている．

図6-5　ドンデルスの省略眼
C：角膜点，F_1とF_2：第1および第2焦点，N：結節点

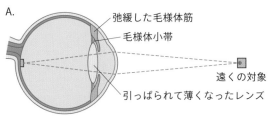

A.
弛緩した毛様体筋
毛様体小帯
遠くの対象
引っぱられて薄くなったレンズ

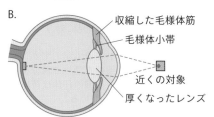

B.
収縮した毛様体筋
毛様体小帯
近くの対象
厚くなったレンズ

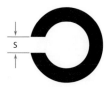

C. ランドルト環

切れ目の幅sと黒い線の幅は等しく，環の直径の1/5になっている．これを5 mの距離から見て検査する．

図6-6　眼の遠近調節（ピントのあわせ方）

C. 光受容機構

　網膜に達した光は，杆体と錐体にある**光感受性物質**（**視物質**）に作用して化学変化を起こすことにより，これらの細胞に受容器電位を起こす．この電気的反応は活動電位を生じないまま水平細胞，双極細胞，アマクリン細胞の間を主に化学シナプスにより伝達される．神経節細胞に至って伝導性の活動電位が惹起される．こうした，光が視物質に吸収されてから電気信号に変換されるまでの過程を光受容機構という．なお，網膜の1つの特徴はギャップ結合による電気シナプスが豊富に存在していて，これが運動検出やコントラストの検出，光順応などの視覚系情報処理に役割を果たしていることが知られている．

1. 視物質

　視細胞の外節には**視物質**が層状に配列されている．視物質はタンパク質部分と発色団からなる．杆体の視物質は赤い色の**視紅**（**ロドプシン**）で，タンパク質である**オプシン**と発色団である**レチナール**（ビタミンAのアルデヒド）の複合体である．主に研究されてきた杆体での研究によれば，光を吸収すると瞬時に構造上の変化が起きて，中間体へと変化し，視細胞の電位変化（過分極）を引き起こす（図6-7）．その後オプシンとレチナールにまで分解される．この間，視紅ははじめの赤色から黄色を経て無色に変化する．暗中では再びロドプシンが再生される．錐体の視物質には赤，青，緑の光に対応して3種類あり，それぞれが異なる錐体オプシンを持つが，発色団はいずれもレチナールである．光受容機構は杆体と基本的には同じである．

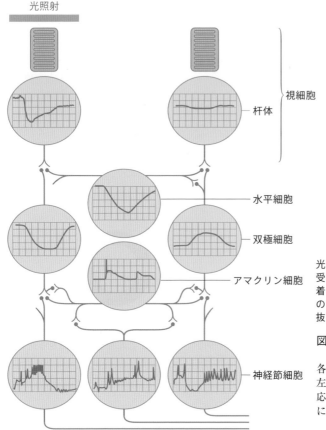

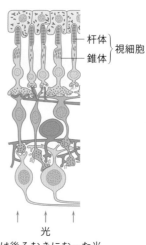

光は後ろむきになった光受容器（視細胞）にたどり着くために，光受容細胞のすき間を血管をも通り抜けて進まねばならない．

図6-7　網膜内細胞の光に対する反応（細胞内記録）
各細胞間のシナプス結合も示してある．左側の杆体は光の照射を受けて過分極反応を起こしている．右側の杆体は持続的に弱い光の照射を受けている．

(Dowling, 1970 より)

2. 電気活動

視覚情報の主な経路は視細胞→双極細胞→神経節細胞であり，水平細胞とアマクリン細胞はこの情報を側方から修飾する（図6-7）．**視細胞**（受容器細胞）は刺激を受けると抑制性の過分極性応答を示す．これは刺激中持続し，刺激の強さに比例して変化する緩電位である．

双極細胞は，視細胞から伝えられる情報に対して，やはり緩電位応答をする．受容野は，ほぼ円形で，中心部の光照射で脱分極し，周辺部の照射で過分極するもの（on-中心/off-周辺型）と，その逆のもの（off-中心/on-周辺型）に分けられる．

神経節細胞に応答を起こす網膜上の受容野は2mmくらいの，ほぼ円形の領域である．やはり同心円的な中心部と周辺部に分けられる（図6-8）．中心部と周辺部はやはり拮抗的にはたらき，中心部の照射で活動電位発射を増加するものは周辺部の照射では反対に減少され（on-中心/off-周辺型），中心部で活動電位発射の減少するものは周辺部では増加される（off-中心/on-周辺型）．on型神経節細胞はon型双極細胞と，off型神経節細胞はoff型双極細胞と結合している．

3. 暗 順 応

長い時間，明るいところにいたヒトが暗いところに入ると，最初はまったくみえないが，次第にみえるようになる．これを**暗順応**といい，網膜の光に対する感受性が高くなってくることによる．暗順応は最初に錐体の，ついで杆体の順応として起こり，約20分で最高値となる（図6-9）．ロドプシンの貯蔵に要する時間に相当する．一方，暗いところから急に明るいところへ出るとはじめはまぶしいが，やがて慣れる．これは明順応というが，暗順応の消失にすぎず，約5分で起こる．

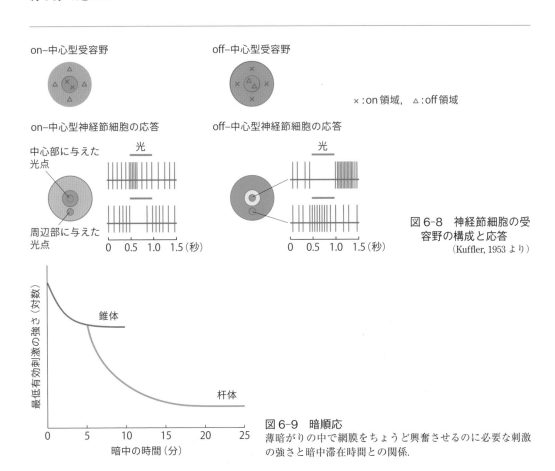

on-中心型受容野　　　　off-中心型受容野

×:on領域, △:off領域

on-中心型神経節細胞の応答　　off-中心型神経節細胞の応答

中心部に与えた光点

周辺部に与えた光点

光

0　0.5　1.0　1.5（秒）

図6-8　神経節細胞の受容野の構成と応答
（Kuffler, 1953 より）

最低有効刺激の強さ（対数）

錐体

杆体

0　5　10　15　20　25
暗中の時間（分）

図6-9　暗順応
薄暗がりの中で網膜をちょうど興奮させるのに必要な刺激の強さと暗中滞在時間との関係.

D. 視覚の伝導路

1. 網膜の神経節細胞

　網膜の神経節細胞は，大型の神経節細胞（**M神経節細胞**あるいは**パラソル神経節細胞**）と小型の神経節細胞（**P神経節細胞**あるいは**ミジェット神経節細胞**）の2種類に分けられる（表6-2）．M神経節細胞は異なる種類の錐体からの情報を加算し，物体の運動の検出と立体視に関わり，P神経節細胞は異なる錐体からの情報を差し引きし，色，きめ，形の知覚に関わる．

　神経節細胞の軸索突起は網膜の各部より放射状に集まり，乳頭部より眼球を貫いて外へ出て視神経となる．視神経は視交叉を経て視索となり，若干の反射に関係する線維を中脳の上丘および視蓋前部に送った後，外側膝状体に達する．

2. 外側膝状体

　左右の**外側膝状体**は，それぞれ，明瞭な6つの層に分かれている．1，2層は**大細胞層**，3〜6層は**小細胞層**と呼ばれる．1，4，6層は対側の眼から，2，3，5層は同側の眼からの視神経が投射し，外側膝状体細胞とのシナプスを介して新皮質一次視覚野に投射する（図6-10）．

表6-2　視覚経路の構成

網膜の神経節細胞		外側膝状体		一次視覚野	機能
大型のパラソル神経節細胞 （M神経節細胞）	→	大細胞層 （1,2層）	→	4表層	運動，位置，空間的構成
小型のミジェット神経節細胞 （P神経節細胞）	↗	層間部位	→	2，3層	色
	↘	小細胞層 （3〜6層）	→	4深層	形態，色

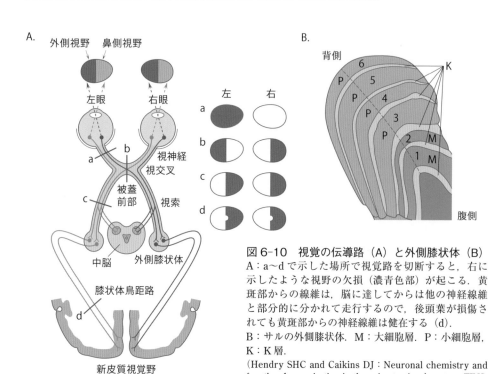

図6-10　視覚の伝導路（A）と外側膝状体（B）
A：a〜dで示した場所で視覚路を切断すると，右に示したような視野の欠損（濃青色部）が起こる．黄斑部からの線維は，脳に達してからは他の神経線維と部分的に分かれて走行するので，後頭葉が損傷されても黄斑部からの神経線維は健在する（d）．
B：サルの外側膝状体．M：大細胞層．P：小細胞層，K：K層．
（Hendry SHC and Caikins DJ：Neuronal chemistry and functional organization in the primate visual system. TINS, 21：344-349, 1998 を参考に作成）

3. 神経経路の障害

　視覚経路の各部位で線維は常に一定の配列を保ち，網膜上のある一点より出た線維は視覚野のある特定の部位に投射する（図6-11）．経路の一部に障害があると，それに応じた視野の欠損が起こる（図6-10）．視神経は，鼻側のものは視交叉において交叉するが，耳側のものは交叉しない．したがって，一方の視索の切断は，それぞれの眼の視野の対側部分が欠損する**半盲症**をもたらす．

E. 新皮質視覚野

　後頭葉に**一次視覚野**（ブロードマンの17野）がある（9章3項参照）．一次視覚野は二次（18野），三次（あるいは視覚連合野，19野）視覚野と連絡する．外側膝状体細胞からの神経線維は大脳側脳室の横を巻くようにして視放線を形成し，同側の一次視覚野の4層，特に一番深い層4Ｃ層の錐体とシナプスしている．

1. 視覚野神経細胞の電気活動

　視覚野の神経細胞の受容野はこれまでのものとは異なり，広い面積の一様な光照射は有効な刺激にはならないということが特徴である．視覚野の神経細胞は，細長いスリット状の光や陰，明暗の境界線，角などが応答を引き起こす有効な刺激となる．

　視覚野4層の神経細胞は，外側膝状体および網膜の神経節細胞と同様に，受容野中心部をおおうような光の棒で活動電位を発生し，周辺部刺激で抑制される（ON型），あるいは受容野中心部照射で抑制され，周辺部刺激で活動電位を発生する（OFF型）（図6-12）．しかし，棒の向きは応答の強さには関係なく，どの向きであっても有効な刺激となる．

　新皮質視覚野の他の層のニューロンの応答は4層のものとは異なっている．単純型細胞の受容野は一般に長方形で，特定の位置と方向の棒状刺激にもっともよく反応する．一方，複雑型細胞は位置とは無関係に，特定の方向の棒状刺激にもっともよく反応する．つまり棒状刺激が，向きを変えないで受容野を横切るような場合にもっともよく応答する．

2. 視覚野の方向優位コラムと眼球優位コラム

　視覚野は新皮質の体性感覚野と同じようにいくつかの種類の円柱構造（コラムと呼ばれる）を持つ．その1つは**方向優位コラム**で，同じ方向の光への選択性を持つ細胞が垂直に，直径約0.5 mm，高さ2～3 mmの柱状に並んでいる．隣接する円柱同士の方向は規則的に異なっている．ある円柱の隣の円柱ではよく応答する方向が5～10度異なる，という関係にある．

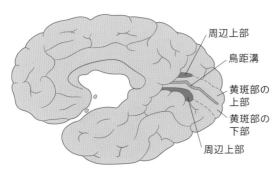

図6-11　網膜各部から新皮質視覚野への投射
網膜の黄斑部の上下，周辺の上下部からの線維が後頭葉鳥距溝周辺の有線野のそれぞれ一定の部に投射している．
（Brouwer, 1934 より）

周辺上部
鳥距溝
黄斑部の上部
黄斑部の下部
周辺上部

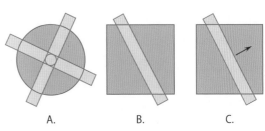

A.　B.　C.

図6-12　新皮質視覚野神経細胞の受容野
外側膝状体細胞，皮質17野4層の細胞
A：神経節細胞，
B：単純型細胞，
C：複雑型細胞
（Hubel, 1979 より）

　視覚野にはもう1つ，**眼球優位コラム**がある．右眼球優位のコラムの細胞はもっぱら右眼からの入力に，左眼球優位のコラムの細胞は左からの入力に，また，両方のコラムの境界は両眼からの入力に反応する．放射性アミノ酸をサルの眼に注入すると，新皮質視覚野で眼球優位コラムの明瞭な縞模様をみることができる（図6-13）．

F. 色　覚

　色覚とは，光の波長の違いを色の違いとして知覚することである．色には3つの要素，**色相**，**明度**，**彩度**があるが，色知覚の基本の属性は色相である．色覚に関わるのは視覚野とされている（表6-2参照）．

　色覚を生じさせるメカニズムとして，一次視覚野の2，3層にはモザイク状に存在する直径約0.2 mmの神経細胞集団（**ブロッブ**と呼ばれる）の関与が指摘されている．この部分の細胞は周囲の細胞と異なり，ミトコンドリアの酵素，シトクロームオキシダーゼを高濃度に含んでいて，この酵素を染色すると陽性部位が斑点状（ブロッブ）に現れるという特徴がある．

　網膜の神経節細胞には大，小の2種類があり，おのおの異なる種類の錐体からの情報を加算し，視覚野に送る．小型の細胞からの情報はブロッブに至り，色覚に関わるとされる．

G. 視野と両眼視

　眼の前の1点を固視したまま同時に見ることのできる範囲を**視野**という（図6-14）．単眼の視野は理論的には円形であるが，実際には鼻，眼窩の出っぱりが眼に入る光をじゃますため，鼻側，上側で狭い．また光によっても違い，黄色の視標を見るときもっとも広く，青，赤，緑の順に狭くなる．乳頭部には視細胞がないので，その部分に相当する視野の欠損（**マリオットの盲点**）がある．

　2眼の視野の中央部は一致するので，視野のこの部分にあるものはすべて両眼視される．しかし網膜上の2つの像は，大脳視覚野のレベルで単一の像に融合されて単一視される．両眼視によって単一視されるような網膜上の点を対応点という．両眼視は物体の立体感に重要である．注視する点より遠方あるいは手前にある点は，網膜の対応点よりわずかにずれたところに結像するため二重視が起こるからである．結像が著しく対応点をはずれると物が二重に見える**複視**が起こる．

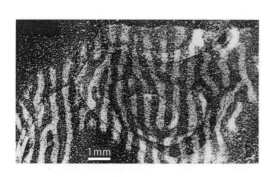

図6-13　サルの眼球優位コラム

正常な成熟サルの眼球優位コラム（右眼に放射性物質を注入）

(Hubel ら，Proc R Soc Lond B Biol Sci, 1977 より引用）

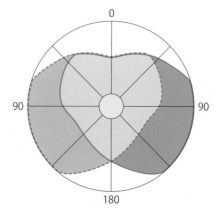

図6-14　単眼視野と両眼視野

破線は左眼の，実線は右眼の視野を示す．両眼に共通の視野（中央の心臓形をした淡い青色の部分）は両眼視されるところであり，左右の濃い青色部分は単眼視される視野である．

2.　聴　　　覚

　聴覚に対する適刺激は音波である．感覚器は耳であり，受容器である有毛細胞を含むコルチ器官と，そこまで音波を伝える伝音系とによって，外界の音波のエネルギーを聴神経の活動電位に変換する．この情報は大脳新皮質に伝導されて音として知覚される．

A. 耳の構造

1. 伝音系

　外耳と**中耳**がこれに当たる（図6-15）．外耳は**耳介**と**外耳道**からなり，中耳との境界は**鼓膜**となっている．中耳は側頭骨中の空気で満たされた腔であるが，**耳管**を経て鼻腔や口腔と連絡しているので，鼓膜の両側の気圧はほぼ等しい．鼓膜の内面には**つち（槌）骨**の突起が付着し，つち骨の短突起は**きぬた（砧）骨**に，さらに，きぬた骨は**あぶみ（鐙）骨**にそれぞれ関節で連結している．あぶみ骨底面は**前庭窓（卵円窓）**に付着している．つち骨とあぶみ骨にはそれぞれ鼓膜張筋とあぶみ骨筋が付着している．

2. 蝸牛管とコルチ器官

　側頭骨の中には**骨迷路**という管路があり，その中に外リンパに囲まれて骨迷路の複製にちかい形の**膜迷路**が入っている．これらをあわせて**内耳**という．膜迷路は**蝸牛管**と，3つの**半規管**と2つの**耳石器**（**卵形嚢**と**球形嚢**）に分けられ，**内リンパ**で満たされている（図6-16）．これらのうち聴覚に関係するのは蝸牛管で，他の器官はあわせて**前庭器官**と呼ばれ，平衡感覚の感覚器である．

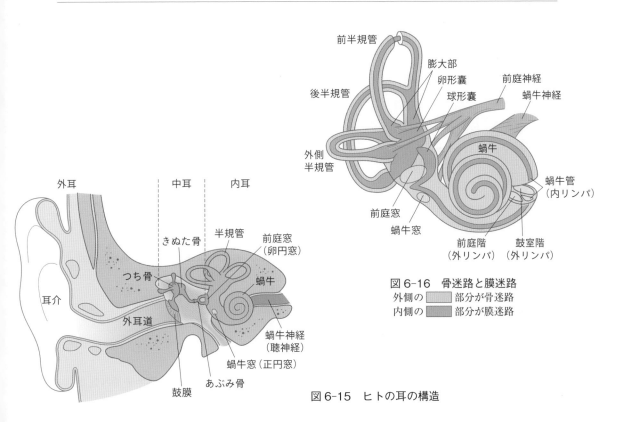

図6-16　骨迷路と膜迷路
外側の ▢ 部分が骨迷路
内側の ▨ 部分が膜迷路

図6-15　ヒトの耳の構造

蝸牛管は**蝸牛**という迷路の中にある．蝸牛は約 2 ⅔ 回転するらせん状の管で，全長にわたって**基底膜**と**ライスネル膜**とが，上部の**前庭階**，下部の**鼓室階**および中間の**蝸牛管**（中央階ともいう）に区切っている（図 6-17）．前庭階と鼓室階は蝸牛の頂点にある蝸牛孔を介して連絡していて，中に**外リンパ**を含む．鼓室階は蝸牛の基部の**蝸牛窓**（正円窓）で終わる．

聴覚受容細胞は有毛細胞で，この細胞の内リンパ側の表面に感覚毛がある．聴覚受容細胞よりなる**コルチ器官**（らせん器）は基底膜上にあり，蝸牛底から蝸牛頂まで拡がっている．コルチのトンネルの外に 3 列の**外側有毛細胞**が，内には 1 列の**内側有毛細胞**が配列する．有毛細胞の先端は網状板で固定され，感覚毛は**蓋膜**に埋没している．有毛細胞の基底側には一次求心性神経がシナプスする．この神経の細胞体は蝸牛内に**らせん神経節**（**蝸牛神経節**）を形成し，双極細胞の一方は有毛細胞に向かうらせん神経となるが，他方は蝸牛神経核に達する．

B. 音

1. 音　波

音波とは空気中の分子の振動（粗密波）であり，伝導速度は約 340 m/sec（20℃）である．単一振動数の正弦波を示す純音では，鼓膜に加わる圧力（振幅）は振動の周期に従って正弦波状に変化する（図 6-18）．この周期的変動をする振幅は音圧と呼ばれ，音の強さ（大小）は音圧の大小によって決まる．また，音の高さ（高低）は音波の振動数（周波数ともいう）によって決まる（p.346 参照）．

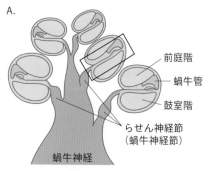

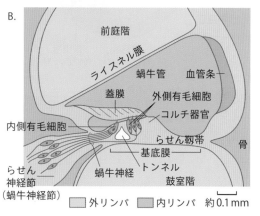

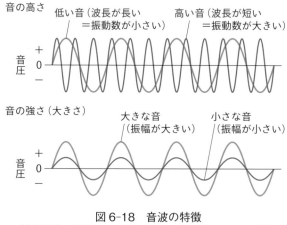

図 6-18　音波の特徴
（山内昭雄，鮎川武二：感覚の地図帳，講談社，2001 より引用）

図 6-17　蝸牛の模式図（A）と，蝸牛管の基底膜
上にあるコルチ器官の断面模式図（B）

　ヒトが聴取できる音圧の範囲は 20 μPa（マイクロパスカル）から 200 Pa にわたるが，音響学では，そのままの値で表現することは行わず，相対的な値として Bel（ベル）単位で表現する．

　　Bel = $\log_{10}$（被検音の強さ/基準音の強さ）

　基準音としては多くの場合，ヒトが検出できる最小の音圧に近い値である 20 μPa が用いられる．さらに音の強さは音の持つ圧力（音圧）の 2 乗に比例するので，次の関係が得られる．

　　Bel = 2 $\log_{10}$（被検音の圧力/基準音の圧力）

　そして，Bel 単位では，Bel の 0.1 倍である **dB（デシベル）** が慣習的に用いられる．

　　dB = 20 $\log_{10}$（被検音の圧力/基準音の圧力）

　これは，*l*（リットル）の 0.1 倍を d*l*（デシリットル）と呼ぶのと同じである．dB 単位を用いると，ヒトが聴くことのできる音圧の範囲は 20 $\log_{10}$（10^7）で，この値は 140 dB である（図 6-19）．

　ただし，同じ音圧でも振動数が異なると聞こえ方も異なる．そのため，振動数の異なった音を表すのに，まず，その音と 1,000 Hz の音を比較して同じ大きさに聞こえる 1,000 Hz の音を決める．ついでその 1,000 Hz の音の dB 単位を決める．このようにして決めたその音の大きさの単位を **phon（ホン）** という（図 6-19）．これによると，ささやき声は 20～30 ホン，普通の会話は 60～70 ホン，騒がしいところは 60～80 ホン，地下鉄は 100 ホン，ジェット機は 160 ホンである．

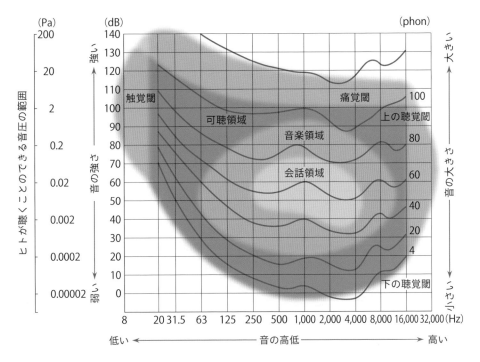

図 6-19　ヒトの可聴範囲と等聴力曲線
（山内昭雄，鮎川武二：感覚の地図帳，講談社，2001 を参考に作成）

2. 音の伝達

　耳介は集音のはたらきをする．外耳道は 2,500〜4,000 Hz に共振周波数を持ち，共振により音圧を約 3 倍に上昇させる．鼓膜は外面に加わった音波により振動する（図 6-20）．鼓膜の振動はつち骨，きぬた骨，あぶみ骨を介して前庭窓にはまり込んだあぶみ骨底の振動に変えられ，蝸牛窓に伝えられる．3 個の骨はてことしてはたらき，また前庭窓の面積が鼓膜よりはるかに小さいことから，鼓膜の振動の音圧は約 26 倍に増大する．

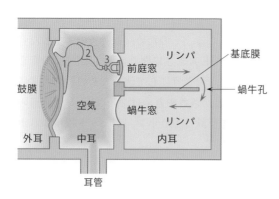

図 6-20　外耳から内耳への振動伝達模式図
1：つち骨，2：きぬた骨，3：あぶみ骨

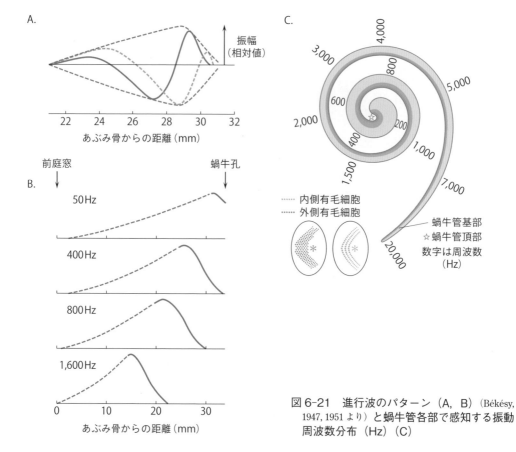

図 6-21　進行波のパターン（A，B）（Békésy, 1947, 1951 より）と蝸牛管各部で感知する振動周波数分布（Hz）（C）

　あぶみ骨底の振動が前庭窓に伝えられると基底膜上に振動が生じる．これは，前庭窓が前後に動いてもリンパはほとんど圧縮されないために，蝸牛窓でも前庭窓の振動に相応したはたらきが起こり，この際に前庭窓のすぐ近くの蝸牛管では基底膜やライスネル膜が交互に鼓室階と前庭階の方向に偏位されることによる．この基底膜の振動は波として蝸牛を上昇し，蝸牛孔に向かうことから進行波と呼ぶ．進行波の振幅は，蝸牛を上昇して進行するとき次第に増し，振幅最大点を過ぎると急速に減衰する（図6-21 A）．あぶみ骨から振幅最大点までの距離は進行波を発生させた振動の周波数によって異なり，低音は蝸牛頂まで伝播して振幅最大となるが，高音は前庭窓よりで振幅最大となる（図6-21 B）．

　基底膜の各部の振動はコルチ器官と蓋膜の位置関係を変化させ，感覚毛の屈曲をもたらす（図6-21 C）．このさい，感覚毛の外側への屈曲が受容器細胞に対する刺激となる．われわれの耳は，音の周波数を有毛細胞が最大の刺激を受ける蝸牛骨中の位置の違いとしてとらえていることになる．

3. 電気活動

　a.　蝸牛内電位：蝸牛管内の内リンパは鼓室階や前庭階の外リンパに比べて80 mV陽性に保たれている．これは**蝸牛内電位**と呼ばれ，音刺激の有無にかかわらず維持されている．

　b.　受容器電位：有毛感覚細胞は内リンパに対して－60 mVの負電位を持つ．音刺激によって感覚毛が蝸牛管の外側方向に曲げられると脱分極して**受容器電位**が発生し，逆方向へ曲がれば過分極する（p. 81，図6-26 参照）．音刺激によって蝸牛表面あるいはコルチ器官の近傍から刺激音に似た形の**蝸牛マイクロホン電位**が記録される（図6-22）．これは音刺激によって活動したすべての感覚細胞の細胞外記録の受容器電位の総和を表していると考えられている．

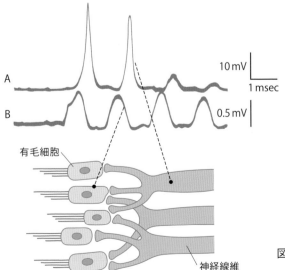

図6-22　音刺激に対する蝸牛神経線維の活動電位発生（A）と蝸牛マイクロホン電位（B）

c. 蝸牛神経線維の活動電位：有毛感覚細胞の脱分極性受容器電位は蝸牛神経線維終末に化学的シナプス伝達され，興奮性シナプス後電位（EPSP）を生じさせる．これが閾値に達すると蝸牛神経線維に**活動電位**が発生する（図6-22）．蝸牛神経線維はコルチ器官の限局された領域の感覚細胞と連絡している．ある特定の周波数の音はある限局された範囲の基底膜のみに振動を起こすので，各神経線維はある特定の周波数の音によってもっとも低い音圧で興奮させられる．この周波数を**特徴周波数**という．刺激周波数がこれから離れるにつれて閾値が上昇する．

C. 聴覚の伝導路と新皮質聴覚野

蝸牛神経節（らせん神経節）細胞の求心性線維中枢端は，蝸牛神経として蝸牛神経核の神経細胞にシナプスする（図6-23）．ここから新皮質一次聴覚野に達するまでに，少なくとも4個のニューロンを換える．大部分は内側膝状体のレベルまでに交叉して対側にいくが，あるものは同側にいく．両耳からの情報はそれぞれの側の上オリーブ核に収束するので，上オリーブ核レベル以上の高さにあるニューロンは両耳からの情報を受ける．

大脳新皮質**一次聴覚野**（41野と42野）は，シルビウス溝の深部の側頭葉側頭回にある（9章3項参照）．その外側方に**二次聴覚野**（あるいは聴覚連合野，22野）があり，一次聴覚野と連絡している．

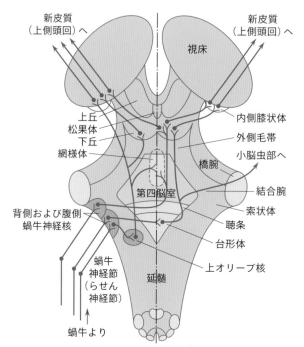

図6-23 聴覚の伝導路
(Ganong, 1983 より)

3. 前庭感覚

A. 平衡感覚系

　重力下での姿勢保持，運動，歩行の調節は，自身の姿勢のわずかな変動や身体の移動の状態を感知する感覚系の情報を，運動系にフィードバックさせることによって維持される．このようなはたらきを持つ感覚系を**平衡感覚系**という．これには，頭部の傾きや動きを感知する前庭感覚，筋・腱・関節などからの深部感覚，足底部の触覚や圧覚，さらに視覚も加わる．すなわち，平衡感覚とは，身体の平衡に関わる感覚情報が総合されて生じる感覚といえる．

　前庭感覚に対する適刺激は加速度である．動物が運動すると回転加速度と直線加速度が生じ，さらに運動の有無にかかわらず一定の大きさと方向を持つ直線加速度（重力加速度）が常に作用している．感覚器は，膜迷路から構成される3つの半規管と2つの耳石器を含む前庭器官で，前庭迷路受容器とも呼ばれる．受容器細胞である有毛細胞は加速度刺激を前庭神経の活動電位に変換する．この情報は，主として身体の平衡維持に必要な調節を行う種々の運動中枢へ送られる．

B. 前庭器官の構造

1. 半規管

　前（上），後ろ，外側（水平）の**3半規管**は，互いに直交する3つの面内に配置されている（図6-24 A）．半規管の膨大部に，**膨大部稜**と呼ばれる受容装置がある（図6-24 A）．この稜上に有毛細胞が集まり，薄いゼラチン膜（頂，クプラ）におおわれて筆尖のように固められ，内リンパに満たされた内腔へ土台の結合組織と共に突隆している．

2. 耳石器

　卵形嚢斑と**球形嚢斑**があり，おのおのほぼ水平面および垂直面に位置する（図6-16, 6-24）．床上に**平衡斑（マクラ）**があり，ここに**有毛細胞**がある．感覚毛は炭酸カルシウムの結石（耳石，平衡石）を含んだ**ゼラチン様物質（耳石膜）**の中に伸びている（図6-25 B）．平衡斑における有毛細胞の配列は，膨大部稜に比べて複雑である．各平衡斑は，図6-25 Bのような帯状の構造（**中央線**）によって2つの部分に分けられる．これを境にして感覚毛の極性（不動毛→動毛）が反対向きになっている．卵形嚢斑では動毛は中央線に向かって，逆に球形嚢斑では遠ざかる方向に位置している．したがって，2つの耳石器をあわせた方向性の配列は三次元的になっている．

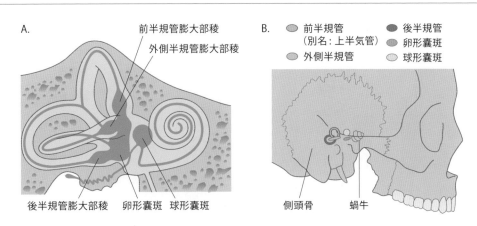

図6-24　内耳全体像（A）と各前庭器官の位置関係（B）
（A，B：山内昭雄，鮎川武二：感覚の地図帳，講談社，p.49, 2001より引用）

3．有毛細胞

　いずれの組織の**有毛細胞**も，**動毛**1本と**不動毛**50〜100本を備えている（図6-25）．動毛は
しなやかに動くのに対して，不動毛は棒のように硬いため根元で折れたように傾くか直立に戻
るしかできない．半規管と耳石器では毛の長さに大差があり，半規管の方が長い．有毛細胞の
基底側壁は外リンパと接し，求心性神経線維，前庭神経とシナプスを形成している．

　また，前庭系の有毛細胞は形態的特徴によりⅠ型とⅡ型に分けられるが，感度はⅠ型が著し
く高い．

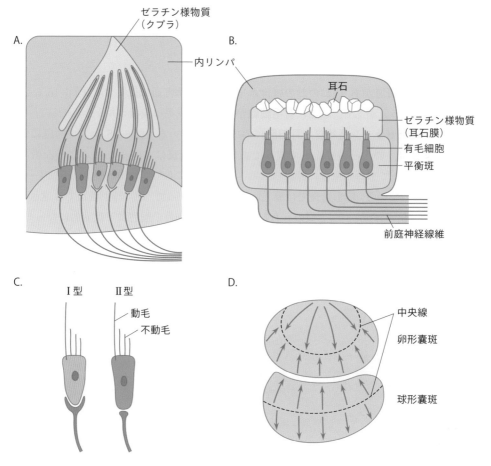

図6-25　半規管膨大部稜（A），耳石器（B）と有毛細胞の形態（C），耳石器（卵形嚢斑
　　　と球形嚢斑）の有毛細胞における不動毛から動毛への向き（D）

C. 電気活動

　回転加速度は回転面にもっとも近い面にある**半規管**をもっとも強く刺激する．3つの半規管は互いに直交する面内にあるので，三次元空間における頭部の回転加速度を測定できる．**耳石器**はそれぞれ水平面および垂直面にあることから，重力加速度と共にあらゆる方向への頭部の直線加速度を測定できる．静止時には重力加速度のみが作用しているので，垂直線に対する頭位のかたむきを測定している．

　すべての**有毛細胞**に対する適（当）刺激は感覚毛の生えている面に平行な力であり，不動毛から動毛の方向に感覚毛が屈曲されるとき，感覚細胞の**脱分極**を起こす（図6-26）．逆向きの屈曲は**過分極**をきたす．膨大部稜の感覚毛に対する力は，内リンパの移動によって起こる．内リンパはその慣性のため加速度方向と逆方向に動く．**平衡斑**では，耳石は内リンパよりも比重が重いので加速度方向と逆方向に偏位し，感覚毛を屈曲させる．

　有毛細胞と求心性線維の間のシナプスでは，有毛細胞の脱分極に応じた伝達物質の放出が起こり，求心性線維の終末部に脱分極を生じさせる．結果として求心性線維に活動電位の増加が生じる．

D. 前庭感覚の伝導路

　前庭神経節細胞の求心性線維中枢端は前庭神経として前庭神経核に至り，大部分はここで二次ニューロンとシナプスする．一部はそのまま小脳の片葉小節葉やその近傍の前庭小脳と呼ばれる部分と連絡する．二次ニューロンは，①前庭脊髄路として脊髄を下行して伸筋の活動調節，②内側縦束として上行して眼球運動調節，に関与する．また小脳への情報は，③姿勢や身体の平衡に関係する．前庭神経核，視床を介しての大脳皮質への投射は明らかではないが，前庭器官と体性固有受容器からの信号を統合して身体の位置を知覚すると考えられている．

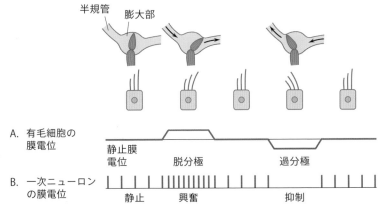

図6-26　感覚毛の屈曲による受容器細胞膜電位の変化（A）と一次ニューロン活動電位の変化（B）

4. 嗅覚と味覚

　嗅覚，**味覚**ともに，物質の化学的性質を感受する化学感覚で，その物質が気体状か液体状かによって嗅覚，味覚に分かれる．しかし，気化したにおい分子も鼻粘膜の粘液中に溶け込んだ後，はじめて感受される．

A. 嗅　　覚

1. 嗅覚系の構造

　嗅覚受容器は，鼻腔上部の粘膜上皮（**嗅上皮**）に存在する**嗅細胞**である（図 6-27，6-28）．

　嗅上皮は淡黄色で，大部分が上鼻甲介から鼻中隔にわたる部分にあり，広さは一側で約 2.5 cm² である．粘液層におおわれ，嗅細胞，支持細胞，基底細胞，ボーマン腺から構成されている．この嗅上皮に 5,000 万個ほどの嗅細胞が支持細胞とボーマン腺の間に散在している．

　嗅細胞は嗅上皮にだけ住み着いているもっとも原始的な双極型ニューロン，つまり神経細胞である．太い樹状突起の尖端部分は上皮表面でふくらみ，**嗅小胞**から 10〜30 本の非常に細い**嗅毛**が粘液中に伸びている．嗅細胞の軸索は**嗅神経**となり，**篩板**を突き抜けて**嗅球**に達している．支持細胞とボーマン腺は，上皮をおおう粘液を常に分泌しているので，嗅細胞は液体層に溶け込んだ物質に対して反応することになる．におい分子は直接に嗅毛に接するのではなく，一度，液層に捕らえられ，溶け込んで嗅毛に達する．

2. においとにおい物質

　においは，においのある物体の表面から気化した化学物質の蒸気（多数の分子の集合）が，空気によって希釈されて鼻腔に吸い込まれ，鼻粘膜を刺激することによって生じる．特徴的なにおいをもつ化学物質は**におい物質**と呼ばれるが，物質ににおいがあるためには，その表面から揮発性物質の分子が放出され，それが鼻粘膜表面の粘液層に溶け，さらに嗅細胞膜の脂質層を透過する必要がある．

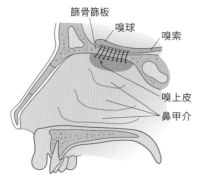

図 6-27　嗅上皮
（Chusid, 1982 より）

図 6-28　嗅粘膜と嗅上皮の構造
A：B 図の点線部分を拡大して示す
B：嗅粘膜とボーマン腺
（Schmidt RF：Fundamentals of Sensory Physiology, Springer-Verlag, 1978 より引用）

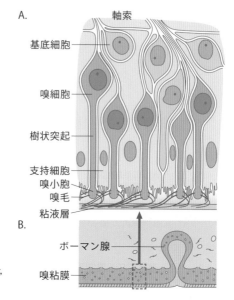

われわれの住んでいる環境には約850万種の物質があり，そのうちでもにおいの元になる物質（におい分子）は約40万種といわれている．ただし，鋭敏な嗅覚をもつ調香師でも感知できるのは約2万種で，さらにはっきりとにおいの質を区別できるのは約千種といわれている．一般に，－SH，－S，－NSなどの化合物は不快臭を，－OH，－O－，－COORの化合物は快臭を発する．

3. におい分子の受容体

嗅毛は**におい分子の受容体**（レセプター）をもっている．におい分子が受容体に結合すると受容器電位が発生する．受容器電位が十分に大きければ，活動電位が発生し，嗅球に伝達されることになる．

環境中のにおい分子は先述したように膨大な数があるが，におい分子の受容体は約350種といわれている．2004年のノーベル生理学/医学賞受賞者のアクセルとバックは，1つの嗅細胞は1種類の受容体しかもたないが，1種類のにおい分子を複数の受容体の組み合わせとして認識することで多数を区別できることを明らかにした（図6-29）．

4. 嗅覚の伝導路と中枢

嗅球は脳から突き出た左右の嗅束の尖端にある．嗅細胞の軸索は篩骨を貫いて頭蓋に入り，嗅球に達する．ここで二次求心性ニューロンとしての僧帽細胞の樹状突起とシナプスをつくる．シナプス部分は**嗅糸球体**と呼ばれる．

図6-29で，嗅細胞の，下方に伸びている軸索端に，蝶のように描かれているものがそれぞれ受容体である．同一種類の受容体をもつ嗅細胞からの電気信号は，それぞれ同一の嗅糸球体に入っている．

僧帽細胞の軸索は**外側嗅索**となり**梨状葉皮質**へ向かう．古くは梨状葉皮質が嗅覚の最高中枢といわれたが，近年，嗅覚の大脳皮質への投射が確認され，嗅覚中枢は**前頭葉眼窩回**にあると考えられるようになっている（図6-30）．

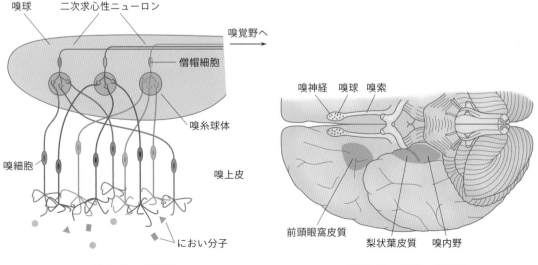

図6-29　嗅覚系
（Meinini ら，2003 より）

図6-30　嗅覚中枢経路

B. 味　覚

1. 味覚系の構造

味覚器は蕾の形をしていることから**味蕾**（みらい）と呼ばれ，この中に**味細胞**がある（図6-31）．味蕾は主として舌の**有郭乳頭**，**葉状乳頭**（じじょう），**茸状乳頭**に存在し（図6-32），頬粘膜，軟口蓋，口蓋咽頭，喉頭蓋にも散在する．味蕾は総計1万個ある．

個々の味蕾は味受容器細胞である味細胞と，支持細胞および基底細胞よりなる．味細胞は線毛を持っていて，これを味蕾の上皮表面での開口部である**味孔**に出している．細胞底部では味蕾に侵入する無髄の**味神経**とシナプスをつくる．

2. 味覚物質

日常経験する味の感覚は，甘味，酸味，苦味，塩味の**基本味**の混合により生じるとされ，従来これらを4基本味としていたが，後に「うま味」が加えられ，5基本味となった．

基本味に対する反応閾値は舌表面で部位差があり，長い間，甘味は舌尖，酸味は舌縁，苦味は舌根部，塩味は舌尖から舌縁部で閾値が低いとされてきたが，2000年以降の研究により舌全体の味蕾が5種の味受容器を持つ味細胞を持っていることが明らかにされた．

5基本味のうち，酸味と塩味は，体内ではイオンとして機能していて（酸味；水素イオン（H^+），塩味；ナトリウムなどのアルカリ金属イオンなど），これらは，イオンチャネルを通じて味細胞内に取り込まれ，電気活動が開始する．甘味，苦味，うま味は，スクロース（蔗糖），デナトニウム，グルタミン酸に対応した受容体をもつ味細胞にそれぞれの物質が結合することで電気活動が開始する．

なお，辛味という感覚があるが，これは味細胞では受容されず，温覚や痛覚に分類される体性感覚である．

3. 味覚の伝導路

味細胞は唾液に溶け込んだ化学物質に対して反応し，受容器電位を発生する．受容器電位が一定値に達すれば，シナプスを介して味神経に活動電位を発生させると考えられている．

舌の前方2/3の味蕾から出た味神経線維は顔面神経の一種である**鼓索神経**中を，舌の後方1/3からの線維は**舌咽神経**中を，舌以外の場所からの味神経線維は**迷走神経**中を求心して延髄に達し，ここで**孤束核**のニューロンにシナプスする（図6-32，6-33）．ここから出る二次ニューロンは正中線と交叉して内側毛帯を上行し，触覚，痛覚，温度覚の線維と共に**視床**のVPL，VPMに終わる（図9-3参照）．視床からの三次ニューロンは新皮質中心後回の体性感覚野の下部に接した部位にある一次味覚野（ブロードマンの43野，図9-14参照）に至る．

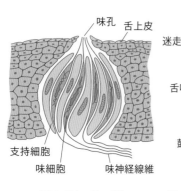

図6-31　味　蕾

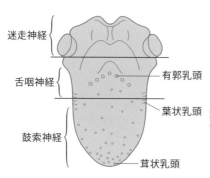

図6-32　舌表面の神経支配と舌乳頭

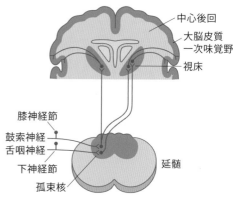

図6-33　味覚の伝導路

5. 皮膚感覚

　皮膚およびこれに接する粘膜（口腔粘膜や鼻粘膜などの他に角膜や鼓膜も含む）で，主として接触刺激によって感じられる感覚を**皮膚感覚**という．筋，腱，筋膜，骨膜，関節，靱帯などの皮膚と内臓との中間組織で，接触または動きなど機械的刺激により起こる感覚を**深部感覚**という．両者をあわせて**体性感覚**という．深部感覚については6項で述べた．

　皮膚感覚には触・圧覚，温覚，冷覚，痛覚の4種がある．受容器は皮膚内に点在する裸の神経終末，先端が板状にひろがった神経終末（**ルフィニ小体**，**メルケル触覚盤**），および結合組織性被覆に包まれた神経終末（**マイスネル小体**，**パチニ小体**，**クラウゼ小体**）などいろいろな形をした感覚終末であり，また感覚神経は毛包の周囲にも終っている（図6-34）．多くは単なる神経終末であり，各皮膚刺激に対応する組織学的な差異は認められない．しかし，機能的にはそれぞれの神経終末は，ただ1種類の皮膚刺激を受容する．つまり，直刺激を持つ．ルフィニ小体，メルケル触覚盤，マイスネル小体，パチニ小体，クラウゼ小体は，触・圧といった機械的エネルギー刺激に敏感になっていて，機械受容器と呼ばれる．温・冷の刺激に対応するのは自由神経終末，痛み刺激も自由神経終末であるが，これらの受容器の存在部位は，皮膚表面上から，それぞれ触・圧覚，温覚，冷覚，痛覚などの感覚点として識別される（図6-35）．

　なお，用語として，触・圧の刺激に応答する受容器はときに機械受容器と呼ばれる．また，非常に強い熱刺激や冷刺激，痛み刺激のような有害な刺激は侵害受容器によって受容されるともいう．化学受容器という言葉があるが，これは受容器の周囲の化学的組成の変化が刺激となる感覚受容器をさしている．

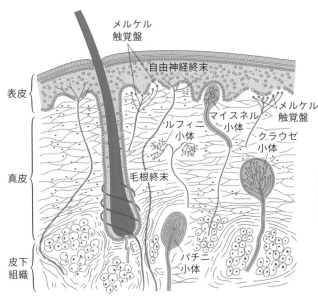

図6-34　皮膚感覚の受容器

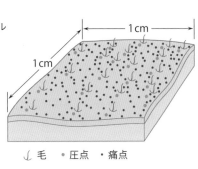

↓毛　・圧点　・痛点

・冷点

図6-35　前腕内側（左）および手指（右）の皮膚の感覚点
(Strughold より)

A. 触・圧覚

　圧覚は皮膚に歪みを起こしたときに生ずるもので，**触覚**は圧覚の弱いものと考えられ，刺激が一層弱くて持続的のときは擽感（くすぐったい感覚）を生ずる．求心性線維は有髄の **Aβ 線維**である．

　触覚・圧覚の閾値は顔面，特に鼻や口唇，舌で小さく，指，腹，胸がこれに次ぎ，腕，脚足では大きい．触点，圧点の密度も体部位によって異なり，もっとも密な鼻や指で 100 個/cm^2 であるのに対し，大腿部では 11～13/cm^2 である．触覚・圧覚の識別能を測る尺度として **2 点弁別閾**がある．これは，皮膚の 2 点に加えられた刺激を 2 点と感じる最小距離であり，指尖，舌では最小（2～3 mm）であるが，口唇，鼻，頬，足指，腹，胸，背，腕，脚（60～70 mm）の順に大きくなる．

B. 温覚と冷覚

　温度受容器には**温受容器**と**冷受容器**の 2 つの型があるが，いずれも自由神経終末と考えられている．前者は皮膚温より高い温度に反応し，後者は低い温度に反応するが，適刺激は温度そのものではなくて，受容器に対する熱の供給速度と方向である．求心性線維は有髄の **Aδ 線維**と無髄の **C 線維**である（図 6-36，表 2-1 参照）．

　温点，冷点は，おのおの約 40℃と 15℃の温度刺激を与えて調べた受容器の位置である．両点の分布は触・圧点に比べ非常に疎である．たとえば温点は顔面，手指で 1～4 個/cm^2，その他の部位で 1 個以下，また冷点は鼻 8～13 個，胸 9～13 個，指掌 2～4 個程度である．

C. 痛覚

　痛みは大きく，①**侵害受容性疼痛**，②**神経因性疼痛**に分けられる．①は侵害刺激による痛みによって危険から身体を守る生理的痛み，②は神経伝達系のいずれかの部分の損傷あるいは機能異常が原因となって起こる痛みである．

　痛みにはさらに表 6-3 のように，**急性疼痛**と**慢性疼痛**という分類があるが，それぞれ，ほぼ，侵害受容性疼痛と神経因性疼痛に相当する．また，世界保健機関（WHO）では，侵害性疼痛と神経因性疼痛の他に，がん性疼痛を加えて，3 つに分類している．

1. 侵害受容性疼痛

　痛覚受容器は，神経線維の単なる無髄となった自由神経終末とみなされている．刺激は組織を損傷するので，痛覚受容器は侵害受容器とも呼ばれることをすでに述べた．求心性線維には有髄の **Aδ 線維**と無髄の **C 線維**がある．Aδ 線維は，強い圧迫など機械的な侵害受容のみに応じる機械的侵害受容線維で，C 線維は，機械的，熱的，化学的などすべての侵害刺激に応じるポリモーダル侵害受容線維である．

表 6-3　急性疼痛と慢性疼痛

	急性疼痛	慢性疼痛
時間経過	短期，速い痛み，刺す痛み	長期，遅い痛み，鈍い痛み
伝導速度	15～45 m/sec	2 m/sec
発生源	組織損傷部位	神経系の可塑的異常
警告信号としての意義	あり	なし
オピオイドや消炎鎮痛薬	有効	無効な場合が多い
	≒侵害受容性疼痛	≒神経因性疼痛

刺激は皮膚を侵害して細胞内に存在しているヒスタミン，キニン，セロトニンなどの化学物質を遊離させ，これが神経終末を刺激する．これらの物質を**内因性発痛物質**という．

神経終末に発生した活動電位は有髄性のAδ線維と無髄性のC線維の2つの線維系統によって中枢神経系に伝えられる（図6-36）．伝導速度は，前者は速く，後者は遅い．後根を通って脊髄に入ったこれら一次求心線維末端からは，**サブスタンスP**が分泌され，その結果，上位中枢への伝達が行われる．この痛みには**消炎鎮痛薬**や**麻薬性鎮痛薬**が有効である．

なお，痛み刺激は，Aδ線維がはっきりとした，鋭い，局在の明確な痛み（**一次痛**）をまず伝達し，ついで，C線維が鈍い，うずくような，局在のはっきりしない不快な感じ（**二次痛**）を伝達する．この2種類の痛みは，速い痛みと遅い痛みとも呼ばれる（図6-37）．

2. 痛覚受容体

侵害刺激によって活性化するいくつかのイオンチャネル型受容体の遺伝子クローニングがなされている．痛み刺激を受容するとチャネルが開口し，脱分極・神経細胞興奮が起こる．この受容体には，イオンチャネル型ATP受容体，プロトン感受性カチオンチャネル，カプサイシン受容性ファミリーが含まれる．

3. 神経因性疼痛

神経が傷ついたことがもとで起こる痛みで，帯状疱疹後神経痛，糖尿病性疼痛，四肢切断後に起こる幻肢痛や灼熱痛（カウザルギー），抜歯後の幻歯痛などの例がある．痛みの特徴は，持続性の灼けつくような痛み，風や肌着が触れても痛い（アロディニア），些細な刺激を強い痛みと感じる痛覚過敏で，消炎鎮痛薬も麻薬性鎮痛薬も効かない．急性疼痛の時期に痛み信号の発現を治療によって阻止しないと，痛み感覚の神経回路に構造的な変化が起こるため，とされている．

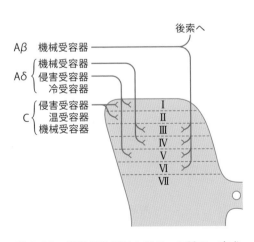

図6-36　脊髄後角層における，3種の一次求
　心性ニューロン終止を示す模式図
（Ganong：ギャノング生理学，第22版，丸善，2006を
参考に作成）

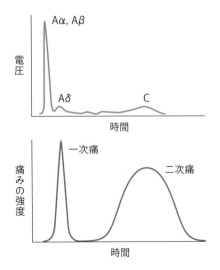

図6-37　一次求心性線維の活動と一次痛・二次痛
末梢神経から記録された活動電位において伝達速度は神
経線維の太さとよい相関があり，この伝達速度が一次痛
と二次痛をよく説明する．

D.　皮膚感覚の伝導路

　脊髄後根の一次求心性線維は脊髄に入ると機能にしたがって図6-38のように区分され，それぞれ異なる伝導路を経て大脳皮質に達する．

1.　触・圧覚

　触・圧覚と，後述する深部感覚を伝える線維の一部はそのまま後索を上行して延髄に達し，ここの薄束核と楔状束核のニューロンにシナプスする．これらの核からの二次ニューロンは正中線を交叉し，内側毛帯を上行し，反対側視床の腹側基底核群（VPL，VPM）と特殊感覚中継核に終る．後根に入った他のニューロンは後角ニューロンに連絡し，ここから出る二次ニューロンは正中線と交叉して内側毛帯を上行し，視床に至る．この上行路は後索系または毛帯系と呼ばれる．

2.　腹外側脊髄視床路

　痛覚，温度感覚を伝える一次感覚ニューロンは，後角ニューロンにシナプスし，ここからの二次ニューロンは正中線と交叉したのち，脊髄の前外側（前索，側索）を上行する．その後は途中でシナプスを介することなく，視床の腹側基底核群に終る．**腹外側脊髄視床路**と呼ばれる．

3.　顔面の皮膚感覚

　顔面の感覚は三叉神経が支配している．その一次ニューロンは橋に入り，三叉神経主知覚と脊髄路核のニューロンにシナプスする．二次ニューロンは内側毛帯を経由して視床の腹側基底核に達する．視床からの三次ニューロンはすべて新皮質中心後回の体性感覚野に至る．

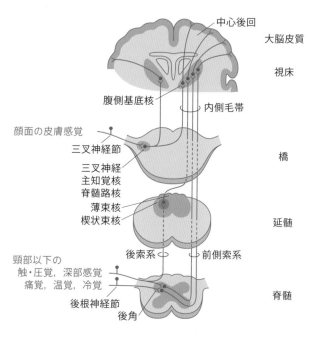

図6-38　皮膚感覚，深部感覚の伝導路
ただし，これは模式図であり，新皮質への投射は顔面，頸部以下のものが逆の位置になっている．

E. 新皮質体性感覚野

　視床中継核からの神経線維は中心後回の**一次体性感覚野**（3，1，2野）に投射する．**二次体性感覚野**は一次野の下部に接して外側溝の上壁にある．視床からの投射と同側性一次野皮質からの入力を受ける（9章3項参照）．

　一次体性感覚野を電気刺激すると，ある特定の体部位に感覚が生じる．刺激点をずらすと，感覚の生じる体表部位も移動する．このようにして，反対側の体表が皮質表面に順序立って再現されている．これを**体部位再現**という．再現の仕方は，足の感覚野が上方に，頭の方がその下方にあるように，また，手指，顔面など感覚の鋭敏な，または精度の高い部位が広い面積を占めるように行われている（図6-39）．このような特徴をペンフィールドとラスムーセンが皮質周囲のコビト（ホムンクルス）の絵にして示した（p. 118参照）．二次体性感覚野では頭の感覚は中心後回の下端に，足のそれは大脳の外側溝の底部に対応している．

　同一種類の受容器からの感覚情報を受けるニューロンは，感覚野の表面に垂直な円柱構造（**コラム**）をつくっている（図6-13参照）．このコラムは，皮膚刺激の部位，性質に対応した機能単位をなしている．これは，他の感覚野や運動野におけると同様の機能的コラムであるが，齧歯類では**樽構造**として形態学的にも認められている（図6-40）．

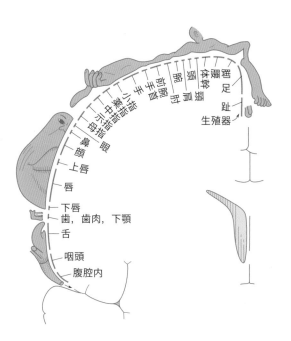

図6-39　新皮質中心後回の一次体性感覚野における身体部位の配置
周囲の絵は感覚野の位置と広さを描いたもの．
（Penfield と Rasmussen, 1950 より）

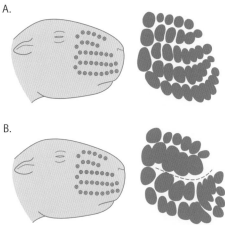

図6-40　マウスの感覚神経の発生とヒゲ
マウスの鼻づらにあるヒゲは感覚毛である．感覚野の個々の円柱は，それぞれ反対側の鼻づらにある1本ずつのひげから入力線維を受けている（A）．もし，ある1列のひげを出生直後に破壊してしまうと，新皮質では，対応する1列の樽構造がなくなってしまう（B）．
（Woolsey より）

6. 深部感覚（固有覚）

　深部感覚は位置覚，運動覚，抵抗覚，重量覚によって，からだの各部分の位置，運動の状態，身体に加わる抵抗，重量などを感知する感覚で，固有感覚ともいわれる．これらの感覚の基礎として存在するのは，筋，関節，腱などの身体内部の受容器で，これらは深部受容器ともいわれる．3章，表3-1に深部受容器の種類をまとめてある．

　これらの受容器からの感覚情報は骨格筋に反射を発現させたり，上行性に大脳皮質感覚中枢へ伝導され，多様な深部感覚を起こす．したがって，①反射を起こす筋紡錘，腱器官は意識にのぼらない感覚を，②関節，靱帯，骨膜などのルフィニ小体，自由神経終末などは意識にのぼる感覚を生じさせることになる．以下に，この順に説明する．

　なお，深部受容器からの求心信号によって起こる反射を深部反射という．深部反射は，皮膚あるいは表皮の感覚受容器の興奮によって起こる皮膚反射-屈曲反射，腹壁反射，バビンスキー反射などに対応する反射である（p.108, p.120参照）．

A. 筋紡錘

　筋紡錘は結合組織の被膜に包まれた2〜10本の筋線維（**錘内筋線維**）と，これを支配する感覚性および運動性の神経線維から構成される（図6-41）．全体は長さ6〜8 mmの細長い紡錘形をしており，隣接する普通の筋線維（**錘外筋線維**）とは並列に位置し，両端でこれに付着している．一般に，複数の運動単位ごとに1個の筋紡錘が備わっている．錘内筋線維には，中央部がふくらんでたくさんの核で満されている**核袋線維**と，中央に集まった核が一列に並んでいる**核鎖線維**の2型がある．いずれにおいても中央部では収縮要素（アクチンフィラメントとミオシンフィラメント）が少ないために，中央部は収縮が起こらない．

　錘内筋線維の中央部の核のある部分にはIa群の感覚線維がらせん状の終末をつくり（**一次終末あるいはらせん終末**），その両側または1側で，核がない部分に**Ⅱ群**の感覚線維が終末する（**散形終末あるいは二次終末**）．錘内筋線維は，さらに，これに収縮を起こす運動神経線維の支配を受けている．この神経線維は3〜8 μmの細い線維で，**Aγ群**に属するので**ガンマ（γ）運動ニューロン**と呼ばれる．γ運動ニューロンは錘内筋線維の両側部の収縮要素のある部分に終末している．錘外筋線維は**Aα群**に属する神経，**アルファ（α）運動ニューロン**に支配される．

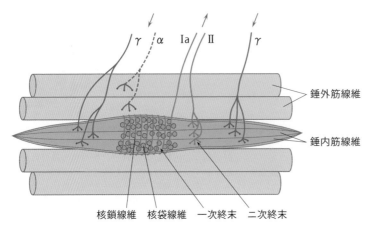

核鎖線維　核袋線維　一次終末　二次終末

図6-41　筋紡錘の構造

　筋紡錘の機能は錘外筋線維と錘内筋線維の長さの差を測定し，その情報を中枢に送ることにある．筋が伸長されて錘外筋線維が長くなるとき，錘内筋線維も伸長されて感覚線維終末は変形され，受容器電位が発生する．ついで感覚神経に活動電位が発生する．その場合，一次終末からのIa群感覚神経の発射頻度は，主として錘内筋線維の伸長の程度と速度に比例する（**動的反応**）のに対し，二次終末からのⅡ群感覚神経の発射頻度は主として筋の長さに比例する（**静的反応**）．

　γ運動神経の機能は筋紡錘の感度を適当に調節することにある．感覚受容器に対する中枢の遠心性制御の１例である．γ運動ニューロンの制御がないとき，α運動ニューロンの活動によって筋紡錘の属する骨格筋が収縮すると，並列に位置する筋紡錘は弛緩して筋の長さを測定する役割を果たさなくなる．筋紡錘の適刺激は，筋紡錘の伸長による感覚神経終末の変形であるからである．しかし，γ運動ニューロンの活動が高まれば錘内筋線維の収縮要素のある両端部が収縮するので錘内筋線維の中央部が伸長し，感覚神経終末からインパルスが発生する（図6-42）．すなわち，γ運動ニューロンの活動によって筋紡錘の感度を低下させないですむ．

　γ運動ニューロンの活動は後根を経由する痛・温感覚などの求心性インパルスにより促進され，また上位中枢からの遠心性インパルスにより促進あるいは抑制される（図6-43）．一般に，種々の運動において，α運動ニューロンとγ運動ニューロンの活動は併行して起こる．これによって筋短縮中の筋紡錘のインパルス発射の減少が補償される．このような両ニューロンの関係を**α-γ連関**と呼ぶ．

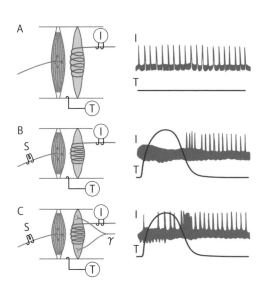

図6-42　γ運動ニューロン刺激の効果
A：筋に15gの張力（T）をかけると筋紡錘の求心性線維にインパルス発射（I）がみられる．
B：α線維を刺激して筋を収縮させると筋紡錘はたるみインパルス発射は止まる．
C：α線維と同時にγ線維を刺激すると筋紡錘も収縮し，インパルス発射は止まらない．
S：刺激，I：インパルス記録装置，T：張力記録装置
（HuntとKuffler，1951より）

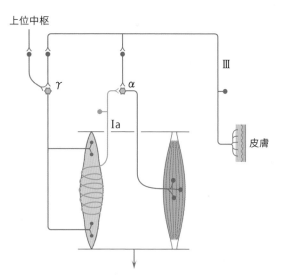

図6-43　γ運動ニューロン支配を組み込んだ伸張反射のニューロン結合様式

B. ゴルジ腱器官

ゴルジ腱器官は線維性の莢に包まれた多数の腱束よりなる（図6-44）. 骨格筋の腱部への移行部に多く存在し, 筋線維と直列に位置している. 一般に1個の運動単位ごとに1個の腱器官が備わっていると考えられている. それぞれの腱器官には1～2本のIb群感覚神経終末が分布している. 属する筋線維が収縮すると腱器官の感覚神経終末は変形し, インパルスを発生する.

C. 関節, 靱帯, 腱, 骨膜の感覚器

意識にのぼる深部感覚としては**運動感**と**深部痛覚**がある.

1. 運動感

運動感は空間における身体の位置や運動, あるいは身体に加えられた抵抗や重量を感ずるものでいわゆる固有受容感覚である. 主として関節の位置と運動が感覚されることにより起こり, その受容器は関節包や靱帯のルフィニ小体やパチニ小体, 腱のゴルジ腱器官, さらに皮膚, 骨膜の自由神経終末などである. 筋の伸展を受容する筋紡錘や筋の張力を受容するゴルジ腱器官の情報は, 大脳に伝わらず, 意識にのぼらない.

2. 深部痛覚

深部痛覚は, 筋肉, 腱, 関節, 骨膜から生ずる鈍い, うずくような痛みであり, 皮膚の痛みと違ってその局所は不明瞭である. 受容器は自由神経終末である. 外傷や感染によってこれらの組織が損傷され, 炎症を起こすと, 表面からの触刺激や近くの筋の収縮によって痛みが起こる. 神経終末を刺激するキニン, ヒスタミン, セロトニンなどの化学物質の遊離によると考えられている.

このようにして起こった痛みは, 近くの骨格筋の反射性収縮を起こすが, これは骨, 腱, 関節に加えられた傷害に伴う筋痙縮と似ている. 持続的に収縮している筋は虚血状態となり, この虚血は収縮中に遊離される乳酸, K^+ やセロトニン, ヒスタミンなどの蓄積を起こし, 筋痛を起こす. ただし, 適当な血流を受けながら律動的に筋が収縮する場合は痛みは起こらない.

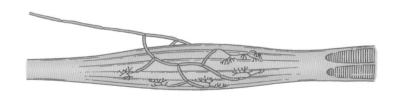

図6-44 ゴルジ腱器官
腱のコラーゲン（赤色）の間で分枝する神経終末（青色）を示す.
（Gray ら：Gray's Anatomy, 37th ed, Churchill Livingstone, 1989 より引用）

7. 内臓感覚

　自律神経系も，体性神経系と同じく，その機能の基本は（刺激の）受容-反応にあるので，求心性線維，中枢，および遠心性線維より構成される．中でも内臓の状態を中枢に知らせる**内臓求心系**は，生体の個体維持と種族保存にきわめて重要なはたらきをしている．血圧，呼吸，消化など基本的生命活動を維持し，調節する感覚情報は，多くの場合大脳皮質まで達せず，したがって知覚されない．受容器からの求心性神経は，脊髄や脳幹の中枢で遠心性神経に切り換えられて反射を起こす．これらの生理学についてはおのおのの機能の項で述べてある．一方，受容器からの感覚情報が求心系を介して大脳皮質まで達し知覚される場合，渇き，悪心，便意，尿意，性感覚などの**臓器感覚**や**内臓痛覚**となる．臓器感覚のうち，飢餓，渇き，性欲については視床下部や大脳辺縁系の項（9章5項，p.135）で，便意，尿意についてはそれぞれ13章2項B（p.219），17章7項（p.319）で述べてある．

A. 内臓痛覚

　平滑筋の機械的刺激，熱刺激などは普通痛みを起こさない．内腔を持つ器官の急激な伸展，または強い収縮は強い痛みの感覚を起こす．その発現機序は横紋筋の痙縮による痛みと共通する．すなわち，局所の貧血とそれに伴う組織間液の酸性化，水素イオン（H^+）の増加，カリウムイオン（K^+）の増加，発痛物質の蓄積などである．それはときに激痛となる．**内臓痛覚**は一般に局在が不明瞭で，不快感を起こし，吐き気や嘔吐などの自律神経性の症状を伴う．また，しばしば放散して，他の部位と関連した痛みの感覚を起こす．

　痛覚受容器は皮膚痛覚と同様，無髄（C線維）の自由神経終末である．受容器で受容された痛覚情報を伝える求心性神経は，図6-45のような分布をしている．2つの痛覚境界線の間にある胸部および腹部臓器からの痛覚情報は，交感神経求心性線維を経て，後根から中枢神経系に達する（図6-45，図5-11（p.64）参照）．

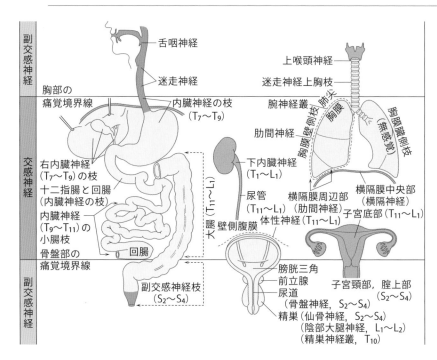

図6-45　内臓痛覚の神経路
(White, 1965 より)

一方，胸部の痛覚境界線より上部の食道，気管，咽頭からの痛覚情報と，骨盤部痛覚境界線より下部の直腸，尿道，腟からの痛覚情報は，副交感神経求心性線維（図5-11参照）を経て中枢神経系に達する．これらの線維の細胞体は脊髄神経節と，これに相同の脳神経節とにある．中枢内では体性感覚と同じ伝導路を上行し，大脳皮質に達する．大脳新皮質の内臓痛覚を感受する領野は中心後回で，体性感覚と混在している．

内臓痛覚は内臓-体性反射により筋性防御を起こしたり，また**関連痛**を起こす（図6-46）．これらは7章5項（p.101）で述べた．

B. 関連痛と放散痛

関連痛とは，内臓臓器からの痛みを発痛刺激の加わった場所ではなく，体性組織の一定部位に投射して感じられる現象であり，体性深部組織からの痛みにも経験される．この関連痛は内臓刺激を受け入れた脊髄分節で体性投射されるので，内臓痛と重なることも，あるいはまったく離れた場所に感覚されることもあり，後者を**放散痛**と呼ぶ．もっともよく経験する例は，心臓痛が左腕内面に痛みを起こしたり，横隔膜の中央部の刺激が肩の先端に痛みを起こすことである（図6-46）．このように痛みが関連痛として放散するとき，元の痛みが発生した組織と発生学的に同じ体節または皮膚分節（p.60，5章3項3参照）に由来する組織に放散されることを"皮膚（分）節の規則"という．

関連痛の起こる機序として，内臓の感覚神経情報と体性組織の感覚神経情報が後角で同じ痛覚伝導路（脊髄視床路）ニューロンに収束して起こる，という仮説（**収斂-投射説**）がある（図6-46）．

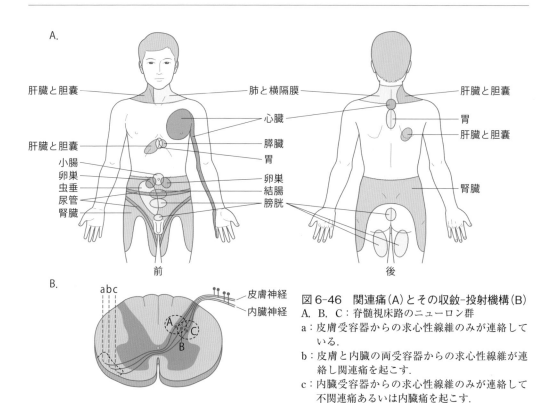

図6-46　関連痛(A)とその収斂-投射機構(B)
A，B，C：脊髄視床路のニューロン群
a：皮膚受容器からの求心性線維のみが連絡している．
b：皮膚と内臓の両受容器からの求心性線維が連絡し関連痛を起こす．
c：内臓受容器からの求心性線維のみが連絡して不関連痛あるいは内臓痛を起こす．
（Ruch, 1965 を参考に作成）

自律神経系と内臓機能 7.

生体が行うもっとも基本的な生命活動は，消化，循環，呼吸，排泄などの**内臓機能**で，**自律機能**とも呼ばれる．**自律神経系**は，体性神経の支配を受ける骨格筋以外のすべての内臓器官を支配してこれら自律機能（内臓機能）を調節している．そのため，自律神経の終末は平滑筋（血管，胃腸管壁，膀胱など），心筋，腺（汗腺，唾液腺など）に位置している．

自律神経系は**交感神経系**と**副交感神経系**の2つの系より成ること，そしてこれら2系の構成成分の概略を体性神経系のそれと対比して5章で述べた．

一方，このあとの章では，消化，循環，呼吸，排泄などの内臓機能について各々独立して解説している．本章では，その中間の立ち位置で，自律機能（内臓機能）の概説を行う．

1. 交感神経系と副交感神経系

5章で述べたように交感神経と副交感神経は，それぞれ脊髄と脳幹を出入する末梢神経である．内臓からの（**内臓**）**求心性線維**は，その分枝した末端において支配する受容器に連絡し，情報を脊髄や脳幹に伝える．神経細胞は脊髄や脳幹の外にある**神経節**（脊髄神経節と感覚性脳神経節）にある．細胞体のすぐ近くで軸索が2つに分枝し，一方が樹状に枝分かれして（感覚）受容器から情報を集め，他方が脊髄と脳幹内で，それぞれ，脊髄後角と感覚性脳神経核に終末する．

また，末梢神経の遠心性神経の神経細胞は，脊髄の側角域と脳幹の自律性脳神経核にある．

ここから出る（内臓）遠心性線維は**節前線維**と呼ばれ，次に述べるような経路を走行して各神経所属の自律神経節，あるいは効果器の神経叢内で節後線維を出す神経細胞にシナプスする．

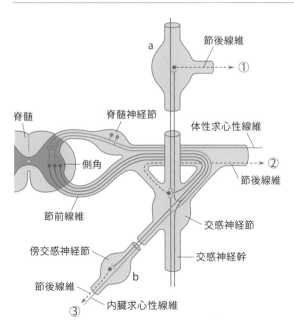

図7-1　自律神経の走行
脊髄レベルでの遠心路（濃い青色）と求心路（淡い青色）を示してある．●──< は，神経細胞─線維─終末部を表わす．
a：上・中・下頸神経節，および星状神経節
b：腹腔神経節，上・下腸間膜神経節

交感神経節前線維は，脊髄神経が椎間孔から出た直後に体性神経と分かれ，**白交通枝**となって**交感神経幹**に入る．交感神経幹は一定の間隔で神経節を形成しており，①ここでニューロンを換えて（図7-1 a，上頸神経節，中頸神経節，下頸神経節および星状神経節），ただちに頭部，頸部，胸部の臓器に分布するものと，②灰白交通枝を経て再び体性神経に合流し，体幹，四肢の血管，および皮膚の血管，汗腺，立毛筋を支配するものがある．③**交感神経節**でニューロンを換えないものは，**傍交感神経節**（図7-1 b，腹腔神経節，上腸間膜神経節および下腸間膜神経節）でニューロンを換えて**節後線維**となる．

脳神経（Ⅲ 動眼神経，Ⅶ 顔面神経，Ⅸ 舌咽神経，Ⅹ 迷走神経）中に含まれて脳を出る副交感神経節前線維は，各脳神経所属神経節（毛様体神経節，翼口蓋神経節，顎下神経節，耳神経節），あるいは，迷走神経の場合，支配器官の神経叢内でニューロンを換えて節後線維となる．これらの副交感神経を**頭部副交感神経**という（図5-11，7-4 参照）．

仙髄から脊髄神経に含まれて出るものを**仙部副交感神経**という．その節前線維は骨盤神経と呼ばれ，支配器官近傍の神経叢でニューロンを換える（図5-11，7-4 参照）．

2. 化学伝達物質

A. コリン作動性線維とアドレナリン作動性線維（図7-2）

すべての自律神経節前線維末端からは**アセチルコリン**が放出され，節後線維の細胞体に作用する．交感神経節後線維からは一般にノルアドレナリンが放出されるが，例外として汗腺，骨格筋の血管支配の交感神経節後線維からは，アセチルコリンが放出される．副交感神経節後線維からは一般にアセチルコリンが放出される．アセチルコリンを放出する線維を**コリン作動性線維**と呼び，ノルアドレナリンを放出する線維を**アドレナリン作動性線維**と呼ぶ．

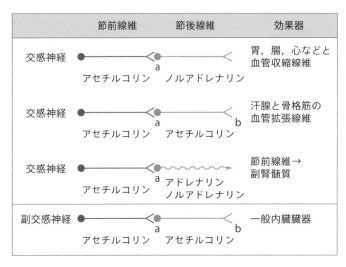

図7-2　自律神経で放出される化学伝達物質
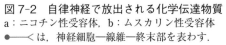
a：ニコチン性受容体，b：ムスカリン性受容体
●──< は，神経細胞─線維─終末部を表わす．

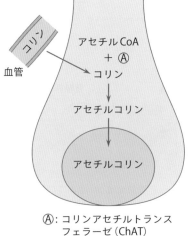

図7-3　アセチルコリンの生合成

B. アセチルコリンとアドレナリンの生合成

アセチルコリンは**コリンアセチルトランスフェラーゼ（ChAT）**により，**コリンとアセチルCoA**により合成される（図7-3）. ChAT はコリン作動性神経の指標である. ニューロンはコリンを合成できず，食品中から血液・細胞外液を経てコリントランスポーターによって取り込まれる.

アセチルコリンは，運動神経（神経筋接合部），自律神経の節前線維，副交感神経の節後線維などの末梢や中枢神経で広く**神経伝達物質**として使われる.

ノルアドレナリンとアドレナリンの生合成過程は，10章（図10-9）に示してある.

ノルアドレナリン作動性神経は末梢では交感神経節後神経として，中枢では主に青斑核に存在し，大脳皮質，辺縁系，視床下部，嗅球に広く投射する. アドレナリン神経はさらに限局した延髄，橋に存在，視床，視床下部，脊髄などに投射する.

C. 受 容 体

アセチルコリン受容体には，**ニコチン性受容体**と**ムスカリン性受容体**の2種類がある. それぞれ，ニコチンとムスカリンが結合することから，こう呼ばれる. これらのサブタイプと特徴，局在は表7-1に示してある.

ノルアドレナリンとアドレナリンは，程度の差はあるが共通の受容体に作用するので，アドレナリン受容体と一括して呼ばれる. $\alpha_1 \sim \alpha_2$, $\beta_1 \sim \beta_3$ の5種類が存在し，いずれもGタンパク質共役型である（表7-2）. β_3 以外は中枢神経系にも存在している. 多くの心/血管系の薬のターゲットとなっている.

表7-1　アセチルコリン受容体

受容体のサブタイプ	特徴	局在
イオンチャネル型 （ニコチン性） 筋型 神経型	サブユニット α_2, β, $\varepsilon(\gamma)$, δ α, β の組み合わせ	 神経筋接合部 自律神経節
Gタンパク質共役型 （ムスカリン性） m_2, m_4 m_1, m_3, m_5	 Go, チャネル[*1], Gi, cAMP↓ IP$_3$/DAG [*2]	 心臓，平滑筋 神経，分泌腺，平滑筋，血管内皮細胞

[*1] K^+チャネルの開口促進（または Ca^{2+} チャネルの開口抑制）
[*2] IP$_3$：イノシトール-1,4,5-三リン酸，DAG：ジアシルグリセロール

表7-2　ノルアドレナリン/アドレナリン受容体

受容体のサブタイプ	特徴
Gタンパク質共役型 α_1 α_2 β_1, β_2, β_3	細胞体伝達系 IP$_3$/DAG Gi, cAMP↓ Gs, cAMP↑；Go, チャネル[*1]

[*1] K^+チャネルの開口促進（または Ca^{2+} チャネルの開口抑制）

3. 効果器支配の様式

　自律神経効果器官の大部分は交感神経と副交感神経の**二重支配**を受け，それらの支配効果が反対である．これを**拮抗性支配**という．たとえば，心臓機能は交感神経により促進されるが，副交感神経により抑制され，胃腸管の運動および分泌機能は交感神経によって抑制され，副交感神経によって促進される（図7-4，表7-3）．ただし，唾液腺は交感神経，副交感神経両者により促進され，さらに，瞳孔散大筋，副腎髄質，立毛筋，汗腺，血管の大部分は交感神経のみ，瞳孔括約筋は副交感神経のみの支配を受ける．また，**自律神経遠心性線維**は絶えず一定の興奮状態を維持していて，支配器官に一定の刺激を与えている．これを**持続性神経支配**という．交感・副交感神経系の両系の刺激効果の平衡するところにその器官の活動状態が維持される．したがって，持続支配のある器官においては，一方の活動が弱まれば他方の活動がより強くなる．しかし，立毛筋，汗腺，大部分の血管などのように交感神経のみに支配されている場合は，器官の活動状態は興奮レベルの変化により調節される．

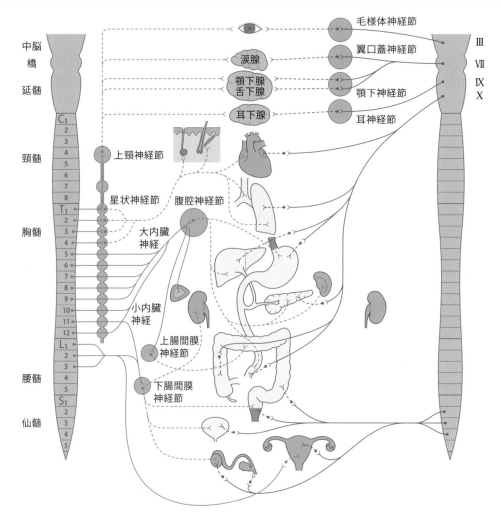

図7-4　自律神経遠心性線維の分布
左側に交感神経遠心性線維（淡い青色），右側に副交感神経遠心性線維（濃い青色）を示してある．
●──＜あるいは●┉┉＜は，神経細胞─線維─終末部を表わす．

4. 自律神経遠心性線維の分布と作用

図7-4と表7-3にまとめて示した.

表7-3　自律神経遠心性線維の作用

臓　器	副交感神経刺激	交感神経刺激	
心臓	心拍数↓ 心房の収縮力↓	心拍数↑ 心房心室の収縮力↑	β_1 β_1
血管系 　皮膚・粘膜の動脈 　腹部内臓の動脈 　骨格筋の動脈 　冠状動脈 　脳の動脈 　陰茎の動脈 　（陰核と小陰唇）	 ― ― ― 拡張 拡張 拡張（勃起）	 収縮 収縮＞拡張 収縮 拡張 収縮 拡張 収縮 ？	 α $\alpha > \beta_2$ α_1 β_2 α β_2 α α
体循環の静脈	―	収縮	α
腎臓	―	レニン分泌	β_1
胃・腸管 　縦走筋・輪走筋 　括約筋 　脾臓の被膜	 運動↑ 弛緩 ―	 運動↓ 収縮 収縮	 α_1, α_2, β_1, β_2 α_1 α
膀胱 　排尿筋 　三角部（括約筋）	 収縮 弛緩	 弛緩 収縮	 β_2 α
生殖器 　精囊 　輸精管 　子宮		 収縮 収縮 収縮 弛緩 （ただし，ホルモン状態等に 左右される）	 α α α β_2
眼 　瞳孔散大筋 　瞳孔括約筋 　毛様体筋	 ― 収縮（縮瞳） 収縮（近くを見る）	 収縮（散瞳） ― 弛緩（遠くを見る）	 α_1 β_2
気管・気管支の筋	収縮	弛緩	β_2
立毛筋	―	収縮	α
外分泌腺 　唾液腺 　涙腺 　消化腺 　鼻咽腔の腺 　気管支腺 　汗腺	 漿液性の分泌↑ 分泌↑ 分泌↑ 分泌↑ 分泌↑ ―	 粘稠性の分泌↑（顎下腺） 分泌↓，― ？ 全身性分泌（コリン作動性） 部分性分泌	 α_1 α
代謝 　肝臓 　脂肪組織 　インスリン分泌 　（ランゲルハンス島のB細 　胞）	 グリコーゲン合成 促進	 グリコーゲン分解（糖新生） 脂肪分解（血中遊離脂肪酸↑） 抑制 促進	 α_1, α_2 α_1, β_1, β_2 α β_2

*↑増加，↓減少，― 効果なし

5. いろいろな内臓反射と中枢

　脊髄，脳幹，視床下部各レベルには表7-4に示すような内臓機能調節の中枢がある．脊髄と脳幹のものは自律神経反射の一次中枢である．これらの中枢は，さらに上位の中枢である視床下部，大脳辺縁系，小脳および大脳新皮質による調節を受けている．

　一方，脊髄と脳幹の一次中枢は自律神経遠心性線維によって出力を行うが，入力は自律神経系のみならず体性神経系によっても受けて自律神経反射を起こす．前者を①**内臓-内臓反射**，後者を②**体性-内臓反射**という．さらに，体性神経系の一次中枢は，自律神経求心性線維を介する入力をも受けて反射を起こす．これを③**内臓-体性反射**という．たとえば脊髄レベルでは図7-5のようなシナプス連絡が起こって，これら自律神経系と体性神経系の協関が起こる．しかし，このような両系の協関は，脊髄，脳幹の各レベル内のみでなく，両レベルにわたって起こりうる．他方，自律性，体性の求心性情報の一部は上行して大脳新皮質に達し，また視床下部-辺縁系にも送られる．これらのレベルを介して，さらに高次の神経系による内臓機能調節と，内分泌系を包含した内臓機能の調節が行われる．

表7-4　内臓反射と中枢

A. 脊髄反射

1. 交感神経性（C_8〜L_2）		2. 副交感神経性（S_1〜S_4）	
血管運動中枢	C_8〜L_2	排尿中枢	S_2〜S_4
発汗中枢	C_8〜L_2	排便中枢	S_2〜S_4
立毛中枢	C_8〜L_2	勃起中枢	S_1〜S_3
脊髄毛様体中枢	C_8〜T_2		
（瞳孔散大中枢）			
心臓促進中枢	T_1〜T_4		
射精中枢	T_{10}〜L_4		

B. 脳幹反射

1. 呼吸の調節		2. 循環の調節	
呼吸中枢	延髄網様体（ヘーリング-ブロイエル反射，化学受容器反射）	血管運動中枢	延髄網様体の中に散在（圧化学受容器反射）
			促進　　血管収縮性交感神経
くしゃみ中枢	延髄三叉神経脊髄路核（くしゃみ反射）	昇圧中枢 降圧中枢	節前神経 抑制
せき中枢	延髄疑核近傍（せき反射）	心臓抑制中枢	延髄迷走神経背側核・疑核の一部（圧化学受容器反射）
3. 摂食・消化の調節		4. 瞳孔の調節	
唾液分泌中枢	延髄上下唾液核	縮瞳中枢	中脳動眼神経副核
嚥下中枢	延髄網様体（嚥下反射）		（対光反射）
嘔吐中枢	延髄の孤束核を含む外側網様体（嘔吐反射）		

C. 視床下部にある内臓機能中枢

1. 体温の調節		2. 摂食行動の調節	
体温調節中枢	視索前野-視床下部前部	摂食中枢	視床下部外側野
		満腹中枢	視床下部腹内側核・室傍核

A. 内臓-内臓反射

　種々の内臓の局所状態に関する情報は，自律神経求心性線維を介して中枢内に送られ，処理
された情報は自律性遠心性線維を介して効果器に送られて，効果器の機能が調節される．血圧，
胃腸管運動，膀胱機能などがこの反射によって調節される．

B. 体性-内臓反射

　皮膚，筋や関節などに加えられた刺激は，中枢を介して反射性に自律神経遠心性線維の自発
活動を変化させる．その結果，効果器の機能が変化する（図7-5）．たとえば，体性感覚刺激
は心拍数（体性-心臓反射），血圧（体性-血圧反射），胃腸管運動（体性-胃腸管反射），膀胱の
収縮（体性-膀胱反射），副腎髄質からのカテコールアミン分泌（体性-副腎髄質反射），発汗（圧-
発汗反射），などを変化させる．したがって，マッサージや温湿布はこの反射によって内臓機
能や骨格筋の血流を調節することができる．

C. 内臓-体性反射

　内臓に起きた異常は自律神経求心性線維を介して脊髄に伝わり，その近傍の脊髄分節にある
体性神経系運動ニューロンを興奮させて骨格筋の収縮を起こす．たとえば，胆囊炎，胃炎など
で臓器が刺激されると，腹筋が収縮し，かたくなる．このような反射は内臓を防御する点で合
目的であり，これを**筋性防御**という．また，肺の伸展受容器や血管系の化学受容器の情報によっ
て呼吸筋の活動が調節される**呼吸反射（ヘーリング-ブロイエル反射）**の例がある．一方，反
射ではないが，自律神経系と体性神経系が関わり合って，臓器に特有の皮膚の痛覚や触覚の過
敏な部分ができる．

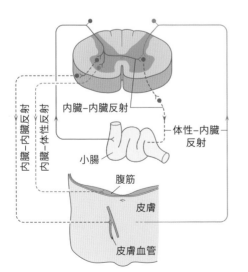

----- 自律性遠心路
----- 体性遠心路
—— 自律性求心路
—— 体性求心路

**図7-5　反射弓を形成する自律神経線維（濃い青線）
と体性神経線維（淡い青線）**　　（Jänig, 1983より）
　●——＜ あるいは ●-----＜ は，神経細胞—線維—終末部
を表わす．

体性神経系と運動機能 8.

運動機能という言葉はあまり聞き慣れないかもしれないが，重要な生理学用語である．われわれは運動機能によって外界にはたらきかけ，行動し，外部環境の変化に適応することができる．つまり，内外環境の変化を受け入れ，それに対処することによって，適応的行動を展開してゆくことが可能になる．したがって，生理学的な「運動」という用語は，普通の生活でしばしば出てくる「運動」よりはずっと大きな意味を含んでいる．

1. 運動機能概説

体性神経系が関与する運動機能には，単純な反射による骨格筋の収縮（体性反射）と，意志による骨格筋の収縮の2つの成分があることを4章で述べた．

このような成分を持つ骨格筋の収縮活動のそれぞれには，**姿勢の維持**および**運動**という2つの要素を区別できる．ただし，実際には両者は巧妙にからみ合っていて，切り離すことができない．たとえば，手先や足先の運動であっても，体幹と腕や足が適当な位置関係にあるときのみ思いどおりの動作をすることができるし，一方，ある姿勢を維持するためには，この姿勢を乱すようなどんな力も適当な運動によって打ち消される必要がある．運動を姿勢調節なしに行おうとすることは，姿勢調節を運動なしに行うことと同様に不可能に近い．両者は常に協調して行われている．このように協調された骨格筋の活動は**中枢神経系**のはたらきによって可能となる．

骨格筋の収縮活動は，脊髄と脳幹の体性運動ニューロンによって支配されている．α運動ニューロンの軸索を通って，活動電位がその筋に達することによってのみ収縮が惹起される．運動ニューロンには，①意志によって意識的に行う随意運動を引き起こす，②姿勢を調節する，③各種の筋活動を協調させる機能を持つ，という3種の入力が，無数の伝導路を通じて収束している．これらの入力は，脊髄，脳幹，小脳と基底核，大脳皮質という中枢神経系の4つのレベルから直接，間接に送り込まれる．運動ニューロンはこれらの統合，すなわち，興奮性と抑制性のシナプス電位の加算を行い，その結果，筋肉への出力が決まる．したがって，運動ニューロンとその軸索は骨格筋に対する最終共通路となっている．

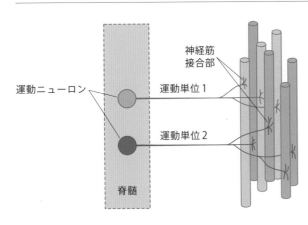

図8-1 2つの運動ニューロンと関係する
　筋線維群
1つの筋内に2つの運動単位がある．

　１個の運動ニューロンと，それによって支配される筋線維群を**運動単位**という（図8-1）．また１個の運動ニューロンが支配する筋線維の数を，その運動単位の**神経支配比**という．神経支配比は，一般の指の筋や眼筋などのように微妙な運動に関与する筋で小さく，四肢の近位筋や体幹筋など，粗大な運動に関与する筋で大きい．

　ヒトの**単一運動単位**の活動は，針電極を骨格筋内に刺入して誘導する**筋電図**（EMG）によって観察される（4章，p. 51参照）．たとえば，膝窩部で経皮的に脛骨神経を電気刺激し，下腿三頭筋から導出される誘発筋電図がある（図8-2）．末梢神経の電気刺激は，遠心性と求心性線維の両方を興奮させるが，弱い刺激では，閾値の低い Ia 群線維だけが選択的に興奮させられて α 運動ニューロンを活動させるので，**H 反射**（Hoffmann 反射）が起こって **H 波**が観察される．強度を上げることにより，閾値の高い α 運動ニューロンが興奮し，**M 波**が観察される．H 波は，運動ニューロンの興奮性を示す指標として臨床的に広く用いられている．

2.　姿勢の定義

　姿勢は，①身体の「**構え**」と，②身体の「**体位**」の２つの要素で決められる．構えは，身体のねじれ，とも言い換えられ，関節を支点とした時の各分節のスタイルである．体位は，身体のかたむき，とも言い換えられ，重力に対し，身体がどのような位置にあるか，直立か，斜めに立つか，あるいは臥位か，背位か，などが問題になる．いずれも四肢，体幹，頸部の**抗重力筋**が持続的に収縮（**筋緊張**）することによって可能になる．

　もっとも基本となる**直立姿勢**とはどのような形かというと，四肢動物の直立姿勢は四肢により体幹を支え，重力に抗して**安定姿勢**をとる形であるが，二足動物であるヒトの直立姿勢は，身体の構成要素を重力の方向にできる限り直線に並べ，それを維持することである．それにより力学的に安定した形となる．具体的には，前向き姿勢，両足の位置は腰から垂直に，両膝の位置は曲げるでもなく，過度の伸展もない，重心は両股関節を結ぶ線上 4〜8 cm にある．

　さらに，頭の位置，頸の構えなどを細かく整え，**頭部を地面に対して垂直に静止させる**ことがもっとも重要な調節の目標で，それによって初めて外界を正しく知覚することができる．

　ここで，**外乱**という直立姿勢を乱す刺激が加えられたときは，まず頭を地面に対し垂直に静止させるという姿勢調節が体性反射により行われ，これによって注視を回復しようとする．

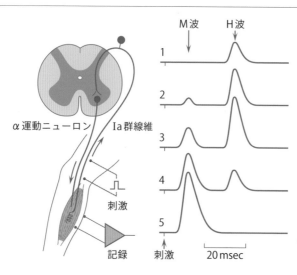

図8-2　ヒトのH波
（＋）興奮性シナプス

3. いろいろな体性反射と中枢

脊髄，脳幹，大脳新皮質各レベルには表8-1に示すような**体性（運動）反射**の中枢がある．

表8-1　体性反射と中枢

	刺　激	受容器	反　応
A. 脊髄反射			
1. 脊髄節反射			
a. 伸展反射			
伸張反射	筋の伸張	筋紡錘	収縮
伸筋突伸	⎰足底の圧迫 ⎱趾を開く	⎰筋紡錘 ⎱皮膚触覚受容器	同側の伸筋の収縮
交叉伸展反射	四肢の有害刺激	皮膚，関節，筋の痛覚受容器	屈曲反射を起こした四肢の対側の伸筋の収縮
同側性伸展反射	伸筋皮膚の刺激	皮膚触覚受容器	その伸筋が収縮
b. 屈曲反射	四肢の有害刺激	皮膚，関節，筋の痛覚受容器	その四肢の屈筋の収縮
支持反射	足底に接触	皮膚触覚受容器	足底筋の収縮，足を伸展して身体を支える
c. 折りたたみナイフ反射	筋の伸張	腱器官	その筋の緊張低下
2. 長脊髄反射			
a. ひっかき反射	側背部皮膚の刺激		同側の後肢に律動的屈伸
b. 四肢間反射	四肢の有害刺激		その四肢の屈曲反射，対側の四肢の交叉伸展反射と同側他肢の伸展反射，対側の屈曲反射
B. 脳幹反射			
1. 眼球反射			
眼振　視運動性	視覚刺激	網膜	眼球運動
前庭刺激性	直線加速度	耳石器	眼球運動
	回転加速度	半規管	
前庭-眼反射	直線加速度	耳石器	眼球運動
	回転加速度	半規管	
頸-眼反射	頸筋の伸張	筋紡錘	眼球運動
2. 角膜反射	角膜の侵害刺激	侵害受容器	両側眼瞼の閉鎖
3. 下顎反射	咬筋の伸張	筋紡錘	収縮
4. 前庭迷路反射	頭部の直線加速度：	耳石器	
	頭部を上方へ		前肢伸筋緊張低下
	頭部を下方へ		後肢伸筋緊張低下
	身体水平背位		四肢伸筋緊張高まる
	身体水平腹位		四肢伸筋緊張低下
5. 頸反射	頸筋の伸張	筋紡錘	
	頭部を背屈		後肢伸筋緊張低下
	頭部を前屈		前肢伸筋緊張低下
	頭部を側屈		頸の向いた側の四肢が伸展
6. 立ち直り反射	頭部の直線加速度	耳石器	頭部を水平にする
	頸筋の伸張	筋紡錘	頭と体幹の関係を戻す
7. 脊髄反射の抑制と促進			
C. 大脳新皮質を中枢とする姿勢反射			
1. 立ち直り反射	視覚刺激	網膜	頭部を立て直す
2. 踏み直り反射	視覚刺激，皮膚の触刺激頸筋の伸張	網膜，皮膚の触覚受容器，筋紡錘	足を支持面に出して身体を支える
3. 跳び直り反射	片足だけを使えるようにする	筋紡錘	片足を跳躍させて身体を支える

注：青文字は姿勢反射を示す．

4. 脊髄の運動機能

　脊髄には，受容器と骨格筋の間を特異的に結合する神経回路が多数用意されている．上位の運動中枢は，この脊髄の固有の神経機構を利用して運動を発現し，また調節する．

A. 脊髄反射

　a. 伸張反射：骨格筋を**伸張**すると，この筋は反射的に収縮する．この反射を起こす刺激は筋を伸張することであり，この反射の反応は伸張された筋の収縮である．これを**伸張反射**という．感覚器は**筋紡錘**で，ここで発生したインパルスは求心性神経によって中枢神経系に伝導される（図8-3）．この求心性神経は，この筋紡錘をその中に持っている筋を支配している運動ニューロンに直接接続している**Ia線維**で，運動ニューロンにEPSPを発生させる．このように，求心性神経と遠心性神経との間にただ1個のシナプスを持つ反射を**単シナプス反射**といい，伸張反射は生体内の唯一の単シナプス反射である．

　生体においては短期間の伸張が筋に加えられることは少なく，自然刺激として，重力の作用により筋に加えられる伸張が問題となる．たとえば，直立している場合を考えると，重力によって膝が曲がろうとするので，膝関節の**伸筋**である大腿四頭筋に対して伸張が加えられる．重力によって筋に加えられるこの伸張は持続的なものであるから，多くの筋紡錘から非同期性の反復性のインパルスが発し，運動ニューロンからの発射もこれに応じて反復性に非同期性に行われる．したがって，筋は持続性の収縮を起こし，重力に抗して**直立姿勢**が保持される．このような**姿勢保持**に関する伸張反射の機能は，ヒトでは特に下肢筋で発達していて，そのため直立姿勢に関与する筋を**抗重力筋**と呼ぶ．このさい，筋紡錘からのインパルス発射を持続的に維持させるうえで**γ運動ニューロン**の活動が必要である．

　b. 屈曲反射：皮膚，筋肉，関節などの深部組織に，つねる，熱などによる**有害な痛覚刺激**を与えると，同側の踝，膝，股における屈筋が反射的に収縮する．これを**屈曲反射**という．**屈筋**の収縮によって肢全体を侵害刺激から遠ざけようとする反射であることから**防御反射**（逃避反射）とも呼ばれる．

　この反射は，1つの筋あるいは関節に限局せず，1つの肢に属する筋に系統的に効果が現れること，また，1種類の刺激ではなく多種類の刺激により起こることが特徴である．屈曲反射を起こす求心性神経は，Ⅱ，Ⅲ，Ⅳ群の細い線維で，一括して**屈曲反射求心線維**と呼ぶ．2シナプス以上の**多シナプス反射**である．

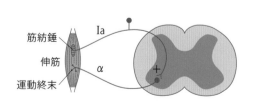

図8-3　伸張反射の反射弓
　＋：興奮性シナプス
　━●━＜　興奮性ニューロン

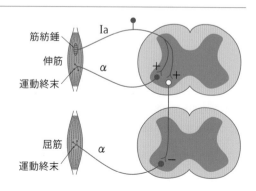

図8-4　伸張反射と相反神経支配
伸張反射が起こるとき拮抗筋の運動は抑制される．
　＋：興奮性シナプス，－：抑制性シナプス，
　━○━＜　抑制性介在ニューロン

c. 腱器官の反射活動：ゴルジ腱器官は筋の収縮活動による張力に応答してインパルスを発し，**Ib 線維**によって求心して，自己の α 運動ニューロンを抑制する．**抑制性介在ニューロン**を介する 2 シナプス反射である．これを**自己抑制**といい，伸筋で特に顕著にみられるので**逆伸張反射**ともいう．**除脳動物**や**痙性麻痺**の患者で四肢の関節を無理に屈曲させようとすると，ある点までは強い抵抗があるが，それを越えると急に抵抗が消失して楽に曲がる．これを**折りたたみナイフ反射**と呼ぶ．この反射は痙縮状態で強く収縮している伸筋を，関節を曲げることでさらに引き伸ばすと，腱器官からのインパルス反射が増強し，それが自己抑制を起こすことによると考えられている．

B. 反射の協調

　腕でも脚でも，屈筋が収縮中は伸筋が弛緩しなければ円滑な運動は不可能である．脊髄内には，一方の筋が収縮中は**拮抗筋**を支配する運動ニューロンの興奮性を抑制する回路がある．これを**相反神経支配**の機構と呼ぶ（図 8-4）．

　たとえば伸筋を伸張すると，筋紡錘からの Ia 群線維のインパルスは自己の運動ニューロンに対して興奮性シナプスをつくって単シナプスの伸張反射を起こす．同時に，その中枢分枝は，同じ関節の**拮抗筋（屈筋）**を支配する運動ニューロンに抑制性シナプスをつくる**抑制性介在ニューロン**を興奮させてその運動ニューロンの興奮を抑制し，屈筋の弛緩を起こす（図 8-5）．

　また，屈曲反射においては（図 8-6），**屈曲反射求心線維**は脊髄内で**拮抗筋（伸筋）**を支配する運動ニューロンを抑制する抑制性介在ニューロンを興奮させることにより伸筋の弛緩を起こす．さらに，屈曲反射を起こす刺激が強いと，刺激側の肢の屈曲と共に，反対側の肢では伸筋群がすべて収縮して肢を伸ばす反射運動が起こる．これを**交叉伸展反射**という．この場合は屈筋群が弛緩する．この肢で体重を支え，刺激からの逃避を確実にする．こうして，屈曲反射を起こす求心線維は，各肢の屈筋および伸筋運動ニューロン群に相反性に作用すると共に，両側の肢に対しても伸展と屈曲という**相反性作用**を及ぼす．

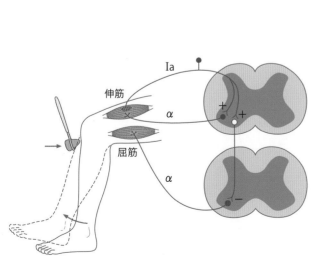

図 8-5　伸張反射と相反神経支配
膝をたたいて筋を引き伸ばした時．
－：抑制性シナプス
o——< 抑制性介在ニューロン

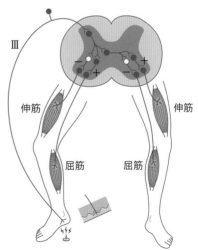

図 8-6　屈曲反射と交叉伸展反射
画びょうを踏んで有害な刺激が加わった時
＋：興奮性シナプス
－：抑制性シナプス
o——< 抑制性介在ニューロン

C. 臨床診断上有用な脊髄反射

　a. 腱反射：筋あるいは腱をたたくことにより，筋の起点と着点の間で筋がわずかの時間伸展される．これにより伸張反射が起こる（図 8-5 参照）．すなわち，その受容器は筋紡錘であって腱に存在するわけではないが，慣用上**腱反射**と呼ばれる．たたく部位により，**膝蓋腱反射**，**アキレス腱反射**，**上腕二頭筋反射**，**上腕三頭筋反射**などと呼ばれる．

　b. 皮膚反射：皮膚に対する機械的刺激によっても反射が起こる（**同側性伸筋反射**）．**足底反射**，**腹壁反射**，**挙睾筋反射**などが利用される．

　c. 病的反射：**錐体路障害**のあるときは，足底の皮膚をこすると，足指，特に母指が足背に向かい，第二指以下は扇状に拡がる反射が起こる．これを**バビンスキー反射**と呼ぶ（図 8-7）．これは生後 1 年くらいまでは正常に出現する．腱反射が亢進しているときには，筋収縮が反復して律動的に現れる．このような律動的反射を**クローヌス**という．**膝蓋クローヌス**，**足クローヌス**などがある．また髄膜炎では項部や下肢の屈曲反射が起こって**項部強縮**，膝関節の屈曲による体位を，腹膜炎では腹直筋の収縮や下肢の屈曲反射により体を折り重ねた体位をとる．

D. 脊髄の損傷

　a. 脊髄ショック：脊髄が完全に急速に障害されると，障害部位以下におけるすべての随意運動の麻痺と，感覚，脊髄反射の消失が起こる．これを**脊髄ショック**という．これは外科的ショックではなく，常時促進的影響を受けていた上位中枢との連絡を急激に遮断されたためであると考えられている．脊髄ショックの持続時間はヒトでは最低 2 週間であるが，カエルでは数分，イヌやネコでは 1〜2 時間で，これは各動物の運動機能の**大脳化**の程度に比例している．

　b. ブラウン-セカール症候群（脊髄半側切断症候群）：脊髄の半側が障害された場合は，障害側の障害部位以下で随意運動麻痺，深部感覚麻痺，皮膚の血管運動障害が起こり，障害の反対側で温度感覚と痛覚の麻痺が起こる．触・圧覚は両側に障害が起こるが全部は麻痺しない．これらをまとめて**ブラウン-セカール症候群**という（図 8-8）．これらの症状は，①随意運動は脊髄内では交叉せず，②深部感覚の上行路も脊髄内では交叉しないが，③温・痛覚の上行路は交叉し，④触・圧覚の上行路には交叉性・非交叉性のものがあることを示している．

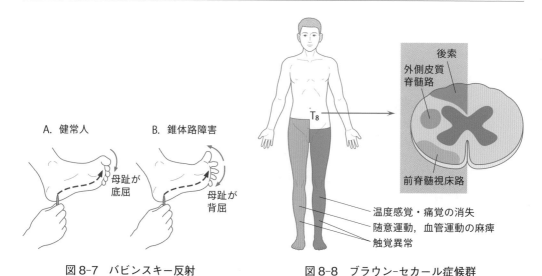

図 8-7　バビンスキー反射
（足底をこすった時）

A. 健常人　　　B. 錐体路障害
母趾が底屈　　　母趾が背屈

図 8-8　ブラウン-セカール症候群
T_8 の高さで右側が切断された場合の症状

後索
外側皮質脊髄路
前脊髄視床路

温度感覚・痛覚の消失
随意運動，血管運動の麻痺
触覚異常

5.　脳幹の運動機能

　静止時の平衡と重力に抗しての直立位は，大部分が反射により維持される．直立位において
は前庭神経核と網様体からのインパルスが持続的に脊髄に下行し，伸筋，屈筋を収縮させて重
力に抗した姿勢を保持させる．**外乱**，つまり，外力や床面の変化によって姿勢がくずれると，
種々の反射が起こってこれを修正する．これらの姿勢機能の大部分は，前庭器官，頸部，視覚
器，皮膚などからの感覚情報を基にして**脳幹**が行っている．しかし，脳幹にのみ中枢を持つ反
射はまれで，多くは脊髄による四肢，体幹の個々の運動反射，姿勢反射を統合し，さらに上位
中枢との関係のもとに，より合目的な姿勢と運動調節を行う．

　前庭器官，頸部の受容器による感覚情報は，四肢筋に対する**姿勢反射**を起こして頭の位置を
修正する．しかし，それだけでは**注視のずれ**を防ぐことができない．姿勢が変わると頭が動き，
頭が動くと眼球の位置が変わるので，注視の対象が変わることになる．このために前庭，頸筋
受容器からの感覚情報は，頸筋と外眼筋にも強い反射作用を及ぼして，頭の位置と眼球の位置
を調節している．

A.　除脳固縮

　中脳の四丘体の高さ（上丘と下丘の間），あるいは橋の上縁で切断する手術を**除脳**という．
このような切断では脊髄ショックのような反射の抑制は起こらず，手術と同時にすべての伸張
反射の亢進が起こり，刺激なしでも収縮し続け，その結果，頸部と四肢を伸展し，背部をそら
し，尾をあげる姿勢をとる．支えてやると動物は立つことができる．自発運動はない（図
8-9）．これを**除脳固縮**という．逆に，屈曲反射求心線維と Ib 線維の関与する屈曲反射はすべ
て消失し，これを**除脳抑制**という．

　除脳固縮は上位脳からの抑制性の調節が弱まるために伸張反射が広範に亢進したために起こ
る．その機序は γ 運動ニューロンの興奮性増大と α 運動ニューロンの興奮性増大である．

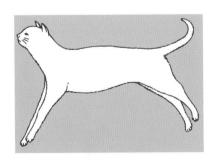

図 8-9　除脳固縮の姿勢
頸も背も伸び，尾も伸展し，四肢もピン
と伸びきっている．
　　　　　　　（Pollock と Davis, 1930 より）

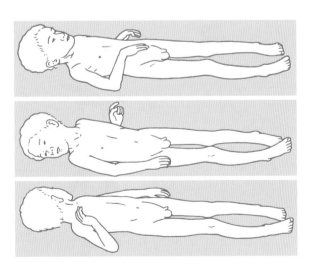

図 8-10　除脳固縮と頸反射
脳内病変のため皮質下経路の遮断された小児．四肢は完全麻痺
し，下肢は伸展硬直する．頭部の向う方の上肢は伸展し，反対
側の上肢は屈曲する．
　　　　　　　　　　　　　　　　（Davis, 1925 より）

B. 脳幹における体性運動反射

　脳幹を中枢とする**体性（運動）反射**を表8-1にまとめてある．そのうち姿勢反射は，除脳により上位中枢の影響を除去すると明瞭になる．

1. 頸 反 射

　頭と頸の位置関係（ねじれ）が頸椎の上部の関節，靱帯の受容器と頸筋の筋紡錘によって感覚され，この情報に基づいて姿勢反射が起こる．

　除脳動物において，頭を固定して体幹をねじると固縮のパターンが変化して，頭と頸のねじれの方向に対応した特有のパターンの姿勢反射が起こる．もし，頸を一側に向けるとその側の前肢と後肢が伸展し，対側の肢は屈曲する．後屈すると前肢の伸展と後肢の屈曲が，前屈すると前肢の屈曲と後肢の伸展が起こる．このような反射を**頸反射**と呼ぶ．前庭受容器の破壊後にもっとも明瞭になる．受容器からの情報が頸髄を介して延髄に至り，ここから四肢筋，体幹筋のαとγ運動ニューロンに影響を与えると考えられている．

　持続的な頸反射は病的な状態でみられるが（図8-10），正常なヒト（図8-11）や動物（図8-12）でも種々の運動にさいして頸反射と同じパターンの姿勢がみられる．

2. 前庭迷路反射

　除脳動物で四肢に起こる固縮のパターンは，動物の体位によって異なる．これは**頭の位置の変化（傾き）**を前庭器官の耳石器が検知して，それを修復するための反応を起こすからである．動物を背臥位におくと全四肢の伸展は最大になり，伏臥位におくと固縮は最小になる．また，頭が右に傾くと右の肢は伸展し，左の肢は屈曲する．頭が後に傾いたときは前肢の屈曲と後肢の伸展が起こる．これらの反射を**前庭迷路反射**といい，頸反射を除去するため頸髄後根を切断したあとでもっとも明瞭になる．動物の種々の姿勢にも前庭迷路反射がみられる（図8-12）．

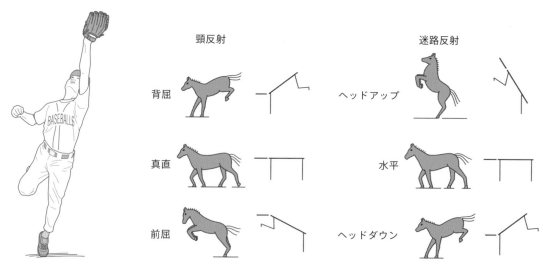

図8-11　**スポーツにおける姿勢反射**
捕球のさい，頭の向いた左側の上・下肢が伸び，反対側の上・下肢が屈曲している．

図8-12　**頸反射および前庭迷路反射による動物の姿勢**
（Robert, 1978 より）

　前庭迷路反射は，床面が傾いたときには身体の平衡と頭の位置を回復させるはたらきをする（図8-13 a）．また頭部に回転加速度が加わったときにもこの刺激は半規管によって検知され，姿勢のくずれと頭位の変化を回復させる．両側前庭迷路機能障害者では，床面が傾いても前庭迷路反射が起こらないので，身体の平衡と頭位の回復ができず，転倒してしまう（図8-13 b）．

　耳石器と半規管からの情報は共に前庭神経核に伝えられ，ここから前庭脊髄路によって頸筋，体幹筋，四肢筋運動ニューロンに影響を与えることによりこれらの迷路反射が起こる．

3. 前庭-眼反射

　耳石器と半規管からの**頭の位置**や，**直線加速度・回転加速度**に関する情報によって**外眼筋**にも反射性運動が起こる．頭が動いても元の視線を保ち，網膜像のぶれを最小に抑えるはたらきを持つ（図8-14）．前庭受容器からの情報は前庭神経核に至り，そこから**外眼筋運動ニューロン**に影響を与えることにより反射が起こる．

4. 立ち直り反射

　中脳動物を側臥位にすると，まず眼球を回転させ，頭を持ち上げる．ついで前肢を突っ張って頭を水平位置に直し，最後に後肢を正常位置に戻す．正常動物では背位にして目隠しをして高い所から落としてやると，まず頭を水平に戻し，からだを起こして四肢で着地する反射がみられる．これを**立ち直り反射**といい，身体の重力方向に対する位置が，前庭，頸部，皮膚などの感覚により与えられて起こる（図8-15）．中脳の上方までの脳幹を中枢とする．

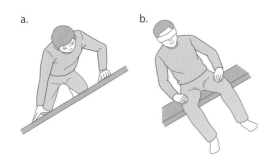

図 8-13　前庭迷路反射

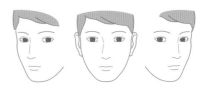

図 8-14　前庭-眼反射

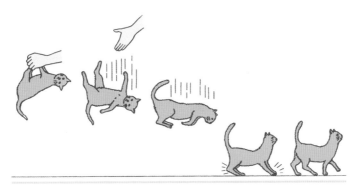

図 8-15　ネコの立ち直り反射
ネコを空中から落とすさいにみられる反射（高木，1975 より）

6. 小脳の運動機能

A. 小脳の構造

　小脳の表面には細かく横走するしわがあり，このしわのおかげで，その重量が大脳皮質の10％に過ぎないのに，表面積は約 75％にもなっている．

　その断面構造から，表層の**小脳皮質**と深部の**髄質**に分けられ，髄質中に**小脳核**がある（図8-16）．

　小脳皮質は 3 層からなり，外側から，**分子層**，**プルキンエ細胞層**，**顆粒細胞層**と呼ばれる．プルキンエ細胞層には大型の**プルキンエ細胞**が 1 層に並んでいて，その樹状突起は分子層内に大きく広がっている．顆粒細胞層には小型の**顆粒細胞**があり，その軸索は分子層内で平行線維となってプルキンエ細胞の樹状突起にシナプス結合をしている．小脳皮質には，他に，**ゴルジ細胞**，**籠細胞**，**星状細胞**の 3 種の細胞がある．これらの 5 種類の神経細胞のうち，興奮性の細胞は顆粒細胞だけで，他はいずれも抑制性である．

　小脳皮質への入力経路は 2 つある（図 8-16，8-17）．1 つは，脊髄，**前庭神経核**や**橋核**などから起こる**苔状線維**で，顆粒細胞に興奮性に入力する．顆粒細胞の軸索は**平行線維**と呼ばれていて，プルキンエ細胞に興奮性シナプスを形成している．ゴルジ細胞，籠細胞，星状細胞は，苔状線維-顆粒細胞-平行線維-プルキンエ細胞と続く興奮性回路を抑制性に調節する．

　もう 1 つの小脳皮質への入力経路は，延髄の下オリーブ核から起こる**登上線維**で，プルキンエ細胞に興奮性シナプスを形成している．

　小脳からの出力経路はプルキンエ細胞の軸索だけである（図 8-17）．プルキンエ細胞は，小脳皮質に入った情報を最終的に統合して**小脳核**に送り，小脳核からは新皮質へ向かう経路と脳幹の諸核へ向かう経路に分かれる．ただし，後者には前庭核を経由しないものがあり，これは前庭迷路反射や前庭-眼反射に重要である．

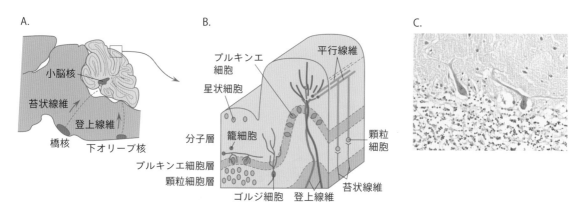

図 8-16　小脳皮質の神経回路

A：脳幹から小脳皮質への入力経路．B：小脳皮質の神経細胞の局在．C：小脳のプルキンエ細胞の光学顕微鏡写真．樹状突起が分子層内に広がっているのがわかる．
（A と B は平井宏和：小脳のシナプス形成とシナプス可塑性を制御する分子・細胞メカニズム．実験医学 24（15）：193，2006 より引用）
（C は東京医科歯科大学　星　治教授撮影）

B. 小脳による随意運動の協調と姿勢の保持

　小脳の主要な機能は，**随意運動の協調**や**姿勢の保持**である．大脳新皮質の随意運動の意図は小脳へも橋核を介して伝えられ，小脳はその指令に基づいて大脳皮質や脳幹の興奮性を調節し，体各部の骨格筋の活動を協調させ，運動が円滑に行われるようにする．さらに，運動中も，小脳は脊髄や脳幹からさまざまな感覚情報を受け，それをもとに時々刻々と運動を修正している．特に前庭器官や固有受容器などからの情報は，からだの平衡や姿勢の保持に関与する．

C. 小脳の運動学習機能

　小脳には，**運動学習機能**がある．経験からよく知られている通り，自転車の乗り方を習うときやゴルフやテニスなどを習うとき，最初は動作もぎこちなく，しかもそれを意識して行わなければならない．しかし，何度も失敗を繰り返して練習を重ねていくうちに，円滑な動作を，特に意識しなくても自動的に行えるようになる．このような**運動学習**には小脳のはたらきが必須である．

　最初のうちは，ある動作と次の動作とのつながりがうまくいかず，個々の動作を意識して行う．また動作の成否を末梢からの**フィードバック**によって常に確認し，誤差を修正する．感覚受容器から新皮質感覚野，さらに連合野へとフィードバックされるのを待って，それを参照しながら行われるのである．しかし，練習を繰り返して上達するにつれて誤差が減り，小脳を含む神経回路の中に，**フィードフォワード**制御を基にした一連の動作からなる運動パターンが形成される．そして，練習によってその**運動モデル**が小脳に記憶されるようになると，新皮質はこれを駆動するだけでよく，個々の動作にいちいち指令を出す必要がなくなる．末梢から新皮質へのフィードバックを待つことなく，小脳に形成されたモデルに沿って，迅速かつ円滑に行われるようになるのである．このような運動モデルを形成するのに，小脳皮質内の平行線維-プルキンエ細胞シナプスに対する**長期抑圧**が重要であると考えられている．

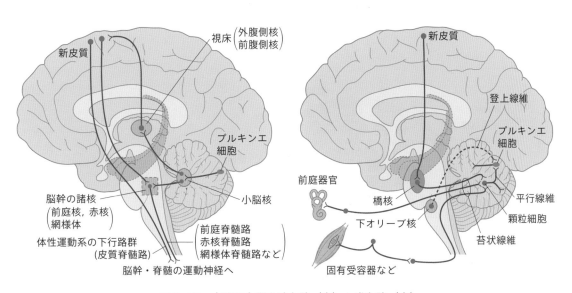

図8-17　小脳の主要な遠心路（左）と求心路（右）

D. 小脳の障害による運動失調

　小脳を全摘出すると，まず筋の**固縮**，**伸展反射の亢進**，**オピストトーヌス**（反弓緊張^{はんきゅう}）など，プルキンエ細胞の小脳核，前庭核に対する抑制作用の消失による症状が現れる．やがて筋緊張はむしろ低下し，それと共に，複雑な運動が正しい順序，正しい大きさで組み合わされなくなる**運動分解**，手や足が目標に届かなかったりいき過ぎてしまう**推尺異常**，動作を起こそうとするときにふるえる**意図振戦**などの**小脳性運動失調症**を呈する．

7. 大脳基底核の運動機能

　大脳基底核は大脳皮質と視床との間に位置していて，皮質の広い領野から入力を受け，出力を視床に送っている．したがって，視床の大脳皮質に対する出力を介して再び大脳皮質，特に前頭葉に戻る，という大脳皮質-大脳基底核ループ回路を形成している．

A. 大脳基底核の構造と神経回路

　大脳基底核あるいは単に基底核という言葉は，大脳半球の深部にある**尾状核**，**被殻**，**淡蒼球**，**視床下核**，**黒質**という5つの神経核の総称である．尾状核と被殻は1つにして**線条体**と呼ばれる．なお，淡蒼球は外節と内節に分かれ，黒質は緻密部と網様部に分かれる（図8-18）．また，被殻，淡蒼球をまとめて**レンズ核**と呼ぶこともある．なお，レンズ核下部の無名質中に，やや大きいアセチルコリン神経細胞の集団があり，これも基底核（**マイネルト基底核**）と呼ばれている．アセチルコリン神経細胞の軸索は新皮質に広く投射している（図9-5参照）．

　大脳基底核の主な入力部は線条体であり，線条体は大脳皮質運動野から**グルタミン酸作動性神経**（glu）による興奮性の入力を受けている．この入力は大脳基底核内の閉鎖回路を経て，最終的に出力部である**淡蒼球内節部/黒質網様部**から**GABA性の抑制性信号**として視床-皮質路を介して視床（前腹側核＝VA/外腹側核＝VLという核）に出力され，視床からは大脳皮質へとグルタミン酸作動性神経（glu）による興奮性の信号が送られる（図8-19）．

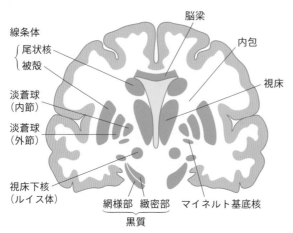

図 8-18　大脳基底核の構造
前頭断面図

もう少し詳しくいうなら，以下の3系統によって，入力部の情報は出力部に送られる．

1. ハイパー直接路

新皮質運動野から入力を受けた視床下核ニューロンが，直接に淡蒼球内節部・黒質網様部に投射している経路．運動野からの興奮性入力を，以下の直接路・間接路よりも速く，出力部である淡蒼球内節部・黒質網様部に伝える．皮質刺激を行った後に，出力部への影響が3つの経路の中で最初にみられることから，ハイパー直接路と呼ばれている．

2. 直 接 路

線条体の投射ニューロンのうち，ドーパミンD1受容体をもっているGABAニューロンが直接に淡蒼球内節部・黒質網様部に投射している経路．

3. 間 接 路

線条体の投射ニューロンのうち，ドーパミンD2受容体をもっているGABAニューロンが，淡蒼球外節に投射し，淡蒼球外節から視床下核を順に経由して，多シナプス性に淡蒼球内節部・黒質網様部に至る経路．

大脳基底核で処理された情報は，一部は脳幹に下行するものの，大部分は視床を介して新皮質運動野に戻る．

B. 大脳基底核の機能

大脳基底核は，意志的な行動の実行のための背景を形づくる姿勢と運動野調節にあたる役割を果たしている．具体的には，大脳皮質でつくられた**運動の意図**にしたがった，特に運動がスムーズに行われるような補助調節で，小脳とともに大脳皮質の活動を制御している．

その機序は，大脳皮質からの入力によって線条体の神経細胞が興奮すると，**直接路**を介して淡蒼球内節部/黒質網様部のGABA作動性抑制性神経の活動の脱抑制が起こり，視床やその先の大脳皮質の神経細胞が興奮して，必要な運動が起こるとされている．また，**間接路**においては，淡蒼球外節部-視床下核路はGABA作動性の抑制性の投射，視床下核-淡蒼球内節部/黒質網様部路はグルタミン作動性の興奮性の投射であることから，直接路とは逆に，不必要な運動を抑制することになると考えられている．こうした機序によって，大脳基底核は，必要な運動のみを，必要なタイミングで選択的に発現させるのに役立っていると想像されている．

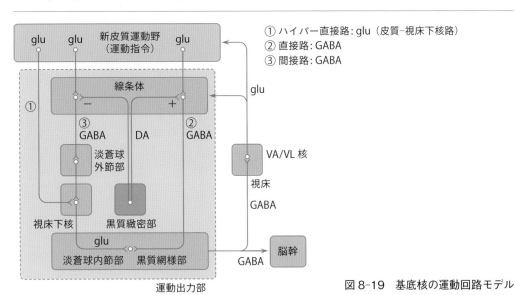

① ハイパー直接路：glu（皮質-視床下核路）
② 直接路：GABA
③ 間接路：GABA

図 8-19　基底核の運動回路モデル

C. 大脳基底核の障害による運動失調

　大脳基底核の障害によって，①**筋緊張の異常**，②**運動遅慢**，③**不随意運動**，を特徴とする多彩な症状が現れる．筋緊張の程度と不随意運動の多少によって次の2つのグループに分けられる．

1. 筋緊張の亢進と運動減少を特徴とする症候群

　主として黒質緻密部から線条体へのドーパミン作動性神経の障害によって起こる**パーキンソン病**と呼ばれる病気となる．**筋の固縮と振戦**が認められ，**運動減少**を伴い，**無動症**をきたす．運動の開始も遅延する．運動の減少は顔筋にも起こり，表情が乏しくなり，**仮面様顔貌**となる（図8-20）．振戦は，拮抗筋同士が交互に収縮するために肢体の一部が律動的に揺れる現象である．固縮はα, γ両系の興奮性増大によると考えられている．

　ただし，同じように振戦，筋固縮，無動などのパーキンソン病様の症状を呈しながら，薬剤によるもの，脳血管障害によるもの，外傷性のもの，一酸化炭素中毒によるものなどがあり，これらを**パーキンソン症候群**と呼ぶ．

2. 筋緊張の減少と運動亢進を特徴とする症候群

　ハンチントン舞踏病（線条体の病変），**バリスムス**（視床下核の病変），**ジストニー**（直接路，間接路両者の活動亢進）が知られている．

8. 新皮質運動野の運動機能

A. 新皮質運動野の構造

　運動機能に関係する大脳新皮質部分を**運動野**という（図8-21）．この部位の電気刺激によって骨格筋が収縮する．**中心前回**とこれに続く中心傍小葉前部の**一次運動野**（ブロードマン地図の4野に相当），そのすぐ前の**運動前野**（6野），および正中裂の内側面にある**二次運動野**（**補足運動野**，6野）は電気刺激によって筋収縮を起こすので，これらの領域が運動野である．これらの領域は，顆粒細胞を欠く無顆粒性皮質であるが，3層および5層の錐体細胞層がきわめてよく発達し，一次運動野には特に**大錐体細胞**（**ベッツの細胞**，直径50〜100μm）がある．

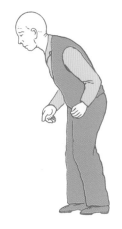

図8-20　パーキンソン病患者
　の前屈位の姿勢

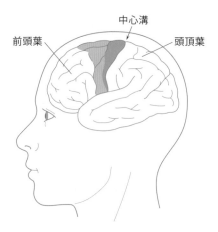

図8-21　大脳皮質（新皮質）の運動野
一次運動野（青色）と運動前野（うす青色）．
正中裂の内側面に補足運動野がある．

　求心性入力は，視床（前腹側核 VA と外腹側核 VL）からの視床皮質路線維や連合線維，脳梁線維によって 4 層が受ける．

　遠心性出力は，4 野と 6 野の大・中錐体細胞の線維がつくる**皮質脊髄路**と**皮質延髄路**を介して行われる．皮質脊髄路線維の 80％は延髄の腹側で正中線の両側において，**錐体**と呼ばれる隆起をつくることから**錐体路**と呼ばれる．ここで大部分の線維は交叉し，反対側の脊髄の側索を下行する（**外側皮質脊髄路**）．外側皮質脊髄路の線維は，直接に前角の運動神経細胞に至る（図8-22）．このため，このニューロンは熟練運動に関係すると考えられている．残り 20％の線維は**前皮質脊髄路**となり，交叉せずに同側を下行して，支配脊髄運動神経細胞のあるレベルで介在ニューロンにシナプスする．

　皮質延髄路の線維は脳幹で三叉神経運動核，顔面神経核，舌下神経核の運動ニューロンに至る．その他，6 野をはじめ種々の運動野の錐体細胞は視床核，視床下核，基底核，網様体などにも投射しているが，最終的に大脳基底核ないし小脳をめぐって視床から新皮質に回帰上行するものと，脳幹核を経て脊髄に下行するものとに集約される（本章 6，7 項参照）．

　運動の調節系の概念として，特に臨床領域では，錐体路系に対する**錐体外路系**という言葉が使われることがある．これは，錐体路と小脳以外に運動に関与している領域と定義されて使われ，その機能として，錐体路系が巧妙な随意運動に関与するのに対し，錐体外路系は姿勢の保持に，小脳系は筋活動の協調に関与するとしている．しかし，形態的にも機能的にもこれらを区別することはむずかしく，逆に誤解を招く言葉でもあるので，本書では採用していない．

　ただし，リハビリテーションの分野では錐体外路症状などの用語が使用されていることを付記する．

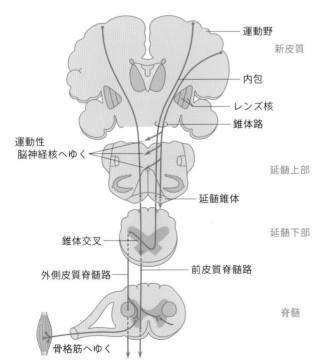

図 8-22　皮質脊髄路（錐体路）の走行

B. 新皮質運動野の機能区分

　電気刺激実験の結果，身体のいろいろな部位の骨格筋は**一次運動野（4野）**内に一定の対応部位を持っていることがわかり，これを**皮質再現**という．下肢，体幹，上肢，頭部がこの順に中心前回の内側から外側にかけて再現されていて，**体部位局在**，**体部位再現**と呼ばれる（図8-23，p.89参照）．また，顔面は両側性に再現されているが，その他の部位は一側性に反対側の運動野に再現されている．身体の各部位の皮質再現の広さは身体各部位の広さに比例せず，巧妙な運動に使われるときの精巧さに比例している．言語と手の運動に使われる筋を支配する領域は特に広くなっている．なお，**補足運動野**にも体部位局在がある．

C. 新皮質運動野による運動機能の調節

1. 随意運動における新皮質運動野の役割

　随意運動の機序については必ずしも全貌が明らかにされているわけではないが，知られていることをまとめると以下のようである．

　①まず，特定の運動に50〜80 msec 先行して運動野錐体路ニューロンの発火活動が起こる．図8-24に示すように，サルがレバーを握り，ゆっくりとした時間間隔で手首の屈曲伸展を行うとき，先行して発火が増加する．この電気活動の変化は運動遂行中も持続し，また運動している側と対応する運動野で最大である．

　②ヒトの運動野や頭頂部では，随意運動に800 msec 先行して**運動準備電位**と呼ばれる電位変化が起こる（図8-25）．これらの準備電位は，運動発現に至る前に，小脳や基底核からの投射を受ける視床からの入力が運動野や運動前野に，運動の準備状態をつくる過程を反映していると考えられている．

　③随意運動を行おうと考えただけで補足運動野の血流量が増加する．運動が実行されれば，運動野，感覚野，運動前野，基底核，小脳などの血流量も増加する．

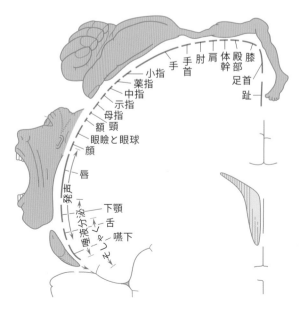

図8-23　大脳皮質（新皮質）中心前回の一次運動野における身体部位の配置
周囲の絵は運動野の位置と広さを描いたもの．
（Penfield と Rasmussen, 1950 より）

　これらのことから，図8-26に示すような随意運動発現時の各部位の機能の位置付けが推定されている．運動の意図はおそらく新皮質連合野で形成され，小脳と基底核へ伝えられて，ここで運動の計画やプログラムが立てられる．これが視床を介して運動野へ伝えられて，ここから脊髄運動ニューロンに対する運動指令が出される．同時にこれは小脳へも伝えられて，末梢のフィードバック信号と共に運動の遂行を制御するという考えである．運動のプログラミングには補足運動野も関係することが想像されている．

2. 熟練運動における新皮質運動野の役割

　9章に，**手続き記憶**をからだの記憶として述べた．この記憶は，新しい運動技術を獲得したり，その熟練した運動を遂行することに関係する．図8-27に示すように，初期の運動遂行には一次運動野，一次感覚野，前頭前野，頭頂野，感覚連合野，補足運動野，運動前野，一部の視床核が関わるが，後期の，習得した運動の遂行時には，新皮質の活動は低下する．ただし，一次運動野は，小脳や線状体と同様，活動を続ける．

3. 姿勢の保持における新皮質運動野の役割

　新皮質は**跳び直り反射**と**踏み直り反射**の2つの姿勢反射の中枢とされる（表8-1参照）．跳び直り反射は立っている動物が側方に押されるとき，身体を支える適当な位置にぴょんと跳ぶ運動であり，踏み直り反射は足をしっかりと地面に出して身体を支える運動で，動物が立ったり歩いたりするとき前肢や後肢を適当な位置に持ってくる反射である．

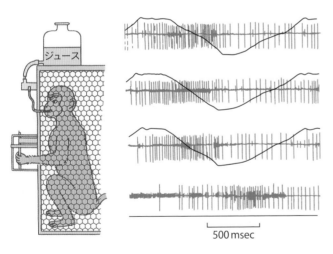

図8-24　随意運動中の錐体路ニューロンの活動
サルの随意運動の訓練法．記録は錐体路細胞の発火（青色）と手首の運動による屈曲運動（黒色）．最下段は手首に関係のない運動のときの活動．　　（Evarts, 1967を参考に作成）

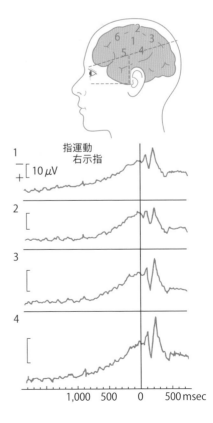

図8-25　指あるいは上腕の随意運動に対して発生する運動準備電位
頭皮上の指定した部位で記録したもの．運動開始は横軸0時．
（Dieckeら, 1969より）

4. 皮質脊髄路（錐体路）切断の効果

　新皮質の運動野の破壊あるいは延髄レベルで一側の錐体路の切断をすると，反対側の支配筋の**弛緩性麻痺**（flaccid paralysis）が起こる．これは皮質脊髄路の大部分が交叉性であることによる．麻痺は特に遠位筋に著明で，指先の微細な運動は回復しない．その他，**筋緊張の低下**（hypotonia），**皮膚反射**（表在性反射；腹壁反射，挙睾筋反射），**腱反射**（深部反射；膝蓋腱反射など）の消失が起こる．

　少し時間が経つと，**バビンスキー反射**が出現する．これはおそらく抑制機構の消失の結果と考えられる．皮膚反射は消失したままであるが，腱反射は回復してくる．麻痺している筋では腱反射は増強し，**痙縮**（spasticity）を起こすことが多い．これは**痙性麻痺**（spastic paralysis）と呼ばれ，臨床的に錐体路症状とみなされているが，錐体路だけの損傷によるよりも，これ以外の運動調節部位を含む損傷により伸張反射が増強された結果と考えられる．錐体路とこれ以外の線維は密接に混在しているので，一般に，一方の破壊は必ず他方にも影響を与える．すなわち，錐体路のみが選択的に障害されることはほとんどありえない．

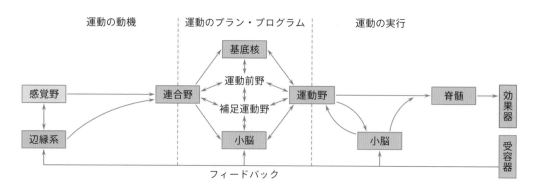

図8-26　随意運動の立案，実行と制御を行う経路
（Allen と Tsukahara，1974 より）

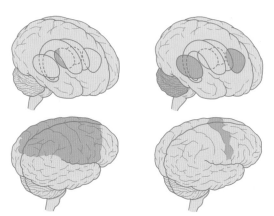

図8-27　多関節にまたがる複雑な運動学習過程の，初期（左）と後期（右）に活動する脳の領域
学習初期には一次運動野，一次感覚野，感覚連合野，補足運動野，前運動野，頭頂野，前頭前野，それと一部の視床核が関わっている．習得したスキルを実行する段階では，皮質の活動は低下する．一次運動野は，小脳や線状体と同様，活動を続ける．
（Leonard CT：ヒトの動きの神経科学，村松道一ほか（監訳），市村出版，2002 を参考に作成）

中枢神経系の高次機能 9.

　ヒトの神経系は，中枢神経（脳と脊髄）と，これより発して全身に分布する末梢神経の2系統より構成されていることを5章で述べた．5章で示した図5-2を参照して，この2系統の概観をつかんでほしい．この章は，中枢神経の発生/発達の理解から始まる（図9-1）．

　中枢神経系をなす脳と脊髄は神経管から発生し，これが分化/発達してできあがる．発生過程の**一次脳胞**という時期には，将来，脳になるべき神経管の前方領域に，まず**前脳胞**，**中脳胞**，**菱脳胞**が形成される．**二次脳胞**の時期には，前脳胞は**終脳胞**と**間脳胞**に分化し，菱脳胞は**後脳胞**（橋と小脳になる）と**髄脳胞**（延髄になる）に分化する．最終的には，前脳胞は**終脳**と**間脳**になり，終脳からは**大脳皮質**と**大脳基底核**，間脳からは**視床**，**視床下部**ができていく．このような中枢神経系のなかで，脊髄や菱脳からなる脳幹脊髄系は「生きている」ことに関係する領域である．これは，静的な，精神を伴わない生命現象を基盤としている反射活動と調節活動を統合している．

　これに対し，前脳からなる大脳皮質系は「生きていく」ための領域である．われわれヒトは，脳幹脊髄系の静的な基盤のうえに，動的な，精神を伴った生命活動を行っているといえる．「生きていく」生命活動には，本能と情動を基盤にたくましく生きていく生きかたと，経験的，学習的に生きていく生きかた，そして目標を設定して価値的によりよく生きていく生きかたとがあり，これらは，新皮質系による適応行動，創造行動と，大脳辺縁系による本能行動と情動行動によって具現される．

　本章では，まず第1に，「生きていく」ために必要な大脳皮質の活動レベルの維持機構としての睡眠-覚醒について，第2に，大脳皮質が関わる感覚の知覚，認知，思考，言語，記憶，本能，情動などを高次機能としてまとめることにする．

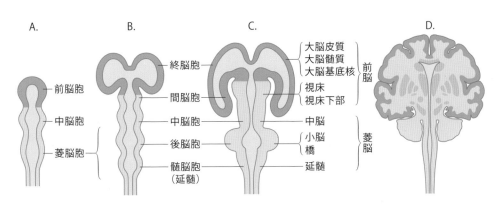

図9-1　脳管における脳の分化
Aは一次脳胞，B，Cは二次脳胞，Dは成体．
（田中冨久子（編著）：トコトンやさしい脳の本，日刊工業新聞社，p.33，2005より引用）

1. 大脳皮質，視床，脳幹の一般構造

A. 大脳皮質

ヒトの**大脳皮質**は系統発生的にはもっとも発達しており，その90%が**新皮質**によって構成される．新皮質は基本的には6層の神経細胞層（図9-2）からなり，同型皮質または等皮質と呼ばれる．これに対して，古皮質と原皮質と一般に呼ばれる**皮質**は6層構造をとらず，異型皮質もしくは不等皮質と呼ばれる．なお，異型皮質から等皮質への移行的な皮質構成を示すものは中間皮質として分けられている．

ただし，このような古皮質，原皮質，新皮質といった名称は正しくない点もあり，注意を要する．L.エディンガーは**終脳**を系統発生的に次のように区分した．

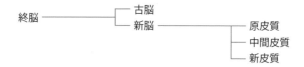

つまり，まず終脳を**古脳**（**嗅脳**）と**新脳**に区分し，さらに新脳を**原皮質**（原始的皮質）と**新皮質**（新しい6層を示す皮質）とに区分したのである．しかし後になって，古脳には新脳のような皮質構造がないのにもかかわらず古皮質にかえられてしまった，という経緯がある．

まとめると，現在，古皮質と呼ばれる嗅脳を代表する**嗅葉**（嗅球，嗅索，嗅三角）には神経細胞の層構造はない．原皮質には，終板傍回，脳梁灰白層，小帯回，海馬体（広義の海馬：海馬，歯状回と海馬台）が相当する．**海馬**の皮質は分子層，錐体細胞層と多形細胞層の3層からなり，この構造は新皮質のⅠ層，Ⅴ層，Ⅵ層に相当する．新皮質はすでに述べたように6層構造，あるいは発生の途中で必ず6層の細胞層を示すのが特徴である．なお，終脳（大脳）の発達は，皮質と同時に皮質下（半球内部，つまり大脳核）の発達も伴う．**大脳核**は広義の線条体で，もっとも古いものは**扁桃体**（原線条体と呼ばれる）である．**古線条体**と**新線条体**はそれぞれ**淡蒼球**と**線条体**（狭義の尾状核と被殻）である．

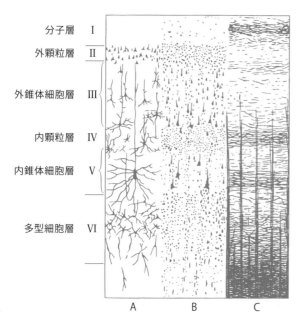

分子層 Ⅰ
外顆粒層 Ⅱ
外錐体細胞層 Ⅲ
内顆粒層 Ⅳ
内錐体細胞層 Ⅴ
多型細胞層 Ⅵ

A   B   C

図9-2 大脳皮質（新皮質）の層構造
A：ゴルジ鍍銀法
B：ニッスルの神経細胞染色法
C：ワイゲルトの髄鞘染色法
Ⅰ～Ⅵは皮質層の番号を示す．図の上端は大脳皮質の表面にあたり，最下部は髄質への移行部である．
（Brodal A：Neurological anatomy in relation to clinical medicine, Oxford Univ Pr, 1981 より引用）

B. 視　床

　大脳皮質と同じく前脳胞から発達する間脳からできる．間脳は背側と腹側に分類され，背側間脳は**視床上部**と**背側視床**，腹側間脳は**腹側視床**と**視床下部**という灰白質からなる．視床では，背側視床が最大で，一般に視床というときは背側視床を意味する．背側視床には多数の神経核があり（図9-3），これらは大脳皮質に投射するすべての情報を中継するとともに，大脳皮質からの情報を下行性に送り出している．

C. 脳　幹

1. 脳幹網様体

　発生学的に古く，細網構造をなす網様体が**脳幹**の延髄と中脳の正中側部にあり，**脳幹網様体**ともいう．基本的に異なる機能をもつ多くの神経集団と神経線維からなる．たとえば，この領域は，アミン性，コリン性ニューロンの細胞体や神経線維を含んでいるし，循環や呼吸，また感覚や運動の調節に関係する多くの領域も含んでいる．しかし一方，大脳全体を活性化（賦活）させる上行性線維を出していることもわかっている．そのため，上行性脳幹網様体賦活系と呼ばれるようになっていたが，数十年間，その本態は不明瞭であった．

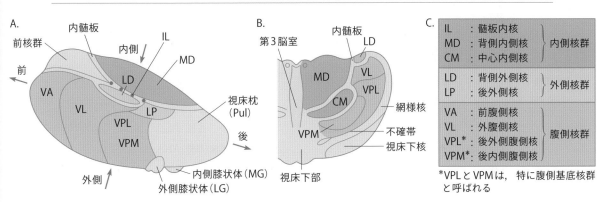

図9-3　視床の区分
A：左側の視床をやや後外側からみたもの.
B：視床の前額断面（A図の内側・外側の矢印で示された面で切断した面を前方からみたもの）.
（石井邦雄：自律機能と本能行動．人体機能生理学，第5版，杉晴夫（編著），南江堂，p.286，2009より引用）

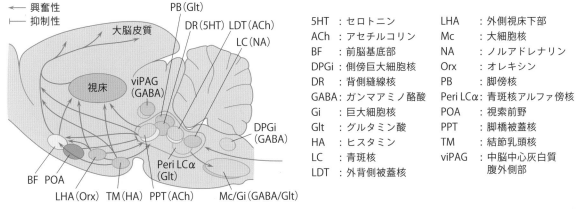

図9-4　上行性脳幹網様体賦活系の構成
赤線で囲った領域が脳幹網様体賦活系を構成するニューロン群．各ニューロン群の主な活動様式を色で区別している．濃い橙色：Wニューロン，淡い橙色：PS-onニューロン，黄色：W/PSニューロン，青色：Sニューロン（ただし，BFとPOAには，さまざまなタイプが混在する）．　　（小山純正：神経研究の進歩 64（6）：604, 2012より引用）

　しかし，近年の解剖学的，神経生理学的研究によって，**上行性脳幹網様体賦活系**は図9-4に示されたような構成であることが定義された．それらは，中脳尾側から橋吻側にかけて分布し，青斑核のノルアドレナリン分泌細胞，背側縫線核のセロトニン分泌細胞，外背側被蓋核とその吻外側部の脚橋被蓋核のアセチルコリン分泌細胞などから構成されていること，これらのニューロン群は，視床や前脳基底部に，あるいは直接に大脳皮質に投射線維を送っていること，1つのニューロンがかなり広い領域に線維を送るので，汎性投射系といわれることなどが改めて確認された．

2．種々の神経伝達物質の起始核

　先に述べた脳幹網様体中には，コリン性，アミン性ニューロンの細胞体が核を成して存在する（図9-4）．その軸索は図中の矢印で示すような経路で広範に投射する（図9-5, 9-6, 9-7, 9-8）．

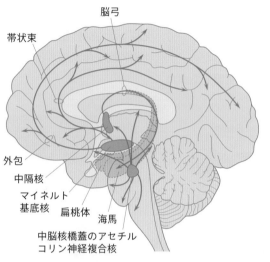

図9-5　マイネルト基底核と中隔核から新皮質と海馬に投射するアセチルコリン神経系
（Connors，Boron と Boulpaep（編）：Medical Physiology，W.B.Saunders，2003を参考に作成）

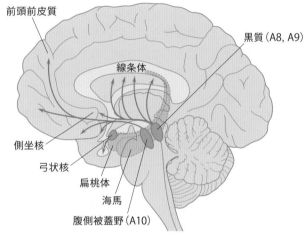

図9-6　黒質線条体ドーパミン神経系
（Nicholls JG ら：From Neuron to Brain, Sinauer Associates inc，1992を参考に作成）

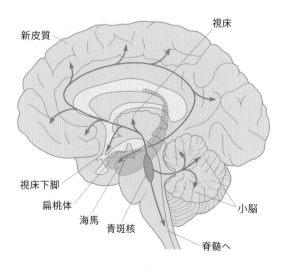

図9-7　ノルアドレナリン神経系
（Connors，Boron と Boulpaep（編）：Medical Physiology，W.B.Saunders，2003を参考に作成）

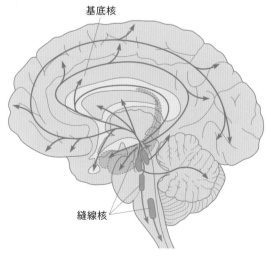

図9-8　セロトニン神経系
（Connors，Boron と Boulpaep（編）：Medical Physiology，W.B.Saunders，2003を参考に作成）

2. 大脳皮質の活動レベル，覚醒と睡眠

　意識があるとか，意識がないとかの表現はよく使われるが，意識の定義というものはかなりあいまいである．しかし，**意識レベル**という場合には，**覚醒**と**睡眠**という2つの生理現象に，明らかに異なる2つのレベルを区別することができる．つまり，覚醒期は意識レベルが高く，睡眠期は意識がないか，低下している．したがって，意識レベルの高低を覚醒と睡眠で表現することになる．

　意識レベルの高低は，ヒトや動物の観察のみならず，脳波を記録するとはっきりする．覚醒状態でも，何かに注意を集中したり，計算をしているとき（興奮）と目を閉じて無念無想になっているとき（安静）とでは脳波の波形が異なっている．また，睡眠といっても，浅いものから深いものまでいくつかの段階に分けられる．このように覚醒と睡眠という2つの意識レベルは，脳波によってさらにいくつかの意識レベルに区別することが可能になる．

A. 脳　波（脳電図）

　大脳皮質からの自発性の電気活動を頭皮上（図9-9）から導出して増幅記録したものを**脳波**，あるいは**脳電図**（electroencephalogram；EEG）という．

1. 正常脳波

　ヒトの正常な脳波は，その周波数より，図9-10のように4つに分類されるが，年齢や，覚醒-睡眠のレベルによって優勢に出現する波が大きく変動する．**α波**は成人の脳波の代表的成分（基礎律動）をなし，閉眼して精神的にも安静状態にあると現れる20〜70μVの規則正しい波である．精神作業，注意集中，精神興奮，感覚刺激などによってα波は消失する．これを**α波阻止**（α-blocking）という．**β波**はα波阻止のときに前頭部に目立つ20μVくらいの比較的不規則な波である．β波は目ざめた状態と関係しているので覚醒反応と呼ばれる．なお，高次精神活動に関連して神経細胞集団の電気信号を特にγ波と呼ぶ研究があるが，β波の一部とする研究者もいる．

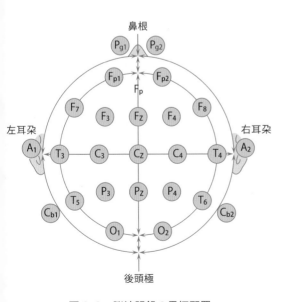

図9-9　脳波記録の電極配置

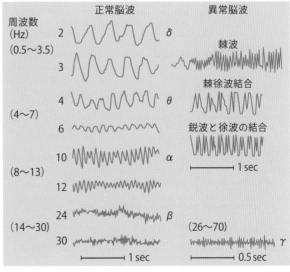

図9-10　ヒト脳波の各種成分

θ波は 50 μV くらいの規則正しい波で小児の基礎律動として現れる．**δ波**は 100 μV くらいの高振幅で現れ，新生児や幼児の基礎律動である．正常成人では δ 波は睡眠時に出現する．

2. 異常脳波

①正常にはみられない波形の脳波，および②波形が正常でも異常に出現する場合，両者をあわせて**異常脳波**といい，臨床診断上重要である．安静閉眼時に異常所見が認められなくても，睡眠，過呼吸，痙攣剤，強い閃光刺激によって潜在性あるいは微弱な異常脳波を明らかにすることができる．これを賦活（ふかつ）という．正常にみられない波形としては，棘波（きょくは），鋭波，徐波，棘徐波結合などがある（図 9-10）．

B. ノンレム睡眠とレム睡眠

睡眠段階を脳波像だけでなく眼球運動，筋電図などを合わせたポリグラフ所見に基づいて判定すると（図 9-11，表 9-1），大きく 2 つの種類に分けられる．すなわち，**急速な眼球運動**（rapid eye movement）がみられる**レム睡眠**（REM 睡眠）と，みられない**ノンレム睡眠**（NREM 睡眠）とである．ノンレム睡眠は**徐波睡眠**（じょは）（slow wave sleep）とも呼ばれ，4 つの段階に分けられる．睡眠が深くなるにつれ，入眠直後の低振幅徐波から高振幅徐波に変化する．したがって，深睡眠は同期化した徐波を特徴とする．

レム睡眠は，高振幅徐波の徐波睡眠に引き続いて現れる比較的低振幅な速波と急速眼球運動によって判別される．すなわち，レム睡眠の時期には，閉じている眼瞼の下で眼球がゆっくり回転するような運動や左右に急速に動くような運動が特徴的で，そのためレム睡眠と呼ばれる．

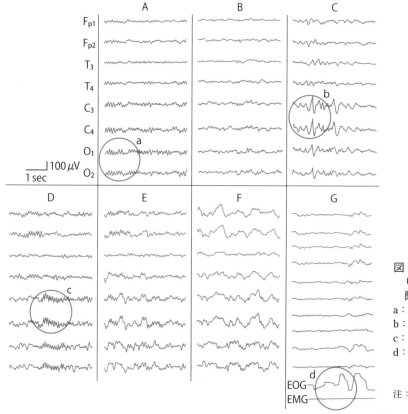

図 9-11　ヒトの覚醒状態より深い睡眠状態に至る各段階の脳波パターン
a：後頭優位の α 波
b：いわゆる hump（瘤波）
c：14 Hz 前後の spindle（紡錘波）
d：EMG（筋電図）の消失と急速眼球運動（EOG；電気的眼位グラフ）
注：図中 A〜G は表 9-1 の A〜G と対応している．

他方，この睡眠はよく眠っているにもかかわらず，脳波上は覚醒時と区別が困難な波形を示すために**逆説睡眠**とも呼ばれる．脳波上でレム睡眠に入っているヒトが覚醒させられると，たいていの場合，夢をみていたと答える．徐波睡眠期に覚醒させられてもそのようなことは少ない．したがって，レム睡眠は夢をみることと密接な関係があると考えられている．

C. 睡眠中の生理機能

　睡眠中には，急速眼球運動のほか，種々の生理機能の変化がある．特に自律神経機能では，徐波睡眠期に心拍数の減少，血圧低下が起こるが，レム睡眠期にはいずれも大きく変動する．呼吸数も徐波睡眠期に減少するが，レム睡眠期には速い呼吸と無呼吸を繰り返す．また，男性では，レム睡眠期に陰茎の勃起が起こる．これは夜間睡眠時勃起と呼ばれ，朝，目覚めた時に，その夜の勃起に気づく．これは通称，朝立ちといわれる．その他，骨格筋の活動にも変化があり，徐波睡眠期に入ると活動が減少し始め，レム睡眠期に入ると完全に消失する．姿勢維持に関与する筋の緊張が急速に落ちると頭をガクンと垂れるような動きが起きる．

D. 睡眠のリズム

　成人では1回の睡眠の持続時間はほぼ8時間で，1日1回，一定の時刻（夜間）に起こる．したがって，ほぼ1日を周期として睡眠が起こり，このようなリズムを**サーカディアンリズム**（概日リズム）と呼ぶ．しかし，新生児では睡眠の発現にはほぼ1日の周期性はなく，約2〜3時間の周期で発現する**ウルトラジアンリズム**がある．

　成人の夜間睡眠において，徐波睡眠の4段階とそれに続くレム睡眠は平均90分くらいで1サイクルをつくり，一晩の睡眠中で4〜6サイクルが出現する（図9-12）．もっと詳しくみると，朝方になるにつれてstage 3とstage 4が少なくなり，レム睡眠が多くなる．結果として，一晩のレム睡眠は4〜6回となる．小児から老人までの年齢を通じてレム睡眠の時間は全睡眠時間の約20〜25％を占めるが，新生児，幼若児ではそれぞれ50％，35％と高い．

表9-1　脳波的睡眠段階

図9-11と対応	脳波的特徴	段階	国際分類
A	低振幅速波（興奮） ↓ α波（安静） ↓ α波断続（弛緩）	覚醒期	W
B	α波消失，平坦波型，低振幅θ波，速波	浅眠期	stage 1
C	頭蓋頂鋭波（瘤波）	軽睡眠初期	stage 1
D	紡錘波とK-complex，背景は中等度振幅徐波	軽睡眠期	stage 2
E	紡錘波と高振幅徐波	中等度睡眠期	stage 3
F	高振幅徐波の連続，紡錘波なし	深睡眠期	stage 4
G	低振幅θ波，速波と急速眼球運動の出現	レム睡眠期	stage REM

（国際分類 Recht-Schaffen and Kales, 1968 より引用）

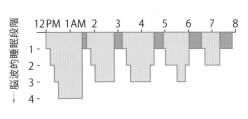

図9-12　ヒトの1回の夜間睡眠における徐波睡眠-レム睡眠サイクル
濃青色はレム睡眠を表す．

E. 睡眠中枢と睡眠物質

　睡眠発現に役割を持つ脳部位を探すさまざまな研究から，**視索前野**（POA）が徐波睡眠を起こす，つまり**睡眠中枢**であることが明らかにされた．POA は視床下部の前部で，特にその腹外側部（VLPO：視索前野腹外側部）には徐波睡眠中に神経活動が上昇する **S ニューロン**と呼ばれるニューロンがあることがわかっている．

　一方，睡眠を誘発させる脳内物質の存在についても研究が進み，約 30 種類の物質が同定されてきた．中でも**プロスタグランジン**（**PG**）**D_2** と**アデノシン**が内因性睡眠誘発物質のもっとも有力な候補といわれている．

　PG はさまざまな生理活性を持つ一群の脂肪酸で，**PGD_2** はアラキドン酸から L-PGDS という合成酵素によってつくられる 5 種の中の 1 つである．PGD_2 の受容体には，DP_1 と DP_2 の 2 種類があるが，睡眠に関係するのは DP_1 の方である．中枢神経系では，L-PGDS は，脳を含むくも膜，脳室内で脳脊髄液の産生を行う脈絡叢，脳実質の主に白質のオリゴデンドログリアに存在する．DP_1 受容体は脳実質にはわずかにしか存在せず，前脳基底部の視交叉の前部から視床下部に至る領域の脳底部のくも膜に局在する．

　そのほか，アデノシンは興奮性の神経伝達物質であるアセチルコリンやグルタミン酸の遊離を抑制して脳活動を抑制する．つまり，**睡眠物質**としてはたらく．

F. 睡眠誘発のメカニズム

　これまで明らかにされている睡眠覚醒調節のメカニズムを図 9-13 に示す．

　脳脊髄液に分泌された PGD_2 は睡眠物質として脳脊髄液中を循環する．そして，PGD_2 は視交叉から視床下部後部に至る脳底部のくも膜に局在する DP_1 受容体を刺激して，局所のくも膜下腔のアデノシン濃度を上昇させる．アデノシンは第 2 の睡眠物質として脳実質に拡散し，A_1 受容体を介してアセチルコリン系やヒスタミン系の覚醒物質を抑制し，同時に A_{2A} 受容体を介して視床下部前部の睡眠中枢（VLPO）を活性化する，というモデルが想定されている．

　なお，松果体ホルモンであるメラトニンは覚醒後 14 時間前後から血中に分泌され始め，深部体温を低下させて睡眠誘発に関与するとされているが，睡眠中枢への直接作用は明らかにされていない．

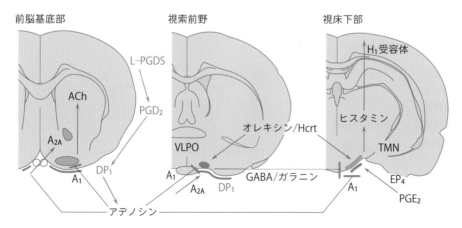

図 9-13　睡眠覚醒の情報伝達系の概略
（Urade Y, Hayaishi O：Prostaglandin D_2 and sleep/wake regulation. Sleep Med Rev 15：411-418, 2011 を参考に作成）

3. 新皮質の構造と神経連絡

A. 層構造と神経細胞の種類

　先に述べたように，**新皮質**の**灰白質**では，神経細胞体が密にある層と，主として軸索からなる層とが交互に入れ換わっていて，切断面が層状にみえる．典型的な皮質では，神経細胞の形と配列から6層（図9-2参照）が区別できる．新皮質は発生の途中，少なくとも一度は6層形成を示し，同種皮質（等皮質）と呼ばれるが，連合野のように6層形成がそのまま残る部分（**同型皮質**）と，感覚野や運動野のように二次的に変化して6層形成が不明瞭となる部分（**異型皮質**）とがある．

　神経細胞には大別して**錐体細胞**，**星状細胞**（**顆粒細胞**），**紡錘細胞**の3種がある．錐体細胞は皮質の特徴的な細胞で，皮質表面に向う1本の尖端樹状突起は表層の1層まで伸び，細胞体から出る多数の基底樹状突起は細胞体と同じ層内で枝を拡げている．顆粒細胞と紡錘細胞は，細胞体から四方に樹状突起を伸ばす．

B. 皮質分野（ブロードマンの地図）

　同種皮質ではその基本構造は同一であるが，部位によってかなりの変化がある．**ブロードマン**は神経細胞の種類，配列，密度と髄鞘線維のパターンをもとに，大脳皮質を52の領野に区別し，数字でその部位を表した（図9-14）．これらの皮質分野は，機能の局在と密接な関係がある．

C. 新皮質の機能分化

　新皮質は機能的に**運動野**，**感覚野**，**連合野**に分類される．運動野は筋肉運動を調節し，感覚野は感覚性インパルスを処理，連合野は高度な統合作用や創造作用に関与する．連合野はヒトではよく発達していて，運動野，感覚野，背側視床の連合核との線維連絡を豊富に持つ．

　ブロードマンの皮質領野との対応は，運動野は，一次運動野4野，運動前野6野，感覚野は，体性感覚野1，2，3野，一次視覚野17野，二次視覚野18，19野，一次聴覚野41，42野，二次聴覚野22野，一次味覚野43野，また，その他の全領野は連合野であるが，中心溝を境として，大きく前連合野と後連合野に二分されている．

　なお，体性感覚野と視覚野には，脳表面と垂直な方向に機能的に，類似の神経細胞が円柱状に集まっている**コラム**と呼ばれる構造がある（図6-13，6-40参照）．

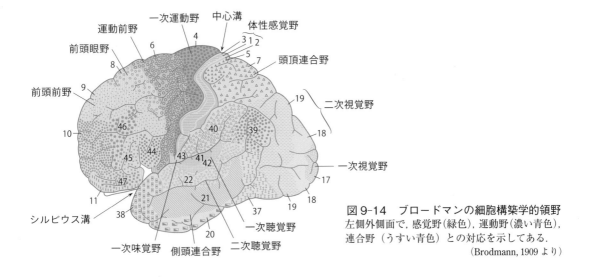

図9-14　ブロードマンの細胞構築学的領野
左側外側面で，感覚野（緑色），運動野（濃い青色），連合野（うすい青色）との対応を示してある．

(Brodmann, 1909 より)

D. 新皮質の神経連絡

　皮質と下位の大脳基底核，脳幹，小脳，脊髄は，投射線維によって結ばれている．皮質に向かう求心性（上行性）線維と，皮質から起こる遠心性（下行性）線維とがある．

　皮質外からの求心性入力は，主に視床（特に背側視床）から受ける（図9-3参照）．感覚情報を中継する後外側腹側核（VPL），後内側腹側核（VPM），内側膝状体，外側膝状体や，大脳基底核と小脳から運動調節に関する入力を受ける前腹側核（VA），外腹側核（VL）などの視床特殊（感覚中継）核からの**特殊求心性線維（特殊視床投射系）**と，脳幹網様体を経た感覚情報を中継する髄板内核と連合核などの視床非特殊（感覚中継）核からの**非特殊求心性線維（非特殊視床投射系）**を介する．前者は4層の**基底樹状突起**に，後者は3層より上部の，主として**尖端樹状突起**に終末する．なお，連合核としては視床枕（Pul），外側膝状体（LG），背側外側核（LD），背側内側核（MD）があげられている．

　また，脳幹の**青斑核**からの**ノルアドレナリン神経**の軸索，**縫線核**からの**セロトニン神経**の軸索が新皮質の表層に終末する．**腹側被蓋野**からの**ドーパミン神経**は新皮質と基底核に，**前脳基底部のマイネルト基底核のアセチルコリン神経**も新皮質と海馬に軸索を送る（おのおの，図9-5，9-6，9-7，9-8参照）．

　遠心性出力は主として5層の錐体細胞の線維を介して，脳幹，脊髄，新線状体，視床髄板内核などへ行われる．感覚野から視床感覚中継核へ投射する錐体細胞は6層にある．

E. 新皮質各領域間の神経線維

　同一の半球内では，異なる領域間は，種々の連合線維によって密接に結ばれている．また，左右の半球に対応する領域間は，交連線維によって結ばれている（図9-15）．

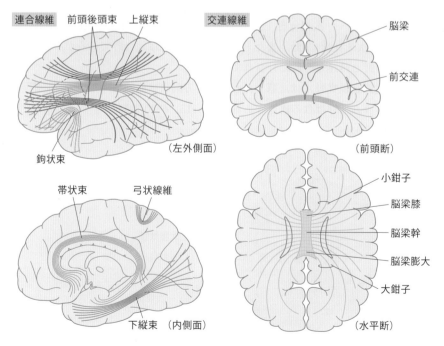

図9-15　新皮質各領域間の神経線維
（坂井建雄ほか編：人体の正常構造と機能 全10巻縮刷版，改訂第3版，p.619，日本医事新報社，2017より引用）

4. 新皮質連合野の統合機能

　新皮質の機能のうち，運動機能については8章8項(p.116)で，感覚機能については6章で述べた．ここでは，主に連合野が司る認知，記憶・学習，言語，意志などのヒトの高等な精神機能について述べる(p.129,本章3項C参照)．連合野が，中心溝を境に前後に二分されることは前述した．

A. 後連合野から前連合野への情報の流れ

　われわれの身体は，外界から感覚刺激（視覚，聴覚，体性感覚，嗅覚，味覚）を受けると，その情報を電気信号によってそれぞれ特定の新皮質一次感覚野に伝える．次いで，**後連合野**（頭頂連合野，後頭連合野，側頭連合野）と**前連合野**（前頭連合野）にも情報を送る．これらの連合野は直接にではないが，嗅内野や海馬傍回を中継領域として，海馬にも情報を伝える．このさい，一次感覚野に情報が着いた段階は**感覚**で，この後，これらの感覚を基礎にしながら体験される諸感覚が統合的に1つの像として反映されたものが**知覚**であるとされている（図9-16）．

　さらに，知覚と認知の関係は，現時点で知覚している知覚像を，記憶している一般的表象と照合して，これこれなりと判断することを認知する，という．外界からの感覚情報を知覚し，認知するのは後連合野で，ここで感覚的知覚・認知から簡単な弁別学習の経過を経て符号認知への基盤が形成される．さらに高次の符号（言語）を媒介として抽象的思考の段階へ進むために前頭連合野に送られる．前頭連合野には能動的性質を持った言語に関する領野があり，これによって連合野での概念の形成，判断，推理などの思考を可能にする．また，その主観的内的活動を物理的媒体を通して表出，他の人に伝達しうる言語の構築を行う．なお，**海馬**に送られた情報は，現在もっとも注目されている**記憶形成**に関わる．

　後連合野で，それぞれの感覚野に接する部分が障害を受けると，感覚には異常がないのに認知することができなくなる（**認知不能**あるいは**失認**）．体性感覚においては，物にさわってもその形や大きさが分からなくなったり（**触覚認知不能，触覚失認**），反対側の身体（**半側身体認知不能，半側身体失認**）や空間（**半側空間認知不能，半側空間失認**）を認知できなくなる．視覚では**視覚失認**（**精神盲**），聴覚では**聴覚失認**（**精神聾**）となる．

　前連合野は行動計画に必要な情報を後連合野から受け取り，思考し，計画・実行の判断を行うので，この連合野が傷害されると性格変化，行動プログラミングの障害，時間的順序の弁別・記憶の障害，運動性失語，ワーキング・メモリーの障害などが起こる．

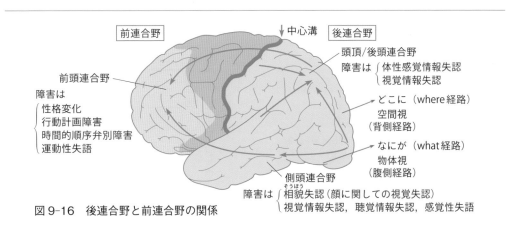

図9-16　後連合野と前連合野の関係

B. 学習・記憶

われわれの日常生活で記憶の果たしている役割はきわめて大きい. 突然, われわれが記憶という機能を失ったとしたら, 社会生活はできなくなってしまうだろう. 記憶は, あらゆる行動の基盤をなすものである.

1. 記銘・保持・想起

記憶には, ①ものを覚える過程—**記銘**, ②覚えていること—**保持**, ③覚えていることを想い出す—**想起**, という3段階の精神活動が区別される. 記銘は, 訓練によって何かを習得するという, いわゆる学習と内容的には同じで, 感覚情報を知覚し, 固定して, 記憶痕跡（エングラム）とする過程が含まれる. 最近では, 記憶を情報処理的な観点から取り扱うことが行われており, 記銘をコード化, 保持を貯蔵, 想起を検索と呼んでいる.

2. 保持時間による記憶の種類

外界からの情報は感覚野にとどまるが, 1秒以内に消失する（感覚記憶）. 興味のある情報は**短期記憶**と**長期記憶**に分けられるが, 短期記憶は秒単位の**即時記憶**と数時間～数日単位の**短期記憶**に分けられる. 電話をかけるときに電話番号を一時的に覚えていたり, 暗算や数字の逆唱を行うときに一時的に覚えたりするときの記憶などであり, **作業記憶**（ワーキング・メモリー）ともいわれる. 長期記憶は数十日から数十年に及ぶ記憶で, **遠隔記憶**ともいわれる.

3. 長期記憶の分類

特定の時間や場所と関連した経験に関する記憶を**エピソード記憶**, これらと無関係な単語や記号の意味に関する記憶を**意味記憶**と呼ぶ. これらは, イメージや言語として意識上に内容を想起でき, また陳述できるので**陳述記憶**と呼ばれるが, 健忘患者で阻害される, 通常の意味で記憶と呼んでいるものである. その他, 意識上に内容を想起できない記憶で, 言語などを介してその内容を陳述できない**非陳述記憶**が分類される. **手続き記憶**（手順記憶）は, 健忘患者でも損なわれない自転車の乗り方, 車の運転の仕方やゲームのルールを覚える記憶で, 一度覚えたらなかなか忘れない記憶のことである（図9-17）. **プライミング**は以前に経験した事柄が無意識に将来の認知・行動に影響を及ぼすことで, これも非陳述記憶に含まれる.

4. 記憶障害

陳述記憶の障害は, 脳血管疾患, 脳腫瘍, 脳外傷, 脳炎, 低酸素脳症, ビタミン B_1 欠乏, 脳変性疾患（アルツハイマー病など）など各種脳障害により引き起こされる. 臨床症状により, **逆向性健忘**と**前向性健忘**に分けられる（図9-18）.

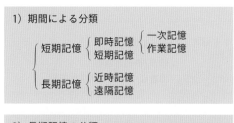

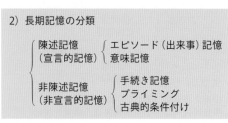

図9-17　記憶の分類

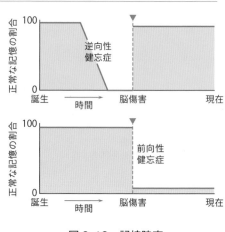

図9-18　記憶障害

5. 陳述記憶の神経回路

　特定の時間と場所において経験した事象（出来事，エピソード）の記憶の想起に関して，記憶には「**最近の記憶**」と「**遠隔記憶**」という2つの分類方法があるといわれるようになっている．最近の記憶とは2年以内の新しい記憶で，それ以前の記憶を遠隔記憶とする．その2つの記憶の違いが何かというと，記憶を思い出すために記憶の中枢である「**海馬**」を必要とするかどうかであるとされる．「最近の記憶」では海馬を必要とし，「遠隔記憶」では海馬を必要としないということで，つまり，想起の上で，**海馬依存的か非依存的か**，ということになる．

　この考えの基本になるのは，図9-19に示す陳述記憶の神経回路に関する仮説である．

　新皮質連合野の興味ある感覚情報は海馬傍回の嗅内野皮質に収束し，**貫通枝**を通って海馬体の**歯状回**に達する（図9-19，9-20）．その情報は**アンモン角3（CA3）→ CA2 → CA1**という順番に伝えられ，一時的に保持または貯蔵されたり，長期記憶するものと消滅させるものとに選別整理される．この機序に2章で述べたLTP現象が関与している．これは最近の記憶で，想起には海馬が必要である．長期記憶するものは**嗅内野皮質**を経て新皮質連合野に投射される．ここで遠隔記憶として貯蔵されると考えられている．この記憶の想起には海馬は不要とされる．

　ラットでの学習実験では，感覚情報が歯状回に送られているとき，**前脳基底部（マイネルト神経核）**のアセチルコリン神経は海馬内にアセチルコリンを分泌し，これにより海馬に脳波θ**波**（図9-10参照）が発生すること，またこのθ波は歯状回において，前駆細胞から神経細胞を新生させること，さらに**新生細胞**は反復学習により海馬体内のシナプス神経回路に組み込まれることなどが近年明らかにされている．

6. アルツハイマー型認知症

　前に述べたように，記憶障害はさまざまな原因で起こるが，進行性に重度の記憶障害をきたすと**認知症**と総称される．**アルツハイマー型認知症**は老年期の認知症の中でももっとも多いもので，およそ50％，**脳血管性認知症**と共存するものを含めると70％にもなるといわれる．

　アルツハイマー型認知症の脳所見の特徴は**老人斑**と**神経原線維変化**がある．老人斑は**アミロイドβ**と呼ばれるタンパク質が神経細胞外に沈着したもので，アルツハイマー型認知症だけに見られる．先に老人斑がつくられ，その後十数年して神経原線維変化が神経細胞の内側に起こるが後者の変化は他の病気でも起こる．

　発症の機序として，**アミロイドβ仮説**と**アセチルコリン仮説**がある．アミロイドβタンパク

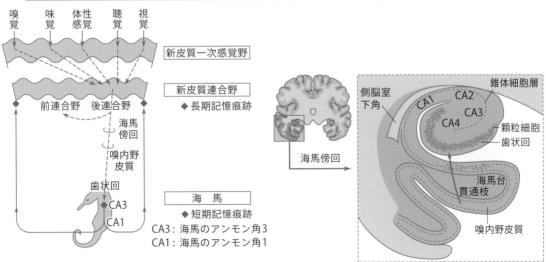

図9-19　エピソード記憶の神経回路
（仮説をもとに，貴邑冨久子作図）

図9-20　海馬の模式図

は40個あるいは42個（主に42個）のアミノ酸からなり，前駆体のタンパク質APPがβセクレターゼとγセクレターゼにより切断されて産生される．この過程自体は生理的なもので，産生されたアミロイドβタンパク質は大部分が細胞外に分泌され，脳脊髄液中や血漿中に放出される．しかし老化や遺伝的要因で産生の増加や分解の低下が起こると凝集/蓄積してオリゴマー（多量体）が形成され，これが強い毒性を発揮するようになる．ただし，老化とはいっても45歳頃から脳内に蓄積されはじめ，神経原線維変化が65歳頃から始まる．70歳を過ぎると臨床症状が出始める．

アセチルコリン仮説は大脳皮質全体の萎縮の他に，特に海馬の萎縮が起こっていることを基盤にしている．新皮質全体にマイネルト基底核から，また海馬へは中隔核からアセチルコリン作動性神経が到達していることから，アセチルコリン神経細胞の変性によりアセチルコリン分泌の低下が起こるためと考えられている．

C. 言　　語

P. P. ブローカは，左の前頭葉に障害を持つ患者が言語の発音能力のない**運動性失語症**に陥ることを発表し，続いてK. ウェルニッケはブローカの見出した脳部位より後部の側頭葉が障害されると，話したり書くことはできるが，話す言葉，書かれた文字の意味がわからなくなる**感覚性失語症**となることを報告した．これらの部位は現在，**ブローカ領野**，**ウェルニッケ領野**と呼ばれている（図9-21）．

ヒトの90％は左半球に言語機能を持ち，大脳半球左右差の典型的例である．言語機能のある側の半球は**言語半球**あるいは**優位半球**と呼ばれる．解剖学的にも左右の半球は非対称性で，ウェルニッケ領野のために左側頭部後部が右よりもずっと大きい．現在，言語中枢は，①ブローカ領野を少し拡大した運動性言語中枢が**前言語野**（44，45野，前側頭連合野），②ウェルニッケ領野に相当する部分（42，22野），ならびに視覚，聴覚，体性感覚の連合野（39，40野）を含む感覚性言語中枢が**後言語野**と呼ばれている．聞いた言葉を理解したり，復唱したり，また読書するときには図9-21に示すような手順をふむと考えられている．

上述のように失語症では，「話す」「聞く」「読む」「書く」という4つの言語記憶の1つあるいは複数に影響が生じるが，中でも「読む」機能に障害が現れるものを失読症と呼ぶ．この症状は脳疾患の中でも側頭葉から後頭葉で起きる脳梗塞で起きることが多く，要注意とされる．

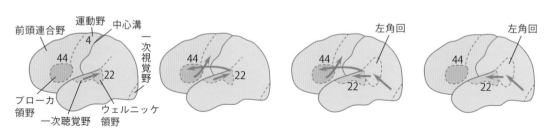

1. 聞いた言葉を理解する　　2. 聞いた言葉を復唱する　　3. 物品呼称　　4. 文字を見て理解する（読書）

図9-21　左半球の新皮質における言語情報の流れ
数字はブロードマン領野の番号

5. 辺縁系と視床下部の機能

　辺縁系と視床下部は，個体維持と種族保存という基本的生命活動をうまく行わせるために，神経系と内分泌系を協調してはたらかせるように統合する．さらに，必要な場合は，本能や情動という精神を形成する．これによりそれぞれの調節系の単独のはたらきで得られない新しい効果や，より目的にあった効果を生み出すことができる．

A. 辺縁系の構造

　古皮質（海馬体）と旧皮質（嗅脳）をあわせて辺縁皮質と呼ぶが，そのほか，おのおのの中間皮質（内嗅領と前頭葉眼窩面後部），皮質下核（中隔核と扁桃体）などの関連部位をあわせて辺縁系と呼ぶ（図9-22）．

B. 視床下部の構造

　視床の腹側，下垂体の背側で，脳の最底部分を視床下部という．境界はあまり明確ではないが，図9-23に示すような神経核が存在する．特殊な神経細胞としては，①視床下部ホルモン分泌細胞（10章3項参照），②ドーパミン神経細胞（弓状核，前・後脳室周囲，不確帯に細胞体があって正中隆起に終わる），③性腺ステロイドホルモン取り込み細胞（脳室周囲核，腹内側核，弓状核に存在），④温感受性ニューロンと冷感受性ニューロン（視床下部前野から視索前野に存在），⑤グルコース反応性ニューロン（視床下部外側野，腹内側核に存在），などがある．

C. 辺縁系-視床下部系の機能

　辺縁系と視床下部により統合される機能には，下垂体前葉ホルモンの分泌調節，下垂体後葉ホルモンの分泌調節，体温調節，生物時計機能，摂食行動，飲水行動，性行動，情動行動などがある（表9-2）．

1. 内分泌系の制御と体温の調節

　下垂体前葉ホルモン放出ホルモン，下垂体前葉ホルモン抑制ホルモンと，下垂体後葉ホルモンの産生/分泌を介して，内分泌系の調節を行っている．また，視床下部前部から視索前野にかけて存在する温度感受性ニューロンが，体温調節中枢として体温の調節に関与している．

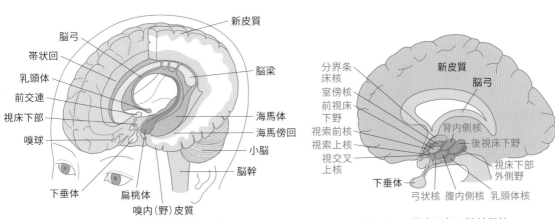

図 9-22　辺縁系-視床下部領域の主要構成部位

図 9-23　視床下部の諸神経核
青文字は視床下部神経核

2. 生物時計機能

　バクテリアからヒトに至るまで地球上に生きているほとんどすべての生物は，24時間前後の周期を持つ**概日リズム（サーカディアンリズム）**を示す．概日リズムは体内の**生物時計機能**によって駆動される．

　a. 内因性リズム：血圧や深部体温，また，すでに述べた睡眠など多くの生理機能には24時間周期の変動がみられる．その成因として，昼夜で変化する気温や湿度など環境因子に対する反応や，運動や休息などの活動の昼夜変動の影響が考えられ，このようにして生じるリズムを**外因性リズム**という．しかし，多くの生理機能は，温度，湿度，照明などの環境条件を一定にしても依然として24時間周期の変動を示す．したがって，24時間リズムには外因性要素だけでなく内因性要素も含まれていて，この**内因性リズム**の実体を約24時間の周期，概日リズムという．それは，環境条件を一定にした時のフリーランリズムと呼ばれるリズムの周期（フリーラン周期）が，概ね1日のリズムであるからによる．

　b. リズム同調：概日リズムは24時間とは異なる内因性周期を持つが，自然環境下では24時間リズムとなる．概日リズムが24時間周期の昼夜変化に一致することを**リズム同調**といい，同調させる因子を**同調因子（Zeitgeber）**という．多くの生物にとっては，**光**がもっとも強力な同調因子である．それは生物時計の親時計としてはたらいている**視交叉上核**が，網膜から視神経を介して光情報を受けることにより正確な24時間リズムを持つことによっている（図9-24）．

　視交叉上核が生物時計であることは従来より知られていたが，近年，**時計遺伝子**の発見があり，それに伴い視交叉上核のみならず，脳の他の部位や，下垂体，副腎，肝臓，心臓，腎臓などのあらゆる末梢組織においても内因性のサーカディアンリズムのあることが明らかになった．それに続いて，それぞれの組織は独自の時計機能を内在していて，視交叉上核からの時間情報を参照することで時間調和を図っていると考えられるようになった．

表9-2　辺縁系-視床下部系の機能

1. 生体機能の恒常性の維持
　　内分泌系の制御，体温の調節，生物時計機能，睡眠中枢
2. 本能形成と本能行動
　　食欲と摂食行動，飲水欲と飲水行動，性欲と性行動，母性と母性行動，父性と父性行動
3. 情動形成と情動行動
　　恐れと逃避行動，怒りと攻撃行動，快と接近行動，不快と回避行動
4. 上記の機能をまとめての生殖機能

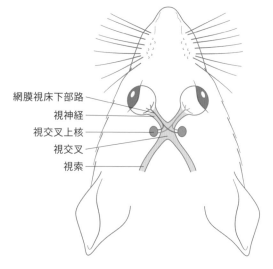

網膜視床下部路
視神経
視交叉上核
視交叉
視索

図9-24　ラットの網膜視床下部路
両側網膜から両側の視交叉上核に至る．

D. 食欲と摂食行動

摂食行動の基本は脊髄および脳幹レベルの摂食反射である．しかし，食物の認知などの感覚刺激により摂食行動が開始されるなど高次機能も密接に関係し，さらに辺縁系−視床下部系は，**空腹感**，**満腹感**の形成という動機づけの過程に関わることにより摂食行動を調節する．

1. 満腹中枢と空腹中枢

1940年代の動物実験で，視床下部腹内側核を破壊すると，食物が得られる限り食べ続け，極端な肥満を生じ，逆に電気刺激すると摂食を中止すること，一方，視床下部外側野を破壊すると眼前に食物があっても食べず，ついには死に至ることが発表された．逆に電気刺激すると摂食量増加が起こった．したがって，1990年代まで，腹内側核に満腹中枢が，視床下部外側野に空腹中枢（摂食中枢）があると想定されてきた．しかしながら，種々の理由から，この有名な二重中枢モデルは単純すぎることが認められ，より適切な考え方が提出されてきた．

2. 新しい摂食行動調節機序

近年の研究により摂食と関連するさまざまなペプチドの解明がすすみ，その合成ニューロンを骨子に，図9-25のような機序が視床下部に存在すると考えられるようになった．ここでは，摂食を促進および抑制する**視床下部弓状核**を中心に，その下流に摂食を促進する**視床下部外側野**，摂食を抑制する**視床下部室傍核**，そして摂食行動の日周変動に関与する**視床下部背内側核**などが配置されている．

3. 末梢からの影響

肥満遺伝子としてみつかった*ob*遺伝子産物のペプチド，**レプチン**は，白色脂肪組織から分泌されるアディポサイトカインの1つで，強力な摂食行動抑制作用，末梢エネルギー消費亢進作用を持ち，肥満を抑える（p.182，10章12項参照）．その機序の一部は，視床下部弓状核に作用して，強力に空腹感をつくる**ニューロペプチドYニューロン**を抑制すること，満腹感を形成する**POMCニューロン**などを促進することにあると考えられている（図9-25）．さらに胃から分泌される**グレリン**も強力に摂食を刺激する．また，消化管からの神経性情報は迷走神経を介して脳幹の孤束核に伝えられ，摂食行動の調節に関与する．

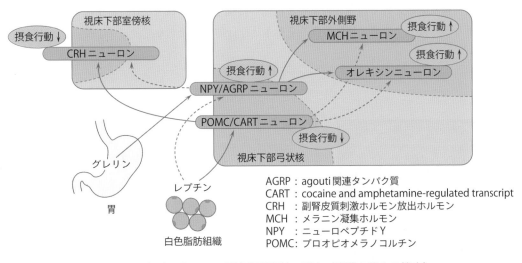

AGRP：agouti 関連タンパク質
CART：cocaine and amphetamine-regulated transcript
CRH ：副腎皮質刺激ホルモン放出ホルモン
MCH ：メラニン凝集ホルモン
NPY ：ニューロペプチドY
POMC：プロオピオメラノコルチン

図9-25　視床下部にある摂食行動調節の機序（肥満を抑える機序）
実線の矢印：促進，点線の矢印：抑制

E. 性欲と性行動

ヒト**性行動**の基本は，**勃起反射**と**射精反射**で，中枢は下部脊髄の仙髄にある．しかし，この反射が効率よく起こるには，性行動にかりたてる動機が必要で，これは**性欲**と呼ばれる．

ラットの性行動，すなわち，雌性では**ロードーシス行動**，雄性では**マウント行動**を指標として行われてきた実験結果から，**性欲**は，性ステロイドホルモンが辺縁系と視索前野の神経細胞に作用することにより形成されると考えられている．雄性では**テストステロン**が，雌性では**エストロジェン**が，性欲形成に関わる．続いて雌雄ともに性行動発現に関する情報伝達が内側視索前野から脳幹に至る神経線維を介して行われる．ヒトでも似た機序が想定され，性認識に関わる分界条床核や性志向に関する視床下部前野の神経核が性欲形成に役割を果たしていると想像されている．

F. 恐れと怒り，逃避行動と攻撃行動

情動とは，愛，憎しみ，快，不快，怒り，恐れ，喜び，悲しみ，驚きなど，主観的感情(心)である．このような情動は体性筋肉運動，自律神経反応，内分泌反応を含む**情動反応**を伴っている．情動に基づく体性筋肉運動を，特に**情動行動**という．情動と情動行動には，①恐れと逃避（または回避）行動，②怒りと攻撃（または闘争）行動，③快感と接近行動，不快感（痛み）と回避行動という3つの基本型がある．

とりわけ，**逃避**と**攻撃**の行動は，**なわばりと順位制の形成**という形をとって表れる．攻撃は負傷の可能性を高め，エネルギーを消費するので，常に出会わないよう互いの生活範囲を黙認し（なわばり），さらにあらかじめ資源利用の優先権を設定するのである（順位制）．殺人，テロ，戦争だけが攻撃ではないのである．

1937年にH. クリューバーとP. ビュシーは，サルの両側の扁桃体を破壊すると，ヘビを少しも恐れなくなり，ヘビに近づきつまみあげ食べようとしたりすることをみつけた（**クリューバー-ビュシー症候群**）．その後，群れの最上位のサルの扁桃体を破壊すると，順位がいっきに最下位にまで落ちてしまうこと，このサルは順位制のマナーを知らないために，群れの中ではもはや生きのびられないことなどがわかった．最近では，PET研究で，恐ろしい状況を意味する単語，屠殺，囚人，強姦，ナイフ，などの単語を見ると，**扁桃体**の活動が増加することもわかり，情動反応における扁桃体の重要な役割が推測された（図9-26）．こうして形成された恐れ，怒りが動機となって，体性神経系を巻き込む行動を誘発する．

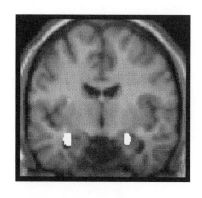

図9-26　ヒトPET画像
恐ろしい単語（屠殺，囚人，悪，拳銃，ナイフ，病む，切断する，危険など）を見ているとき，扁桃体の活動が増加している．
(Isenberg N ら：Linguistic threat activates the human amygdala. Proc Natl Acad Sci 96：10456-10459, 1999 より引用)

内分泌系の機能 10.

1. 概　　説

　内分泌とは，化学物質が分泌細胞から"血液中に放出される"現象を意味している．これに対する言葉として外分泌があるが，これは，消化液の分泌腺（唾液腺など）や汗腺などのように"導管を介して放出される"現象をさす．内分泌される化学物質は**ホルモン**と呼ばれ，分泌する腺あるいは臓器は**内分泌腺**または**内分泌器官**と呼ばれる．

　内分泌系は，神経系と共に生体の機能を調節する二大調節系をなす．からだはいろいろな組織や器官が組み合わさってできているが，各組織や器官は互いに協調して規律のある統制のもとでそれぞれの機能を営んでいる．二大調節系はこれら各組織，器官の間の**情報伝達系**としてはたらく．神経系が情報伝達法として神経線維および神経伝達物質を使うのに対し，内分泌系は血液中のホルモンを使う（図10-1，CとD）．その他，神経系では情報伝達部位が局所性であり，情報の大きさが活動電位の発火頻度で決まるのに対し，内分泌系ではそれぞれ，遠隔の部位，濃度，という特徴を持つ．さらに，伝達速度が神経系ではきわめて速いが，内分泌系ではこれに比べて遅い，という点もあげられる．生体がこのように速度の異なる情報伝達系をあわせ持つということは，体内および外界の条件の変化に対してすばやく，あるいは持続的に適応するうえできわめて合理的である．

　ただし，近年は多数のホルモンが次々と発見され，必ずしもこの定義にあわないものもでてきた．たとえば，化学情報伝達物質を分泌細胞が組織間液に分泌し，隣接した細胞や分泌細胞自身に作用する場合（図10-1，AとB）や，神経細胞（ニューロン）が通常のようにシナプス間隙に分泌するのではなく，血液の中に分泌する場合（図10-1，E）などもある．これらも，この教科書では，いわゆる狭義のホルモンに対して，広義のホルモンとし，あわせて記述する

A. 自己分泌（autocrine）

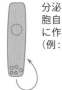 分泌物が分泌細胞自身に局所的に作用（例：神経細胞）

B. 傍分泌（paracrine）

 組織間液，細胞間ギャップ結合を介して，分泌物が近隣の細胞に作用（例：膵，消化管）

C. 神経系（neural）

 神経伝達物質が近隣の神経細胞に作用（神経系）

D. 内分泌（endocrine）

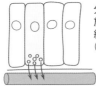 分泌物が血液中へ放出され，遠隔の細胞に作用（例：甲状腺）

E. 神経分泌（neurosecretory）

 （CとDの中間形式）神経細胞が分泌物を血液中へ放出する（視床下部神経細胞，副腎髄質）

図10-1　化学的情報伝達の方法

ことにする.

　このような**情報伝達物質**，いわゆるホルモンを産生する内分泌器官としては，脊椎動物では下垂体，松果体，甲状腺，上皮小体（副甲状腺），膵島，副腎，生殖腺（性腺），消化管があげられる（図10-2）.

　内分泌器官はいずれも比較的小さく，その組織は通常，直線または索状に配列した腺細胞の集団または，薄い板状の細胞層の形でできている（図10-3）.これらの細胞要素の間には豊富な毛細血管あるいは洞様血管網があるので，すべての細胞が血管に直接に接触している.ただし例外はいくつかある.甲状腺の構造は，細胞が空洞のあるろ胞を形づくり，ろ胞の壁は1層の上皮細胞で，空洞は分泌物で満たされている（図10-3）.各甲状腺ろ胞は毛細血管で取り囲まれているので，甲状腺細胞の血液に対する関係は他の内分泌腺と同じである.消化管ホルモン分泌腺では，内分泌細胞は集落をつくらずに外分泌細胞の間に散在している.

　また，神経分泌系の神経分泌細胞体は視床下部内に集落をつくったり（下垂体後葉ホルモン），散在する（視床下部ホルモン）が，いずれも長い軸索の末端部を毛細血管または血管洞のまわ

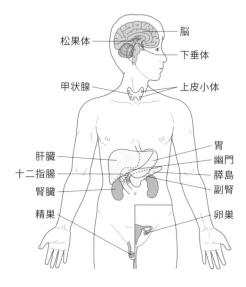

図10-2　ヒトの主な内分泌器官
近年は，心臓，血管内皮，白色脂肪組織などもホルモンを分泌することが明らかになっているが，これらは，この図では省略してある.

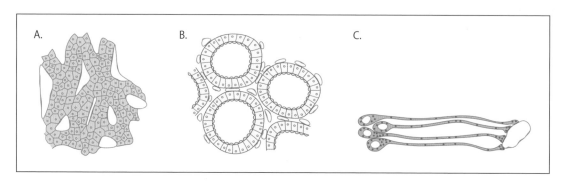

図10-3　内分泌腺細胞の配列
A. 下垂体前葉.索状に配列する細胞と洞様血管網を示す.
B. 甲状腺ろ胞　C. 神経分泌細胞

りに密接させている（図 10-3）.

この章では，このような内分泌系の機能を，①各内分泌腺の分泌する主なホルモンについて述べることにより，そして②糖代謝と骨代謝がホルモンによりいかに調節されるかを解説することにより，理解を求める.

なお，現在知られているホルモンの種類と主な作用を表 10-1 にまとめてある.

表 10-1　ホルモンの種類と主な作用（1）

分泌場所			ホルモンの名称（英語名）	主要作用
松果体			メラトニン melatonin	思春期開始の抑制，睡眠の誘発
視床下部	前葉ホルモン放出ホルモン		成長ホルモン放出ホルモン growth hormone-releasing hormone（GHRH，GRH）	GH の分泌を刺激
			プロラクチン放出因子 prolactin-releasing factor（PRF）	prolactin の分泌を刺激
			甲状腺刺激ホルモン放出ホルモン TSH-releasing hormone（TRH）	TSH の分泌を刺激
			副腎皮質刺激ホルモン放出ホルモン corticotropin-releasing hormone（CRH）	ACTH と β-LPH の分泌を刺激
			ゴナドトロピン放出ホルモン gonadotropin-releasing hormone（GnRH），または黄体形成ホルモン放出ホルモン luteinizing hormone-releasing hormone（LHRH）	LH と FSH の分泌を刺激
	前葉ホルモン抑制ホルモン		成長ホルモン抑制ホルモン（ソマトスタチン）somatostatin（SS）	GH の分泌を抑制
			プロラクチン抑制因子 prolactin-inhibiting factor（PIF），ドーパミン dopamine（DA）	prolactin の分泌を抑制
下垂体	前葉		成長ホルモン growth hormone（GH）	肝から成長因子,ソマトメジン類分泌を刺激することにより身体成長促進
			プロラクチン prolactin（PRL）	乳汁分泌と母性行動を刺激 齧歯類では黄体維持作用
			甲状腺刺激ホルモン thyroid-stimulating hormone（TSH）	甲状腺の成長と分泌を刺激
			副腎皮質刺激ホルモン adrenocorticotropic hormone（ACTH） β リポトロピン β-lipotropin（β-LPH） β エンドルフィン β-endorphin	副腎皮質の成長と分泌を刺激 不明 不明
		性腺刺激ホルモン（ゴナドトロピン）	卵胞刺激ホルモン follicle-stimulating hormone（FSH）	女性：卵胞の発育を刺激 男性：精子形成を刺激
			黄体形成ホルモン（女性）luteinizing hormone（LH），間質細胞刺激ホルモン（男性）interstitial cell-stimulating hormone（ICSH）	女性：排卵の誘起と卵胞の黄体化 男性：アンドロジェンの分泌を刺激
	中葉		メラニン細胞刺激ホルモン melanocyte-stimulating hormone（α-MSH，β-MSH），β エンドルフィン	黒色素細胞のメラニン合成を刺激
	後葉		バゾプレッシン vasopressin（VP），または抗利尿ホルモン antidiuretic hormone（ADH）	水分保持を促進
			オキシトシン oxytocin（OXY）	子宮筋の収縮，乳汁射出，社会性
甲状腺	ろ胞細胞		サイロキシン thyroxine，tetraiodothyronine（T_4）	熱量産生作用と酸素消費増加
			トリヨードサイロニン triiodothyronine（T_3）	
	傍ろ胞細胞		カルシトニン calcitonin（CT）	骨の再吸収抑制，血中 Ca^{2+} の低下
上皮小体（副甲状腺）			上皮小体ホルモン（パラソルモン）parathormone（PTH），副甲状腺ホルモン	骨の再吸収促進,血中 Ca^{2+} の増加，P の低下
胸腺			サイモシン thymosin	リンパ球の産生を誘導
心臓	心房		心房性 Na 利尿ペプチド atrial natriuretic polypeptide（ANP）	腎遠位尿細管の Na 再吸収抑制，血管拡張
	心室		脳 Na 利尿ペプチド brain natriuretic polypeptide（BNP）	
血管内皮			エンドセリン endothelin（ET）	血管収縮作用

表 10-1　ホルモンの種類と主な作用（2）

分泌場所		ホルモンの名称（英語名）	主要作用
消化管	胃	ガストリン gastrin	ペプシンと塩酸の分泌を刺激，胃運動を亢進
		グレリン ghrelin	成長ホルモン分泌促進，摂食促進
	小腸	コレシストキニン cholecystokinin（CCK）	胆嚢を収縮，膵液（酵素）分泌を刺激
		セクレチン secretin	膵液（重曹水）の分泌を刺激
		VIP vasoactive intestinal peptide	血管拡張，胃液分泌抑制
		モチリン motilin	胃腸管運動促進
		インクレチン incretin（gastric inhibitory polypeptide, GIP および glucagon-like peptide-1, GLP-1）	インスリン分泌の刺激
膵臓ランゲルハンス島	A細胞	グルカゴン glucagon	血糖上昇
	B細胞	インスリン insulin	血糖低下
	D細胞	ソマトスタチン somatostatin	グルカゴン，インスリンの分泌を抑制
	F細胞	膵ポリペプチド pancreatic polypeptide（PP）	膵酵素分泌抑制，胆嚢拡張
肝臓		IGF-1	骨芽細胞を刺激する
		アンジオテンシノジェン	レニンによってアンジオテンシンⅠになる
白色脂肪組織		レプチン leptin	摂食抑制，エネルギー消費亢進
		アディポネクチン adiponectin	筋で脂肪燃焼作用，インスリン感受性上昇
		パイワン PAI-1	動脈硬化促進
		腫瘍壊死因子 tumor necrosis factor-α（TNF-α）	インスリン抵抗性を増加
副腎	皮質	電解質コルチコイド mineralocorticoid（アルドステロン aldosterone など）	Na^+ の保持と K^+ の排出促進，細胞外液量を増加，血圧上昇
		糖質コルチコイド glucocorticoid（コルチゾル cortisol, コルチコステロン corticosterone など）	肝の糖新生促進，血糖上昇タンパク・脂肪分解，水利用促進
		アンドロジェン（デヒドロエピアンドロステロン），エストロジェン	
	髄質	アドレナリン adrenaline（epinephrine）	心機能亢進，血糖上昇
		ノルアドレナリン noradrenaline（norepinephrine）	末梢血管収縮による血圧上昇
		アドレノメデュリン adrenomedullin（AM）	血管拡張，降圧
腎臓		レニン renin	アンジオテンシン生成を刺激してアルドステロンの分泌を刺激
		エリスロポエチン erythropoietin（EPO）	骨髄の赤血球生成を誘発
生殖腺	卵巣（女性）	卵胞ホルモン（エストロジェン）estrogen（estradiol, estriol, estrone の3種）．女性ホルモンともいう	卵胞の発育，子宮内膜の増殖，乳腺細胞の発育，女性二次性徴
		黄体ホルモン（プロジェステロン progesterone など）	妊娠の成立維持，乳腺細胞の発育
		リラキシン relaxin	妊娠時に子宮を弛緩
		アンドロジェンも少量分泌	
	精巣（男性）	インヒビン inhibin	前葉の FSH 分泌を抑制
		アクチビン activin	前葉の FSH 分泌を促進
		男性ホルモン（アンドロジェン）androgen（testosterone など）	男性二次性徴，性行動を促進
		エストロジェン，プロジェステロンも少量分泌	
胎盤		ヒト絨毛性ゴナドトロピン human chorionic gonadotropin（hCG）	LH 作用に類似，妊娠黄体の生成誘発と維持
		ヒト絨毛性乳腺刺激ホルモン human chorionic somato-mammotropin（hCS）	泌乳作用，弱い成長促進作用
		エストロジェン，プロジェステロンを多量に分泌，レニン，リラキシン，アンドロジェンも分泌	
精液, 肺, 脳		プロスタグランジン prostaglandin（PG）	血管拡張作用，血小板凝集阻止作用，子宮収縮作用
皮膚, 肝臓, 腎臓		ビタミンD	腸上皮細胞に作用して Ca と P 吸収を促進，骨からは Ca と P を遊離させる

2. ホルモンの一般的性質

A. 定　義

　ある化学物質がいわゆる（狭義の）ホルモンと定義されるためには，表10-2にあげたような条件が満足される必要がある．作用のうえで特に重要なことは，ホルモンは生体の細胞が元来持っていなかった反応を新しく起こすことはないということである．いい換えると，細胞はあらゆるホルモンが完全にない場合にも，きわめて低レベルではあるがもともと持っている機能を維持しうるので，ホルモンの作用は，この細胞機構の運転速度を調節するにすぎないともいえる．なお，表10-2の4つの条件の必要性は数十年にわたって守られてきたが，先にのべたようなことから，近年，内分泌腺で産生・分泌され，血液を介して運搬される，という条件は崩れつつある．

B. 化学的組成

　ホルモンは化学構造から，①**ステロイドホルモン**と，②アミノ酸を出発点としてつくられる**タンパク質ホルモン，ペプチドホルモン**や，**アミン類（アミノ酸誘導体ホルモン，アミン系ホルモン＝カテコールアミン）**の2つに大別できる．

　中胚葉から発生する間葉系の結合組織に由来する内分泌腺（副腎皮質と生殖腺）はステロイドホルモンを分泌する．外胚葉から発生するものでは，上皮組織に由来する内分泌腺（**下垂体前葉と中葉**）と神経組織に由来する内分泌腺（**下垂体後葉と神経分泌細胞**）は主にタンパク質ホルモンやペプチドホルモンを分泌するが，アミン系ホルモンを分泌するものもある（神経分泌細胞，副腎髄質，松果体）．内胚葉から発生するものでは，上皮組織に由来する内分泌腺（膵ランゲルハンス島，消化管内分泌細胞，上皮小体）はペプチドホルモンを分泌するが，アミノ酸誘導体ホルモンを分泌するものもある（甲状腺）．

表10-2　ホルモンの特性

1. からだの中の内分泌腺で産生・貯蔵され，刺激に応じて血管内に直接に分泌される．
2. 血液を介して運搬される．
3. 標的細胞を持つ．標的細胞はホルモンの受容体を持つことによりホルモンの作用を受ける．
4. 標的細胞の遺伝子発現を調節することにより，標的細胞の活動を調節する．

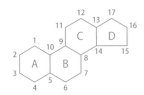

図10-4　シクロペンタノパーヒドロフェナントレン核の構造

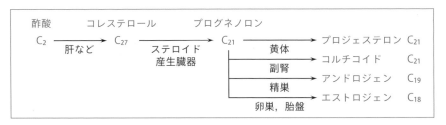

図10-5　酢酸からコレステロールを経てステロイドホルモンが合成される過程
炭素数はC_nで表す.

C. 産生と放出

a. ステロイドホルモン：A，B，C，Dの4環よりなる**シクロペンタノパーヒドロフェナントレン核**（cyclopentanoperhydro-phenanthrene nucleus）を持っている．各C原子は図10-4のように番号がついている．基質（素材）は**コレステロール**で，精巣，卵巣，副腎皮質，胎盤などの内分泌器官は酢酸を原料としてコレステロールを生合成する能力を持っているが，血液中から肝臓でつくられたコレステロールを取り込むことも行う．これらの内分泌器官のステロイドホルモン産生細胞の中では，まずコレステロール（炭素数27個）の長い側鎖を側鎖切断酵素により切断して**プレグネノロン**（炭素数21個）をつくる（図10-5）．副腎皮質と黄体では，このプレグネノロンは化学的変化を受けて，それぞれ**コルチコイド**と**プロジェステロン**が形成される．精巣では炭素数が2個減少して**アンドロジェン**（炭素数19個）が生成され，卵巣や胎盤ではそのアンドロジェンのA環に芳香化を受けて**エストロジェン**（炭素数18個）がつくられる．以上の作業順序は**生合成経路**と名付けられ，各作業は特定の反応のみを触媒するタンパク質，酵素により分担されて順序よく行われる．

生合成酵素はステロイドホルモン産生細胞内の特定の部位に局在している（図10-6）．したがって，コレステロールからプレグネノロンに至る生成は**ミトコンドリア**で行われ，プレグネノロンからプロジェステロン，さらにアンドロジェン，エストロジェンに至る過程は**滑面小胞体**で行われる（たとえば，ライジッヒ細胞（間質細胞）について，図10-6を参照）．副腎皮質でのプレグネノロンからコルチコステロイドの生成（図10-41参照）はある段階まで滑面小胞体で行われるが，最終段階は再びミトコンドリア内で行われる．しかし，産生されたステロイドホルモンは細胞膜を自由に通過できるのでただちに細胞外に漏出し，血中に入る．

なお，ステロイド生成には，DNA（核酸）による直接の支配はない．

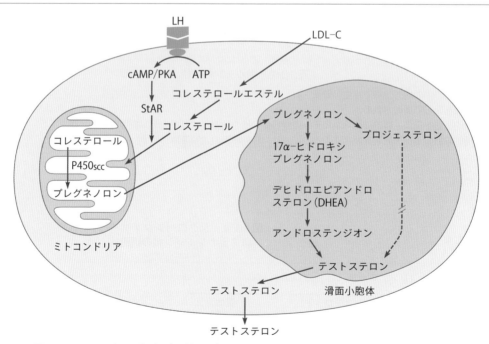

図10-6　ライジッヒ細胞（間質細胞）におけるテストステロン産生に関わる分子機序
StAR：steroidogenic acute regulatory protein
PKA：プロテインキナーゼA
LH：黄体形成ホルモン
LDL-C：LDLコレステロール

（ZiskinとChen，2000より）

b. ペプチドおよびタンパク質ホルモン：アミノ酸が**ペプチド結合**した構造を持つ．この種のホルモンの大部分は，①**大分子型前駆体の生成**，②**前駆体の離断**によるホルモンの生成，という過程でつくられる．前駆体の生成は，**DNA（核酸）**による直接の規定を受ける．特定の細胞が特定のタンパク質を合成するための遺伝情報（アミノ酸配列の情報）は，核の染色質を構成する DNA の塩基配列にある．まず核小体において DNA の鋳型を持ったメッセンジャー RNA（mRNA）がつくられ，核外に出る．**リボソーム**上では mRNA の含む暗号に従ってアミノ酸を一定の順序に並べてペプチド結合をつくる．このように合成された大分子型ペプチド鎖は，タンパク質分解酵素により特定の位置が開裂され，活性型のホルモンに転換される．

　たとえば，インスリンの生合成と分泌は，図 10-7 のように起こると考えられている．ペプチド合成に必要なアミノ酸は血管から B 細胞内に取り込まれ，アミノ酸をペプチドとして形成する過程は粗面小胞体に付着したリボソーム上で行われる（図 10-7，10-8）．合成され，分泌された**大分子ペプチド鎖（プレプロホルモン）**は小胞体の内腔に分離されて**ゴルジ装置**に送られ，ここで小胞内に濃縮されて**分泌顆粒**が形成される．形成された分泌顆粒は，ゴルジ装置を離れて放出されるまで，細胞内に**プロインスリン**として貯蔵される．分泌顆粒が細胞膜を通って細胞外に排出する過程は**開口分泌（エクソサイトーシス）**と呼ばれるが，この前に A 鎖と B 鎖とのあいだのペプチド結合がタンパク分解酵素により離される．このとき，切り離されるアミノ酸残基は**結合ペプチド（C ペプチド）**と呼ばれ，インスリンと一緒に血中に入る．

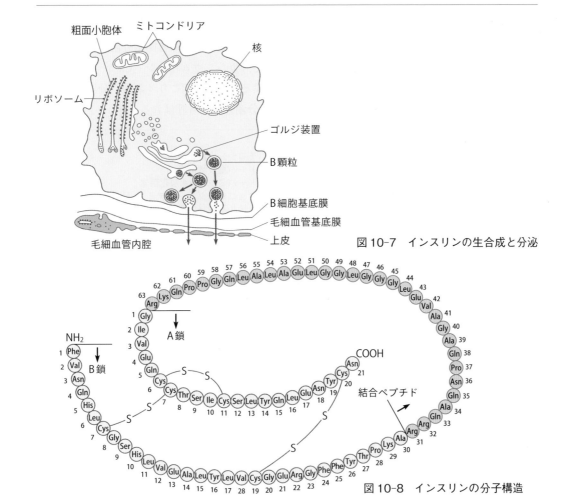

図 10-7　インスリンの生合成と分泌

図 10-8　インスリンの分子構造

　c.　**カテコールアミンおよび甲状腺ホルモン**：カテコールアミンと甲状腺ホルモンは，アミノ酸である**チロシン**から酵素反応でつくられる．ホルモンとしてのカテコールアミンには，副腎髄質で生成される**アドレナリン，ノルアドレナリン**と，視床下部で生成されるプロラクチン分泌抑制ホルモンである**ドーパミン**（ドパミン）がある．図10-9に示されるように，細胞質内でチロシンはチロシン水酸化酵素によってドーパ（ドパ）に変化し，さらにドーパ脱炭酸酵素によってドーパミンに変わる．視床下部の神経細胞では，このドーパミンが最終生成物として分泌顆粒中に貯蔵され，刺激に応じて分泌される．副腎髄質では，さらにドーパミンは分泌顆粒に存在する**ドーパミン-β-水酸化酵素**によってノルアドレナリンへ，またノルアドレナリンはフェニルエタノールアミン-N-メチル基転移酵素によってアドレナリンへ変化する（p.176，本章9項参照）．

　甲状腺ホルモンである**サイロキシン**（T₄）および**トリヨードサイロニン**（T₃）もチロシンから生成される（p.160，図10-28参照）．甲状腺ろ胞腔内，特にろ胞細胞の微絨毛に接したところで，**ペルオキシダーゼ**によってヨードが1個チロシンに結合し，モノヨードチロシン（MIT）が生成される．MITはさらにヨード1個が結合することによりジヨードチロシン（DIT）となる．DITが2個結合してサイロキシン（T₄）となり，またMITが1個とDITが1個結合してトリヨードサイロニン（T₃）となる．これらのホルモンは，**サイログロブリン**と結合した形でコロイド中に貯蔵され，必要なときにろ胞細胞を経由して血中へ分泌される（p.159，本章6項参照）．

　d.　**開口分泌**：ペプチドホルモン，タンパク質ホルモン，カテコールアミン・甲状腺ホルモンは，分泌細胞の小胞（分泌顆粒）内に蓄積され，一定の刺激があると開口分泌される．開口分泌では細胞内情報伝達系や細胞膜の脱分極を介して，カルシウムイオン（Ca²⁺）の細胞外からの流入が起こる．続いて分泌顆粒の細胞内移動と膜との融合が起こり，最後に分泌が惹起される．この一連の過程は筋生理になぞらえて，**刺激-分泌連関**とも呼ばれる．

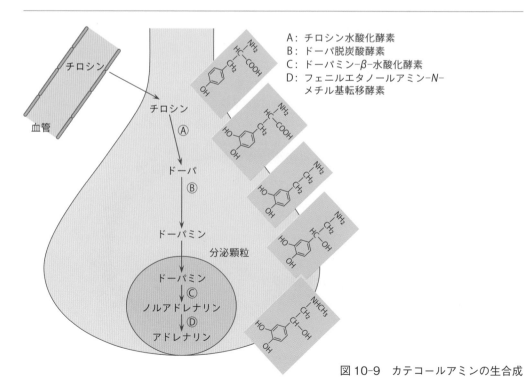

A：チロシン水酸化酵素
B：ドーパ脱炭酸酵素
C：ドーパミン-β-水酸化酵素
D：フェニルエタノールアミン-N-メチル基転移酵素

図10-9　カテコールアミンの生合成

D. 分泌調節

　生体が時々刻々変化する内外界環境に適応して個体の**ホメオスタシス**を保ち，また種族保存をまっとうするために，内分泌腺が時々刻々にホルモンの分泌動態を変化させることは必須の要件である．このようなホルモン分泌は，基本的には，①**フィードバック系**，②**神経系**，による二重の調節を受けて，安定した内部環境の維持に関与している．

　a. フィードバック性調節：フィードバック制御の基本については1章で解説した．これを内分泌系の調節に当てはめると，あるホルモンが**標的器官**（制御対象）を刺激して，代謝の変化やホルモン分泌を起こさせるとき，その結果としての代謝物やホルモンの血中濃度（**出力**）は内分泌腺（**制御装置**）によって検知される．そして，それが入力である目標値に等しいか否かが比較され，違い（**制御偏差**）があればそれに応じて内分泌腺（**制御装置**）がホルモン分泌量（**操作量**）を変えて修正操作を加える，ということになる．

　図10-10Aには，血糖値や，血中Ca^{2+}濃度，血中Na^+濃度など，重要な内部環境が基本的にはこのようなもっとも簡単なフィードバック調節により維持されていることを示している．このような系では，なんらかの外乱で出力が目標値からずれてしまったときにそれを元に戻すことが容易である．たとえば食事により血糖値が目標の一定レベルより上がるとき，B細胞よりインスリンがただちに分泌されるが，その結果，目標のレベルに修正されたときにはインスリン分泌は止まる．しかし，このようなモデルにおいても，神経系の調節が加わってより目的にかなった微妙な，安定した環境維持がはかられる．

　図10-10Bに示したモデルでは，フィードバック系が中枢神経系と複雑に関係し合って標的器官の機能が調節されている．ここでは，視床下部ホルモンを分泌する中枢神経系と，標的内分泌腺がフィードバック系をなしている．たとえば，視床下部-下垂体-副腎皮質系では，糖質コルチコイド分泌を刺激するためにCRH分泌，続いてACTH分泌が起こるが，糖質コルチコイド濃度が目標値になればCRH分泌は止まる．しかし，何らかの原因で糖質コルチコイド濃度が目標値よりも下がると，CRH分泌，続いてACTH分泌の増加が起こる．このようなフィードバック系においては，末梢ホルモンは一般に自らを刺激するホルモンの分泌を抑制する負フィードバックを行う．

A. 簡単なモデル

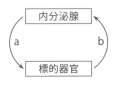

	a	b
Aの例	インスリン	血糖値
	グルカゴン	血糖値
	PTH	血中Ca^{2+}濃度
	アルドステロン	血中Na^+濃度

B. 複雑なモデル

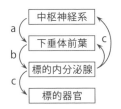

	a	b	c
Bの例	TRH	TSH	T_3
	CRH	ACTH	糖質コルチコイド
	GnRH	LH	性腺ステロイド

図10-10　内分泌調節系のモデル

b.　神経性調節：中枢神経系はフィードバック系とは独立して下位内分泌腺を調節することができる．この中枢神経系優位の調節は，視床下部ホルモン，下垂体前葉ホルモン，標的内分泌腺ホルモン分泌にみられる**①リズム性**と，**②ストレス反応**，に関与している．したがって，図 10-10 B の TRH-TSH 系，CRH-ACTH 系，GnRH-LH 系では，神経性調節とフィードバック性調節が協調して内分泌機能調節に当たっている．たとえば，ACTH-コルチゾルは，生物時計による **24 時間リズム**を持つ分泌が顕著であるが（図 10-11），ストレス反応としての分泌も大切である．また成長ホルモン（図 10-12），さらに甲状腺刺激ホルモンや思春期前後の黄体形成ホルモン，プロラクチン（図 10-13）は**睡眠依存性**の特徴を持つ．

　なお，成長ホルモンやプロラクチンは標的内分泌腺を持たないので，主として神経性調節を受けるが，この場合，視床下部ホルモンには刺激性のものだけでなく，抑制性のものがあるため適当な分泌が保たれる．

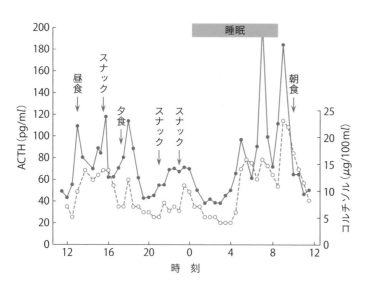

図 10-11　血中 ACTH（—●—）とコルチゾル（--○--）濃度の 24 時間パターン
(Krieger ら，1971 より)

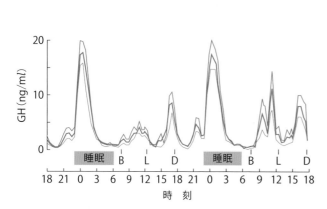

図 10-12　健康な若い男性（19〜30 歳）における血中成長ホルモン濃度の 24 時間パターン
B：朝食，L：昼食，D：夕食．　　　　　(Parker ら，1979 より)

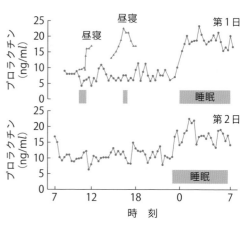

図 10-13　血中プロラクチン濃度の 24 時間パターン
昼寝をとらない第 1，2 日の結果と，昼寝をとった第 3 日の結果を合わせてある．(Parker ら，1973 より)

E. 作用機序

　特定の組織（**標的器官**）に特定のホルモンが作用して特定の効果を及ぼすためには，標的器官に特定のホルモン情報だけを読み取る機構が存在することが必要で，これを**受容体（レセプター）**という．受容体の機能は，①細胞外からのホルモン情報（**第一次情報**）を受け取って，②細胞内情報（**第二次情報**）へ変換することにある．標的の細胞で，受容体の存在する場所はホルモンによって異なる（図 10-14）．ペプチドやタンパク質ホルモン，カテコールアミンのような**高分子水溶性ホルモン**の受容体は**細胞膜**上に局在するが，甲状腺ホルモン，ビタミン D，ステロイドホルモンなど**低分子脂溶性ホルモン**の受容体は**細胞内**（糖質コルチコイド，電解質コルチコイドおよびプロジェステロンを除き特に核内）にあり，**核内受容体スーパーファミリー**を形成している．受容体はホルモンと結合して活性化すると，遺伝子の転写調節を行う（**遺伝子作用**）．

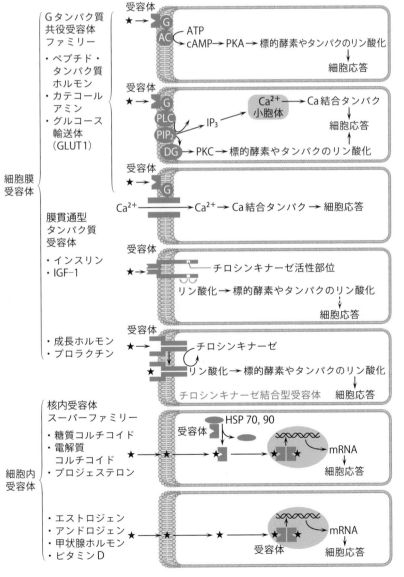

図 10-14　種々のホルモンの作用機序
AC：アデニル酸シクラーゼ
DG：ジアシルグリセロール（ジグリセリド）
G：G タンパク
HSP 70, 90：熱ショックタンパク
IP$_3$：イノシトール三リン酸
PIP$_2$：ホスファチジルイノシトール二リン酸
PKA：プロテインキナーゼ A
PKC：プロテインキナーゼ C
PLC：ホスホリパーゼ C

a. Gタンパク質共役受容体ファミリー：ペプチドやタンパク質，ホルモン，またカテコールアミンの作用機序の代表例として**グルカゴン**の肝グリコーゲン分解作用の詳細が明らかとなっている（図10-15）．グルカゴンが肝細胞膜上の受容体と結合して形成される**ホルモン–受容体複合体**は，**GTP**（グアノシン三リン酸）を結合させることにより**Gタンパク**を活性化し，さらにアデニル酸シクラーゼを活性化する．この酵素はATPより細胞内二次情報伝達物質として知られる**サイクリックAMP**（**cAMP**）を合成する．細胞内のサイクリックAMP濃度の上昇は，不活性型プロテインキナーゼを活性型に変換する．さらにこの活性型プロテインキナーゼの作用により，ホスホリラーゼキナーゼおよびホスホリラーゼが順次活性化される．最終的には活性型ホスホリラーゼがグリコーゲンをグルコース1-リン酸へ分解する．

b. 膜貫通型タンパク質受容体：インスリン，IGF-1，成長ホルモン，プロラクチンなどの受容体は細胞内ドメインにチロシンキナーゼ活性をもつので**チロシンキナーゼ結合型受容体**ともいう．ホルモンの細胞外ドメインへの結合により活性化されたチロシンキナーゼが細胞内の基質タンパク質を次々にリン酸化することでシグナルが伝達される．

c. 核内受容体スーパーファミリー：エストロジェン，プロジェステロンは共に標的細胞の細胞膜を透過し，細胞質内の受容体と結合する．**ホルモン–受容体複合体**は核内に移行し，クロマチンの非ヒストンタンパク質の特定部位に結合する．この後，受容体タンパク質が2つに解離し，一方がDNAと結合することによりDNAの二重らせんがほぐれ，DNAからmRNAへの情報転写がRNAポリメラーゼによって開始される．このmRNAの情報に基づいて，リボソームにおいてタンパク質（あるいは酵素）合成が行われることにより，ステロイドホルモンの作用が発現する．このようにタンパク質の合成を介することから（間接作用），ステロイドホルモンの作用発現までの潜時は，タンパク質，ペプチド，カテコールアミンホルモンに比べかなり長い．しかし，ステロイドホルモンの受容体が標的細胞の膜にもあって，そこで膜透過性の変化など，すばやい作用を起こす過程もあることも認められている（直接作用）．

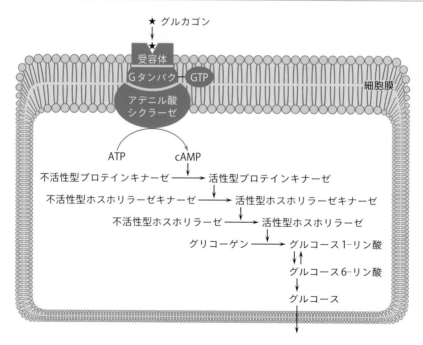

図10-15　グルカゴンによるグリコーゲン分解の作用機序

3. 視床下部のホルモン

　視床下部の一般構造については9章5項（p. 135）で述べてある.

　視床下部には，神経細胞と内分泌細胞の両方の形態と機能をあわせ持つ**神経分泌細胞**と呼ばれる細胞群があり，これらが神経系（中枢神経系）と内分泌系（下垂体）を形態的，機能的に結びつけている．これらの細胞は，内外環境に関して，神経性のみならず内分泌性の情報をも受容して，反応を内分泌性に，ホルモン分泌で行う.

　視床下部の神経分泌細胞で合成されるホルモンの種類，構造，細胞体存在部位を図10-16にまとめてある．これらのホルモンの多くはペプチドで，またいずれも，神経分泌細胞の長い軸索末端部から血管内へ直接に放出され，標的細胞に**特異的作用**を及ぼす（p. 139, 図10-1参照）．しかし，産生細胞の形態，存在部位，軸索末端と血管との接触部位，作用などから，大きく2つの種類に分類することができる.

　オキシトシンと**バゾプレッシン**を生産する神経分泌細胞は大細胞性で，**室傍核**と**視索上核**に密集するが，その軸索は**視床下部-下垂体路**をなして**後葉**に入り，毛細血管に接して終わる．細胞体で合成されたペプチドは，その軸索中を流れて後葉に至り，ここに貯留されたのち，後葉ホルモンとして血管中に放出される（図10-17）.

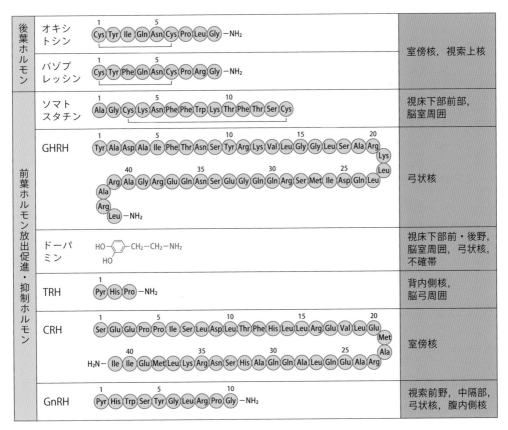

図10-16　視床下部ホルモンの構造と産生細胞の存在部位
この図ではペプチド配列は左端のC末端から右端のN末端に向かって示されている.

　近年，室傍核と視索上核に局在する大細胞性神経分泌細胞の細胞体および樹状突起からオキシトシンを含有した小胞の開口放出によってオキシトシンが脳内に分泌され，脳全体に作用することが明らかにされた．オキシトシン受容体を有する神経細胞は脳内に広く分布している（図10-25，p.158参照）．

　一方，その他，ホルモンを産生する神経分泌細胞は小細胞性で，**視床下部内側底部**から**視床下部前部**にかけて散在する．それぞれの細胞の軸索は**正中隆起部**に至り**下垂体門脈**の第一次毛細血管に接して終末する．ホルモンは細胞体で合成されるが，やはり軸索中を流れて正中隆起部で血管中に放出されて，**前葉の類洞**に流入し（図10-17），**前葉ホルモンの分泌**を促進したり，抑制する．これら後者のホルモンは，**視床下部ホルモン**とも呼ばれる．

　視床下部と下垂体は，神経分泌細胞の分泌するホルモンである下垂体**後葉ホルモン**と，**下垂体前葉ホルモン放出ホルモン**と**下垂体前葉ホルモン抑制ホルモン**によって1つの密接な機能単位，**視床下部-下垂体系**としてはたらいている．後葉ホルモンの作用と分泌調節については本章5項（p.157）で述べる．前葉ホルモン放出・抑制ホルモンについては，図10-18にまとめてある．また，多くは**視床下部-下垂体-標的内分泌腺系**に組み込まれるので，その項を参照してほしい．

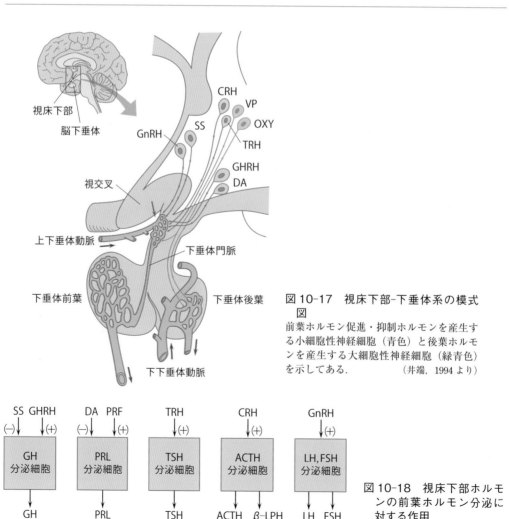

図10-17　視床下部-下垂体系の模式図
前葉ホルモン促進・抑制ホルモンを産生する小細胞性神経細胞（青色）と後葉ホルモンを産生する大細胞性神経細胞（緑青色）を示してある．　　　（井端，1994より）

図10-18　視床下部ホルモンの前葉ホルモン分泌に対する作用

4. 下垂体前葉のホルモン

A. 下垂体の構造

　下垂体は発生学的に異なる2つの原基に由来している．すなわち，口窩が嚢状に陥没して**ラトケ嚢**となり，第三脳室底が隆起して**漏斗突起**となって結合し，それぞれ**腺性下垂体**と**神経性下垂体**となる（図10-19）．組織学的にみて腺性下垂体をなす前葉と中葉は腺としての構造を持ち，神経性下垂体をなす後葉は神経組織構造を示す（表10-3）．下垂体体部は頭蓋底の蝶形骨のくぼみである**トルコ鞍**に入っており，**下垂体茎**が視床下部と下垂体体部を連結している．下垂体体部の大きさは小指頭大，重さは男で平均0.75g，女で0.82gである．

　下垂体前葉に対する血液の供給は下垂体門脈系による（図10-17）．**上下垂体動脈**は視床下部の下部に近い漏斗内で分枝して一次毛細血管叢を形成し，続いて下垂体門脈をなして漏斗を下降して前葉に達し，ここで二次毛細血管叢を形成して前葉腺細胞に血液を供給する．視床下部神経細胞の産生する視床下部ホルモン（下垂体前葉ホルモン放出促進あるいは抑制ホルモン）は，第一次毛細血管叢の存在する正中隆起で血管の中に放出されて，下垂体門脈の血流に乗って前葉の腺細胞に作用する．前葉は上下垂体動脈から血液を供給されるのに対し，後葉は**下下垂体動脈**から供給される．

B. 下垂体前葉のホルモン

　下垂体前葉からは少なくとも6種のホルモン，すなわち**甲状腺刺激ホルモン（TSH）**，**副腎皮質刺激ホルモン（ACTH）**，**黄体形成ホルモン（LH）**，**卵胞刺激ホルモン（FSH）**，**成長ホルモン（GH）**および**プロラクチン（PRL）**が分泌される．ACTH，GH，PRLは単純タンパク質であるが，TSH，LH，FSHは糖タンパク質である．その他に，前葉は，**βリポトロピン（β-LPH）**を分泌する．

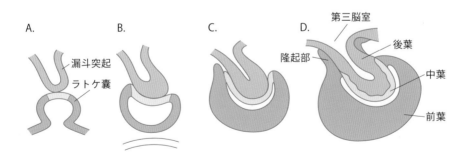

図10-19　下垂体の発生（A→D）

表10-3　下垂体の区分

形態学的 ＼ 発生学的	腺性下垂体（ラトケ嚢より）		神経性下垂体（漏斗突起より）
下垂体茎	隆起部		漏斗 ⎧正中隆起 ⎨ ⎩漏斗柄
下垂体部	前葉	中葉	後葉

C. 下垂体前葉の内分泌細胞

　下垂体前葉には，少なくとも5種類の内分泌細胞が存在する（表10-4）．かつては細胞内の分泌顆粒の染色性に従って分類されていたが，最近ではホルモンの抗体を用いた免疫組織化学的手法によって同定される．これらの細胞の細胞膜には視床下部ホルモンの受容体が存在し，これらは，いずれもGタンパク質共役受容体である（図10-14参照）．

D. 成長ホルモン（GH）

　ヒトGHは191個のアミノ酸よりなる単純タンパク質ホルモンである．GHは化学構造および活性の点で特異性が高く，ヒトにおいては霊長類のGHのみ有効である．

　a. GHの生理作用：直接作用とソマトメジン類を介する間接作用がある．

　①成長促進作用：下垂体摘出動物は成長が遅れ，このような動物にGHを投与すると成長が促進することから，GHが成長促進作用を持つことがわかる．臨床的には，血中GH濃度が低い小人症にGHを投与すると身長が伸び，逆にGH濃度が異常に高いと巨人症になる．

　思春期の成長の伸びはこの時期に分泌が亢進するGHによって起こる（図10-21）．このGHの成長促進作用は，長骨骨端線の軟骨細胞を増殖させて骨の長軸方向への発育を促進させるのみならず，筋，心筋，膵，肝，腎などの身体諸器官の増殖肥大によるものである．

　ただし，骨端線が閉鎖すると長軸方向への成長はもう起こらず，もし過剰量のGHが作用すると骨および組織が変形する．ヒトでは先端巨大症（末端肥大症）と呼ばれ（図10-20），ほとんどの内臓が大きくなる．また，からだのタンパク質含量が増加し，脂肪含量が減る．

　②タンパク質同化作用：強力なタンパク質同化作用を持ち，これがGHの成長促進作用の一因となっている．GHを投与すると，アミノ酸がタンパク質合成へ振り替えられるために体内に窒素が保持され，血中アミノ酸濃度や尿素産生が減少する．

表10-4　前葉ホルモンの分泌細胞

ホルモン	分泌細胞	分泌顆粒染色性
成長ホルモン（GH）	GH分泌細胞	好酸性
プロラクチン（PRL）	PRL分泌細胞	好酸性
TSH	TSH分泌細胞	好塩基性
ACTH，β-LPH	ACTH分泌細胞	好塩基性 あるいは色素嫌性
LH，FSH	ゴナドトロピン分泌細胞	好塩基性

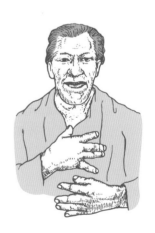

図10-20　先端巨大症

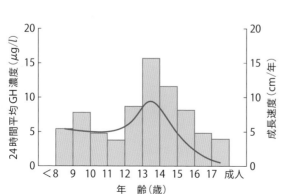

図10-21　思春期前後におけるGH分泌と成長速度の変化
棒グラフは24時間平均GH濃度を，青色のカーブは年間成長速度を示す．
（Martha PM et al：J Clin Endocrinol Metab **69**：567，1989を参考に作成）

③**ソマトメジン類**：GH の成長促進作用や同化促進作用は，GH とポリペプチド成長因子であるソマトメジン類の相互作用である．

ヒトの主要なソマトメジン類は，**インスリン様成長因子Ⅰ**（insulin-like growth factor Ⅰ；**IGF-Ⅰ**）と**インスリン様成長因子Ⅱ**（insulin-like growth factor Ⅱ；**IGF-Ⅱ**）で，C 鎖が切断されていないこと（図 10-8 参照）と A 鎖の延長部に D 領域と呼ばれる部分を有していることを除けば，インスリンの構造によく似ている．またいずれも，肝臓，軟骨，その他の組織でつくられる．IGF-Ⅰは出生後に GH により産生が促進され，骨格と軟骨の成長を促す．IGF-Ⅱは GH の影響をほとんど受けず，成長期の成長に関与している．

④**炭水化物代謝へ及ぼす作用**：GH は，グルコースの肝臓からの放出を促進し，一方，組織への取り込みを抑制することにより，インスリンの作用を減弱する（**抗インスリン作用**）．

⑤**脂肪代謝へ及ぼす作用**：GH は，脂肪組織に蓄積されている中性脂肪の分解を促進することにより，血中の遊離脂肪酸を増加させる．ただし，IGF-Ⅰを介しては抗脂肪分解活性を持つ．

b．GH の分泌調節：GH 分泌は覚醒時よりも睡眠時に顕著に起こる（図 10-12 参照）．覚醒時の分泌は，食後 2～3 時間後の空腹時に突発的に起こる．絶食，低血糖，運動なども GH 分泌を起こすので，エネルギー産生に必要な基質の欠乏が刺激になるといえる．その他に，GH 分泌は女性だけでなく男性においても，エストロジェンが下垂体前葉に作用することにより促進されるほか，ストレス，発熱，麻酔などでも刺激される．

GH 分泌刺激の多くは視床下部に達し，門脈血中への **GHRH** 分泌を促進する一方，**ソマトスタチン（SS）** 分泌を抑制することにより GH 分泌を起こすと考えられる（図 10-22）．また，GH および GH の標的器官から分泌される IGF-Ⅰは，負フィードバック作用（−）を視床下部と下垂体前葉に及ぼし，GHRH 分泌抑制と SS 分泌促進を介して，GH 分泌を抑制する．

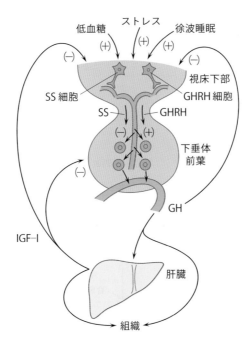

図 10-22　成長ホルモン分泌の調節
（＋）促進，（−）抑制

E.　プロラクチン（PRL）

　ヒトPRLは199個のアミノ酸よりなる単純タンパク質ホルモンである．分子構造だけでなく，作用機構，分泌調節など，多くの点でGHと類似している．

a.　PRLの生理作用

　①**乳腺に対する作用**：乳腺の発育と**乳汁分泌**を刺激する．**乳腺発育**は，エストロジェン，プロジェステロン，糖質コルチコイドの協同作用で，思春期，月経周期中，妊娠中に起こるが，わけてもPRLが最重要な役割を果たす．乳汁分泌を開始したり，維持したりする機構にも，PRLは，糖質コルチコイドとヒト絨毛性ソマトマンモトロピン（後述）と協同で関与する．また，PRLは，カゼイン，ラクトアルブミンなどの乳汁タンパク質の生成を促進する．

　②高濃度のPRLは生殖腺機能を抑制することが知られている．授乳期間に排卵が起こらないのは，乳首吸引刺激による高PRL血症がGnRHの**パルス状分泌**を抑制するためである．

b.　PRLの分泌と調節
：女性では思春期にエストロジェン分泌増加と相関して分泌が増加する．成人になると，男女とも，睡眠中に分泌増加が起こる（図10-12）．ただし，GHの分泌と異なり，睡眠時間全般にわたって分泌が起こるという特徴がある．また，妊娠女性では妊娠の経過とともに分泌増加が起こるが，出産後，もし**乳首吸入刺激**がないと，**乳汁産生**は1〜2週間後には停止し，PRLは妊娠前のレベルにまで低下してしまう．しかし，新生児による乳首吸入刺激によって，乳汁の持続的生産に必要なPRL分泌が起こる．

　視床下部は，**ドーパミン（DA）**と**PRL放出因子（PRF）**を産生し，下垂体門脈へ分泌することによりPRL分泌を，それぞれ抑制性および促進性に調節しているが，特にドーパミンによる抑制性調節は重要である（図10-23）．乳首吸入刺激やストレス刺激などPRL分泌刺激の多くは視床下部に達し，門脈血中へのドーパミン放出を抑制することによりPRL分泌を増加させる．また，PRLは視床下部にフィードバック作用を及ぼしてドーパミン細胞を刺激し，門脈血中へのドーパミン放出を促進する．その結果，PRL分泌を抑制する．つまり，負のフィードバック作用である．これらの機構はGHの分泌調節と類似しているが，主なPRLの作用部位は乳腺であり，GHのようにIGF-Iがさらにフィードバックを及ぼすというような機構は含んでいない．

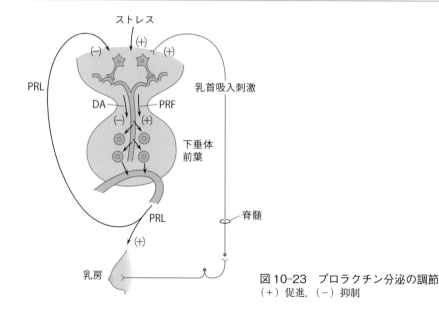

図10-23　プロラクチン分泌の調節
（+）促進，（−）抑制

5.　下垂体後葉のホルモン

　下垂体後葉からはバゾプレッシンとオキシトシンが分泌される．いずれも 9 個のアミノ酸からなるペプチドで，しかもそのアミノ酸配列はきわめてよく似ている（p. 151，図 10-16 参照）．

A.　バゾプレッシン（VP）

　a.　バゾプレッシンの作用：バゾプレッシンの主な生理作用は**抗利尿作用**である．バゾプレッシンには腎の集合管細胞の水の透過性を高める作用があるので，集合管内の水は浸透圧勾配に従って管外の間質中へ引き出される（p. 310，17 章 4 項 B 参照）．その結果，集合管における水の再吸収量が増加するので尿の排泄量が減少する．逆に，バゾプレッシンの分泌が低下すると，集合管における水の再吸収量が減少し，尿量は増大する．下垂体後葉の機能が障害されたとき現れるもっとも著しい症状は，**尿崩症**と呼ばれるもので，大量の尿の排出が起こって口渇に苦しむ．水が十分に飲めない状況では脱水状態となり，生命の危険にさらされる．

　バゾプレッシンのもう 1 つの作用は血圧上昇作用である．バゾプレッシンは末梢血管を収縮させて血管抵抗を高め，収縮期血圧を上昇させる．脱水時，出血時にはバゾプレッシンが分泌されて，血液量不足による循環不全を防止する．

　b.　バゾプレッシンの分泌と調節

　①**血漿浸透圧**とバゾプレッシン分泌：水を飲んだり，汗をかいたりして血漿の浸透圧が変化すると，バゾプレッシンの血漿中濃度も変化する（図 10-24，p. 274，15 章 4 項 D.3 参照）．ヒトでは，バゾプレッシン分泌が起こる血漿の浸透圧濃度閾値はほぼ 280 mOsm/kg である．**血漿浸透圧濃度**がこれより低い場合には，バゾプレッシン分泌はほぼ停止するため，薄い尿が大量に排出される．血漿浸透圧濃度が閾値以上になると，血漿バゾプレッシン濃度は直線的に増加する．血漿浸透圧の変化は第三脳室底部の**終板**と呼ばれる部位に局在する**浸透圧受容器**により感受されて，そこからの情報により**室傍核**と**視索上核**の興奮が調節され，バゾプレッシン分泌は調節されている．

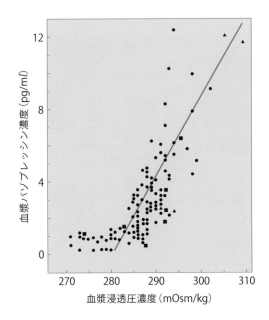

図 10-24　血漿浸透圧濃度と血
　　漿バゾプレッシン濃度との関係
　　　　　　　（Robertson ら，1977 より）

②血液量・血圧とバゾプレッシン分泌：出血や脱水などで血液量が減少した場合もバゾプレッシン分泌は刺激される（15章4項参照）．逆に，大量の水を飲んだり，輸液をした場合には，血液量の増加により血漿バゾプレッシン濃度は減少する．このような血液量の変化を感受する受容器は**容量受容器**あるいは低圧受容器と呼ばれ，心肺部位にある（15章4項参照）．

血液量が増加すると容量受容器の興奮は高まり，迷走神経中を上行するインパルスが増加して，**室傍核**，**視索上核**にあるバゾプレッシン細胞の活動を抑制する．その結果，下垂体後葉から分泌されるバゾプレッシン量は減少する．血液量が減少したときには，容量受容器から上行する抑制性のインパルスが減少するためにバゾプレッシン分泌は増加する．全身循環血液量に変化がなくても，姿勢を横臥位から立位に急に変えたさいには胸腔内の循環血液量が減少するので，バゾプレッシン分泌量が増加する．大量出血や血液量の著しい増大で血圧が変化するに至れば，**頸動脈洞**や**大動脈弓**にある**圧受容器**がバゾプレッシン分泌調節に関与するようになる．すなわち，バゾプレッシン分泌は血圧上昇で抑制され，血圧低下で促進される．

B. オキシトシン（OXY）

a. オキシトシンの生理作用：① 乳腺と子宮の平滑筋に対する作用：授乳時に分泌されるオキシトシンは，乳腺の筋上皮細胞に作用してこれを収縮させ，腺房にたまっている乳汁を押し出して乳汁射出を起こす．プロラクチンやその他のホルモンによって乳汁分泌機能が正常にはたらいていても，オキシトシンの分泌がないと乳児は十分に乳汁を得ることができない．オキシトシンは，また，子宮平滑筋を収縮させる．子宮筋のオキシトシン感受性はエストロジェンによって高まる．妊娠末期にはエストロジェンの血中濃度が上昇するから，子宮筋のオキシトシン感受性は分娩期には著しく高まっている．

② 中枢性作用：室傍核や視索上核からのオキシトシン分泌細胞が脳内の各部でシナプス性あるいはホルモンのように分泌されて，受容体に結合し社会性行動，ストレス緩和作用をもつことがわかってきている（図10-25）．

b. オキシトシンの分泌と調節：乳汁射出を起こすオキシトシンの分泌は，乳児が母親の乳首を吸うとその皮膚感覚刺激が脊髄中を上行し，室傍核，視索上核にあるオキシトシン分泌細

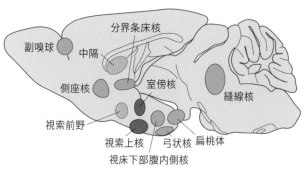

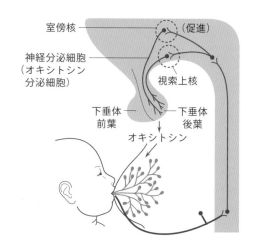

図10-25　脳内オキシトシン受容体分布図
（西森克彦：中枢性オキシトシン受容体の社会行動制御に於ける役割：オキシトシン受容体発現神経回路の生理機能解明を目指して．比較内分泌学 **39**（149）：87-90，2013 より引用）

図10-26　乳汁射出反射の経路

胞を興奮させることによって起こる．したがって，乳汁射出が起こるしくみは，乳首の皮膚から起こる知覚性インパルスがオキシトシン分泌細胞へ至る神経性の求心路と，下垂体後葉から放出されるオキシトシンが全身循環を通して乳腺の筋上皮細胞へ至る内分泌性の遠心路とからなる反射であり（図10-26），これを**乳汁射出反射**という．

6. 甲状腺のホルモン

　甲状腺は前頸部に位置する臓器で，右葉と左葉からなり，甲状腺ホルモンを合成・分泌する．この**甲状腺ホルモン**は生体の発育を促し，代謝の調節をする．また，甲状腺はヨードを摂取して甲状腺ホルモンの材料とすることでヨード代謝の中心をなす．
　甲状腺はその他に，血中カルシウムを低下させるホルモンであるカルシトニンを分泌している．カルシトニンについては本章7項H（p.167）で述べる．

A. 甲状腺の構造

　甲状腺は多数のろ胞からなりたっている．ろ胞は単層の腺細胞でできた球形の袋で，その中に**サイログロブリン**を主とした粘稠な液体である**コロイド**が充満している．甲状腺の活動が低調のときはコロイドの量が多く，ろ胞も大きく，腺細胞の背が低い．活動が活発なときは腺細胞の背が高い．ろ胞細胞には粗面小胞体がよく発達しており，これはサイログロブリンの生成の場である（図10-27）．

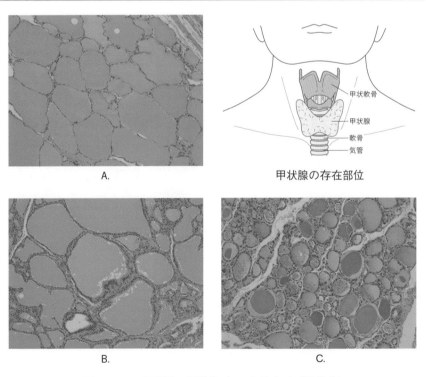

A.

甲状腺の存在部位

B.

C.

図10-27　甲状腺の組織像（A〜Cはすべて同倍率）
A：正常組織像．
B：甲状腺機能亢進症の病理組織像．ろ胞の大小不同が目立ち，コロイドは薄く，コロイドの吸収像が見られる．
C：甲状腺機能低下症の病理組織像．ろ胞が小さく，コロイドは濃縮している．

（国際医療福祉大学附属熱海病院病理部北村創先生提供）

B. 甲状腺ホルモン（図 10-28）

　甲状腺が分泌する主要ホルモンは，3′, 5′, 3, 5 位に**ヨウ素**を持つ**サイロキシン**（thyroxine, 3′, 5′, 3, 5-tetraiodothyronine；T_4）と 3′, 3, 5 位にヨウ素を持つ**トリヨードサイロニン**（3′, 5, 3-triiodothyronine；T_3）である．T_3 は末梢組織で，T_4 の脱ヨード化によってもつくられる．3′, 5′, 3-T_3（reverse T_3；RT_3）は非活性である．

1. サイログロブリン

　T_4 と T_3 は，サイログロブリンにペプチド結合しているチロシン分子にヨウ素が結合し，縮合して生成される．サイログロブリンは**ろ胞細胞**内の粗面小胞体で合成され，コロイド内へ分泌・貯留されている．甲状腺ホルモンは分泌されるまでサイログロブリンに結合したままである．分泌されるとき，コロイドがろ胞細胞に取り込まれ，ペプチド結合が加水分解され，遊離された T_4 と T_3 が血管内に放出される（図 10-29）．

2. 甲状腺ホルモンの合成

　ヨウ素は食物と水によって体内に入るが，これには土壌中のヨード含量が大きく影響する．ヨウ素摂取量は，日本では 1～2 mg/日，欧米では 100～500 μg/日，低ヨウ素地方では数 10 μg/日である．食物，水のヨウ素は大部分無機ヨウ素（I^-）として小腸から吸収される．甲状腺に取り込まれるヨウ素は約 120 μg/日で，一方，甲状腺はヨウ素として 80 μg/日を T_3 と T_4 結合ヨウ素として分泌している．甲状腺内に取り込まれたヨウ素イオン（I^-）は図 10-29 のような過程を経て甲状腺ホルモンとして合成される．

3. 甲状腺ホルモンの分泌

　甲状腺ホルモン分泌は，ろ胞細胞がエンドサイトーシス（細胞の飲および食作用）によってコロイドを細胞内に取り込むことから始まる．細胞内で，コロイド小滴はタンパク分解酵素を含むリソソームと融合して，サイログロブリンの加水分解が起こり，T_4, T_3, RT_3, **MIT**, **DIT** が遊離し，血中に分泌される．MIT, DIT は脱ヨウ素化が行われ，I^- は再利用される．

4. 甲状腺ホルモンの輸送と代謝

　T_4 と T_3 の血中濃度はそれぞれ 8 μg/dl, 0.15 μg/dl である．その大部分は血中では**アルブミン**，**サイロキシン結合プレアルブミン**（TBPA），**サイロキシン結合グロブリン**（TBG），の 3 種の血漿タンパクに結合している．遊離型ホルモンは，T_4 は約 2 ng/dl，T_3 は 0.3 ng/dl にすぎないが，この遊離型のみが生理作用を発揮したり，代謝される．また，フィードバック調節に関与する．

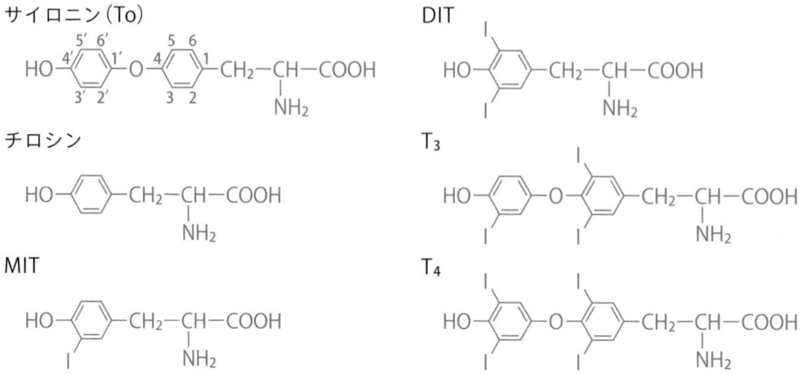

図 10-28　甲状腺ホルモンと関連物質の構造

成人では血中 T_4 の 1/3 は肝臓，腎臓その他で T_3 に転換され，45% は RT_3 に転換される．したがって，末梢で多量の T_3 と RT_3 が生成される．T_3 は T_4 よりも活性が高いので，T_4 は T_3 の前駆物質（プロホルモン）とも考えられている．

C. 甲状腺ホルモンの分泌調節

視床下部ホルモンである TRH は，下垂体前葉を刺激して TSH の合成・分泌を促進する．TSH は甲状腺を刺激して，甲状腺ホルモンの合成・分泌を促進する（図 10-30）．日常の甲状腺ホルモン分泌は，TSH と T_3，T_4 による負フィードバック機構（p. 147，本章 2 項 D 参照）によって維持されている．しかし特定の条件下では，視床下部が TSH 分泌を調整するようにはたらく．たとえば，寒冷は TSH 分泌を増加させ，温熱は分泌を減少させるが，これは，TRH によって仲介される．また，TSH 分泌は夜間（0 時頃）にピークを示すというサーカディアンリズムがあるという．ただし，これは睡眠依存性であるという考えもある．

D. 甲状腺ホルモンの生理作用

甲状腺ホルモンの標的組織は広範で，その作用は全身の諸臓器，器官に及ぶ．これらの組織の細胞は甲状腺ホルモンの核内受容体をもち，よって成長や成熟の促進，基礎代謝率の維持，促進が行われる．

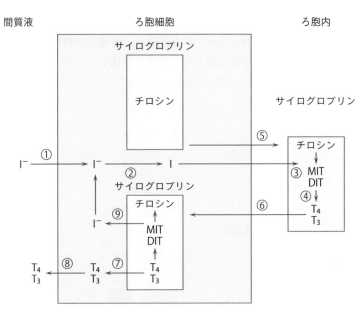

図 10-29　甲状腺ホルモンの合成と分泌

①能動輸送による I^- 取り込み☆
②I^- のペルオキシダーゼによる酸化
③チロシンのヨード化による MIT，DIT の合成☆
④MIT，DIT の縮合による T_4，T_3 の合成☆
⑤サイログロブリンのろ胞内への分泌☆
⑥サイログロブリンのろ胞細胞への取り込み（食細胞現象）
⑦T_4，T_3 のサイログロブリンからの遊離☆
⑧T_4，T_3 の放出
⑨MIT，DIT から I^- の遊離，再利用
（☆：TSH による促進）

　① 熱産生，酸素消費の増加作用：ほとんどすべての組織でこの作用を持つが，例外として，成人の脳，精巣，子宮，リンパ節，脾臓，下垂体前葉がある．そして，酸素消費の増大は基礎代謝率の上昇をひき起こす．

　② タンパク質代謝作用：甲状腺ホルモンの基本的な作用で，細胞の核内受容体に結合し，細胞機能の調節をはかる．

　③ 糖質代謝作用：腸管において糖の吸収を促進させる．

　④ 脂質代謝作用：脂質の合成・分解とも促進するが，普通は分解をより強く促進して，血中遊離脂肪酸増加，グリセロール増加，コレステロール減少を起こす．特に血中コレステロール濃度低下は，肝臓での**低密度リポタンパク質**（**LDL**）受容体の発現を上昇させ，この受容体に血中のコレステロールを結合し，細胞内に取り込ませることによる．

　⑤ 心血管系作用：組織の β アドレナリン受容体の数を増加させ，アドレナリンによる収縮力増強と心拍数増加作用を増強する．

E. 甲状腺の機能異常

　a.　甲状腺機能低下症：甲状腺の機能が低下すると**基礎代謝**が低下し，脱力感，毛髪がまばらになり，皮膚が乾燥して黄色味をおび，寒冷耐性が低下，しわがれ声となる．精神活動は緩慢になり，抑うつ状態となり，記憶力が衰える．もっとも重い場合，**粘液水腫**と呼ばれる．また，自己免疫性疾患の慢性甲状腺炎は**橋本病**と呼ばれ，中年の女性に多い．生下時からの甲状腺機能低下症の小児は**クレチン症**と呼ばれ，小人症になり，知能発達が遅れる．ただし，日本では新生児スクリーニング検査によって早期発見と治療が行われるため，目にすることはほとんどない．

　b.　甲状腺機能亢進症：甲状腺機能亢進症の特徴は，頻脈，発汗増加，易疲労性，動悸，手指振戦，体重減少，神経過敏，温熱耐性の低下，過食症である．もっとも多いのは**グレーブス**（**Graves**）**病**もしくは**バセドウ**（**Basedow**）**病**と呼ばれる**眼球突出性甲状腺腫**で，甲状腺がびまん性に肥大し，細胞増殖による過形成が起こり，眼球が突出する（図 10-31）．

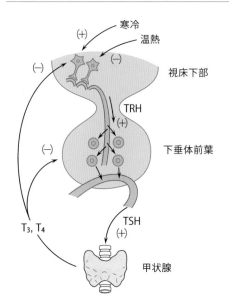

図 10-30　甲状腺ホルモンの分泌調節
（＋）促進，（－）抑制

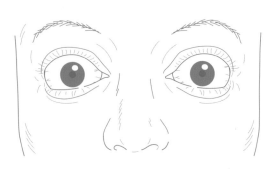

図 10-31　眼球突出性甲状腺腫

7. 骨代謝の内分泌性調節

A. 骨の構造

　骨は，基質と細胞からなる結合組織である．その主要な部分である骨質と，関節面と成長線の部分のみにみられる軟骨質，骨の中心部にある骨髄，それに，骨の表面に癒着してこれをおおう薄い膜，骨膜の4つの部分に分けられる．

　a. 骨質：**皮質骨**（緻密質ともいう）と，**海綿骨**（海綿質）とに分けられる．皮質骨は骨の表層部を占める非常に硬い部分で，層板構造を持ち，同心円状の層板の中心に**ハバース管**が骨の長軸方向に走っている（図10-32）．このハバース管を横に連絡する管にフォルクマン管があり，これらの管の中を血管や神経が通り骨内に分布している．長骨では，骨幹部にこの皮質骨が厚い壁となって多くみられるのに対し，骨端部では皮質骨は薄くなり，その内面の海綿骨が大部分を占める．海綿骨は網目構造をした骨梁からなり，その網目の中に骨髄組織を含む．骨梁は一見デタラメに配列された網目構造にみえるが，外力の作用する方向に強くなるように配列されている．

　b. 軟骨質：関節面に弾力性のある緩衝作用を及ぼす**関節軟骨**と，骨の長軸方向への成長を司る**骨端軟骨**とがある．この骨端軟骨が骨化した痕を**骨端線**と呼ぶ．

　c. 骨髄：海綿骨の骨梁の間の空間と，長骨の中間部の内腔を満たしている軟組織である．造血作用を営んでいるものは赤い色をしていて**赤色骨髄**（赤色髄）と呼ばれ，造血作用を失ったものは脂肪化していて**黄色骨髄**（黄色髄）と呼ばれる．小児期にはすべての骨髄が赤色骨髄であるが，成人すると，上肢，下肢の長骨はほとんど黄色骨髄となり，体幹部の骨のみ赤色骨髄をもっている．

　d. 骨膜：骨の表面をおおっている薄い結合組織性の膜である．ただし関節面には骨膜がない．胎児期から成長期にかけて骨膜には造骨能があり，骨を太くするはたらきをしている．しかし，成人して成長が止む頃にはその能力を示さなくなる．しかし，骨折や骨の手術などで刺激を受けると骨膜は再び造骨能を取り戻し，骨の形成にたずさわる．

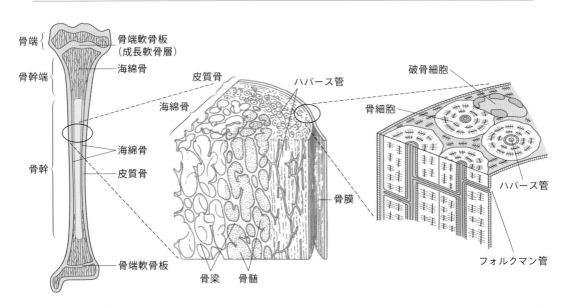

図10-32　**骨の構造**（中村利孝：標準整形外科学，第9版，鳥巣岳彦ほか総編集，医学書院，pp. 11-12，2005を参考に作成）

B. 骨の細胞

骨組織には骨芽細胞，骨細胞，破骨細胞の3種の細胞がある．

a. 骨芽細胞：骨形成で中心的な役割を果たしている細胞で，骨組織表面に一層に配列し，互いに**ギャップ結合**（ギャップジャンクション）で連結している（図10-33）．**コラーゲン**などの骨基質タンパク質を盛んに分泌し，この基質タンパク質にリン酸カルシウムなどの結晶が沈着すると，硬い骨組織ができあがる．このリン酸カルシウムの結晶の沈着は石灰化と呼ばれている．骨表面の骨芽細胞と石灰化の始まった直後の骨基質との間は類骨と呼ばれる（図10-34）．一部の骨芽細胞はこの基質の中に埋め込まれ，やがて骨細胞となる．

b. 骨細胞：骨細胞は石灰化した骨組織だけでなく，類骨組織にも存在する．層板骨では層状に配列分布し，互いにギャップ結合によって連結している．主な機能は，骨組織を包む連結体の一部としてミネラルを輸送し，骨細胞外液のカルシウム濃度を維持することにある．

c. 破骨細胞：破骨細胞は石灰化組織を吸収する巨細胞である（図10-34）．前駆細胞は単核で，骨表面を包む細胞連結体の間に割り込み，個々に離れて移動しながら骨吸収を行っていく．

C. 骨の形成と成長

骨の形成（モデリング）のされ方には2つあって，1つは，未分化の間葉系（中胚葉系）細胞が骨芽細胞に分化し，これが直接，骨組織を形成していく**膜性骨化**といわれるもので，もう1つは，はじめ軟骨が形成され，その軟骨が骨に置換されていく，**軟骨性骨化**といわれるものである．骨芽細胞，破骨細胞，いずれの細胞への分化誘導も，近年ペプチドとして同定された**骨形成因子**（bone morphogenetic protein；**BMP**）によって行われる（図10-34）．

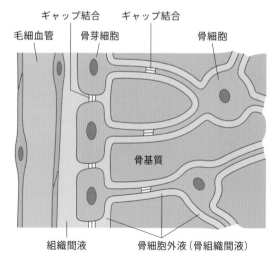

図10-33　骨組織の構造
骨芽細胞と骨細胞は連結し骨組織の表面を取り囲んでいる．骨組織に特有な細胞外液は骨組織間液ともいわれ，カルシウムとリンの濃度が細胞外液より高く，過飽和になっている．骨組織間液の組成は骨芽細胞と骨細胞の連結体により維持されている．
（中村利孝：標準成形外科学，第9版，鳥巣岳彦ほか総編集，医学書院，p.9，2005を参考に作成）

a. 膜性骨化：まず，骨芽細胞が分泌するコラーゲンでできた骨基質が形成され，これに，カルシウム，リン酸塩，少量のマグネシウム，ストロンチウム，フッ素が沈着（石灰化）して骨梁となる．さらに，骨芽細胞は骨細胞となり，破骨細胞も形成されて骨組織ができる．膜性骨化により，頭蓋骨，下顎骨が形成される他，長骨の太さの増加もこれによる．

b. 軟骨性骨化：形成される骨の形のモデルがまず軟骨で形成され，その骨の中央部の軟骨から起こり，次第に軟骨部を骨の両端に押しやるように骨化が進行する．遅れて，両骨端部の軟骨にも骨化の中心ができる．その結果，長骨では，骨端部に2つの骨化中心に挟まれた軟骨層が成長期の終わりまで残り，長軸方向の成長を司る．この軟骨層は**骨端板（骨端軟骨）**といい，成長期以後（20〜23歳以後）は閉鎖して骨端線となる．成長期，この骨端板の活動はいろいろなホルモンの作用を受けて変化するが，特に成長ホルモンの影響が大きい．この軟骨性骨化で形成される骨には，四肢の長骨の他，骨盤，椎骨，頭蓋底の骨などがある．

D. 骨の改造

　骨は生きた細胞からできており，血管分布も豊富である．ヒトの一生を通じて古くなった骨の吸収・破壊（**骨吸収**）とその部分への新しい骨の形成（骨形成）は，毎日，骨のどこかで行われていて，**骨改造（リモデリング）**と呼ばれている．骨改造は正常なヒトで100〜150日の周期で行われるが，20〜30歳代では数年で全身の骨が入れかわるとされている．老齢期に達するまでは骨の形成量と吸収量はほぼ平衡状態であり，骨（塩）量は一定に維持される．

　したがって，骨の無機質は常に再吸収され，再形成されている．その結果，たとえば骨のカルシウムは幼児では1年ごとに100%の率で，成人では18%の率で交代している．

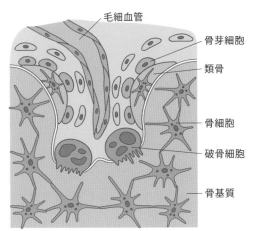

図10-34　破骨細胞と骨芽細胞による骨改造（リモデリング）の模式図

E. カルシウム（Ca）とリン（P）の代謝

a. カルシウム：成人のからだには，1,000〜2,000 g のカルシウムが存在し，その99％は骨組織に含まれている．正常血漿カルシウム濃度は 10 mg/d*l* で，タンパク結合型と遊離型がほぼ半々となっている．表10-5のように Ca は重要な役割を果たしているので，細胞外液のカルシウムイオン（Ca^{2+}）濃度は狭い範囲に保たれている．

b. リン：カルシウムほど精密な調節を受けないが，ATP，サイクリック AMP など，生命維持に重要な化合物に含まれている．リンは生体内に 500〜800 g あり，その85〜90％は骨内にある．血漿リン総量は約 12 mg/d*l* で，その2/3は有機物に含まれ，残りはリン酸イオン（PO_4^{3-}，HPO_4^{2-} など）などの無機リン化合物となっている．リンはカルシウムと共に骨を形成する重要な元素であり，また表10-5のような機能を発揮している．

F. カルシウム代謝のホルモンによる調節

カルシウム代謝の調節には，**上皮小体ホルモン**（**副甲状腺ホルモン**，**パラソルモン** parathormone；**PTH**），**カルシトニン**，**ビタミン D₃** の3種のホルモンが主として関与するので，これらのホルモンを**カルシウム調節ホルモン**という．その他，副腎皮質ホルモン，成長ホルモン，エストロジェンなどもカルシウム代謝に影響を与える．

カルシウムは，主として十二指腸と空腸上部で能動輸送によって吸収される．この過程はビタミン D により調節される．吸収されたカルシウムは細胞外プールに入る．ここでは，カルシウムは細胞内液，糸球体ろ液および骨との間で常に交換されている（図10-35）．腎臓からは大量のカルシウムがろ過されるが，そのほとんどは上皮小体ホルモンのはたらきで再吸収され，尿中には 100 mg/日しか排泄されない．

なお，リンは，十二指腸と小腸から吸収されるが，カルシウムと違って強い調節を受けない．血漿中の無機リンは腎臓でろ過され，その85〜90％は能動輸送により再吸収されるが，この過程は上皮小体ホルモンによって抑制される．

表10-5　生体におけるカルシウムとリンの分布と機能

		細胞外液	細胞内液
カルシウム	濃度	血漿総濃度 2.25〜2.5 mM 遊離イオン濃度 1.0〜1.3 mM	100 nM
	機能	骨代謝，血液凝固，膜興奮など	細胞内情報伝達，神経伝導，分泌，筋収縮
リン	濃度	血漿総濃度 1.1〜1.5 mM 遊離イオン濃度 0.7〜1.2 mM	1〜2 mM
	機能	骨代謝など	pH 緩衝物質 ATP, サイクリック AMP タンパク機能調節

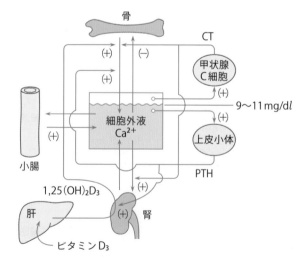

図10-35　カルシウムの代謝とそれを制御するホルモン
（＋）促進，（−）抑制

G. 上皮小体ホルモン

a. 上皮小体ホルモンの合成と分泌調節：上皮小体ホルモン（PTH）は，通常，甲状腺の上下に2個ずつある上皮小体（副甲状腺）の主細胞が合成・分泌する．まず大分子ペプチド（プレプロPTH）が合成され，ついでプロPTHとなり，最後にゴルジ装置で84個のアミノ酸からなるPTHができる．

分泌調節は，血中カルシウムイオン（Ca^{2+}）濃度のフィードバックにより行われる．血漿Ca^{2+}濃度が高いと分泌は抑制され，Ca^{2+}濃度が低いと分泌量が増す．ビタミンD代謝物は直接に，あるいは血漿Ca^{2+}濃度の上昇を介して間接にPTH分泌を抑制する．

b. 上皮小体ホルモンの生理作用：骨芽細胞の上皮小体ホルモン受容体に上皮小体ホルモンが結合することにより骨吸収が促進し，血漿Ca^{2+}濃度が高まる（図10-35，10-36）．

また，近位尿細管よりのリン酸の再吸収を減少させ，血漿リン酸濃度を低下させる．さらに$1,25(OH)_2D_3$の生成を促進することにより，腸管からのCa^{2+}の吸収を増加させる．

甲状腺手術で，誤って上皮小体が摘出されるなどしてPTHが消失すると，**低カルシウム血症**をきたし，**テタニー**が出現する．上皮小体腫瘍などでPTHの過剰分泌が起こると，高カルシウム血症，低リン酸血症を起こし，腎結石を形成しやすくなる．

H. カルシトニン

a. カルシトニンの合成と分泌調節：カルシトニン（CT）は甲状腺ろ胞の周囲に散在している**傍ろ胞細胞（C細胞）**から分泌される32個のアミノ酸からなるポリペプチドである．分泌は血漿Ca^{2+}濃度により調節される（図10-35，10-36）．血漿Ca^{2+}が上昇すると分泌が増加し，濃度が減少すると分泌が低下する．

b. カルシトニンの生理作用：破骨細胞のカルシトニン受容体に結合することにより骨吸収を抑制し，血漿Ca^{2+}濃度を下げる．また尿中へのリンとCa^{2+}の排泄を促進する．しかし，カルシトニンの生理的重要性は不明で，若年では投与カルシトニンの効果があるが，成人では比較的非活性である．

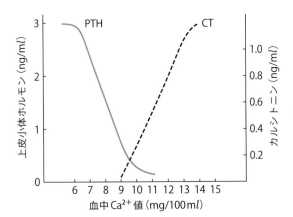

図10-36　血中Ca^{2+}レベルと血中上皮小体ホルモン（PTH）およびカルシトニン（CT）の関係
（古河太郎，本田良行：現代の生理学，第3版，金原出版，1994より引用）

I. ビタミンD

ビタミンDは体内で合成され，またその作用がエストロジェンなどと同じく核内受容体を介するので，実はステロイドホルモンの1つであることが確定している.

a.　ビタミンD₃の合成と代謝：ビタミンDには，ビタミンD₂とビタミンD₃がある．**ビタミンD₃（コレカルシフェロール）**は，皮膚に**プロビタミンD₃**として蓄えられている7-デヒドロコレステロールに紫外線が照射されてつくられる（図10-37）．**ビタミンD₂（エルゴカルシフェロール）**は植物に存在するエルゴステロールが紫外線に照射されて転換される．すなわちビタミンDは日光の十分な地方では体内で合成されるが，日光の乏しい地方では経口摂取を必要とする.

ビタミンD₃は肝臓でその25位が水酸化されて25(OH)D₃（25-ヒドロキシコレカルシフェロール，貯蔵型ビタミンD₃）となり，さらに腎臓では1α位，24位，または26位などが水酸化されて，1,25(OH)₂D₃（1,25-ジヒドロキシコレカルシフェロール），24,25(OH)₂D₃（24,25-ジヒドロキシコレカルシフェロール），25,26(OH)₂D₃（25,26-ジヒドロキシコレカルシフェロール）などとなる（活性型ビタミンD₃）．ビタミンD₂の代謝も同様に行われる.

1,25(OH)₂D₃の生成は，血漿カルシウムとリン酸の濃度によってフィードバック調節を受ける．これらの濃度の高いときは抑制され，腎臓でも活性の低い24,25(OH)₂D₃ができる.

b.　ビタミンD₃の生理作用：ビタミンD代謝物は腸上皮細胞に作用してカルシウムとリンの吸収を促進し，また骨からはカルシウムとリンを遊離させる（図10-35参照）．その作用はビタミンD群のうち1,25(OH)₂D₃がもっとも強い.

ただし，ビタミンDは核内受容体をもつステロイドホルモンであるため，その欠乏は次に述べる骨の病気だけでなく体全体にさまざまな不具合を生じさせることが明らかになっている．たとえば，筋力低下，筋肉痛をはじめ，脳疾患，呼吸器疾患，循環器疾患，糖尿病，各種の癌などの発症リスクが増えると米国の著名な雑誌に報告された〔Nature Review Endocrinology, 2011〕.

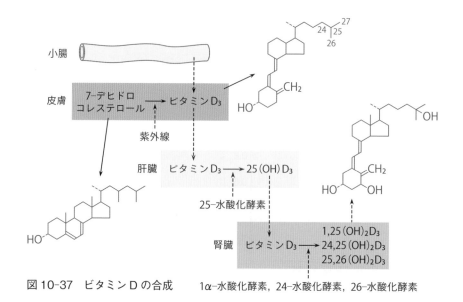

図10-37　ビタミンDの合成　　1α-水酸化酵素，24-水酸化酵素，26-水酸化酵素

J. 骨の病気

a. 骨粗鬆症（オステオポローシス）：成人，特に老齢者において発生頻度の高い骨疾患で，骨が薄くなり，もろくなるのが特徴である．骨芽細胞の活動の低下によるコラーゲンの分泌の減少により骨基質の形成がおさえられ，結果的には石灰の沈着も障害されている．そのため骨の強度が低下し，骨折しやすくなる．特に，脊椎や大腿骨頸部の骨折の頻度が高い．また，男性よりも女性の方が**骨粗鬆症**になりやすく，閉経後は特に重症になる傾向がある（図10-38，10-39）．エストロジェンは破骨細胞に直接に作用して，その形成と活性を抑制することにより骨吸収を抑制する．また，エストロジェンは**骨吸収性サイトカイン**の産生を抑制することによっても骨吸収を抑制する．したがって，エストロジェンの投与はこの病気の進行を止めるか，少なくとも進行を遅らせる．その他，骨粗鬆症が起こる原因としては，極度の運動不足，栄養失調，ビタミンD不足，老齢のための骨基質形成不全などがあげられる．

b. くる病：くる病は血液中のカルシウム，リン酸の不足の結果として子供に起こる病気であるが，食物としてのカルシウム，リン酸摂取量の不足が原因というより，ビタミンDの不足により小腸からのカルシウムとリン酸の吸収ができなくなることが原因である．初期のくる病では，通常，血中カルシウム濃度はわずかに抑制されるだけで，むしろ，リン酸濃度が著しく減少する．これは，上皮小体ホルモンがカルシウムの骨からの再吸収を刺激するのに対し，血中リン酸を上昇させる調節因子はなく，上皮小体ホルモンはリン酸を腎からむしろ排泄させるからである．長期の血中カルシウム濃度の低下が続くと，上皮小体ホルモンの大量分泌により骨が薄く弱くなる．骨芽細胞の活動は正常かむしろ刺激されているので，コラーゲン線維の網目構造はできるが，そこに沈着すべき石灰がないという状態になる．

c. 骨軟化症：成人に起こるくる病は骨軟化症と呼ばれるが，成人では成長期の子供と違いカルシウムの需要がそれほど高くないので，まれな病気である．

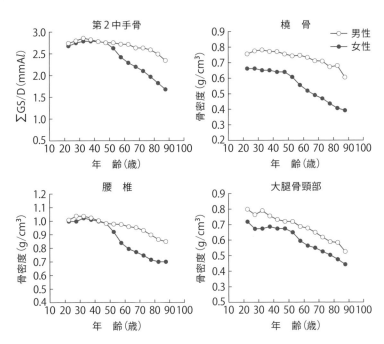

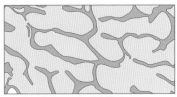

28歳女性の骨梁．骨梁幅はほぼ均一に保たれ，骨梁の密度も十分にある．

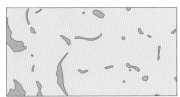

69歳オステオポローシス患者の骨梁．骨梁はまばらに分布し，ボタン状態に途絶した骨梁や菲薄化した骨梁が散見される．

図10-38　性別，部位別，年齢別の骨密度の変化（福永と曽根，2004より）

図10-39　同一倍率で比較したヒト腸骨標本中の骨梁

8. 副腎皮質のホルモン

　ヒトの副腎は，第1腰椎の高さで両側の腎臓の上に付着しており，重量は左右それぞれ，約6〜7gである．

　皮質と**髄質**の2つの部分からなり，また両方とも内分泌器官であるが，発生学的・機能的にまったく異なっている．すなわち，副腎皮質は**中胚葉性**で，周辺部にあって実質の大部分を占め，副腎重量の80％に及ぶ．副腎髄質は**外胚葉性**で，交感神経節などと同様に神経堤に由来し，副腎の中央にある．また，副腎皮質はステロイドホルモンを分泌する一方，副腎髄質はカテコールアミンを分泌する（後述）．

A. 副腎皮質の構造

　副腎皮質は外側より**球状層**，**束状層**，**網状層**の3層よりなる（図10-40）．束状層は柱状の細胞索からなり，網状層では細胞索が網目状にからみあっている．副腎皮質の細胞はいずれも**滑面小胞体**，**ミトコンドリア**，**脂質小滴**に富み，これらはステロイド産生細胞に共通の形態学的特徴である．副腎皮質では合成酵素系の分布の違いから，球状層からは**電解質コルチコイド**，束状層からは**糖質コルチコイド**，網状層からは**性ステロイド**が，主として分泌されている．

　下垂体を摘出すると，束状層と網状層は退行するが球状層はそれほど退行しない．またACTHを投与すると束状層と網状層は肥大するが球状層はほとんど変化しない．これは，球状層に対しては主としてアンジオテンシンⅡが作用し，その機能を維持しているためである．

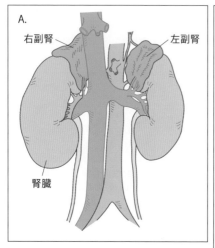

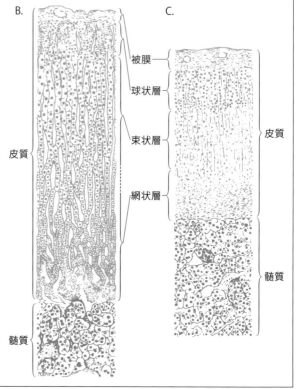

図10-40　副腎皮質と髄質
A：副腎
B：正常ラットの副腎皮質の組織像
C：下垂体摘出ラットの副腎皮質の組織像
副腎髄質には変化がない．

B. 副腎皮質ホルモン

　副腎皮質が分泌するホルモンはすべてコレステロールを前駆物質とするステロイドであり，炭素数 21 のものと，19 のものとがある（図 10-41，p. 143，本章 2 項参照）．

　C_{21} ステロイドはすべてナトリウムイオン（Na$^+$），カリウムイオン（K$^+$）の排泄に対する作用やグルコース，タンパク質の代謝に対する作用を持っているが，特に電解質代謝活性の強いものを**電解質コルチコイド（ミネラロコルチコイド）**，糖代謝活性の強いものを**糖質コルチコイド（グルココルチコイド）**と呼んでいる．ヒトの主要な電解質コルチコイドはアルドステロンと 11-デオキシコルチコステロン（DOC）であり，糖質コルチコイドはコルチゾルである．

　C_{19} ステロイドはアンドロジェン活性を持つ．副腎皮質からはデヒドロエピアンドロステロンが分泌される．

　コルチゾルの血漿中濃度は約 13.5 μg/dl であるが，大部分はコルチコステロイド結合グロブリン（CBG）に結合しており，生理活性のある遊離型は少ない．アルドステロンは血漿タンパクに結合する割合はずっと低い．血漿濃度は結合型，遊離型をあわせて，約 6 ng/dl である．

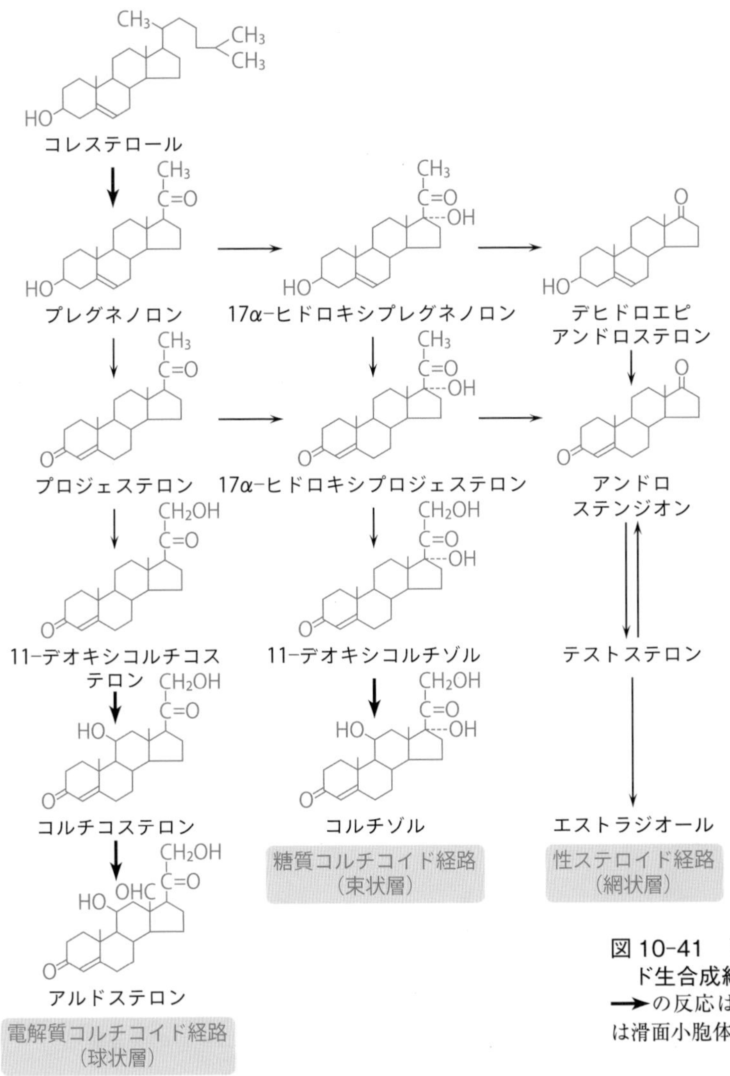

図 10-41　**副腎皮質におけるステロイド生合成経路**
➡の反応はミトコンドリアで，他の反応は滑面小胞体で行われる（図 10-6 参照）．

C. 副腎皮質ホルモンの分泌調節

1. CRH-ACTH-糖質コルチコイド系

　糖質コルチコイドの合成/分泌は，ACTHにより刺激される（図10-42）．視床下部ホルモンのCRHと下垂体前葉ホルモンのACTHの関係は本章3項で述べた．ACTHはコレステロールからプレグネノロンへの転換を促進することにより，糖質コルチコイドの分泌を促進する．この系の活動状態は，フィードバック機構，生物時計，ストレス反応機構のはたらきで変動する．

　a.　CRH-ACTH-糖質コルチコイド系：負フィードバック機構により調節される（本章2項参照）．

　b.　サーカディアンリズム：視床下部内の生物時計のはたらきにより，ACTH分泌と糖質コルチコイド分泌には，朝高く，夕方低いというサーカディアンリズムがある（p.148，図10-11参照）．

　c.　ストレスへの反応：有害な作因が生体に加えられたとき，神経系を介して副腎髄質ホルモンの分泌が起こるが(後述)，内分泌系でも**視床下部-下垂体-副腎皮質系**の活動亢進が起こって，副腎皮質ホルモンの分泌が起こる．

　H. セリエは，有害作因は生体に歪みを与える，として**ストレッサー**と呼び，それによってからだに歪みが起こった状態を**ストレス**と呼んだ．そして持続的なストレッサーへの適応には，副腎皮質から分泌される糖質コルチコイドが重要である，とする有名な**ストレス学説**を発表した．しかし現在は，有害刺激は副腎皮質ホルモン以外に数多くのホルモンの分泌を起こすことが明らかになり，適応も副腎皮質ホルモンのみで得られるものではないと考えられている．

2. レニン-アンジオテンシン-アルドステロン系（電解質コルチコイドの調節）

　電解質コルチコイドの合成・分泌は，主に**レニン-アンジオテンシン-アルドステロン系**（RAA系）により調節されている（図10-43，p.273，15章4項D参照）．アンジオテンシン（アンギオテンシン）Ⅱがコレステロールからプレグネノロンへの転換，およびコルチコステロンからアルドステロンへの転換を促進することにより，アルドステロン分泌を促進する．

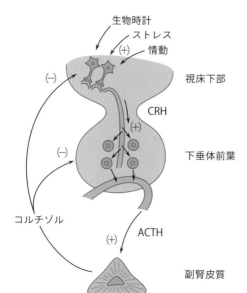

図10-42　糖質コルチコイドの分泌調節
（＋）促進，（－）抑制

　レニンは腎臓の輸入細動脈が糸球体へと移行してゆくところにある**傍糸球体細胞（糸球体近接細胞**，17章1項，図17-2参照）から分泌され，血中の**アンジオテンシノジェン**を**アンジオテンシンI**へ変える．アンジオテンシノジェンは α_2 グロブリン分画に属する血漿タンパクで肝臓で合成される．アンジオテンシンIはさらに肺などの血管内皮細胞にある変換酵素により**アンジオテンシンII**となる．レニンは細胞外液量の減少，血圧低下，交感神経興奮，立位などにより分泌が促進され，したがって，アルドステロン分泌もそのような場合に促進されることになる．

D. 副腎皮質ホルモンの生理作用

1. 糖質コルチコイドの生理作用

a. 血糖上昇作用：末梢組織でのタンパク質分解および血中へのアミノ酸放出促進，肝臓でのアミノ酸からの糖新生およびグリコーゲン合成促進，脳や心臓以外での糖の取り込み抑制などで，結果として血糖値を上昇させる．

b. 許容作用：カテコールアミンやグルカゴンの血圧上昇，血糖上昇，血中脂肪酸上昇などの作用発現のためにはごく少量の糖質コルチコイドの存在が必要で，このような作用を許容作用という．

c. 水分代謝作用：水負荷時の水の排泄促進．

d. 血球，リンパ器官に及ぼす作用：好酸球，好塩基球，リンパ球の減少と好中球，赤血球，血小板の増加などの作用がある．

e. 抗炎症作用：胸腺やリンパ組織の委縮を起こし，炎症反応，免疫反応を抑制する．

2. 電解質コルチコイドの生理作用

　主要な作用は細胞外液へのナトリウムイオン（Na^+）の貯留促進，および細胞外液量の保持である．腎臓の遠位尿細管，集合管の上皮細胞に作用，Na^+の再吸収を促進し，それと交換にカリウムイオン（K^+），水素イオン（H^+）の分泌が増加する．Na^+の再吸収に伴い水の再吸収も増加し，細胞外液が保持され血圧の低下を防ぐ．

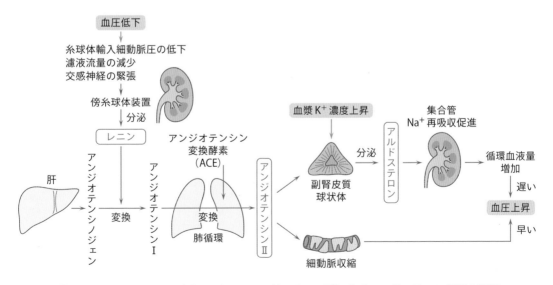

図10-43　レニン-アンジオテンシン-アルドステロン系によるアルドステロン分泌の調節

E. 副腎皮質の機能異常

a. クッシング（Cushing）症候群（図10-44）：糖質コルチコイド過剰のときみられる臨床症状で，**糖質コルチコイド分泌性副腎皮質腫瘍**や**下垂体腫瘍**によるACTHの分泌過多によっても起こる．

　慢性的な過度の糖質コルチコイド作用のため，特有の症候を呈する疾患群である．**中心性肥満**，**皮膚線条**，骨粗鬆症，タンパク質異化亢進，糖尿病などの諸症状を呈する．さらに糖質コルチコイドの持つ電解質コルチコイドの作用も現れてくる．塩分と水分が保持され，その上に顔面の肥満が加わって多血性の丸い **"満月様顔ぼう"** を持つようになり，高血圧も生ずる．糖質コルチコイド分泌増加にしばしば伴う副腎アンドロジェン分泌増加は，多毛，にきびなどを発現させて男性化（**副腎性器症候群**）の原因となる．

b. アジソン（Addison）病（図10-45）：自己免疫疾患による副腎皮質萎縮症のときや，結核，がんなどにより副腎組織が破壊されたときなどの副腎機能不完全症をアジソン病と呼ぶ．皮膚の顕著な色素沈着，慢性低血圧症，心臓の大きさの減少などの諸症状を持つ．通常は健康に生活し得るが，わずかなストレスによってショック症状（**アジソンクリーゼ**）を引き起こす．

c. 原発性アルドステロン症：副腎皮質の腺腫などからアルドステロンが過剰に分泌される疾患で，Na^+および水の体内貯留とK^+およびH^+の喪失が起こる結果，高血圧，低カリウム血症，アルカローシス，次いで，これらに起因する筋力低下，四肢麻痺，多飲多尿などを生じる．

d. 先天性副腎皮質過形成（副腎性器症候群）：副腎皮質のステロイドホルモン合成に関与する酵素が先天的に欠損することによって起こる**副腎酵素欠損症**のうち，糖質コルチコイドであるコルチゾルができない場合，下垂体前葉からACTHが過剰に分泌される結果，副腎が過形成をきたすものがある．これを**先天性副腎皮質過形成症**と呼ぶ．過剰分泌されるACTHによって刺激されるのは，副腎アンドロジェン，すなわち，**デヒドロエピアンドロステロン（DHEA）**，**DHEA-S**やアンドロステンジオンで，そのため，もし女児に起こった場合，出生時に外生殖器の男性化（**女性仮性半陰陽**）がみられる．長じると**多毛症**，月経異常が起こる．さらに，脳が男性化され，幼児期には女の子用のおもちゃよりも男の子用おもちゃと遊び，思春期になると性的指向が両性愛的傾向になるという．男児の場合，出生時に異常はないが，思春期に精巣発育不全がみられる．

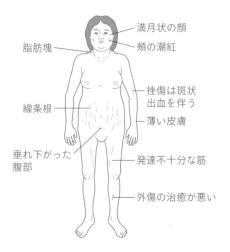

図10-44　クッシング症候群の特有体質と主な症状

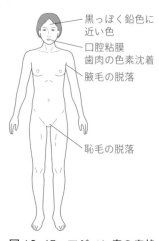

図10-45　アジソン病の症状
全体がやせ気味で性機能異常

9. 副腎髄質のホルモン

　副腎髄質はアドレナリン，ノルアドレナリンなどのカテコールアミンを合成・分泌している．カテコールアミンは交感神経系の機能を増強すると共に，糖質代謝にも関与し，特に緊急の有害刺激に対して生体を抵抗させるのに重要なホルモンである．

A. 副腎髄質の構造

　副腎髄質は交感神経節後神経に相当する神経組織として発生し，交感神経節前神経の支配を密に受ける．細胞は複雑な索状構造を形成し，静脈洞に接している．また，クロム酸塩で黄褐色によく染まるという特徴を持つため，**クロム親和性組織**と呼ばれる．

B. 副腎髄質ホルモン

　副腎髄質細胞はアミノ酸のチロシンから，アドレナリン，ノルアドレナリン，ドーパミンなどのカテコールアミンを合成し，分泌顆粒内に貯蔵している（図10-46，本章1, 2項参照）．ノルアドレナリンをアドレナリンに変化させる酵素は，交感神経節後神経にはないが副腎髄質には存在し，また，その変化は副腎皮質から髄質へ流れ込む血液中に大量に含まれる糖質コルチコイドによって促進される．副腎髄質から分泌されるカテコールアミンの約80％はアドレナリンで，残りの大部分はノルアドレナリンである．ドーパミンもわずかに分泌される．

　血液中にはカテコールアミンに対する特異的な結合タンパク（運搬タンパク）はなく，カテコールアミンの半減期も短い（約40秒）．

　分泌されたカテコールアミンの一部は自律神経系のアドレナリン作動性線維により能動的に取り込まれて再利用されるが，大部分は肝臓などで不活性化される．

　なお，52個のアミノ酸からなる**アドレノメデュリン**がヒト褐色細胞腫から単離同定されたが，現在では本ペプチドは非常に広範囲に分布していることがわかった（p.275，15章4項D.8参照）．副腎髄質では分泌顆粒内に存在している．

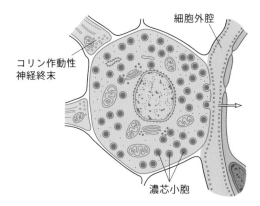

図10-46　ノルアドレナリン分泌副腎髄質細胞
分泌顆粒（濃芯小胞）は開口放出によって放出され，顆粒内容は血流中に入る（矢印）．
（Poirier と Dumas：Review of Medical Histology, W B Saunders, 1977 を参考に作成）

C. 副腎髄質ホルモンの分泌調節

　カテコールアミンの分泌過程は交感神経節前神経（内臓神経）末端から分泌されるアセチルコリンが髄質細胞受容体に結合することにより開始するが，その後の膜の興奮に続く一連のできごとについては本章2項（p.143）に述べてある．

　カテコールアミンは安静時には極微量分泌されるのみで，ストレスなどにより交感神経が興奮するときに，噴出的に大量分泌される．すなわち，筋運動，寒冷，精神的感動，血圧低下，血糖低下やその他のストレス時，あるいは緊急状態のとき全身的に交感神経活動が高まるが，それに伴い副腎髄質からのカテコールアミン分泌も増加し，生体の適応力を強める．このような反応を **W.B. キャノン**は**緊急反応**と呼んだ．

D. 副腎髄質ホルモンの生理作用

　アドレナリン，ノルアドレナリンは共に交感神経系の興奮時の作用と似た作用を持つが，前者は主として心機能促進作用，血糖上昇作用が強く，後者は血管収縮による血圧上昇作用が強い（表10-6）．アドレナリン，ノルアドレナリンの作用は，α，β の2種の受容体を介して発現すると考えられている（p.97，7章2項C参照）．たとえば，ノルアドレナリンは **α 受容体**を介してほぼ全身の血管を収縮させ血圧を高めるが，アドレナリンは**β受容体**を介して骨格筋や肝臓の血管を拡張させ，末梢循環抵抗を低下させる．心臓に対しては，アドレナリン，ノルアドレナリン共にβ受容体を介して心拍数や収縮力を高める作用を持つが，ノルアドレナリンは上述の血圧上昇作用が強いため，反射的に心機能は抑制される．また，アドレナリンは，肝臓でグリコーゲン分解を促進して血糖を上昇させるが，これは主としてβ受容体を介するものと考えられている．

　アドレナリン，ノルアドレナリンには，その他に，血中への遊離脂肪酸放出促進，熱産生促進などの作用がある．なお，血中のドーパミンの生理作用は不明であるが，薬理作用として，腎血管拡張，心機能促進などの作用が知られている．

　アドレノメデュリンは広範囲な分布をしているが，副腎髄質ではカテコールアミンの放出作用を持つとされている．

表10-6　ヒトで静脈注入されたアドレナリンとノルアドレナリンの効果の比較

指標	ノルアドレナリン	アドレナリン
心拍出量	減少（反射性徐脈のため）	増　大
末梢循環抵抗	増　大	減　少
血圧上昇	＋＋＋＋	±
遊離脂肪酸の放出	＋＋＋＋	＋＋＋
中枢神経系の刺激	＋＋＋＋	＋＋＋＋
熱産生の増大	＋＋＋	＋＋＋＋
血糖値上昇	＋	＋＋＋＋

　いずれか高い方の活性を＋＋＋＋とし，これに比較して他方の活性を＋から＋＋＋＋の記号で示してある．

10. 膵臓のホルモン

　膵臓のランゲルハンス島（膵島）からは，**インスリン**（insulin），**グルカゴン**（glucagon），**ソマトスタチン**（somatostatin），**膵ポリペプチド**（pancreatic polypeptide）の 4 種のホルモンが分泌される．ランゲルハンス島の内分泌細胞は，血中の各種栄養素，ホルモン，神経により刺激されるとこれらのホルモンを分泌する．細胞外へ出たホルモンは隣接膵内分泌細胞，ついで膵外分泌細胞，肝臓をはじめとする消化器官，さらに全身末梢組織へと灌流されて，栄養素の消化，吸収，中間代謝の調節を行う．

A. 膵島の内分泌細胞

　膵臓の組織の大部分は膵液を分泌する外分泌部からできているが，その腺房間に特殊な内分泌細胞群が散在しており，これをランゲルハンス島という（図 10-47）．総数は個体差がかなり大きいが約 100〜200 万個ある．膵島には豊富な血管が分布しており，神経分布もある．

　膵島の細胞は，その染色性と形態から A（α），B（β），D（δ），PP の 4 種の細胞型が区別できる．**A 細胞**はグルカゴンを，**B 細胞**はインスリンを，**D 細胞**はソマトスタチンを，**PP 細胞**は膵ポリペプチドを分泌する．B 細胞はもっとも多く，一般に膵島の中心の位置を占め，A，D および PP 細胞に囲まれている．

B. インスリン

1. インスリンの合成

　インスリンは二硫化結合（ジスルフィド結合，S-S-結合）でつなぎあわされている A，B 2 本のアミノ酸連鎖からなるポリペプチドである（本章 2 項，図 10-8 参照）．B 細胞内で，まず大型のプレプロホルモンの一部分として合成され，ついでプロインスリンとなる．プロインスリンは開口分泌される前に，A 鎖と B 鎖との間にあるペプチド結合が離される．このとき，切り離されるアミノ酸残基は**結合ペプチド（C ペプチド）**と呼ばれ，インスリンと一緒に血中に入る．

2. インスリンの分泌調節（図 10-48）

　血液中の生化学的な調節因子として，糖質（特にグルコースとフルクトース），アミノ酸（特にアルギニンとロイシン），脂肪酸はいずれもインスリン放出を刺激する．ホルモン性調節として，ランゲルハンス島 A 細胞から分泌されるグルカゴンはインスリン放出を刺激し，D 細胞からのソマトスタチンはインスリン放出を抑制する．また，消化管ホルモンにも，**インクレチン**（**GIP** および **GLP-1**）と呼ばれ，インスリン放出刺激作用を持つものがある（図 10-48）．

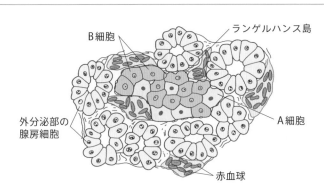

B 細胞

ランゲルハンス島

外分泌部の
腺房細胞

A 細胞

赤血球

図 10-47　ランゲルハンス島
（Bloom，1968 より）

神経性調節として，迷走神経はアセチルコリンのムスカリン作用によりインスリン放出を刺激する．交感神経はβ作用により放出を刺激し，α作用により放出を抑制するが，通常はα作用が優勢である．

a. グルコースによるインスリン分泌：血中のグルコースは GLUT2 によって B 細胞内に取り込まれ，図 10-48（図 12-3 参照）に示すように代謝され，ATP が生産される．この産生された ATP が，通常は開いている ATP 感受性 K+ チャネルと内向き整流性 K+ チャネルを閉鎖することにより細胞内に K+ が増加して，細胞膜が脱分極する．そして電位依存性 Ca^{2+} チャネルが開き，Ca^{2+} が細胞内に流入し，細胞内 Ca^{2+} 濃度が上昇する．その結果，インスリン分泌顆粒と細胞膜の癒合が起こり，インスリンの開口分泌が引き起こされる．

b. インクレチンによるインスリン分泌：GIP および GLP-1 に対する受容体が B 細胞膜にあり，これにホルモンが結合すると細胞内 cAMP を増加させる．すると細胞内 Ca^{2+} 増加が増強し，インスリン分泌が促進する．

3. インスリンの生理作用

インスリンの肝臓，骨格筋，脂肪組織への作用を表 10-7 にまとめた．中心は，体内の同化過程の促進と異化過程の抑制にある（p. 208，12章 3 項 C 参照）．

4. インスリンの作用機序（図 10-49）

インスリン受容体は α サブユニットと β サブユニットからなる複合体で，インスリン分子が細胞外にある α ユニットに結合すると，その情報は β サブユニットに伝達され，β サブユニットのチロシンキナーゼが活性化し，自己のチロシン残基をリン酸化する．ついで，細胞質内の **IRS（インスリン受容体基質）** のチロシン残基がリン酸化される．IRS が活性化されると **PI3 キナーゼ**がこれに結合して活性化し，**GLUT4** の細胞膜への輸送（**トランスロケーション**）を始め種々のインスリン作用が発現する．

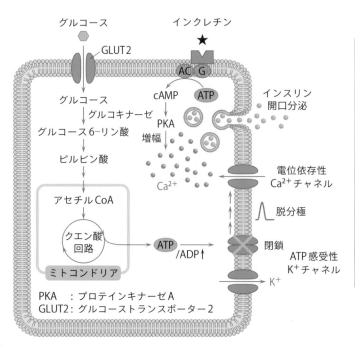

PKA ：プロテインキナーゼ A
GLUT2：グルコーストランスポーター 2

図 10-48　B 細胞におけるインスリンの分泌機序

表 10-7　インスリンの主な作用

作用	肝臓	骨格筋	脂肪組織
グルコース取り込み	*	⇑	⇑
グリコーゲン合成	⇑	⇑	
グリコーゲン分解	⬇		
糖新生・グルコース放出	⬇		
アミノ酸取り込み	⇑	⇑	
タンパク質合成	⇑	⇑	
タンパク質分解	⬇	⬇	
脂肪合成	⇑		⇑
脂肪分解			⬇
ケトン体取り込み		⇑	
K+取り込み		⇑	⇑

＊肝細胞膜に存在するグルコース輸送体（GLUT2）は，インスリンの有無に関わりなくグルコースを自由に通過させるが，インスリンはグリコーゲン合成を促進することから，結果として肝細胞内へのグルコース流入を増大させる．

　図 10-49 は，たとえば骨格筋におけるインスリンの作用機序を示しているが（左側），筋肉では筋収縮という刺激によってグルコース取り込み量が増加する現象があるので，その過程も同じ細胞に示した（右側）．

C. グルカゴン

1. グルカゴンの合成と分泌調節

　アミノ酸 29 個のポリペプチドである．A 細胞内で大きな前駆物質プログルカゴンがつくられ，そのペプチド結合が切断されてグルカゴンが生成されると考えられている．

　グルカゴンの分泌は低血糖により促進され，高血糖により抑制される．遊離脂肪酸によっても抑制され，アルギニンなどのアミノ酸によって刺激される．体液性因子としては，血中グルコース上昇により分泌されるインスリンがグルカゴン分泌を抑制する．ソマトスタチン，セクレチンもグルカゴン分泌を抑制し，反対に成長ホルモン，サイロキシン，糖質コルチコイド，コレシストキニン，ガストリンは刺激する．神経性因子として，迷走神経はムスカリン様作用により分泌を促進する．交感神経は β 作用による分泌促進と α 作用による分泌抑制の両作用を持つが，通常，分泌促進作用が優勢である．

2. グルカゴンの生理作用

　グルカゴンは貯蔵燃料を動員する**異化ホルモン**であり，**エネルギー遊離ホルモン**とも呼ばれる（p.208，12 章 3 項 C 参照）．肝の**グリコーゲン分解**，アミノ酸からの**糖新生**を促進することにより血糖値を上昇させる．グルカゴンの肝グリコーゲン分解作用機序は本章 2 項および図 10-15 で示している．また，脂肪細胞の**ホルモン感受性リパーゼ**を活性化して，脂肪分解を促進して**遊離脂肪酸**放出を増加させる．遊離脂肪酸は肝でのケトン体産生の基質になるので，結果としてケトン生成を促進する．なお筋肉ではグリコーゲン分解を促進しない．また膵 B 細胞のインスリン分泌，D 細胞のソマトスタチン分泌，下垂体前葉の成長ホルモン分泌を刺激する．

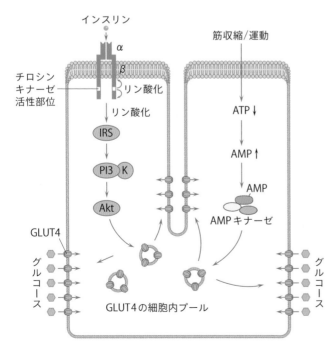

図 10-49　インスリンの作用機序
IRS：インスリン受容体基質
PI3K：プロテインキナーゼホスファチ
　　　　ジル　イノシトール 3 キナーゼ
Akt：プロテインキナーゼ β（PKB）

11. 糖代謝の調節

血糖値は血中のグルコースの出入りのバランスによって決定される．血中へ入るグルコースは主に消化管からの吸収と肝臓からの放出により，また，血中から出るグルコースは主に筋肉組織や脂肪組織による取り込みと肝臓での**グリコーゲン合成**による．これらは体液性と神経性の調節機序により制御されている．ホルモンによる制御は持続性・安定性の面で優れているが，反面，急速な外界の変化には対応しがたい面があり，そのような場合の内部環境の急速な適応のためには神経性調節が重要である．このような機序によって，血糖値は摂食後にも 140 mg/d*l* 以下に，絶食期にも 70～90 mg/d*l* に維持されている．

A. 体液性調節

血糖降下ホルモンはインスリンただ 1 つであるのに対して，血糖上昇ホルモンはグルカゴン，アドレナリン，甲状腺ホルモン，成長ホルモン，糖質コルチコイドがあり，生体には低血糖による生命の危険を防ぐしくみがいかに発達しているかがわかる（p.205，12 章 3 項参照）．

　a. インスリン：インスリンの生理作用のうち，血糖値ともっとも密接な関係を持つものはグルコースの細胞膜輸送速度増大作用である．インスリン欠乏による**糖尿病の症状は多尿症，多飲症，大食症**（食欲増大）にもかかわらず起こる体重減少，高血糖症，糖尿を特徴とするが，細胞内へのグルコース取り込みの減少によって説明される（図 10-50）．

　b. グルカゴン：肝臓のグリコーゲン分解，糖新生を促進して血糖値を上げる．

　c. アドレナリン：肝臓のグリコーゲン分解を促進してグルコースを血中に放出し，血糖値を上昇させる．筋肉では乳酸を産生し，この乳酸から肝臓でグリコーゲンを合成する．

　d. 甲状腺ホルモン：インスリン分解の促進，細胞のアドレナリン感受性の増大，腸管の糖吸収増大によって血糖を上昇させる．

　e. 成長ホルモン：細胞のインスリン受容体を減少させ，細胞内へのグルコース取り込みを減少させる．肝臓からはグルコース放出を増大させる．この結果，血糖値を上昇させる．

　f. 糖質コルチコイド：肝臓の糖新生，グリコーゲン産生を増大させ，末梢細胞のグルコース消費を抑制して血糖値を上昇させる．

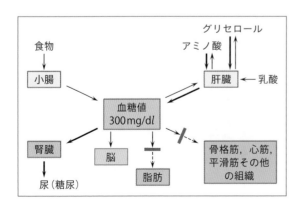

図 10-50　インスリン欠乏やインスリン抵抗性による血糖維持機構破綻
太い矢印は亢進している反応を示す．矢印をさえぎる黒線はインスリン欠乏によって阻害されている反応を示す．

B. 神経性調節

　肝臓を支配している内臓神経（交感神経）はグリコーゲン分解，糖新生を刺激して血糖値を高め，迷走神経（副交感神経）はグリコーゲン合成を高め，糖新生を抑制して血糖値を低下させる．これらの機能はホルモンを介する二次的なものではなく，直接作用である．

C. 糖　尿　病

　インスリンの不足によって引き起こされる異常が**糖尿病**（diabetes mellitus；**DM**）である．膵臓の B 細胞が何らかの理由で破壊されることでインスリンが枯渇してしまう**1 型糖尿病**と，肥満などを原因として，膵臓の B 細胞からのインスリン分泌量が減少したり，組織のインスリン抵抗性の増加という 2 つの原因によって起こる**2 型糖尿病**がある．糖尿病は，慢性的な高血糖状態を特徴としていて，口渇，多飲，多尿という明白な典型的症状を生じ，治療しないと細小血管障害による 3 つの典型的な合併症，**糖尿病性神経障害**，**糖尿病性網膜症**，**糖尿病性腎症**が起こる．

　糖尿病は，症状の有無，血糖値，**HbA1c**（ヘモグロビンエーワンシー）の値を総合的にみて診断する．HbA1c は，血液中のグルコースがヘモグロビンと結合してできる**糖化ヘモグロビン**（グリコヘモグロビン）のうち，ヘモグロビンの β 鎖の N 末端のバリンにグルコースが結合した糖化タンパク質である（図 10-51）．ヘモグロビンエーワンシーのヘモグロビンに対する割合はグルコース濃度（血糖値）に依存し，その全ヘモグロビン量に対する割合をパーセント（%）で表した値は，正常値では 5.6% 未満である．いったん糖化したヘモグロビンは赤血球の寿命（120 日）が尽きるまで元に戻らない．また，糖尿病の診断は，75 g の糖を負荷した時の血糖値測定（**経口ブドウ糖負荷試験 OGTT**）の結果も考慮に入れる．表 10-8 は，日本糖尿病学会の診断基準である．

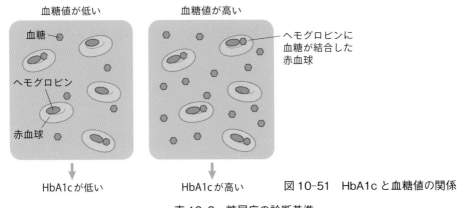

血糖値が低い　　　　　血糖値が高い

血糖
ヘモグロビン
赤血球
ヘモグロビンに血糖が結合した赤血球

HbA1c が低い　　　　　HbA1c が高い　　図 10-51　HbA1c と血糖値の関係

表 10-8　糖尿病の診断基準

① 早朝空腹時血糖値 126 mg/dL 以上 ② 75 g OGTT で 2 時間値 200 mg/dL 以上 ③ 随時血糖値*200 mg/dL 以上 ④ HbA1c が 6.5%以上	①～④のいずれかが確認された場合は「糖尿病型」と判定する．
⑤ 早朝空腹時血糖値 110 mg/dL 未満 ⑥ 75 g OGTT で 2 時間値 140 mg/dL 未満	⑤および⑥の血糖値が確認された場合には「正常型」と判定する．

● 上記の「糖尿病型」「正常型」いずれにも属さない場合は「境界型」と判定する．

12. 白色脂肪細胞のホルモン

A. 白色脂肪と肥満

　脂肪細胞には**白色脂肪細胞**と**褐色脂肪細胞**があり，それぞれ異なった機能を持つ．白色脂肪細胞は過剰に摂取したエネルギーを脂質として貯蔵する役割を持ち，これが増加しすぎた状態が肥満である．褐色脂肪細胞は脂肪を分解し熱を出すことで体温を維持すると共にエネルギーを消費する（19章参照）．

　白色脂肪細胞には，皮膚のすぐ下に貯えられる**皮下脂肪**と体腔内に貯えられる**内臓脂肪**がある．後者の代表は腸間膜につく脂肪で，この脂肪細胞は，個々の細胞内に脂肪を貯めやすい．皮下脂肪は，個々の細胞内に脂肪を貯める力は弱いが，細胞の数が増えやすいという特徴がある．

B. メタボリックシンドローム

　近年，過栄養と運動不足がもたらす過度な**内臓脂肪蓄積**が2つのメカニズムを介して最終的に動脈硬化を起こすことが重要視されている（図10-52）．内臓脂肪はトリグリセリドを貯めやすく，また燃やしやすい組織であるため，内臓脂肪が蓄積されると空腹時にトリグリセリド分解産物である遊離脂肪酸（**FFA**）が過剰に放出される．放出されたFFAとグリセロールは，直接，肝臓に流入して脂質代謝異常を起こし，さらにインスリンの異化障害を起こしたり，インスリン抵抗性をも起こすため，糖代謝異常につながる．

　さらにもう1つのメカニズムとして，脂肪細胞が分泌する**アディポサイトカイン**の影響がある．脂肪細胞より過剰に分泌される**TNF-α**や**レジスチン**（インスリン抵抗性を起こす），**レプチン**（血栓形成を促進する）や**アンジオテンシノジェン**（高血圧を起こす），**PAI-1**（血栓形成を促進する）があり，一方で分泌が低下する**アディポネクチン**（インスリン感受性を増す）などにより，**インスリン抵抗性**や糖代謝異常，高血圧，さらには動脈硬化が起こることが考えられている．このように一個人において，内臓脂肪蓄積が成因基盤となり，いくつものリスク因子が集積することにより最終的に動脈硬化性疾患を発症させる病態は**メタボリックシンドローム**と呼ばれている．

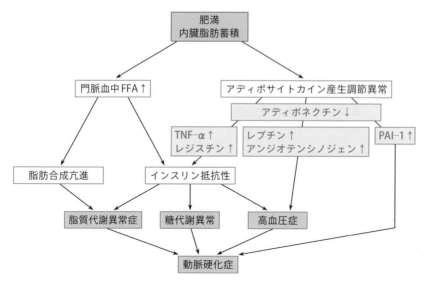

図10-52　メタボリックシンドロームの病態生理
肥満者が高レプチン血症である理由として，レプチン作用の低下，つまりレプチン抵抗性が考えられている（9章5項辺縁系と視床下部の機能参照）．
（日本肥満学会編：肥満症治療ガイドライン2006，p. 44，2006を参考に作成）

生 殖 機 能　11.

1. 性染色体と配偶子形成

性は**常染色体**と異なる**性染色体**と呼ばれる 2 個の染色体によって遺伝的に決まる．ヒトの性染色体はそれぞれ **X 染色体**および **Y 染色体**と呼ばれる（1 章参照）．Y 染色体の短腕には**精巣決定遺伝子 SRY**（sex determining region on the Y chromosome）が組み込まれており，この遺伝子が精巣の生成にはたらく．正常な男性細胞は X と Y 染色体を 1 個ずつ持っている（**XY 型**）が，女性細胞は X 染色体を 2 個持っている（**XX 型**）．

　それではどのようにして，男女でのこうした性染色体の違いがつくられるのか．それを理解するためには，卵子や精子がどのように形成されるかの知識が必要である．1 章に生殖細胞の減数分裂のしくみの基本を示したので，ここでは，**配偶子**（**卵子**と**精子**）がどのようにつくられるのかを図 11-1，11-2 に示した．

　配偶子形成期の減数分裂の結果，正常卵子はいずれも X 染色体を持つようになるが，正常精子は，その半数が X 染色体，残り半数が Y 染色体を持つようになる．卵子が Y 染色体を持つ精子と受精すると XY 型の接合子となり，遺伝的男性になる．

　ヒトの成熟した生殖腺に含まれる細胞のうち，生殖細胞のもとになる**原始生殖細胞**は，その個体が胎生 3 週の頃に卵黄嚢から内胚葉性の細胞として出現した細胞で，胎生 5 週までに**アメーバ運動**により後に生殖原基となる**生殖隆起**の所定の場所に達したものである．この内胚葉性の原始生殖細胞のもとは，1 章 図 1-2 で示したように，この個体の初期発生過程で**内部細胞塊**に含まれていた細胞である．

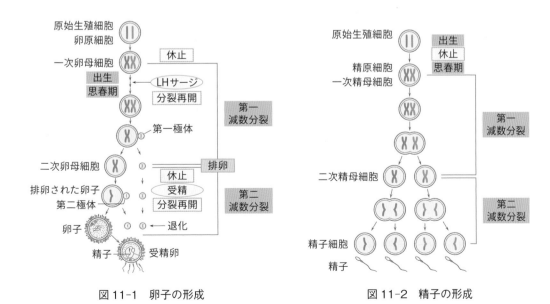

図 11-1　卵子の形成　　　　　　　　図 11-2　精子の形成

　この後，卵子形成の過程では，原始生殖細胞は有糸分裂によって胎生中期までに約700万個の**卵原細胞**となり，成熟して卵母細胞となる．精子形成においては，胎生期から原始生殖細胞から**精原細胞**への有糸分裂が始まり，出生後，思春期になるとさらに分裂して数を増やし，成熟して精母細胞がつくられる．その後は，いずれも，2回の減数分裂により卵子と精子となる．

2.　性 分 化

　個体発生のごく初期には，**生殖腺（性腺）**や副生殖器の原基は遺伝的性に関係なく，雌雄いずれの方向にも分化しうる能力を持っている．しかし，性染色体の遺伝子によって**生殖腺の性分化**が起こることが引き金になって，そのあとの副生殖器（**内生殖器**と**外生殖器**）の性分化が進行する．したがって，個体が成熟した雌雄それぞれの機能を果たすためには，**遺伝的雌雄の決定**に引き続いて起こる，生殖腺，副生殖器，脳の性分化が必要である．なお，生殖腺と副生殖器の形態や機能の性的特徴を**一次性徴**といい，性腺ステロイドホルモンによって発現する副生殖器の大きさ，体毛，乳房，体型などの性的特徴を**二次性徴**という．

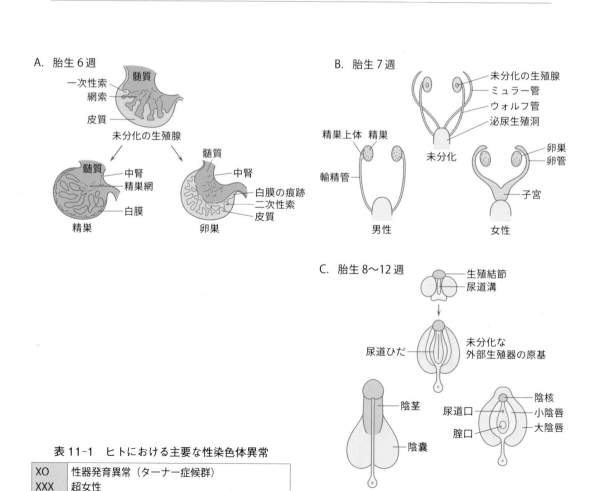

表 11-1　ヒトにおける主要な性染色体異常

XO	性器発育異常（ターナー症候群）
XXX	超女性
XXY	精神異常発育不全（クラインフェルター症候群）
XX/XY	モザイク，真性半陰陽

図 11-3　生殖腺と副生殖器の性分化
A．B は体内を，C は外部を見た図．

A. 生殖腺の性分化

　生殖腺の原基である**生殖隆起**は，妊娠6週までは遺伝的性と無関係に同じ構造をしているが，妊娠7週になると，遺伝的男性の場合，生殖隆起の髄質がよく発達し，逆に皮質は退化し，**精巣へ分化する**（図11-3 A）．これはY染色体上のSRYに依存している．一方，遺伝的女性の場合は，生殖隆起の皮質の増殖が起こり，髄質は退化して**卵巣**へ分化する．

B. 副生殖器の性分化

　内生殖器の原基である**ウォルフ管**と**ミュラー管**には胎生7週までは男女差はみられない．その後，男性胎児では精巣の**ライジッヒ細胞**（間質細胞）から分泌される**アンドロジェン（テストステロン）**の作用によりウォルフ管が発達し，精巣上体，精管，精嚢，輸精管（または精管）へ分化する（図11-3 B）．また精巣の**セルトリ細胞**（支持細胞）から分泌される**抗ミュラー管ホルモン**の作用により，ミュラー管は胎生11週までに消失する．一方，女性胎児では精巣を欠くためにウォルフ管は退化，消失し，ミュラー管が発達し，卵管，子宮，腟上部へ分化する．

　外生殖器の性分化は胎生8週より始まる（図11-3 C）．性分化が起こる前の**外生殖器原基**は生殖結節，尿道ひだ，陰唇陰嚢隆起によって構成される．男性胎児では，精巣から分泌される**テストステロン**の作用により生殖結節が陰茎に，陰唇陰嚢隆起が陰嚢に，尿道ひだも陰茎内に取り込まれ，尿道海綿に分化する．女性胎児ではテストステロンを欠くために生殖結節が陰核に，陰唇陰嚢隆起が大陰唇に，尿道ひだが小陰唇に分化する．

C. 思春期における身体の性差

　思春期を境に，それまで不活性だった卵巣，精巣からそれぞれ**エストロジェン**，**テストステロン**が分泌され始め，これらの性腺ステロイドホルモンが身体各組織の**エストロジェン受容体**，**アンドロジェン（テストステロン）受容体**を介して作用し（図11-4），女性あるいは男性特有

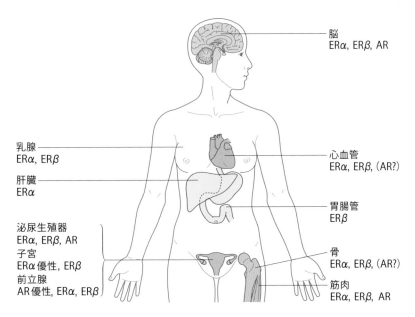

図11-4　エストロジェン受容体とアンドロジェン受容体の体内分布図
(Pearce & Jordan, 2004 より)

のからだの外観を形成する．これらの性的特徴が**二次性徴**である．しかし，これらの作用は生殖器の性分化とは異なり恒久的効果ではなく，性腺ステロイドホルモン分泌が消退すると身体の性差も消失するので，性分化とはいえない．

D. 脳の性分化

ラットなどの齧歯類では，本能，情動行動の**雌雄差**のみならず，**ゴナドトロピン**の分泌の雌雄差が，脳，特に視床下部や一部辺縁系の性分化に基づくものであることが明らかとなっている．元来**雌型**の脳が，出生直後に生殖腺の性分化によりできた精巣から分泌されるテストステロンの作用を受けると，神経回路が**雄型**に分化する．ただし，テストステロンは脳の神経細胞内で**芳香化酵素**によりエストロジェンに変換されてからエストロジェン受容体に結合するとされている．

ヒトの場合，齧歯類と同じ機序で脳の性分化が起こるかは不明であるが，男性胎児では胎生15～24週の間に精巣からテストステロンが非常に大量に分泌されることが知られており（図11-5），この時期に脳の性分化が起こるのではないかと考えられている．その場合，**エストロジェン受容体欠損症**の男性の性行動から，ラットとは異なり，テストステロンのまま受容体に結合すると考えられている．

なお，このような脳の性分化で重要な役割を演じるのが**性腺ステロイドホルモン受容体**で，図11-6のような部位に存在することが知られている．

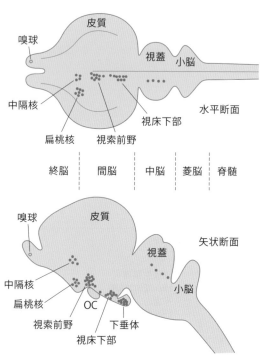

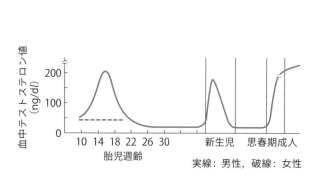

図11-5　ヒト胎児，新生児，小児の血中テストステロンの変動　　（Winter, 1976 より）

図11-6　脊椎動物における性腺ステロイドホルモン感受性細胞の脳内分布　　（Pfaff, 1984 より）

3. ゴナドトロピン（性腺刺激ホルモン）

A. ゴナドトロピンの化学

　LH と FSH は，TSH，hCG と共に糖タンパク質ホルモンである．これらすべてのホルモンは，α と β の 2 つの**サブユニット**からなるという類似の構造を持つ．α**サブユニット**は，すべてに共通で，したがって，**ゴナドトロピン**としての特異的な作用は β **サブユニット**に依存している．すなわち LH と FSH のそれぞれに特有の受容体に対する親和性，生物活性や代謝は，β サブユニットを構成する糖質の差に基づいている．ヒトの α のサブユニットは 92 個のアミノ酸からなり，4 つの**エキソン**からなる遺伝子に規定される．ヒト β サブユニットは LH，FSH いずれにおいても 115 個のアミノ酸からなる．

B. ゴナドトロピンの分泌パターン（図 11-7，11-8）

　ゴナドトロピンの分泌は，性，性周期の時期，卵巣摘除，妊娠-授乳などで著しく変化する．

　a. 成人男性：1～2 時間間隔のパルス状分泌からなる基礎分泌のみであり，1 日以上を周期とするような変動はない．精巣摘除後は 1 時間間隔のパルス状分泌となる．

　b. 成人女性：ゴナドトロピンは下垂体前葉から 2 つの様式をもって分泌される．1 つは**基礎分泌（パルス状分泌）**，もう 1 つは**排卵性分泌（サージ状分泌）**である．

　卵胞期と**黄体期**に分泌されるゴナドトロピンはきわめて少量で，これが基礎分泌と呼ばれる様式である（図 11-18 参照）．頻回の採血によって詳しく調べると，その分泌は実際には 1～4 時間間隔にパルス状に行われている．パルス状に分泌されるゴナドトロピンは卵胞の成熟，黄体の維持にあたる．ゴナドトロピンが持続的でなく，間隔をおいてパルス状に分泌されることは卵巣の刺激にとって大変重要なことで，もし持続的になると卵巣機能は抑制されてしまう．こうして成熟した卵胞は，排卵期には，大量に，サージ状に分泌される LH と FSH によって**排卵**を起こす（図 11-18 参照）．

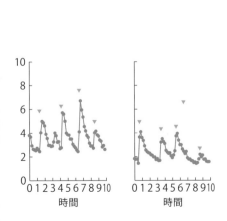

図 11-7　男性の LH 分泌パターン
パルス状分泌だけがみられる．

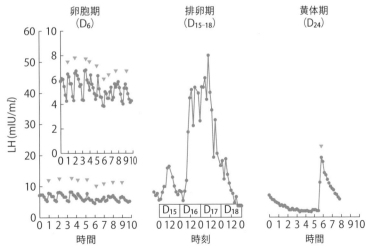

図 11-8　女性の LH 分泌パターン
パルス状分泌とサージ状分泌がみられる．

C. ゴナドトロピンの分泌調節

　下垂体前葉からのゴナドトロピン分泌は，視床下部にある GnRH 細胞からの GnRH 分泌と，前葉のゴナドトロピン細胞の GnRH に対する反応性に依存する．とりわけ，GnRH 分泌は，エストロジェンの負フィードバック作用と正フィードバック作用によって，それぞれ，**GnRHパルス発生器**と **GnRH サージ発生器**が働いて**パルス状分泌**と**サージ状分泌**となる．

　ただし，GnRH ニューロンがエストロジェン受容体をもっていないことは従来から知られていた．近年になり，**キスペプチン**というペプチドを合成・分泌する神経細胞がエストロジェン受容体を持つことがわかり，**キスペプチン細胞-GnRH 細胞系**が GnRH パルス発生器とサージ発生器を形成し，それぞれエストロジェンの負フィードバックと正フィードバック作用を受けて機能することが明らかにされた（図 11-20 参照）．

D. ゴナドトロピンの作用

　a. 精巣における作用：精巣では **LH** に対する受容体は**ライジッヒ細胞**（間質細胞）に，**FSH** に対する受容体は精細管の**セルトリ細胞**にのみ存在する．したがって，LH はライジッヒ細胞に作用し，**アンドロジェン**の合成・分泌を促進し，FSH はセルトリ細胞に作用しその機能を正常に保つことにより，**精子形成**を維持している（図 11-9，11-15 参照）．セルトリ細胞は，同時に，ペプチドホルモンである**インヒビン**の合成・分泌を促進する．

　b. 卵巣における作用：LH と FSH は，卵胞の発育・成長・排卵・黄体化を促進すると同時に，**卵巣ステロイドホルモン**の合成・分泌を促進する．また，卵巣のペプチドホルモンである**インヒビン**と**アクチビン**の合成・分泌を促進する．

　1）月経周期の最初の 4～5 日間（月経期間中）に分泌される FSH は卵胞の発育を開始させ，**卵胞期**が開始する（図 11-18 参照）．顆粒膜細胞は FSH 受容体を持つので，FSH により増殖する．この時期に分泌されている少量の LH は，莢膜を形成させる．月経周期の中間期は**排卵期**で，1～2 日持続して大量の LH が分泌され，**成熟卵胞**（グラーフ卵胞）の卵胞膜を破裂させて**排卵**を起こす．さらに，顆粒膜細胞と莢膜細胞の**黄体化**を起こし**黄体期**がつくられる．

　2）卵巣ステロイドホルモンの合成・分泌に対する作用は図 11-10 に示した．

　① FSH は顆粒膜細胞に作用して**芳香化酵素**（アロマターゼ）の活性を高め，莢膜細胞で合成されたアンドロジェンを芳香化して**エストロジェン**を分泌させる．また，**インヒビン**の合成・分泌も促進させる．

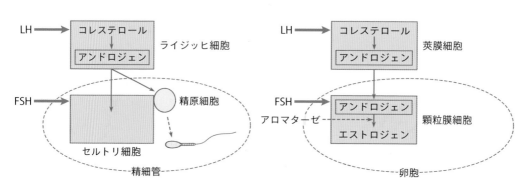

図 11-9　ゴナドトロピンの精巣内ステロイド　　　　図 11-10　ゴナドトロピンの卵巣内ステロイド
　　　　 ホルモン調節　　　　　　　　　　　　　　　　　　　　 ホルモン調節

②LH は莢膜細胞に作用して**アンドロジェン**を分泌させる．このアンドロジェンは卵胞液に入り，顆粒膜細胞でつくられるエストロジェンの原料となる．

③排卵の後，顆粒膜細胞より変化した黄体細胞は，LH の刺激を受けて**プロジェスチン**を分泌する．また，エストロジェン合成に関する酵素は黄体化後も残っているのでエストロジェン分泌も起こる．

E. 精巣ホルモンと卵巣ホルモン

1. 精巣ステロイドホルモン（アンドロジェン）の合成と代謝

精巣のライジッヒ細胞（間質細胞）より分泌される主要なアンドロジェンは**テストステロン**で，コレステロールより生成される炭素数 19 個のステロイドホルモンである．図 11-11 に示す経路で合成分泌される．血中では，その 44％が性ホルモン結合グロブリン（sex hormone-binding globulin；SHBG）との結合型，54％がアルブミンとの結合型（albumin-binding testosterone；Alb-T），残りの 2％が遊離型（**遊離 T**）として存在する．これらすべてをあわせたテストステロンは総テストステロン（**総 T**）と呼ばれ，成人男性の総 T の血中濃度は 350～1,100 ng/dl であるが，生理作用を現すのは**遊離 T** である．

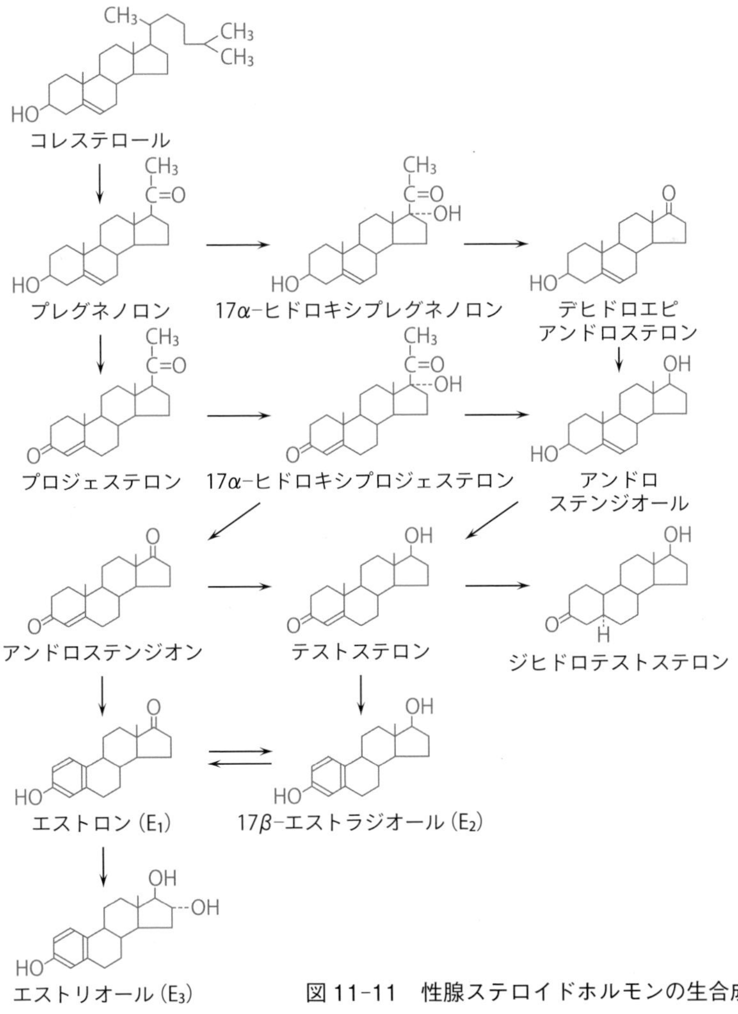

図 11-11　性腺ステロイドホルモンの生合成経路

2. 卵巣ステロイドホルモンの合成と代謝

　卵巣から分泌されるステロイドホルモンは，**エストロジェンとプロジェスチン**が主体である．この他少量のアンドロジェンが分泌される．

　a. エストロジェン：炭素数 18 個のステロイドで，**17β-エストラジオール，エストロン，エストリオール**の 3 種がある．卵巣と胎盤で，また少量は副腎皮質，精巣で，図 11-11 に示すような経路で合成される．エストラジオールとエストロンは血中で平衡関係にあり，また，エストロンは肝臓で代謝されてエストリオールとなる．

　b. プロジェスチン：炭素数 21 個のステロイドで，主なものは**プロジェステロン**と **17α-ヒドロキシプロジェステロン**である．主として卵巣と胎盤から合成・分泌される．しかし，プロジェステロンはステロイドホルモンを分泌するすべての組織中のステロイド生合成の重要な中間代謝産物であるため，精巣，副腎皮質などからも少量が血中へ分泌される．

3. 精巣ホルモンと卵巣ホルモンの生理作用

　精巣ホルモンと**卵巣ホルモン**の生理作用を，男性におけるアンドロジェン作用と女性におけるエストロジェン，プロジェスチン作用に分けて表 11-2 にまとめて示した．

表 11-2　精巣ホルモンと卵巣ホルモンの生理作用

A. 男性におけるアンドロジェンの主な生理作用	
作用部位	作用
生殖腺	精子形成/成熟促進
副生殖器	発育促進
からだ全体	思春期の体毛発生，頭髪生え際の後退，皮脂腺発育，変声，成長促進とそれに続く発育停止，骨格筋の発達など男性型へ
中枢神経系	男性化．前葉からのゴナドトロピン分泌に負フィードバック，脳内のアンドロジェン受容体を介して，アセチルコリン，ドーパミン，セロトニン分泌を刺激．よって，認知機能，記憶/学習機能，攻撃性の促進
B. 女性におけるエストロジェンの主な生理作用	
作用部位	作用
副生殖器	発育促進．子宮内膜機能層増殖，子宮頸管粘液分泌増加，腟粘膜上皮の増殖，角化促進，子宮のオキシトシン感受性上昇
からだ全体	思春期の長管骨の成長促進および骨端線の閉鎖．乳腺の乳管を成長．脂肪の沈着．骨の吸収を抑制．関節の保護．皮膚の皮脂分泌の抑制，保湿，弾力性を保持．血管の伸展性の保持，抗動脈硬化．血漿中の LDL コレステロールとトリグリセリドの低下．交感神経抑制と副交感神経促進
中枢神経系	前葉からのゴナドトロピン分泌に負および正フィードバック．脳内のエストロジェン受容体を介してアセチルコリン，ドーパミン，セロトニン分泌を刺激し，よって，認知機能，記憶/学習機能，摂食行動の抑制
C. 女性におけるプロジェステロンの主な生理作用	
作用部位	作用
副生殖器	エストロジェンによる子宮内膜機能層増殖を停止させ，分泌活動を活発化 妊卵の発育/妊娠の維持．子宮のオキシトシン感受性低下
からだ全体	乳腺の乳管を成長
中枢神経系	前葉からのゴナドトロピン分泌に負および正フィードバック．体温中枢を介して体温上昇

4. 男性の生殖機能

A. 男性の生殖器系の構成

　男性における生殖腺は**精巣**であり，**精細管**と呼ばれる細いループ状の管と，その周囲にある**ライジッヒ細胞**（間質細胞）とからなっている（図11-12，11-13）．精細管では**精子形成**が行われ，ライジッヒ細胞では**男性ホルモン**（アンドロジェン）の合成・分泌が行われている．副生殖器系は，精巣でつくられた精子を体外に導く管と，その管に開口し，精子の栄養や運動性に関与する物質を分泌する外分泌腺，すなわち，精巣上体，輸精管，精囊，前立腺，射精管，尿道球腺（以上を内生殖器という）と，陰茎，陰囊（以上を外生殖器という）から構成されている（図11-12）．

B. 精子形成

　精子形成の行われる精細管は，**セルトリ細胞**と，さまざまな発達段階にある**精細胞**とからなっている．セルトリ細胞は精細管の壁を構築する細胞で，互いに**密着結合**（tight junction）をして精細管内の環境を一定に保ち，精細胞を保護している（**血液-精巣関門**）．精細胞は，**精原細胞**から，**第一次精母細胞**，**第二次精母細胞**，**精子細胞**，**精子**の順に形成されていく（図11-1，11-14）．**精原細胞**は血液-精巣関門の外にあるが，第一次精母細胞への変化に伴いその内部へ移行し，セルトリ細胞間を通り抜けるようにして移行しながら減数分裂を行い，その間はセルトリ細胞より栄養を与えられている（図11-13，11-14）．精原細胞の分化増殖にはFSHまたはアンドロジェンが必要であり，第一次精母細胞以降は，はじめにはアンドロジェンが，後にはFSHが必要であると考えられているが，これらのホルモンはいずれも精細胞に直接作用するのではなく，セルトリ細胞にはたらき，その機能を促進することにより精子形成を進めているものと考えられている．

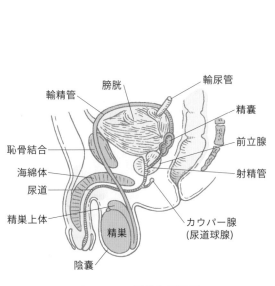

図11-12　男性生殖器系

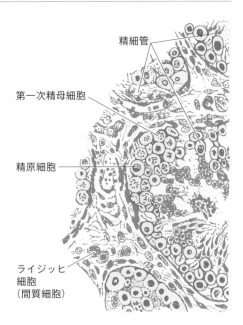

図11-13　精巣の横断面

しかし血液-精巣関門が完成する思春期以降は，FSHはなくても，十分量のアンドロジェンさえあれば精子形成は行われうる．血液-精巣関門により精細管内腔への物質の移動は制限され，精子が保護されると共に，精子が持つ抗原に対して抗体をつくらないようになっている．セルトリ細胞は**精巣網液（精細管内液）**を分泌しており，それによって精子は精巣上体頭部へと運ばれる．また**アンドロジェン結合タンパク（ABP）**を合成しており，これも精巣網液と共に精巣上体へ移行し，精巣上体でのアンドロジェン濃度を高く保ち，精子の成熟を行わせる．なお，精原細胞が精子になるまでには約75日間かかり，またこの精子形成過程が正常に行われるためには，温度が体温より数度低いことが必要である．

　精巣上体において精子はアンドロジェンの存在下でさらに成熟を続け，運動能を獲得する．射精にさいしては，精嚢，前立腺，尿道球腺などからの分泌液と**精子**が混合し，**精液**として体外に射出される．精子は主として精嚢から分泌される果糖をエネルギー源として利用している．射精直後の精子には受精能がなく，一定時間，女性生殖器内にいることによりはじめて卵に侵入できるようになり，これを**受精能獲得**という．

C. 男性におけるゴナドトロピンと精巣ホルモンの分泌調節

　まとめると，図11-15のようになる．

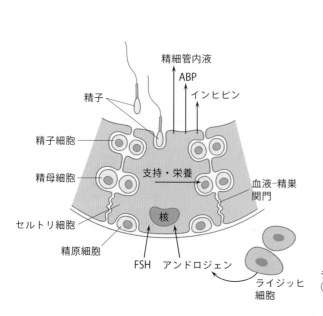

図11-14　セルトリ細胞の機能を示す模式図

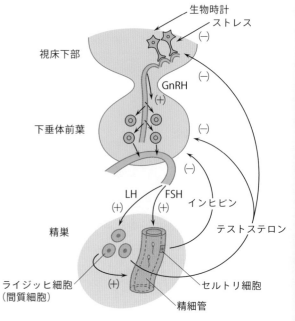

図11-15　男性の視床下部-下垂体前葉-性腺系
　　　（＋）刺激作用，（－）抑制作用

5. 女性の生殖機能

　女性では，思春期より閉経期に至る期間，妊娠，授乳期を除いて，**子宮内膜**の**機能層**が周期的に崩壊して**基底層**から脱落し，同時に低凝固性の血液や子宮腺の分泌液を混えて腟から排泄される．これを**月経**と呼び，約28日周期で繰り返される．

　子宮内膜のこれらの変化は，卵巣に起こる形態上・機能上の周期的変化を反映する．そして，卵巣の周期的活動は，**視床下部‐下垂体‐卵巣系**を結ぶ情報伝達物質，すなわち，GnRH，ゴナドトロピン，卵巣ホルモンの相互作用により調節されている（図11-20参照）．

A. 女性の生殖器系の構成

　女性生殖器は，生殖腺としての**卵巣**と副生殖器としての**卵管**，**子宮**，**腟**（以上は内生殖器という）と，**恥丘**，**大・小陰唇**，**腟前庭**，**陰核**など（以上は外生殖器という）からなる（図11-16）．これらは卵子と精子を結合させ（**受精**），受精卵を胎児として発育させて分娩を行う機能を持っている．生殖腺と副生殖器をあわせた生殖器を一次性徴と呼ぶが，さらに授乳は生殖機能の一部であるので，乳腺とその他の女性としての身体の特徴をも含めて二次性徴という．

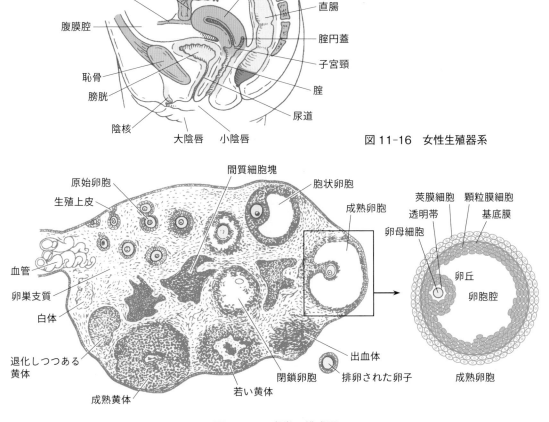

図 11-16　女性生殖器系

図 11-17　卵巣の模式図
月経周期における卵胞の発達と黄体形成の各段階が示してある．

B. 卵巣の構造の周期的変化

卵巣には生殖子である卵子を産生する**生殖腺**としての機能と，卵巣ホルモンを分泌する**内分泌腺**としての機能がある．皮質と髄質に区別されるが，卵巣の主な機能は皮質が受け持っている．皮質には，胎生期に形成された1個の**卵母細胞**と，それを囲む**卵胞上皮細胞群**からなる**原始卵胞**が無数にある（図11-17，11-18）．

a. 卵胞期：各月経周期の始めに15〜20個の原始卵胞が発育を始める．これらは，一次卵胞，二次卵胞，胞状卵胞という段階を経て**成熟卵胞（グラーフ卵胞）**まで発育する．卵胞上皮細胞が増殖して卵胞腔が大きくなり，卵胞液が現れる．また周囲の結合組織は卵胞を取り囲むようにして内外2層の**莢膜（卵胞膜）**をつくる．月経周期6日ごろには片側の卵巣の，特に1個の卵胞のみが急速に成長し始め，他は退化していく（**閉鎖卵胞**）．

このころ，卵胞上皮細胞は**顆粒膜細胞**と呼ばれるようになる．グラーフ卵胞では，卵母細胞は顆粒膜細胞に囲まれて卵胞腔にとび出してみえるようになり，この部分を**卵丘**という．

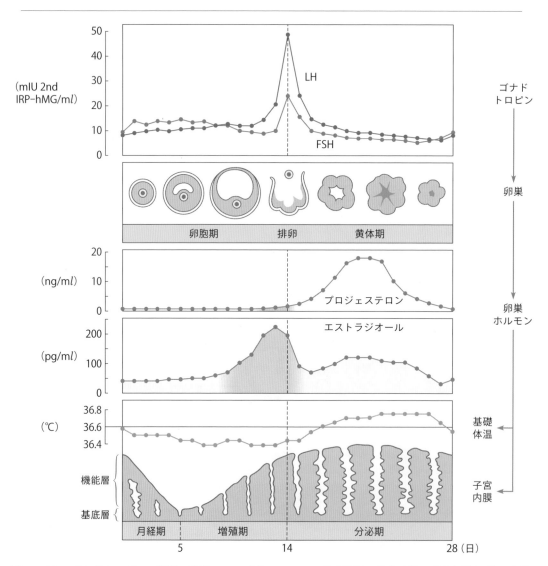

図11-18　ゴナドトロピン，卵巣，卵巣ステロイドホルモン，基礎体温，子宮内膜の月経周期に伴う変化
プロジェステロン：▨ ポジティブフィードバック作用（＋）
エストラジオール：▨ ポジティブフィードバック作用（＋），☐ ネガティブフィードバック作用（−）
エストラジオールの作用は，図11-20の作用に対応する．
（Midgley，1973を参考に作成）

b. 排卵期と黄体期：周期の第 14 日ごろ，グラーフ卵胞が破れて卵子が腹腔内へ出される．これが**排卵**である．卵子は**卵管采**に拾いあげられ卵管内壁の線毛の運動により**子宮へ運ばれる**（図 11-21）．受精していない場合は腟を経て体外へ排出される．排卵の後，卵胞では残された顆粒膜細胞と莢膜細胞が黄体細胞化して腔内を満たすと同時に，細胞間に血管が入りこんで豊富な毛細血管網を形成する．このようにしてできた新しい組織を**黄体**という．黄体の寿命はかなり正確に 14±2 日で，次の月経の始まる 4 日くらい前から退化をし始めて，**白体**となる．

c. 卵子の成熟（図 11-1 参照）：卵原細胞の有糸分裂は出生前にすでに終了しており，出生時には減数分裂の前期に入っている．ただし，（700 万個あった）卵原細胞数は 200 万個に減少している（図 11-19）．卵母細胞は排卵の起こる直前になって，卵胞中で第 1 回目の減数分裂が完了する．ここで第二次卵母細胞が細胞質の大部分を受け，1 個の第一次極体は消失する．第二次卵母細胞はただちに第 2 回目の減数分裂を始めるが，その完了は，排卵後，卵管内である．

C. 卵巣周期に伴う子宮の変化―月経周期

子宮内膜は**機能層**と**基底層**に分けられ，機能層は基底層に接する海綿層と内腔側の緻密層に分けられる（図 11-18）．月経時に剥脱するのは機能層のみである．

a. 増殖期：月経後，エストロジェンの作用により，残った基底層から機能層の腺上皮細胞が再生増殖し，その厚みを増す．それに伴い，**らせん動脈**が著しく発育し，屈曲する．

b. 分泌期：排卵後，黄体から分泌されるプロジェステロンの作用が加わると腺が発達して迂曲し，中期からは分泌活動が活発化して腺腔の拡大，血管新生が著明となる．後期になると，黄体からのプロジェステロンとエストロジェンの分泌が退潮し，その結果，らせん動脈が収縮し，機能層の壊死を招き，**月経**が始まる．日本人の正常月経周期は 25～38 日とされている（日本産科婦人科学会）が，45～49 歳には平均 3 日短くなるというビッグデータがある．

D. 女性におけるゴナドトロピンと卵巣ホルモンの分泌調節

まとめると，図 11-20 のようになる．

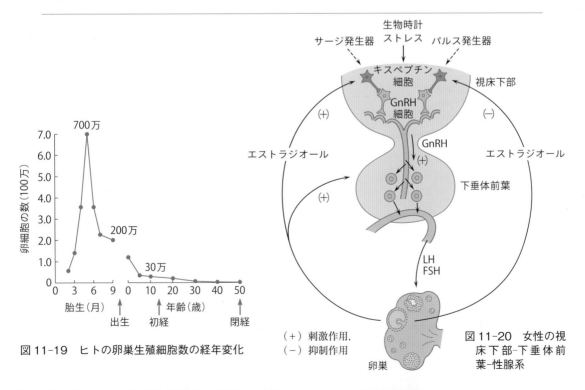

図 11-19　ヒトの卵巣生殖細胞数の経年変化

（＋）刺激作用，
（－）抑制作用

図 11-20　女性の視床下部-下垂体前葉-性腺系

E. 妊娠と分娩

a. 受　精：排卵された卵子の生存期間は2〜3日，女性生殖器内での精子の生存期間は2日である．したがって，月経周期中で受精が可能な期間は，排卵前後のそれぞれ2日間である．腹腔内へ排卵され，卵管采を経て卵管に取り込まれた卵子は**卵管膨大部**で1個の精子と結合し，**受精**が起こる．ここで第二次極体が排出される．**受精卵**は細胞分裂しながら卵管の律動収縮と線毛運動により子宮腔へ移送され，受精後1週間で子宮内膜に到着し，**着床**する（図11-21）．

b. 胎盤の形成：受精卵が子宮内膜に着床すると，受精卵の周囲には受精卵発育のために子宮内膜が特殊に変化した**脱落膜**と呼ばれる組織が現れる．特に基底側脱落膜の発達は著しく，絨毛膜有毛部と共に**胎盤**を形成する．胎盤は，母親由来の**基底側脱落膜**，胎児由来の**絨毛膜有毛部**と，この2つの組織の間に存在する**胎盤腔**から構成されている（図11-22）．胎盤腔には，母親の動静脈が開口し，母親の血液が満ちており，一方，胎盤腔に向かって細かな絨毛が樹枝状に伸びている．

c. 胎盤の機能

1）母児間の物質交換：胎児由来の絨毛と胎盤腔内の母親の血液を介して行う．胎児は，

① CO_2 を母血へ排出し，母血より O_2 を吸収し，

② 母血よりグルコース，アミノ酸，脂質を摂取し，胎児内の老廃物を母血へ排出する．

2）ホルモン産生作用：絨毛のシンチチウム細胞は**ヒト絨毛性性腺刺激ホルモン**（human chorionic gonadotropin；hCG），**プロジェステロン**，**エストロジェン**を分泌する（図11-23）．hCG は妊娠第7〜8週をピークとして妊娠初期にさかんに分泌されるが，その後は分泌量が急激に低下する．**妊娠反応**と呼ばれる尿の検査法は，妊娠初期に，妊娠しているかを診断するた

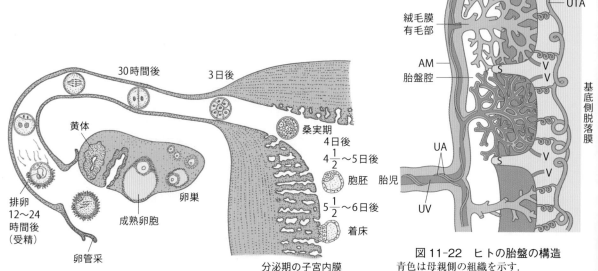

図11-21　排卵された卵子が受精して着床するまでの経過
（明間立雄：生殖．人体機能生理学，第5版，杉晴夫（編著），南江堂，p.596, 2009より引用）

図11-22　ヒトの胎盤の構造
青色は母親側の組織を示す．
AM：羊膜　S：胎盤中隔　UA：臍動脈
UV：臍静脈　UTA：子宮動脈　V：静脈
（Harrison, 1964より）

めに，尿中内の hCG の有無を調べるものである．hCG は妊娠の初期には卵巣の妊娠黄体に作用してプロジェステロン，エストロジェンの分泌を促進させるが，中期以降は胎盤自身を利用してホルモン分泌を起こす（図 11-23）．

また胎盤からは，成長ホルモンやプロラクチンと構造や生物学的作用が類似の**ヒト絨毛性乳腺刺激ホルモン**（human chorionic somatomammotropin；**hCS**）も分泌されている．これらのホルモンのはたらきは表 11-3 にまとめてある．

d. 胎児・胎盤単位：正常卵巣では**エストロジェン**はプロジェステロンから数段階の酵素反応を経て生成されるが，胎盤はこれらの酵素を持たないためプロジェステロンよりエストロジェンを合成することができない．妊娠後期に胎盤より多量に分泌されるエストロジェンは，胎児副腎皮質由来のデヒドロエピアンドロステロンを材料として胎盤で生成されるが，デヒドロエピアンドロステロンは母体由来の**プレグネノロン**から生成される（図 11-24）．このように，妊娠後期のエストロジェンは胎児と胎盤の協同作業（胎児・胎盤単位）によって生成されるので，母体尿中に排泄されるエストロジェンを指標として胎児の状態を知ることができる．

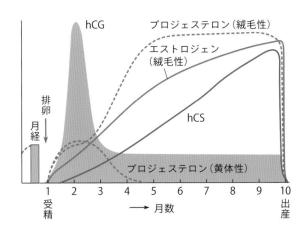

図 11-23　妊娠中のホルモン分泌

表 11-3　胎盤ホルモンの役割

1. タンパク質ホルモン		2. ステロイドホルモン	
a. hCG	① 妊娠黄体機能の促進 ② 絨毛のエストロジェン，プロジェステロン産生を促進	a. エストロジェン	① タンパク同化作用（胎児の発育作用） ② 母体子宮のオキシトシン感受性増強
b. hCS	① 母体の脂質分解促進による遊離脂肪酸およびグルコースの胎盤への転送（胎児の発育作用） ② 泌乳作用	b. プロジェステロン	① 体温上昇作用その他の代謝作用 ② 母体子宮のオキシトシン感受性減弱
		c. 両者の協調	① 新しい妊娠の阻止，妊娠中の乳汁分泌抑制 ② 乳汁分泌のための乳房発育 ③ 妊娠維持のための子宮の増大 ④ 分娩準備のための軟産道の柔軟化

　e. 分　娩：受胎前の最終月経の第1日より数えて平均約280日後に，肥大した子宮は突然激しい律動的収縮を開始する．子宮収縮に伴い激痛（陣痛）がある．これにより胎児の娩出^{べんしゅつ}がある．分娩発来の機序は，しかし複雑で，多数の因子が関連しており，一元的な説明がなされるには至っていない．ただ，ひとたび陣痛が始まると，子宮の収縮により子宮頸が拡張し，これが求心性のインパルスを惹起して，視床下部に至り，オキシトシンの分泌を増加させる．そして，このオキシトシンが子宮筋の収縮を強める，という過程のあることが認められている．

　f. 授　乳：乳腺が十分に発達するためには多くのホルモンが必要である．一般に**乳管**の発達には主として**エストロジェン**がはたらき，**腺小葉**の発達には**プロジェステロン**がはたらく．これらの性腺ステロイドホルモンを中心に，その他いくつかのホルモンの共同作業で乳腺の発達が思春期に起こる（図11-25）．一方，**乳汁分泌**は**プロラクチン**の作用で起きる．分娩1～3日後に乳管内に分泌が始まるが，これは分娩にさいして胎盤が排出され，血中エストロジェンとプロジェステロン濃度が急激に低下するためである．特にエストロジェンはプロラクチンの乳汁分泌作用を弱める作用を持っている．乳汁分泌維持には乳児の吸飲刺激が必要である（p. 158，10章5項B参照）．これにより**オキシトシンの反射性分泌と射乳**を起こす一方，**プロラクチン**の分泌も刺激されると考えられている．

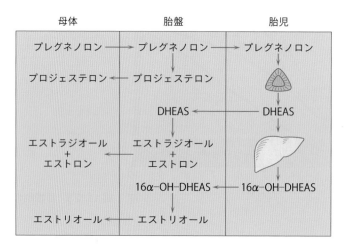

図 11-24　胎児-胎盤単位によるエストロジェンの合成
DHEA：デヒドロエピアンドロステロン　S：硫酸塩

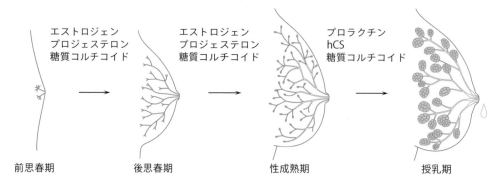

図 11-25　乳腺発達と乳汁分泌のホルモン性調節

6. 生殖機能の加齢変化

　これまで，いわゆる**生殖期**における生殖機能について述べた．しかし，女性では約50歳で月経の永久停止が起こり，これは閉経と呼ばれるが，事実上，この時点で女性の生殖機能が終ったことになる．一方，近年は，男性でも概ね同じ年齢で生殖機能の低下が始まるといわれるようになった．この生殖機能の，女性における停止と男性における低下は，**後生殖期**への移行期である**更年期**と呼ばれる時期において特徴的な諸症状である**更年期症状**を発現させ，さらにこの後の生涯を通じての諸障害の原因となる．その理由は，すでに述べた，**アンドロジェンとエストロジェン**の生理作用の減弱あるいは廃絶にあることは疑うべくもない．

　a．男性の更年期：40歳過ぎから，**精子形成能**が低下し，**精巣容積**が縮小する．これとともに，精子濃度，精液量，精子運動率，総運動精子率が50歳を境に低下するという．これらは妊娠させる能力（**妊孕力**<ruby>にんよう</ruby>）の低下に直結する．

　その原因としては，ライジッヒ細胞からのアンドロジェン，特にテストステロン分泌の加齢にともなう低下がある．わけても，**遊離型テストステロン**は図11-26に示すように，加齢にともない著明な低下を示すことが明らかにされてきた．そして，この遊離型テストステロンの測定値を基準にして男性更年期障害の治療に**アンドロジェン補完療法**が取り入れられるようになった．

　他方では，テストステロンの生理作用の減弱を示す多くの精神/身体症状も明らかにされ（表11-4），すでに女性で特徴づけられてきたものと同様に**男性更年期症状**として位置づけられている．また，テストステロンの低下がメタボリック症候群の基盤であるとする考えもある．

	20歳代	30歳代	40歳代	50歳代	60歳代	70歳代
n	294	287	235	169	120	38
$\bar{x}+2SD$	27.9	23.1	21.6	18.4	16.7	13.8
$\bar{x}$	16.8	14.3	13.7	12.0	10.3	8.5
$\bar{x}-2SD$	8.5	7.6	7.7	6.9	5.4	4.5

(pg/ml)

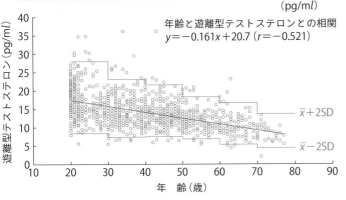

年齢と遊離型テストステロンとの相関
$y=-0.161x+20.7$（$r=-0.521$）

図11-26　男性一生のテストステロンの変動

（岩本晃明ほか：日本人成人男子の総テストステロン，遊離テストステロンの基準値の設定．日泌会誌 95：751，2004 より引用）

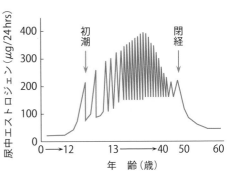

図11-27　女性一生のエストロジェンの変動
（Lamberts ら，Science，1997 より）

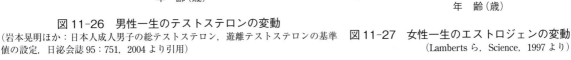

b. 女性の更年期：40歳代後半から月経周期は規則性を失い，かつ無排卵性となる．そして日本人女性は，平均50.5歳で月経が完全に恒久的に止まる**閉経**を迎える．同時にこの前後10年間は**更年期**と呼ばれ，表11-4に示すような更年期症状が出現する．その原因としては，図11-27に示すようなエストロジェン分泌の低下と消失があることが明らかである．そして，閉経による血中エストロジェンの消失は，視床下部のGnRHサージ発生器の活動停止を起こす一方，パルス発生器への負フィードバックの消失をも意味し，**キスペプチン細胞–GnRH細胞系**のパルス発生器の活動亢進が惹起される（図11-28）．その結果，図11-29に示すような高濃度のLHパルスの約1時間ごとの出現が惹起される．この研究は更年期症状としてかなり有名な「**ほてり＝ホットフラッシュ**」がLHパルスと同期することをも示していて，パルス状に分泌されるGnRHが何らかの機序で視床下部の体温の中枢にも影響を及ぼしていることを示唆している．

　一方，エストロジェンの消失は，この後の女性の生涯において，動脈硬化症，骨粗鬆症，認知症などの原因となることが明らかにされている．

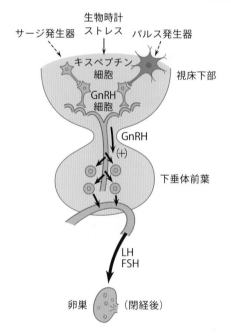

図11-28　閉経後女性の視床下部–下垂体前葉–性腺系
（＋）刺激作用

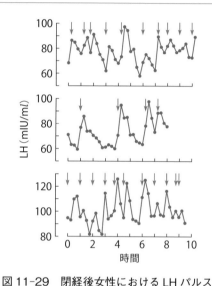

図11-29　閉経後女性におけるLHパルス
閉経後女性におけるパルス状LH分泌とホットフラッシュが同期して起こっていることを示す研究．血清LH濃度を示す縦軸が図11-8と異なることに注意．赤矢印：ほてり（ホットフラッシュ）
（Casper RF et al：Menopausal flushes：a neuroendocrine link with pulsatile luteninizing hormone secreation. Science 205：823-825, 1979 より引用）

表11-4　男性の更年期症状と女性の更年期症状

男性更年期の症状		女性更年期の症状	
精神症状	身体症状	精神症状	身体症状
・健康感の減少	・筋力低下，筋肉痛	・不安	・しびれ，肩こり，筋肉痛
・不安	・疲労感	・いらいら	・全身倦怠感，ほてり，発汗
・いらいら	・ほてり，発汗	・うつ	・頭痛，腹痛，めまい，耳鳴り
・うつ	・頭痛，めまい，耳鳴り	・不眠	・外陰部のかゆみ，性交痛
・不眠	・性機能低下	・意欲の低下	・頻尿，便秘
・意欲の低下	・頻尿	・集中力の低下	・性欲減退
・集中力の低下	・Morning erection の消失	・記憶力の低下	・悪心，嘔吐
・記憶力の低下			
・性欲の減少			

（岡田弘ら，2006 より）

栄養と代謝 12.

1. 概　説

　われわれは常に**エネルギー**を消費して生命活動を行っている．筋肉を使ってはたらいているときだけでなく，生体内で行われるすべての内臓のはたらき，たとえばアミノ酸からタンパク質を合成し，熱をつくって体温を維持し，神経線維を興奮が伝導し，小腸から栄養素を吸収し，腎臓で尿を生成する，などの仕事もエネルギーを必要とする．

　これらからだのはたらきに必要なエネルギーは摂取した食物から得ている．食物中の糖質（炭水化物），タンパク質，脂質，という高分子の化学物質は，低分子の物質に分解されていくときエネルギーを放出するので，われわれのからだはこのエネルギーを生体機能の維持，成長，エネルギー貯蔵，外的仕事などに利用する．そのさい，食物の分解による化学エネルギーは，いったん**高エネルギーリン酸化合物**に変えておき，必要に応じてそれを利用する，という方法をとっている（図 12-1）．

　このようなやり方で，生体が外部から物質を摂取して生命活動を営むことを**栄養**という．このとき外部から取り入れ，利用される物質を**栄養素**という．**代謝**とは語源的に"変化"を意味し，生体内で栄養素が受けるすべての化学的変化とエネルギー変換を意味する．このさい，栄養素を最終的に水，二酸化炭素，窒素化合物まで酸化分解してエネルギーを得る過程を**異化作用**といい，このエネルギーを高エネルギーリン酸化合物の形としてとらえることを**同化作用**という．また余分なエネルギーを簡単な分子からなる糖質，タンパク質，脂肪などの形で生体内に貯蔵する過程も同化作用である．

　一方，体内で栄養素が同化あるいは異化されていく過程を化学的変化としてとらえる過程を**中間代謝**といい，同じ代謝過程をエネルギーの出納の面から観察する場合を**エネルギー代謝**という．

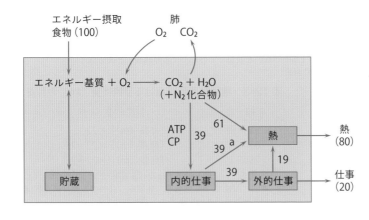

図 12-1　エネルギーの移動
ATP：アデノシン三リン酸
CP：クレアチンリン酸
　食物のエネルギー（100）は，矢印のように体内で移動し，最終的には仕事（20%）と熱（80%）になる．しかし，外的仕事がまったくなければaの経路により熱だけで100%となる．
（Carlson と Hsich, 1970 より）

2. 生体に必要な食物成分とエネルギー

　われわれのからだの構成成分は，おおよそ，タンパク質16%，脂肪15%，炭水化物0.4%，ミネラル（無機質）4.4%，水分66%である．これを維持しつつ，日々の活動をするには，どのような食物摂取をすればよいのだろうか．

A. 摂取が必要な食物のエネルギー（熱量）

　体重に変化がない場合には，消化/吸収によって取り入れて生命活動をしたり，生体構成成分を維持したりするために必要な**食物のエネルギー（熱量）**は，**消費したエネルギー（熱量）**にほぼ等しくなければならない．厳密には，ここでいうエネルギーは別名，**生理的エネルギー値（生理的熱量）**のことで，通常，その単位としては**カロリー（cal）**が用いられている．なお，1カロリーとは「1gの水の温度を14.5℃から15.5℃に1℃上げるのに必要な熱量」を意味する．

　推定エネルギー必要量を求めるには，まず，**（身長（m)）²×22（BMI）**によって**標準体重**を求める．BMIはボディマス指数（body mass index）で，体重÷（身長(m)）²で求める．日本人の平均身長である171 cm（平成30年国民健康・栄養調査報告より）の40歳男性の場合，標準体重は64.3 kgである．

　本章4項でも述べるが，1日，何もせずじっとして生きていくのに最低限必要なエネルギー，**基礎代謝量は年齢によって異なる**．**体重1 kg当たりの基礎代謝量である基礎代謝基準値**

表12-1　参照体重*における基礎代謝量

性　別	男　性			女　性		
年齢（歳）	基礎代謝基準値 (kcal/kg 体重/日)	参照体重 (kg)	基礎代謝量 (kcal/日)	基礎代謝基準値 (kcal/kg 体重/日)	参照体重 (kg)	基礎代謝量 (kcal/日)
1～2	61.0	11.5	700	59.7	11.0	660
3～5	54.8	16.5	900	52.2	16.1	840
6～7	44.3	22.2	980	41.9	21.9	920
8～9	40.8	28.0	1,140	38.3	27.4	1,050
10～11	37.4	35.6	1,330	34.8	36.3	1,260
12～14	31.0	49.0	1,520	29.6	47.5	1,410
15～17	27.0	59.7	1,610	25.3	51.9	1,310
18～29	23.7	64.5	1,530	22.1	50.3	1,110
30～49	22.5	68.1	1,530	21.9	53.0	1,160
50～64	21.8	68.0	1,480	20.7	53.8	1,110
65～74	21.6	65.0	1,400	20.7	52.1	1,080
75以上	21.5	59.6	1,280	20.7	48.8	1,010

*厚生労働省策定の日本人の食事摂取基準（2020年版）の中で用いられている，日本人の平均的体位を示す参照体位（身長と体重）のうちの参照体重．2010年版までは，「基準体重」と表現していたが「参照体重」と改めた．
（厚生労働省：日本人の食事摂取基準2020年版より引用）

表12-2　身体活動レベル

区分	代表値（18～64歳）
レベルⅠ（低い）	1.50
レベルⅡ（ふつう）	1.75
レベルⅢ（高い）	2.00

表12-3　糖尿病患者における目標体重（kg）の目安

年齢（歳）	目標体重（kg）
65未満	［身長（m)]²×22
65～74	［身長（m)]²×22～25
75以上	［身長（m)]²×22～25*

*75歳以上の後期高齢者では現体重に基づき，フレイル，（基本的）ADL低下，併発症，体組成，身長の短縮，摂食状況や代謝状態の評価をふまえ，適宜判断する．

（kcal/体重/日）は 1～2 歳男子における 61.0 をピークに，年齢とともに低下する（表 12-1）．したがって，基礎代謝量は，1～2 歳男子の体重が 11.5 kg（表 12-1）とすると 11.5×61.0＝700 kcal である．そして，上記の例における 30～49 歳の成人男性の場合，基礎代謝基準値は 22.5 なので基礎代謝量は 64.3×22.5＝1,450 kcal となる．

　さらに，日常生活の内容に応じて**身体活動レベル**が Ⅰ～Ⅲ に区分され，その数値と基礎代謝量を掛け合わせることで**推定エネルギー必要量**が求められる．もし普通のデスクワークならば，基礎代謝量に身体活動レベル代表値 1.75（表 12-2，レベル Ⅱ）を掛け，その結果，1,450×1.75 ≒2,540 kcal が 1 日の推定エネルギー必要量ということになる．一方，同じようなデスクワークをしている，平均身長である 158 cm の 40 歳女性の場合，標準体重は 54.9 kg である．基礎代謝量は約 1,200 kcal で，推定エネルギー必要量は約 2,100 kcal となる．

　なお，**食事療法**が基本的治療法である**糖尿病患者**においては，「標準体重」は表 12-3 に示す「**目標体重**」として求める．また「総エネルギー摂取量の目安」は，目標体重と表 12-4 の「身体活動レベルと病態によるエネルギー係数（kcal/kg）」を用い，**総エネルギー摂取量**（kcal/日）＝目標体重（kg）×エネルギー係数（kcal/kg）で求める．

B. 望ましいエネルギー産生栄養素摂取の割合

　摂取エネルギーが必要量に達しているかは問題だが，糖質（炭水化物），タンパク質，脂質といったエネルギー供給源をどのような割合で摂取してエネルギーを満たしているかも問題である．これらの物質は**エネルギー産生栄養素**と呼ばれるが，以前は**三大栄養素**と呼ばれていた．

　a. タンパク質：9 種の栄養学的に必須な**不可欠アミノ酸**は以下の 9 つである：ヒスチジン，イソロイシン，ロイシン，リシン，メチオニン，フェニルアラニン，トレオニン，トリプトファン，バリン，これらとその他のアミノ酸の必要量を得るためには，1 日に，体重 1 kg 当り 1 g のタンパク質を摂取することが望ましいとされる．また，タンパク質源としては，肉，魚，乳製品，卵などの**動物性タンパク質（第 1 級タンパク質）**が，**植物性タンパク質（第 2 級タンパク質）**よりも望ましいとされる．その理由は，これらの動物性タンパク質はわれわれのからだのタンパク質合成やその他の目的に必須なアミノ酸の割合とほぼ等しい割合のアミノ酸を含んでいることにある．

　b. 脂質：エネルギー換算のための**アトウォーター係数（Atwater 係数，p. 209 参照）**が，タンパク質，糖質が約 4 kcal/g であるのに対し，脂質は約 9 kcal/g であり，最高の熱量の供給源である．飽和脂肪酸は高 LDL コレステロール血症や循環器疾患の危険因子であるとされ，目標量（上限）が設定されている．

　c. 糖質：もっとも安価な熱量源で，日本における栄養学でも，また米国でも，食物の熱量の 50％は炭水化物でとることが推奨されている．

表 12-4　身体活動レベルと病態によるエネルギー係数（kcal/kg）

身体活動レベル	エネルギー係数（kcal/kg）
①軽い労作（大部分が座位の静的活動）	25～30
②普通の労作（座位中心だが通勤・家事，軽い運動を含む）	30～35
③重い労作（力仕事，活発な運動習慣がある）	35～

表 12-5　生存に不可欠と考えられる微量元素

ヒ 素	マンガン
クロム	モリブデン
コバルト	ニッケル
銅	セレン
フッ素	シリコン
ヨウ素	バナジウム
鉄	亜 鉛

C. 必要なミネラル（無機質）

　健康を維持していくうえで，毎日多くの種類のミネラルを摂取しなければならない．1日当りの摂取基準量が定められているものの他に，いろいろな**微量元素**が含まれている必要がある．微量元素とは生体組織内にごく少量存在する元素のことで，生存に不可欠なものは表12-5のようなものである．カルシウムは骨の主構成成分であると同時に，神経，筋の機能調節，血液凝固に関与している．なお，ナトリウムとカリウムをまったく含まない食物はないといえる．

D. 必要なビタミン

　食物中に含まれる有機物で，微量で物質代謝を正常にし，生命維持および成長に必要なものである．生体内で合成できないため，微量ではあるが，栄養素として摂取しなければならない．表12-6のように，それぞれのビタミンに特有の欠乏症状が知られている．

表12-6　各種ビタミンの概要

ビタミン	作　用	欠乏症状	所　在
ビタミンA（A_1, A_2）＊ プロビタミンA αカロテン βカロテン γカロテン	視紅の成分：上皮細胞の維持	夜盲症，皮膚の乾燥	黄色い野菜と果物，肝臓，バター，卵黄
ビタミンB_1 （チアミン）	脱カルボキシル基の補助因子	脚気，神経炎，浮腫	肝臓，無精白穀類
ビタミンB_2 （リボフラビン）	フラビンタンパクの成分	舌炎，口唇炎	肝臓，牛乳，緑色野菜
ビタミンB_3 （ナイアシン） （ニコチン酸）	NAD^+, $NADP^+$の成分	ペラグラ，皮膚炎，口内炎，神経炎，下痢	イースト菌，赤身の肉，肝臓，牛乳，卵
ビタミンB_6 （ピリドキシン）	体内で酸化還元に関わる	痙攣，刺激過敏症	イースト菌，小麦，トウモロコシ，肝臓，牛乳，卵
ビタミンB_{12}	アミノ酸代謝の補酵素，赤血球造成を刺激	悪性貧血，ハンター舌炎	肝臓，肉，卵，ミルク
パントテン酸	CoAの成分	皮膚炎，腸炎，円形脱毛症，副腎機能不全症	卵，肝臓，イースト菌
ビオチン	CO_2"固定"を触媒（脂肪酸合成などのとき）	皮膚炎，腸炎	卵の黄味，肝臓，トマト
葉酸	"1炭素"移転のときの補酵素	スプルー（熱帯性下痢），貧血	葉状の緑色野菜
ビタミンC （アスコルビン酸）	コラーゲン合成のとき，プロリンとリシンの水酸化に必要	壊血病	柑橘類，葉状の緑色野菜
ビタミンD　　　＊＊	小腸におけるカルシウムとリン酸の吸収増大	くる病，骨軟化症	魚肝
ビタミンE　　　＊	抗酸化作用，チトクロム電子伝達系の補助因子	不妊，貧血，赤血球膜の脆弱，筋ジストロフィー	ミルク，卵，肉，葉状の緑色野菜
ビタミンK_1 （フィロキノン）	第Ⅱ（プロトロンビン），第Ⅶ，第Ⅸ，第Ⅹの凝固因子生成の最終段階に必要な補酵素	血液凝固障害	緑色野菜
ビタミンK_2 （ナフキノン）	オステオカルシンの活性化骨形成促進，動脈硬化予防	骨粗鬆症	微生物，納豆など
コリン	抗脂肪肝性	脂肪肝	卵黄，肝臓，肉

　＊脂溶性ビタミン．その他は水溶性ビタミン．　　＊＊現在ではホルモンとされている．

3. エネルギー産生栄養素の中間代謝

　われわれ現代人は１日に３回の食事を行うが，消化器系の生理機能とそれに伴う代謝機能は，それぞれの食事に伴って２つの相に分けられる．すなわち，生理機能には，食物の消化に関係して**消化期**と**後消化期**を，代謝機能には，消化された栄養素の吸収に関係して**吸収期**と**空腹期**が区別される．代謝機能についていえば，吸収期は腸管から栄養素が血中に入りつつある時間帯で，摂食後の約３時間であり，空腹期は腸管がからになっている時間帯で，午後の遅い時期，夕方，夜間の大部分がこれにあたる．

　それぞれの時期の代謝機能の特徴は次のように要約される．すなわち，普通の食事をとったあと約３時間の吸収期には，エネルギー源としては，摂食により吸収されたばかりの，それもグルコースが主に使われる．アミノ酸やトリグリセリドは，ごく一部がエネルギー源として，また体タンパクと脂肪の再生に使われる．残りのトリグリセリドやグルコースは貯蔵脂肪とグリコーゲンに変換される．一方，空腹期のエネルギー源は貯蔵栄養素である．しかも糖質は，たとえつくられてもエネルギー源としての利用は脳に限られ，ほとんど全エネルギーの供給は貯蔵脂肪の酸化によりまかなわれる．脂肪とタンパク質の合成は制限され，全体として貯蔵は減少する．

A. 吸 収 期

　この時期の主な栄養素の移動と代謝の概略を図12-2に示してある．食物中の糖質，タンパク質，脂質は，それぞれ単糖類，アミノ酸，グリセロールとモノグリセリドにまで消化され，前２者は血管へ，後者はリンパ管へ入る．これらのことは13章３項（p.223）で述べる．

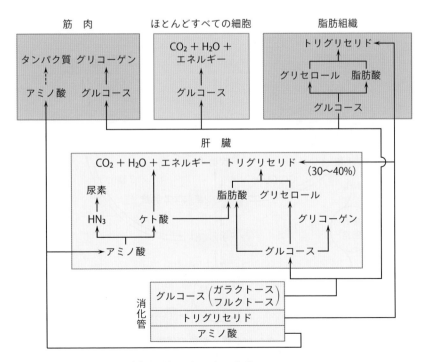

図12-2　吸収期（食事後）の主な中間代謝（Vander ら，1975 を参考に作成）

1. 糖質の中間代謝

　グルコースは小腸で吸収後，門脈を経て肝臓に集められ肝細胞内に入る．他の単糖類も同様にして肝細胞内に入り，グルコースに転換される．ここで，グルコースはリン酸化されて**グルコース6-リン酸（G-6-P）**となり，大部分は**グリコーゲン**に合成される（**グリコーゲン生成**，図12-2, 12-3）．一部は筋肉に吸収され，そこでもグリコーゲンとして貯蔵される．またグルコースは肝臓・脂肪組織で脂肪に変換されて貯蔵される．

　多くの細胞では吸収後，G-6-Pとして解糖系により無酸素下に分解したり，さらに十分な酸素の存在下ではクエン酸回路により酸化してエネルギーを発生させ，その結果，水と二酸化炭素ができる（図12-3）．これらのエネルギーは**ATP**を主とする形で与えられ，あらゆる生命活動に利用される（図12-9参照）．しかし，肝臓自身のエネルギー源はアミノ酸の分解産物を酸化することで得ている．

2. タンパク質の中間代謝

　タンパク質は**アミノ酸**に消化分解後，小腸より吸収され，門脈を経て肝臓にいく．肝臓で再びヒトに特有のタンパク質に合成されたり，あるいは肝臓を通過し，各組織細胞に運ばれ，それぞれに特徴的なタンパク質に合成される（図12-2では，筋肉で代表して破線で示してある）．

　タンパク質合成に利用されなかったアミノ酸は，主として肝臓で糖や脂質の代謝経路に入り，これらの栄養素に変換されたり，または酸化分解されエネルギーを発生する（図12-9参照）．その結果，水と二酸化炭素と窒素化合物ができる（図12-2）．

3. 脂質の中間代謝

　小腸内で**脂肪酸**と**グリセロール**に分解されて吸収された脂質は，腸管壁粘膜細胞内で再びトリグリセリドに合成され，リポタンパクにおおわれたキロミクロンとなり，小腸リンパ管，胸管を経て血中に入る．ほとんどすべては肝臓あるいは脂肪組織に貯蔵されるが，一部は多くの組織で吸収期にも酸化分解されてエネルギーに使われる（図12-9参照）．酸化されると水と二酸化炭素ができる（図12-3）．

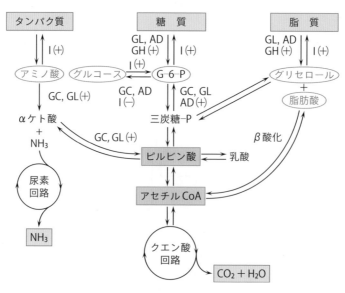

図12-3　糖質，タンパク質，脂質の代謝とホルモン作用
I：インスリン，GL：グルカゴン，GC：糖質コルチコイド，GH：成長ホルモン，AD：アドレナリン

B. 空 腹 期

　この時期の中間代謝の概略は図 12-4 に示してある.

　この時期の最大の問題は，消化管からのグルコースの吸収がないにもかかわらず，血中のグルコース濃度を維持しなければならないことである．なぜなら，中枢神経系は（絶食時のケトン体を除いて）グルコース以外の栄養素をエネルギー源として利用できないため，グルコースを必須とするからである．また脳は，1 時間当り 6 g，1 日当りにすると約 150 g（600 kcal に相当）のグルコースを使うという大量エネルギー消費組織である．脳への適当量のグルコース供給が停止すると，数分のうちに脳障害，昏睡が起こり，そして死に至る．したがって，この空腹期の代謝機能については，**血中グルコース濃度**がいかに維持されるかを，①グルコースの供給源と，②グルコース節約と脂肪利用，という 2 つの面から述べる.

1. グルコース供給源

　肝臓に貯蔵されている**グリコーゲン**がまず利用されるが，この貯蔵量は，吸収期終了時で 100 g 以下であり，これはたかだか 400 kcal のエネルギーを供給するにすぎない．筋肉もほぼ同量のグリコーゲンを持つが，グルコースに変換する酵素（**グルコース-6-ホスファターゼ**）を欠くので，乳酸やピルビン酸をつくり，これを間接的に肝臓でのグルコース生成の材料に供給する．脂肪組織からのグリセロールも肝臓でのグルコース生成に役立つ．これで足りない場合は，タンパク質分解により得られるアミノ酸が肝臓でのグルコース生成の最大の供給源となる．しかし，この最後の段階まで進むと生命の危険が起こる．ここで，肝臓が行うピルビン酸，乳酸，グリセロール，アミノ酸からのグルコース生成を，**糖新生**という．24 時間の絶食をした場合，糖新生により 180 g のグルコースを新生することができる．しかし，この反応は，肝臓のみではなく，腎臓でも起こることが知られている.

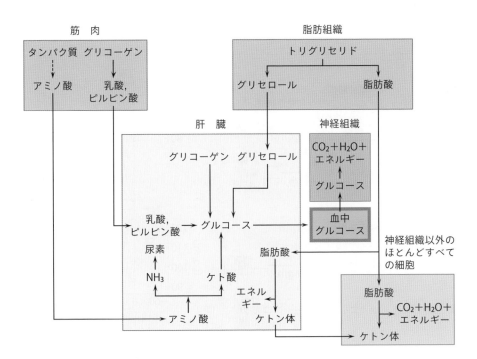

図 12-4　空腹期（食間期）の主な中間代謝　（Vander ら，1975 を参考に作成）

2. グルコース節約と脂肪利用

　たとえば肝臓が糖新生を行ったにしても，1日当り180gのグルコースでは1日に必要なエネルギーを供給できない．したがって，生体は，吸収期から空腹期にかけて代謝機能の決定的な調整を行う．中枢神経系は相変わらずグルコース使用を続けるが，すべての他の器官はグルコースの酸化利用を停止し，エネルギー源として脂肪を用いるようになる．したがって，肝臓でつくられるグルコースは中枢神経系の使用に供される（図12-4）．

　最初の重要な段階は，脂肪組織におけるトリグリセリドの異化によって起こる脂肪酸の血中への遊離である．脂肪酸は神経系以外の実際上すべての細胞に取り込まれ，β酸化系で酸化されてエネルギーを生ずると共にアセチルCoAとなり，**クエン酸回路**に入る（図12-3参照）．肝臓は，脂肪酸を酸化してアセチルCoAとするが，そのアセチルCoA2分子の縮合により**ケトン体**を生ずる．長期にわたる絶食や糖尿病などでは，血中にケトン体が遊離し，これはクエン酸回路により酸化することができる多くの組織（筋肉，腎臓，脳）の重要なエネルギー源となる．この場合，体液は酸性となる（**ケトアシドーシス**）．

C. 中間代謝の調節

　吸収期と空腹期のまったく異なる中間代謝を調節するのは主として**ホルモン**である．吸収期にはインスリンが，空腹期にはアドレナリン，グルカゴン，成長ホルモン，甲状腺ホルモン，副腎皮質ホルモンなどがはたらいて燃料の有効利用に努める（図12-3参照）．

　特に**インスリンはグリコーゲン産生，抗糖新生**および**抗脂質分解**の作用を持つ**エネルギー貯蔵ホルモン**である一方，**グルカゴンはグリコーゲン分解，糖新生**および**脂質分解作用**を持つ**エネルギー遊離ホルモン**であるので，この2つのホルモンの分泌は吸収期，空腹期でダイナミックに変動する（図12-5）．もし，両ホルモンの血中濃度からインスリン-グルカゴンのモル比（グルカゴン1モルに対するインスリンのモル数）を比較してみると，吸収期は70以上になるのに対し，空腹期には2以下にまで下がり，著しく動揺する．このようにして血糖の保持に努めるのである（図12-6）．

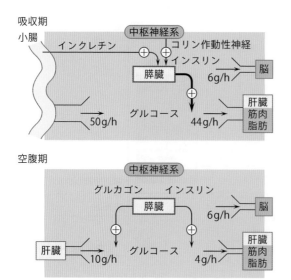

図12-5　吸収期および空腹期（安静期）のグルコースの流れ
(Unger, 1981 より作成)

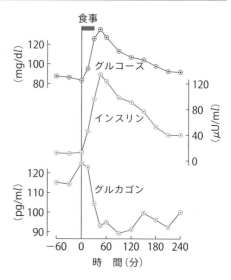

図12-6　正常なヒトの糖質食後のインスリン，グルカゴン分泌の変動
(Wilson JD, Foster DW eds：Williams, Textbook of Endocrinology 8th ed, WB saunders, 1992 より引用)

4. エネルギー産生栄養素のエネルギー代謝

　食事によって外部から取り入れられた栄養素が体内で化学変化する過程をとらえる中間代謝についての説明の中で，その化学的な代謝過程でエネルギーの出納が起こっていることを述べた．われわれのからだは，こうして生じたエネルギーを生体機能の維持，成長，エネルギー貯蔵，外的仕事などに利用している．

　ここでは，以下のようなことについて，さらに説明を加える．

A. 各栄養素のエネルギー産生量

　生体内で食物の異化により放出されるエネルギー量と，その食物を生体外で燃焼したとき放出されるエネルギー量は等しい．食物中の3つの栄養素，糖質，脂肪，タンパク質は，生体内でそれぞれ1g当り4.1，9.3，4.2 kcal のエネルギーを発生する（**アトウォーター係数**）．この係数を，摂取した栄養素の量に掛ければ**エネルギー産生量**（E）を推測できる．

$$E = 4.1 \times S + 9.3 \times L + 4.2 \times P$$

B. 各栄養素のエネルギー量の計測法

　a. 直接的熱量測定法：生体外で食物を燃焼する時に放出されるエネルギー量は**直接的熱量測定法**で測定できる．この方法は，断熱性容器の中に金属容器を入れ，両者の間に水を満たした**ボンブ熱量計**という装置を用いる．金属容器内の食物に電気火花で点火し，2つの容器の間の水の温度変化から放出された熱量を算出する．

　ヒトの体内での燃焼によって放出されるエネルギーの直接計測は大変に困難であるが，ヒトが中に入れるような熱量計がつくられていて，放出する熱量は，熱量計の壁内部の水の温度変化から計算される（図12-7）．

　各栄養素の熱量をボンブ熱量計で計測すると，糖質 4.1 kcal，脂質 9.3 kcal，タンパク質 5.3 kcal の値が得られる．生体内の燃焼の場合も，糖質と脂肪は同じ値を示すが，タンパク質は 4.1 kcal に過ぎない．これは，タンパク質の体内酸化は不完全で，異化作用の最終産生物として CO_2，H_2O のほか，尿素やこれに関連した窒素化合物が生じるからである．したがって，生体内での熱量値の計算には上記したようなアトウォーター係数が用いられる．

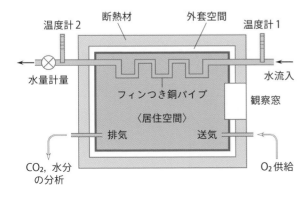

図 12-7　アトウォーター–ローザ–ベネディクト型の直接熱量計の概要
（紫藤治：標準生理学，第8版，本間ら（編），医学書院，p.861，2014 より引用）

b. 間接的熱量測定法：生体内では，通常，糖質と脂質がエネルギー基質として利用されている．これらは完全に燃焼（酸化）すると，CO_2 と H_2O になる．したがって，それらエネルギー基質の燃焼に必要な O_2 量，CO_2 量，発生する熱量がわかっていれば，単位時間当りの O_2 消費量と CO_2 排泄量から，利用された糖質と脂質の割合と，産出された熱量を求めることができる．

この目的で各栄養素の燃焼に必要な O_2 量を測定した結果，糖質 0.83 l/g，脂質 2.03 l/g，タンパク質 0.95 l/g であった．これに基づくと，消費された 1 l の O_2 当りの発生エネルギーは，糖質 5.0 kcal，脂質 4.7 kcal，タンパク質 4.5 kcal となる．ただし，特殊な栄養状態でない場合は，エネルギー基質の燃焼の割合が一定と仮定して，O_2 1 l 当り 4.82 kcal の熱量が発生するとして計算される．

C. 代謝量（代謝率）

ヒトが単位時間当りに産生する（あるいは放出する）エネルギー量を**代謝量**あるいは**代謝率**という．O_2 で満たされ，CO_2 を吸収する装置を備えた**スパイロメーター**を用いて O_2 消費量（l）を求める．O_2 消費量に温度と圧力の補正をし，その値に 4.82 kcal/l を掛けることで単位時間当りのエネルギー放出量を算出する．

代謝量の測定は必要栄養量の決定や疾患の診断などに重要だが，栄養状態，活動状態，精神状態，環境条件をはじめ，生体内外のさまざまな条件により変化することに注意が必要である．以下にそのいくつかをあげておく．

a. 基礎代謝量：外部になす仕事がなく，熱平衡が保たれているときのエネルギー放出量である．完全な精神的・肉体的安静な覚醒状態で，摂食後 12～14 時間，20～25℃ の快適な室温のもとで産生放出されるエネルギー量で，生命の維持に必要な最小限の量である．これは，表 12-7 に示す諸因子の影響を受ける．また，基礎代謝量は，体表面積に比例するとされ，動物種にかかわらず，体表面積 1 m^2 当り約 1,000 kcal/日 となる．睡眠状態になると代謝量は 6～10% 低下する．

b. 特異動的作用による増加：食物を摂取すると食後 1 時間から数時間にわたり代謝が亢進する．これは食物の**特異動的作用**あるいは**食事誘発性産熱反応**という．この作用によって，摂取した糖質，脂質，タンパク質の化学エネルギーのうち，それぞれ約 6%，4%，30% は不可避的に熱として失われ，生体で利用することができないが，このおかげで食事をしたあと，からだが温かくなる．

c. 身体活動による変化：ヒトの代謝量は身体活動の程度に比例して増加する．運動や身体活動の強さを示す指標として，活動による代謝量の増加が基礎代謝量の何倍であるかを表す**エネルギー代謝率（RMR）**が用いられる．たとえば，休息 0，入浴 0.7，歩行（50 m/分）1.6，マラソン 12.0 などである．

表 12-7　基礎代謝に影響を与える因子

環境温度	寒冷に適応した人は普通の人より高い．冬高く，夏低い．
性	男性は女性より高い．
年齢	乳児期，思春期に高い．
栄養状態	飢餓により低下し，過食で上昇する．
ホルモン	甲状腺ホルモン，副腎皮質・髄質ホルモンにより上昇する．

D. 化学エネルギーから活動のためのエネルギーを産生

　われわれのからだは，これまで述べたような方法で化学エネルギーを得，そのエネルギーを生体機能の維持，成長，エネルギー貯蔵，外的仕事などに利用している．ここでは，その化学エネルギーを，いったん，高エネルギーリン酸化合物に変えておき，必要に応じてそれを利用する，という独特な方法をとっていることについて述べる（図 12-1 参照）．

　a. 高エネルギーリン酸化合物：アデノシン三リン酸（**ATP**）とクレアチンリン酸（**CP**）がある．ATP はアデニン（プリンの 1 種），リボース（五炭糖）とリン酸 3 分子の結合したものとして表される（図 12-8）．その特徴は，一番はじにあるリン酸基が加水分解ではずれて，**アデノシン二リン酸（ADP）**を生ずるとき，他の多くのリン酸化合物に比べてきわめて大きなエネルギー，すなわちモル当り約 8 kcal のエネルギーを放出することである．これは，その隣のリン酸基との結合に高い化合物的エネルギーがつめこまれていて，一番はじのリン酸基が水分子に移る場合の落差が著しく大きいことを意味している．こうして得られたエネルギーはあらゆる生命現象に直接利用される．

　CP は**クレアチン**に 1 分子の高エネルギーリン酸のついたもので次のような反応で生成される．

　　　　クレアチン＋ATP $\rightleftarrows$ クレアチンリン酸＋ADP

　主として骨格筋で ATP の過剰時にそのエネルギーを CP 合成に使い，ATP 欠乏時に CP からエネルギー補給をして ADP から ATP をつくる．ADP はエネルギーを得て再び ATP に再生される（図 12-1 参照）．

　b. 高エネルギーリン酸化合物をつくる化学エネルギー：ATP は，主に，糖質，脂質の分解によるエネルギーによって形成される．これらの栄養素の分解経路については，大雑把であるが，図 12-9 を見てほしい．糖質は主に**解糖**で，脂質の大部分を占める脂肪酸は主に**ベータ（β）酸化**で分解される．

　解糖では，グルコース 1 分子が 2 分子の**ピルビン酸**に分割されるが，この代謝過程で，グルコース 1 分子当り 2 分子ずつの **ATP** と**還元型補酵素 NADH** が合成される．酵素はすべての細胞質に存在している．この ATP 合成量は少ないとはいえ，無酸素で ATP を産生できるという特色があり，急激な運動や虚血時に役立つことになる．

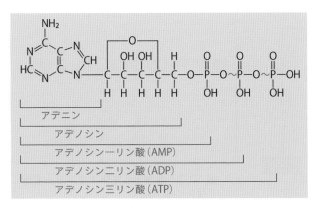

図 12-8　ATP と ADP
〜は高エネルギーリン酸エステル結合部分.

β酸化は，脂肪酸のβ位の炭素が酸化されて，**アセチル CoA** の形で炭素鎖が炭素2個の単位で分解される代謝経路である．主にミトコンドリアのマトリックスで行われる．

ここで**クエン酸回路**が役割を果たすことになる．この代謝回路は，解糖とβ酸化で生じるピルビン酸やアセチル CoA，さらにアミノ酸の脱アミノで形成される各種のαケト酸の炭素（C）を最終的に炭酸ガスとして放出し，水素（H）を**還元型補酵素 NADH** として**シトクロム**などの**電子伝達系**に渡す．ここでは，還元型補酵素中の H 原子が酸化され，水となる一方，ATP が産生される．

なお，電子伝達系は，酸化還元電位の異なる多数の酸化還元物質（主にシトクロムやフラビンタンパクなどの酸化還元性のタンパク質）の集合体で，この中で酸化還元反応が次々と行われる．

この経路の効率性は，たとえば以下のようである．グルコース1分子が完全に代謝されて H_2O と CO_2 になるとき，合計して**38分子の ATP** がつくられる．1モルのグルコースの完全燃焼で 686 kcal の発熱がある一方，ATP のリン酸基 38 個の持つエネルギーは 8 kcal×38＝304 kcal である．したがって，全化学エネルギーの約40％に当るエネルギーがリン酸化合物として体内に貯蔵されるという効率の高さが驚異的といわれる由縁である．残り60％が熱になることになる．

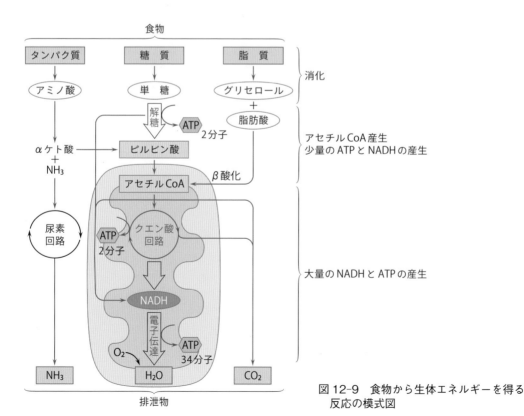

図 12-9　食物から生体エネルギーを得る反応の模式図

消化器系の機能 13.

1. 消化器系の役割

消化器の役割は，食物，水分を摂取し，固形老廃物を排泄することにある．

そのためには，摂取した食物を分解し，消化管壁を通りうる低分子物質に消化する必要がある．**消化**は，その方法から，

　ⓐ消化酵素の分泌を行い，それにより異化を行う**化学的消化**

　ⓑ種々の消化管の運動による**物理的消化**

に分けられる．たとえば後者には，歯による噛み砕き，胃，小腸平滑筋による撹拌，がある．

一方，低分子物質となった摂取物を消化管腔から**吸収**することが必要である．これにより，吸収物質は体細胞で直接に，あるいはさらに肝臓などで代謝されて利用可能な状態となる（図 13-1）．

このような消化と吸収の過程は，①口腔，食道，胃，小腸（十二指腸，空腸，回腸），大腸（盲腸，虫垂，上行結腸，横行結腸，下行結腸，S状結腸，直腸）など，いわゆる消化管と，②分泌活動を行う，唾液腺，胃小腸腺，膵臓，肝臓，胆嚢などの副器官をあわせた**消化器系**により行われる（図 13-2）．

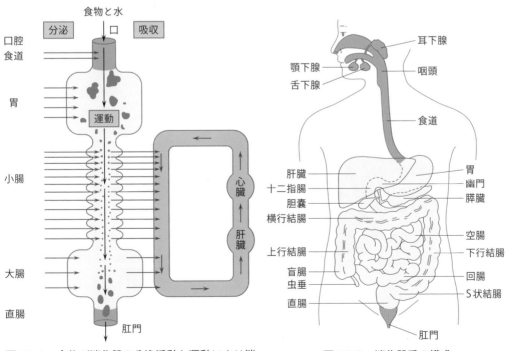

図 13-1　食物が消化器の分泌活動と運動により消化され，吸収される過程

図 13-2　消化器系の構成
青色，黄色は消化器系の上皮細胞の発生由来を示す.

2. 消化管の運動と分泌機能

A. 消化管の基本的構造

食道より肛門までの消化管壁の基本構造を図13-3に示してある.

1. 粘膜と筋層

消化管壁は，内側から，**粘膜**，**筋層**，**外層**（漿膜）の3層からなる.

粘膜は，**上皮**，**粘膜固有層**（上皮下結合組織），**粘膜筋板**および**粘膜下層**（粘膜下組織）から構成される. 口腔から食道および肛門管の上皮は扁平上皮，そして胃から直腸までは円柱上皮である. 消化/吸収の中心となる小腸粘膜は，表面積がきわめて大きく，漿膜面の表面積は3,100～3,800 cm²ある. 一方，粘膜には多数のひだ（図13-5，13-9参照）があり，そのひだの上に無数の**絨毛**が突出していて，表面積は漿膜面積の約30倍になる. さらに絨毛上の1層の粘膜上皮細胞には多数の**微絨毛**が突出して配列されて**刷子縁**と呼ばれる構造をつくっている.

小腸と大腸の絨毛の間には**腸腺**（陰窩，リーベルキューン腺）と呼ばれる落ち込みがある（図13-9 D参照）. この部分の細胞は主として分泌と上皮細胞の新生と細胞交代に関わっている. 消化管の上皮細胞はこの部で細胞分裂し，新しい細胞は順に絨毛尖端に向かって移動する. 胃，腸の細胞交代の周期は3～6日，大腸では4～7日である.

筋層は，原則として内側の**輪走筋**と外側の**縦走筋**の2層から構成されている. 胃では最内側に**内斜筋**があって3層である. 輪走筋は何ヵ所かで特に発達して括約筋を形成している.

口腔から食道の上1/3までと外肛門括約筋は横紋筋だが，残りの食道から肛門までは平滑筋である. 随意的に運動を制御できるのは口腔と肛門外側の横紋筋に限られていて，その他の部位の運動は随意的に制御できない. 一般に，内側の輪走筋が収縮すると消化管の内腔の直径が減少するが，外側の縦走筋が収縮すると消化管が短くなる. 主に，この2層の平滑筋によって内容物が混合/撹拌されて移送される. 結腸では，縦走筋が3つの索状の結腸ひもに束ねられていて，このひもは持続的に収縮しているため，特徴的な**結腸膨起**をつくっている.

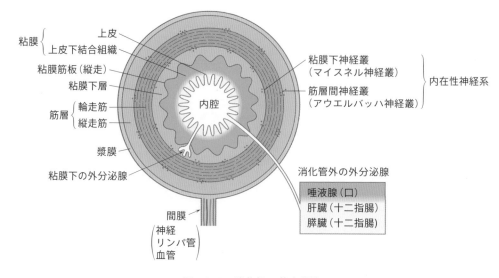

図13-3　消化管の基本構造

2. 神　経

　消化管を支配する神経には，**内在性**（または**壁内**）**神経系**（腸神経系）と**外来性自律神経**とがあるが，内在性神経系は縦走筋層と輪走筋層の間にあり，**アウエルバッハ神経叢**と呼ばれる．輪走筋の内側の粘膜下組織には**マイスネル神経叢**がある．これらは筋層間や粘膜下に神経細胞を持ち，神経突起が互いに連絡しつつ，平滑筋ならびに消化管ホルモン分泌細胞を直接に支配している．

　外来性自律神経としては，**副交感神経コリン作動性線維**と**交感神経アドレナリン作動性線維**があり，平滑筋活動や分泌活動を間接的に制御している．粘膜や壁内にある胃腸系の感覚受容器からの求心性情報は，壁内神経への入力信号となって反射経路を形成するとともに，中枢神経系から交感/副交感神経を介して壁内神経のニューロンとシナプス結合する入力と統合されて，壁内神経の遠心性ニューロンに作用する（図13-4）．

　外来性神経の制御についてもう少し詳しく述べると，脳幹および脊髄から胃腸管への副交感神経線維は舌咽神経，顔面神経，迷走神経に含まれる．ほとんどはアセチルコリン作動性で，大部分の副交感神経の節前線維は壁内神経叢の神経節細胞にシナプスし，これによって，副交感神経の活動亢進は胃腸管の運動と分泌機能を亢進させる．一方，消化管を支配する交感神経節後線維の活動亢進は胃腸管の運動と分泌を抑制する．

　胃腸管の化学受容器や機械的受容器からの感覚情報は交感神経/副交感神経の求心性線維を介して脳幹および脊髄へ伝わる．消化器系からの感覚神経の密度は皮膚などよりも低く，感覚神経終末も非特異的な自由神経終末であるため，多様な刺激を区別することはできない．このため腹部内臓知覚は，体性知覚に比べて，空間的/時間的に局性を厳密に特定しにくい．さらに内臓からの求心性知覚線維は無髄であるため，時間が経つと発生部位と特定できにくいという特徴もある．ただし，一部の消化管からの**痛覚求心性線維**は**関連痛**を引き起こし，また，視床下部をはじめ，嚥下，おう吐，血圧，心拍など自律神経機能に関連する中枢へも信号を伝えて，種々の反応を引き起こす．

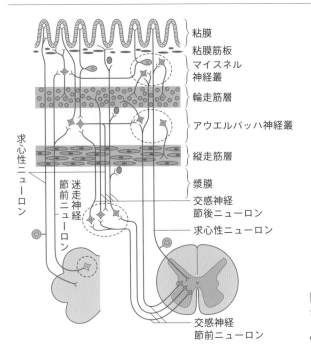

粘膜
粘膜筋板
マイスネル神経叢
輪走筋層
アウエルバッハ神経叢
縦走筋層
漿膜
交感神経節後ニューロン
求心性ニューロン
求心性ニューロン
迷走神経節前ニューロン
交感神経節前ニューロン

図13-4　消化管壁の神経支配
外来神経と内在神経との接続.
（Schofield GC：Handbook of Physiology, American Physiological Society, 1968 より引用）

3. 循　環

　胃，腸，肝臓，膵臓は，腹腔動脈と上および下腸間膜動脈から心拍出量の30％という莫大なシェアを受けている．胃，腸，膵臓と脾臓を灌流した血液は**肝門脈**を経て肝臓に入り，肝臓の**栄養血管**としての肝動脈の血液と肝内の**類洞**と呼ばれる毛細血管網で合流する．ついで肝静脈を経て下大静脈に注ぎ込む．これは**腹部内臓循環**で，門脈系によって互いに結びつけられていることになる（図13-19参照）．

　腸の粘膜は絨毛に沿って上行する粘膜下動脈の枝によって血液を供給されている．動脈と静脈は絨毛の軸にあたる中心部に位置し，毛細血管網は上皮直下に広がっている（図13-5）．腸粘膜の血液量は活動に応じて変化し，食後には2倍以上になり，長時間持続する．これは消化管壁の伸展によって，壁内神経機構を介しての血管拡張が起こるためと考えられている．また，活動時には，主として消化管ホルモンの作用によって外分泌腺の血液量も著増する．

B. 消化管の運動とその調節

　消化管は摂取した食餌を輸送，消化液と混和して消化を促進し，消化産物と粘膜面との接触を助けて吸収を促進するために種々の運動を行う．この運動は自動的に生じるとともに，**壁内神経，自律神経**および**消化管ホルモン**の影響を受けるが部位によって運動に異なる特徴がある．

1. 消化管平滑筋の一般的性質

　個々の平滑筋細胞は直径3～4μm，長さ10μmで，通常1個の核を持ち，細胞同士はところどころがギャップ結合で密着していて，その部分は電気抵抗の少ない**ネクサス**を形成している．そのため，1個の平滑筋細胞に電気的変化が生じると，それは他の細胞にも伝わり，このため，この平滑筋組織は機能的に一体としてふるまう**機能的合胞体**となって**単一ユニット平滑筋**と呼ばれる．この性質は心筋細胞と同一である．単一ユニット平滑筋の電気的性質については，4章（p.55）で述べた．

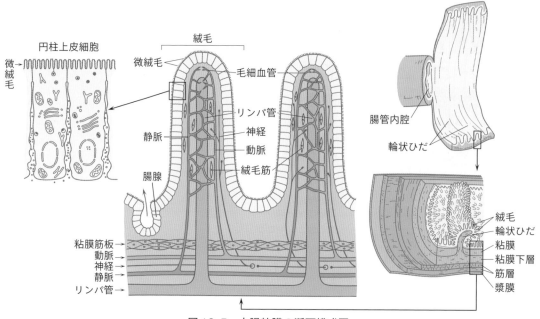

図13-5　小腸粘膜の断面模式図
表面積が，次々と拡大されていくことを示す．

2. 緊張性収縮と律動性収縮

消化管平滑筋は，持続的に収縮状態が続く**緊張性収縮**と周期的に収縮と弛緩を繰り返す**律動性収縮**の2つのパターンの運動を示す．

緊張性収縮：輪走筋が肥厚した食道下部，胃の幽門，回盲部の括約筋と内肛門括約筋は，持続的に収縮している．この収縮は，通常，内腔を機能的に閉鎖して逆流を防ぐが，括約筋より口側部位の運動と連動して弛緩すると内容物が順序よく肛門側に向けて運搬される．また，総胆管と膵管が十二指腸に開口する部位の括約筋も通常は持続的に収縮している．

律動性収縮：食道，胃，小腸，大腸で起こる．消化管へ分布する神経を切断しても観察される．典型的な律動性運動として，**分節運動**と**蠕動反射**（運動）がある．

分節運動：輪走筋の律動収縮は分節運動と呼ばれる運動を起こす（図13-6）．腸壁の伸展が刺激となって，輪走筋が収縮していくつかの収縮輪をつくり，腸管を小分節に区切る．これが弛緩すると，前の収縮輪の中間で新しい収縮輪をつくる．分節運動を律動的に繰り返して，内容物と消化液を混和する．この活動はもともと平滑筋の持っている特性として起こるが，伸展刺激に反応して壁内神経系がはたらいて活動を増強する．また，直腸以外の大腸では，縦走筋が相集まって3本の帯（**結腸ひも**）を形成しているので，これによるひだと輪走筋の分節性の収縮とによって袋状のくびれ（**結腸膨起**）がつくられる．この運動も内容の混和に役立つ．

蠕動反射：消化管推進運動の主体をなすのは蠕動である．収縮性が尾側に向かって進行するが，これは壁内神経系を介して起こる蠕動反射による．腸管に伸展刺激を与えると縦走筋についで輪走筋が収縮し，この収縮波が肛門に向かって伝わる（**腸管の法則**）が，蠕動反射はこの現象に基づく．括約筋は経過の長い持続的な収縮と間欠的な弛緩によって，消化管内容の移動に対する抵抗を加減する．噴門部括約筋，幽門括約筋（胃-十二指腸の間）は，それぞれ食道，胃，回腸の蠕動が近づいて壁が伸展すると弛緩する．これは壁内神経叢による**腸内反射**と迷走神経を介する**腸外反射**によって起こる．

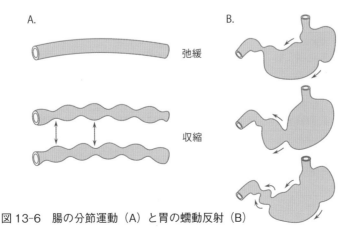

A. 弛緩 収縮　B.

図13-6　腸の分節運動（A）と胃の蠕動反射（B）

3. 消化管各部の運動

消化管運動は以上のように，主として**壁内神経系による腸内反射**によって調節される．これに対して，副交感神経は促進的に，交感神経は抑制的に作用して，消化管あるいは特定部の活動レベルを反射的に変える．表 13-1 には消化管各部で起こる消化管運動と，それを促進的に調節する神経機序をまとめてある．

4. 摂食と嚥下

口腔は，前方に口唇，中間に舌・歯肉・歯，後方に上咽頭（鼻咽頭）が位置し，口腔と鼻腔の間は硬口蓋と軟口蓋によって隔てられている（図 13-7）．軟口蓋と鼻咽頭後壁の間は，嚥下時に閉じ，呼吸時に開く．上咽頭は軟口蓋の上部にあり，口腔咽頭は口蓋の後方にある．下咽頭は，輪状咽頭筋によって食道につながる．

摂食・嚥下は，**先行相，準備相，口腔相，咽頭相，食道相**という 5 相に分けて考えられる．摂食は，これから摂食する食物の性状を認識し，食べ方や唾液分泌などの摂食に必要な準備を整える**先行相**から始まり，続いて口腔へ摂取された食物を咀嚼して，食塊を形成する準備相に分ける．

表 13-1　消化管運動と神経性調節機序

消化管	運　動	内　　容	神経性調節	
			腸内反射	腸外反射
口　腔	そしゃく運動	開口反射		（口腔内機械的刺激）→顔面神経，舌咽神経，迷走神経→脳幹→三叉神経（一部顔面神経，舌咽神経）
		閉口反射		（閉口筋伸展受容器）→三叉神経→脳幹→三叉神経
咽　頭 食　道	嚥下運動	第一相（口腔相）* 第二相（咽頭相） （嚥下反射） 第三相（食道相）** （蠕動運動）		迷走神経（舌下神経を介する随意運動） （咽頭後壁機械的刺激）→舌咽神経，迷走神経→脳幹（嚥下中枢）→舌咽神経，迷走神経，副神経 （食道壁機械的刺激）→迷走神経→脳幹（嚥下中枢）→迷走神経
胃	貯　　留	受け入れ弛緩反射		（咽頭後壁・食道壁機械的刺激）
	蠕動運動	蠕動反射	（胃壁伸展刺激） →壁内神経系	（胃壁伸展刺激）→迷走神経→脳幹→迷走神経
小　腸	律動運動	分節運動（輪状節の全体的な収縮）	（小腸壁伸展刺激） →壁内神経系	（小腸壁伸展刺激）→迷走神経→脳幹→迷走神経
	蠕動運動	蠕動反射 胃-小腸反射	（小腸壁伸展刺激） →壁内神経系 （胃壁伸展刺激） →壁内神経系	
大　腸	律動運動	分節運動（膨起形成） 振子運動	（大腸壁伸展刺激） →壁内神経系	（大腸壁伸展刺激）→迷走神経，骨盤神経→脊髄→迷走神経→骨盤神経
	総（大）蠕動	胃-大腸反射		（胃壁伸展刺激）→骨盤神経，迷走神経→脊髄，脳幹→骨盤神経，迷走神経
	排　　便	排便反射	（直腸壁伸展刺激） →壁内神経系	（直腸壁伸展刺激）→骨盤神経→脊髄→骨盤神経

* 食塊を咽頭へ送り込む．
**食塊を胃へ送り込む．

嚥下は口腔相，咽頭相，食道相の3相に分けて考えられる（表13-1）．

口腔相は，随意運動である．舌が内舌筋のはたらきにより口蓋に接触し，前方から後方に向かって口腔を閉鎖していくことで，舌背にのせた食塊を後方に移動する．

咽頭相は，食塊が口腔咽頭後壁に接するとそれが刺激となり延髄・橋下部（嚥下中枢）を介した反射運動として進む．食塊が弛緩した上部食道括約筋を通り，上部食道へ不随意的に送られる．ここで行われるもっとも大切なことは，気道の閉鎖である．その機構の1つは，軟口蓋による鼻咽頭腔の閉鎖，もう1つは喉頭挙上および声門を閉じることによる喉頭の閉鎖である．

食道相は，食塊が食道内の弛緩した下部食道括約筋を通って不随意的に胃噴門に移送される．

嚥下における個々の筋の運動は，大脳皮質の感覚野，運動野や辺縁系および延髄のはたらきによって，相互に関連した一連の運動として統合されている．

5. 排　便

直腸の尾側部では輪走筋が肥厚して**内肛門括約筋**を形成し，その外側を横紋筋からできている**外肛門括約筋**が取り巻いている（図13-8）．内肛門括約筋は交感神経（**下腹神経**）と副交感神経（**骨盤神経**）が，外肛門括約筋は体性神経（**陰部神経**）が支配している．これらの神経には求心性および遠心性線維が含まれている．下腹神経と陰部神経の興奮は内・外肛門括約筋を収縮させ，骨盤神経の興奮は内肛門括約筋を弛緩させる．

S状結腸から下行結腸にかけて貯留している糞塊が総蠕動により直腸に送り込まれ，直腸内圧が18 mmHgまで高まると直腸壁が伸展され，骨盤神経が興奮し，興奮は仙髄の**排便中枢**（S_2-S_4）に送られ，脊髄反射により**直腸-直腸収縮反射**や**直腸-内肛門括約筋弛緩反射**が起こる．同時に，この信号は橋やさらに上位の高次中枢に達すると**便意**が形成される．さらに直腸内圧が45〜55 mmHgになり，意識的排便動作が加わると，陰部神経の興奮が抑制されて外肛門括約筋の弛緩が起こる．

これらの過程すべてを含んで**排便反射**というが，これは脊髄反射だけでなく，間脳や大脳の高次中枢の制御がはたらく統合機能であるといわれている．

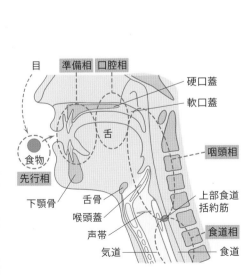

図13-7　摂食と嚥下の様式図

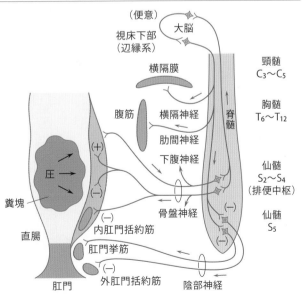

図13-8　排便反射の模式図

（吉岡利忠：消化と吸収．人体機能生理学，第5版，杉晴夫編著，南江堂，p.450，2009より引用）

C. 消化管の分泌機能とその調節

1. 消化液分泌腺

消化液には**唾液**，**胃液**，**膵液**，**胆汁**，**腸液**があり，図13-9に示すような分泌腺から分泌される．これらの分泌腺は単層円柱上皮から成る．

2. 消化液分泌の神経性調節機序と体液性調節機序

分泌の機序には**神経性機序**と**体液性機序**がある．神経性機序は消化管粘膜が直接刺激されることにより起こる**無条件反射**と呼ばれるものと，食物を連想したり，見たり，嗅いだり，料理する音を聞いただけで起こる**条件反射**とがある．一方，その反射が内在性神経を介して行われる場合，**局所反射**と呼ばれる．中枢神経系を反射弓に含んで，外来性神経線維を介して行われる場合，**中枢性反射**と呼ばれる．

体液性機序は**消化管ホルモン**による調節である．食物の種類，性質によって，一定部位の消化管壁内にそれぞれ特有のホルモンが生成され，主として局所循環で特有な消化腺に達して分泌を調節する．中枢神経系による調節は一般に上部消化管で行われ，下部消化管では少ない．

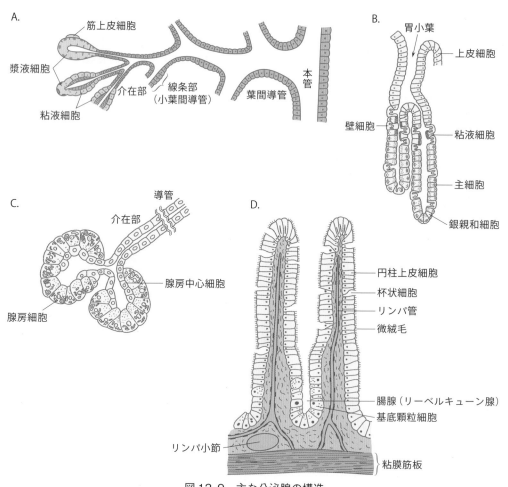

図13-9　主な分泌腺の構造
A. 唾液腺（混合腺）の腺房・近位導管の断面模式図，B. 胃底腺の断面模式図，
C. 膵外分泌腺の腺房，導管の断面模式図，　D. 小腸粘膜の断面模式図

唾液分泌は主として神経性に行われるが，胃では約半分である．膵臓や胆嚢では主に消化管ホルモンによる調節が行われる．それぞれの消化液分泌調節機序を表 13-2 に総括してある．

表 13-2　消化液の種類と分泌調節機序

消化液	分泌腺	腺細胞の種類	分泌物	分泌機序		体液性分泌
				神経性分泌		
				条件反射	無条件反射	
唾液	唾液腺			（食物想像，視・聴・嗅覚）	（口腔粘膜の機械的刺激）	
	耳下腺	漿液細胞	漿液（消化酵素）	視・聴・嗅覚中枢，大脳皮質連合野	顔面神経，舌咽神経，迷走神経	
	顎下腺	混合	混合液	→延髄（上・下唾液核）		
	舌下腺	粘液細胞	混合液（主にムチンに富む漿液）	→舌咽神経，顔面神経（漿液分泌刺激），交感神経（粘液分泌刺激）		
胃液	胃腺			（食物想像，視・聴・嗅覚）	（味覚，口腔，胃粘膜内機械的・化学的刺激）	（胃幽門洞粘膜の機械的・化学的刺激，迷走神経刺激）**ガストリン分泌**→血流（塩酸分泌刺激）
	噴門腺	粘液細胞	粘液	視・聴・嗅覚中枢，大脳皮質連合野	顔面神経，舌咽神経，迷走神経	
	胃底腺	主細胞粘液細胞壁細胞	消化酵素粘液塩酸	→延髄（迷走神経核）		
	幽門腺	粘液細胞	粘液	→迷走神経（酵素分泌刺激）		
膵液	膵外分泌腺	腺房細胞	消化酵素重炭酸塩	（食物想像，視・聴・嗅覚）	（味覚，口腔，胃粘膜内機械的・化学的刺激）	（十二指腸粘膜の酸による刺激）**セクレチン分泌**→血流（水と重炭酸塩分泌刺激）
				視・聴・嗅覚中枢，大脳皮質連合野	迷走神経	（十二指腸粘膜の糖質，脂質消化産物による刺激）**コレシストキニン分泌**→血流（膵酵素分泌刺激）
				→延髄（迷走神経核）→迷走神経（膵酵素に富む膵液分泌刺激）		
胆汁*	胆嚢	肝細胞	胆汁酸塩胆汁色素類脂肪体粘素（ムチン）	（食物想像，視・聴・嗅覚）	（味覚，口腔，胃粘膜の機械的・化学的刺激）	（十二指腸粘膜の脂質消化産物による刺激）コレシストキニン分泌→血流（胆嚢収縮刺激）
				視・聴・嗅覚中枢，大脳皮質連合野	迷走神経	
				→延髄（迷走神経核）→迷走神経（胆嚢収縮，胆汁分泌）		
小腸液*	十二指腸腺（ブルンナー腺）		粘液と重炭酸塩			
	腸腺（リーベルキューン腺）	円柱細胞，杯状細胞	粘液		（小腸粘膜機械的・化学的刺激）粘膜下神経→（腸液分泌）	セクレチンコレシストキニン
大腸液*	（リーベルキューン腺）	杯状細胞	粘液と重炭酸塩		（大腸粘膜機械的・化学的刺激）粘膜下神経→（大腸液分泌）	

*消化酵素は含まない．

3. 胃の分泌機能

基礎相と呼ばれる食物の消化に関係のない分泌と消化時の分泌は異なっていて，消化時の分泌はその経過から，①**脳相**，②**胃相**，および③**腸相**に分けられている．

脳相は神経性調節による相で，迷走神経を介する反射的な分泌が行われる．無条件反射によるものと条件反射によるものとがある（表13-2，図13-10）．約15％がこの機序で分泌される．食物が胃に入ることで起こる大量の胃液分泌の相を胃相と呼ぶ．これには，食物による胃粘膜の機械的刺激によって酵素に富む胃液の分泌が起こる神経を介する局所反射的な機序と，化学的刺激によって塩酸分泌が起こる体液性の機序とがある（図13-10）．幽門部付近の**ガストリン細胞**はタンパク質に反応して**ガストリン**を分泌する．ガストリンは，大循環を経て壁細胞に達し，水素イオン（H^+）の多い大量の胃液を分泌させる．ガストリンは，**主細胞**からの**ペプシノーゲン**分泌をも刺激する．胃相で約80％の胃液が分泌される．腸相では小腸粘膜に発する神経反射性ならびにホルモンの影響によって胃液分泌が起こる．タンパク質消化産物などが十二指腸粘膜に化学的刺激を与えると，ガストリンが分泌され，胃液分泌を促進するが，酸性胃内容物による刺激は**セクレチン**分泌を促進し，セクレチンは血行を介して胃の塩酸分泌を抑制する（p.230，図13-16参照）．なお，ヒスタミンも壁細胞を刺激して塩酸を分泌させることが知られ，このことが治療に応用されている．

胃粘膜の**壁細胞**は**ビタミン B$_{12}$**（シアノコバラミン）の腸における吸収に必須の物質，**内因子**を分泌する．ビタミン B$_{12}$ はコバルトを含むビタミン複合体で，赤血球造成に必要で，不足すると特有な貧血となる．内因子は分子量 45,000 の糖タンパクであるが，ビタミン B$_{12}$ は腸で内因子と固く結合して複合体を形成しないと吸収されない．胃の全摘を受けると，内因子の欠乏のため貧血が起こることがある．

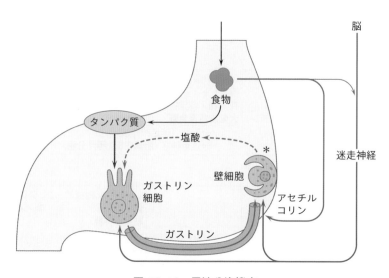

図13-10　胃液分泌機序

脳相（青線）と胃相（紫線）で壁細胞とガストリン細胞がどのように調節されるかを示す．実線は刺激，点線は抑制を示す．＊主細胞についても同様．

3. 消化管の消化と吸収機能

A. 消　化

　食物の**消化**は**消化酵素**の秩序あるはたらきにより進行する．ほとんどの酵素は，**唾液**，**胃液**，**膵液**の中に分泌されて消化作用をするが，腸上皮細胞の産生する消化酵素は腸液内には分泌されず，その刷子縁や細胞内に存在してそこで最終的な消化が行われる．酵素の消化作用を助けるものに胃液中の塩酸，胆汁中の胆汁酸塩や腸液がある．

　唾液は無色，中性（pH 約 7.0）で，1 日分泌量は 1.0～1.5 l，胃液は無色，酸性（pH 約 1.0）で，1 日分泌量は 1.0～2.5 l，膵液は無色，アルカリ性（pH 約 8.5）で，1 日分泌量は 0.6～1.5 l である．腸液は無色，アルカリ性（pH 約 8.3）で，1 日分泌量は 2.0～3.2 l にのぼる．胆汁は黄褐色，アルカリ性（pH 約 8.3）で，1 日分泌量は 0.5～0.8 l である．**大腸液**には消化作用はほとんどないが，粘液が糞塊による粘膜の損傷を防いだり，粘着性で糞塊の形成を助けている．

1. 糖質（炭水化物）の消化

　食物中の主な糖質は**多糖類**，**二糖類**と**単糖類**である．多糖類の中でヒトの消化管が消化処理できるのは**デンプン**（グルコースの重合体多糖類）とその誘導体のみである．多糖類のある部分は，口腔中で**唾液アミラーゼ**により消化され**デキストリン**と**マルトース**（麦芽糖）になるが，唾液アミラーゼの至適 pH は 6.7 なので，多糖類が胃に入るとその作用は阻止される．

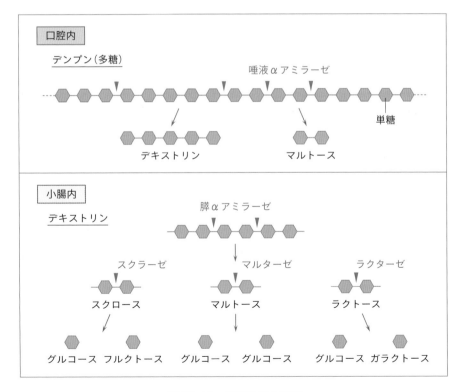

図 13-11　糖質の消化過程

しかし，小腸でさらに強力な**膵アミラーゼ**の作用を受けて，**スクロース**（庶糖），**マルトース**（麦芽糖），**ラクトース**（乳糖）などの二糖類まで消化される．その後，刷子縁膜にある**スクラーゼ，マルターゼ，ラクターゼ**などにより**グルコース**（ブドウ糖），**フルクトース**（果糖），**ガラクトース**などの単糖類に分解され，そのまま吸収される（図 13-11）．

表 13-3　主な消化酵素とその作用

存在部位	糖　質	タンパク質	脂　質
唾液内	唾液 α アミラーゼ(プチアリン) ↓← Cl⁻ デンプン→デキストリン →マルトース		
胃液内		《ペプシノゲン》 ↓← HCl ペプシン ↓ タンパク質→ペプトン， プロテオース	
膵液内	膵 α アミラーゼ(アミロプシン) ↓← Cl⁻ デンプン→デキストリン →マルトース	《トリプシノゲン》 ↓←エンテロキナーゼ トリプシン ↓ タンパク質→ペプチド	膵リパーゼ（ステアプシン） ↓ 脂肪→脂肪酸＋グリセロール
	α グルコシダーゼ(マルターゼ) ↓ マルトース→グルコース	《キモトリプシノゲン》 ↓←トリプシン キモトリプシン ↓ タンパク質→ペプチド	
		《プロカルボキシペプチダーゼ(A, B)》 ↓←トリプシン カルボキシペプチダーゼ（A, B） ↓ タンパク質→C末端アミノ酸遊離	
小腸上皮細胞（刷子縁と細胞質）	α-グルコシダーゼ(マルターゼ) ↓ マルトース→グルコース スクラーゼ ↓ スクロース→グルコース＋ フルクトース ラクターゼ ↓ ラクトース→グルコース＋ ガラクトース	アミノペプチダーゼ ↓ ポリペプチド→アミノ酸	腸リパーゼ ↓ 脂肪→脂肪酸＋グリセロール

《　》内は前駆物質．

2. タンパク質の消化

　タンパク質の消化は，胃において，**ペプシン**によって，**ペプトン**や**プロテオース**と呼ばれるアミノ酸の単鎖へと分解されることから始まるが，必須の過程ではない.

　膵液内のタンパク質分解酵素，**トリプシン**，**キモトリプシン**，**カルボキシペプチダーゼ**は，すべてのタンパク質をペプトンとプロテオースに，ペプトンとプロテオースを**ジアミノペプチ**ドに，ジアミノペプチドを１個ずつの**アミノ酸**に分解する（図13-12）. トリプシンとキモトリプシン（エンドペプチダーゼと呼ばれる）は，ポリペプチド分子内部のペプチド結合に作用し，**カルボキシペプチダーゼ**（エクソペプチダーゼと呼ばれる）は，カルボキシル基およびアミノ基のついているポリペプチドの端のアミノ酸を加水分解する. これらの酵素が膵腺房細胞内のタンパク質を消化することを避けるため，それぞれ**トリプシノゲン**，**キモトリプシノゲン**，**プロカルボキシペプチダーゼ**という不活性型で分泌され，小腸内で活性化される（表13-3）.

　タンパク質分解は，小腸上皮細胞に存在する数種の酵素の作用で完成し，残存するジアミノペプチド，トリアミノペプチド，テトラアミノペプチドなどが**アミノペプチダーゼ**によって**アミノ酸**に分解される. これら遊離アミノ酸生成の過程は，多少は腸管内腔でも行われるが，大部分は小腸上皮細胞の刷子縁内で，また細胞内でも行われる. すなわち，アミノ酸の最終的消化は，小腸内腔，刷子縁および上皮細胞の細胞質で行われる.

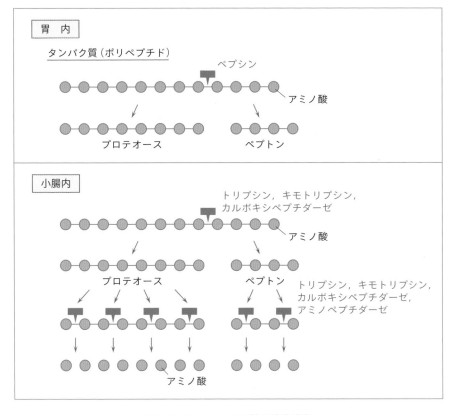

図13-12　タンパク質の消化過程

3. 脂質の消化

食物中の脂質としては**中性脂肪（トリグリセリド）**がもっとも多い．脂肪の消化は，十二指腸において，**胆汁酸塩**が脂肪分子の大きな集合体を乳化して，ばらばらの脂肪分子にすることから始まる．ついで，**膵リパーゼ**がそれぞれの脂肪分子を**脂肪酸，グリセロールとグリセリド**に分解する（図13-13）．グリセリドは，グリセロールに1個または2個の脂肪酸がまだ結合しているもので，それぞれ，モノグリセリド，ジグリセリドと呼ばれる．

4. 糞　便

消化されなかった食物線維その他不消化成分，細菌，水分，無機質（主にCa，P）は糞便を形成する．糞便のうち75％は水分，他の25％が固形成分であるが，食物に由来しないものが主成分なので（表13-4），長期の断食でもかなりの量の糞便が排泄される．

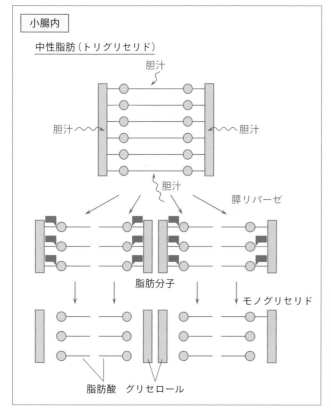

図13-13　脂質の消化過程

表13-4　糞便の固形成分
(平均的な食事献立の場合，概略値)

成　分	固形分の組成 (％)
セルロースその他類似の不消化成分	不定，可変
細　菌	30
無機成分（主にCa，P）	15
脂肪およびその誘導体	5
その他，剝離粘膜細胞，粘液，少量の消化酵素など	

B. 吸　　収

　消化によって吸収可能な低分子となった栄養素と，ビタミン，塩類および水分は，粘膜を通過してリンパや血液中に入る．これらのはたらきを消化管における**吸収**という．吸収は消化器の中でも約90％が小腸で行われ，10％が胃と大腸で行われる．

　小腸粘膜面は，吸収に適した構造と運動性を持つ（図13-5参照）．粘膜は多数の**輪状ひだ**を形成して表面積を拡大し，特に十二指腸と空腸では約3倍になっている．輪状ひだの表面は**絨毛**でおおわれて表面積はさらに10倍に拡大され，また，絨毛の円柱上皮細胞の表面には約**600本の微絨毛**が**刷子縁**をつくっていて，さらに約20倍の拡大をしている．絨毛には血管，リンパ管が豊富に分布し，絨毛筋の伸縮によって吸収物質の運搬が行われる．

1. 糖質の吸収

　細胞内外へのグルコースの移動は膜内在性の糖輸送担体GLUTを介して行われることを1章で述べた．しかし，グルコースの消化管腔から細胞内への吸収は，もう1つのタイプの**ナトリウムイオン（Na⁺）-グルコース共輸送担体**により**能動的**に行われる（図13-14）．この**Na⁺依存性グルコース輸送担体**（sodium-dependent glucose transporter；SGLT）はNa⁺とも結合し，グルコースはNa⁺が濃度勾配に従って細胞内に移動するときに能動的に共輸送される．したがって，グルコースの細胞内への移動は細胞表面のNa⁺濃度が高ければ促進され，低ければ抑制される．SGLTは哺乳類の小腸の他，腎尿細管などの限られた臓器にのみ存在している．

　細胞内に取り込まれたグルコースは，他の**グルコース輸送担体（GLUT2）**による**促通拡散**により細胞を出て毛細血管に入る．グルコースは，消化管以外ではこの促通拡散により細胞内へ取り込まれるが，それぞれ組織特異性があり，骨格筋や脂肪組織に発現している促通拡散のグルコース輸送担体はインスリン反応性である．ガラクトースはグルコースと共通の担体（**SGLT1**）で，フルクトース（果糖）はこれらとは別の担体（**GLUT5**）で輸送される．

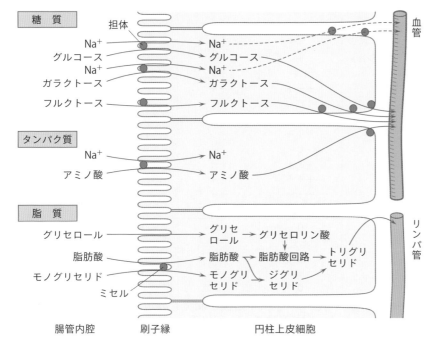

図13-14
栄養素の吸収

2. タンパク質の吸収

タンパク質はアミノ酸としてのみでなく，小ペプチドとしても吸収されうる．それぞれ特有の担体を持ち，グルコースと同様に Na^+ と共輸送される．吸収された小ペプチドは細胞内ペプチダーゼによってアミノ酸に分解される（**細胞内消化**）．円柱上皮細胞内のアミノ酸は**促通拡散型担体**を介し，濃度勾配に従って細胞から血中に送られる．

3. 脂質の吸収

水に溶けない脂質消化産物，脂肪酸とモノグリセリドは，胆汁酸塩の分子が集まった**ミセル**と呼ばれる物質に溶け込んで，**混合ミセル**となって刷子縁に運ばれ，細胞膜に溶けて細胞内部に拡散する．ミセルは胆汁酸塩の親水性部分を外方に，脂溶性の部分を内方に向けて球状に形成される．グリセロールは水溶性なのでそのままの形で吸収される．吸収された脂肪酸とモノグリセリドは細胞内でただちに種々の酵素の作用を受けて，ジグリセリドやトリグリセリドに再合成される．これらの脂肪はさらにリポタンパクの膜におおわれた**キロミクロン**となり，細胞側壁から細胞間腔へ出され，絨毛の中心リンパ管に入る．

4. 電解質と水などの吸収

上記した消化産物とビタミン，電解質および水の最大吸収部位を表13-5にまとめて示す．

表13-5　腸管における物質の吸収および分泌

物　質		吸収分泌能の局在			
		小　腸			大　腸
		上　部	中　部	下　部	
吸収	単糖類（グルコースなど）	++	+++	++	0
	中性アミノ酸	++	+++	++	0
	塩基性アミノ酸	++	++	++	?
	サルコシン，ベタイン	++	++	++	?
	γ-グロブリン（新生児）	+	++	+++	?
	ピリミジン（チミン，ウラシル）	+	+	?	?
	中性脂肪（TG）	++	++	+	?
	脂肪酸吸収とTGへの転換	+++	++	+	0
	胆汁酸塩	0	+	+++	?
	ビタミン B_{12}	0	+	+++	0
	Na^+	+++	++	+++	+++
	H^+（HCO_3^-分泌）	0	+	++	++
	Ca^{2+}	+++	++	+	?
	Fe^{2+}	+++	++	+	?
	Cl^-	+++	++	+	0
	SO_4^{2-}	++	+	0	?
分泌	K^+	0	0	+	++
	H^+（HCO_3^-吸収）	++	+	0	0
	Sr^{2+}	0	0	+	0
	Cl^-（特別な場合）	+	?	?	?
	I^-	0	+	0	0

上部小腸は空腸，大部分の場合十二指腸を含む．例外として十二指腸は HCO_3^- を分泌し，NaCl の吸収・分泌はほとんどない．吸収・分泌の強さは＋＋＋＞＋＋＞＋＞0で示されている．？は不明．
（Wilson TH：Intestinal Absorption, W. B. Saunders, 1962 を参考に作成）

4. 消化管ホルモン

ホルモンの定義（p. 143, 10章2項参照）に合致する**消化管ホルモン**としては，**ガストリン**，**セクレチン**，**コレシストキニン（CCK）**の3つがある．これらは，構造的にペプチドである．

消化管には，近年，これら以外に10数種以上のペプチドが検出されてきている（表13-6）．しかし，本書では上記，主に3つの消化管ホルモンについてのみの記述にとどめる．

A. 消化管ホルモンの特徴

消化管ホルモンの分泌源は，基底部に微細な顆粒を持つ**基底顆粒細胞**である．他の内分泌腺と異なり，集落をつくらず，消化管粘膜の上皮組織内に外分泌細胞にはさまれて散在する（図13-15）．ガストリン分泌細胞は胃幽門部に，セクレチンとコレシストキニンの分泌細胞は十二指腸と小腸上部に主として存在する．これらの細胞の多くは消化管内腔面に微絨毛を持ち，このため内腔からの刺激を直接受容して分泌物を放出する（**受容分泌**）．分泌されたホルモンは必ずしも大循環に入る必要はなく，門脈領域内で作用すると考えられている．また，ホルモンの定義によれば，"ホルモンは一定の標的器官を持つ"のであるが，消化管ホルモンの場合は，消化に関する多くの臓器あるいは器官に対して多方面にわたる作用を持つ，という特徴がある．したがって，消化管ホルモンとは，"消化管粘膜（主として胃，十二指腸および小腸上部）に散在する内分泌細胞において産生され，主として摂取された食物とその消化粥（がゆ）の刺激により血液中に分泌され，隣接する消化器臓器（胃，小腸，肝臓，膵臓，胆嚢）に作用し，それら諸臓器の消化液の分泌や，運動機能を調節するペプチドホルモンである"ということができる．

表13-6　消化管ペプチド

ソマトスタチン	モチリン
エンテログルカゴン	VIP/PACAP
ニューロテンシン	GIP
サブスタンスP	PP
エンケファリン	ボンベシン
エンドルフィン	グレリン
インクレチン $\begin{cases} \text{GIP} \\ \text{GLP-1} \end{cases}$	

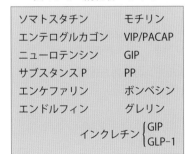

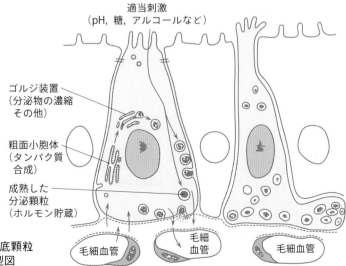

図13-15　消化管ホルモン分泌細胞（基底顆粒細胞）における分泌顆粒の開口分泌模型図

B. 分泌調節と作用

　ガストリン分泌は胃内へタンパク性の食物が入ると刺激される（図13-17）．ガストリンは，胃体部の壁細胞を刺激して塩酸分泌を誘起するとともに胃運動も亢進させる．胃内酸度の上昇により分泌が終了する．消化産物が十二指腸に入ると，酸はセクレチン分泌を促し，タンパク質消化産物や脂肪酸は**コレシストキニンの分泌**を促す．コレシストキニンによって十二指腸内に胆汁と膵酵素に富んだ膵液が出てきてタンパク質や脂肪を消化する．コレシストキニン分泌は消化産物が十二指腸を去ると終了する．セクレチンは胃液分泌を抑制するとともに十二指腸内に膵重曹水を分泌させて胃からの酸を中和し，その結果**セクレチンの分泌**が抑制される．コレシストキニンやセクレチンは幽門括約筋の収縮も促す．

　しかし，消化管ホルモン分泌の調節は必ずしも分泌細胞と消化管内腔との関係のみで行われるわけではない．内在性神経叢や外来性自律神経を介する神経性調節機序も存在する．また，その作用発現のためには必ずしも血行性に運ばれなくても，**傍分泌**（p. 139，10章1項参照）されることも想像されている．

　なお，近年，膵臓 β 細胞のインスリン分泌促進作用に関与する主要な消化管ペプチドとして**インクレチン**が注目を浴び，いくつもの**糖尿病治療薬**がつくられている．代表的なインクレチンは **GLP-1**（グルカゴン様ペプチド-1　glucagon-like peptide 1）と **GIP**（グルコース依存性インスリン分泌刺激ペプチド　gastric inhibitory polypeptide）で，栄養素の摂取に伴い消化管から分泌され，図13-17に示すような機序でインスリン分泌を増強する．

　インクレチンと関連して，インクレチンの不活化を行う酵素として DPP-4（dipeptidyl peptidase-4）も注目されている．この酵素は細胞膜上をはじめ可溶性タンパク質として血中にも存在している．この酵素を阻害してインクレチンの分解を抑制する DDP-4 阻害薬がつくられて，糖尿病治療に使用されている．

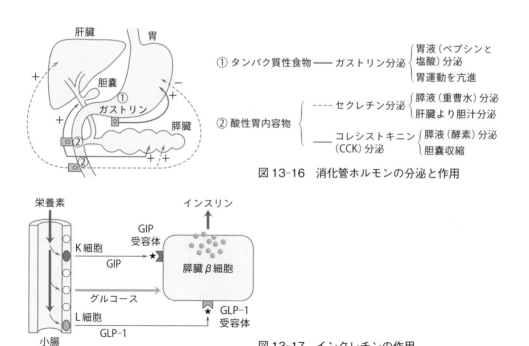

図13-16　消化管ホルモンの分泌と作用

図13-17　インクレチンの作用

5. 肝　　　　臓

　肝臓は脂肪の消化吸収に不可欠な**胆汁**を生成・分泌する一方，吸収された栄養素の処理・貯蔵に関与している．**胆囊**は，肝臓で絶えず生成・分泌される胆汁を貯蔵・濃縮し，必要に応じて排出する．

A. 肝臓と胆道系の構造

　肝臓は右季肋横隔膜下にあり，右葉，左葉，尾状葉，方形葉の4葉に分かれ，重量は男子約1.4 kg，女子約1.2 kgである（図13-18）．その組織は多数の肝小葉と小葉間結合組織とからなる実質臓器である．肝小葉は，肝細胞索と毛細胆管および毛細血管が，中心静脈を中心に放射状に集まった六角柱の構造をしている．

　肝臓の脈管系は他臓器と異なる2つの特徴を持つ（図13-19）．その1つは，**門脈**と**肝動脈**の2つの輸入血管からなりたつこと，他の1つは毛細血管床に相当する部分が**類洞**という特殊構造を持つ点である．消化管や脾臓を経由する門脈と，肝臓の栄養血管としての肝動脈は，肝門を入った後，肝細胞索周囲に毛細血管網（**肝類洞**，類静脈洞と呼ばれている）を形成する．その後は中心静脈を経て輸出血管である肝静脈に至り，下大静脈に連なる．肝類洞は肝細胞に接するように走行し，血液-肝細胞間の物質交換の場となる．また，類洞の一部は細網内皮系に属する**星細胞**（**クッパー細胞**）に取り巻かれ，血球やバクテリアの破壊を行う場となっている．

　各肝細胞のまわりには多数の**毛細胆管**もある．毛細胆管は**細胆管**となり，次第に集合して左右の肝管となって肝臓を出るが，間もなく合体して**総肝管**となる．これはさらに胆囊からくる**胆囊管**と合流して**総胆管**となり，十二指腸壁を貫いて**十二指腸乳頭**で内腔に開く．なお膵管も開口直前に合流する．十二指腸開口部では**オッディーの括約筋**が取り囲む（図13-18）．

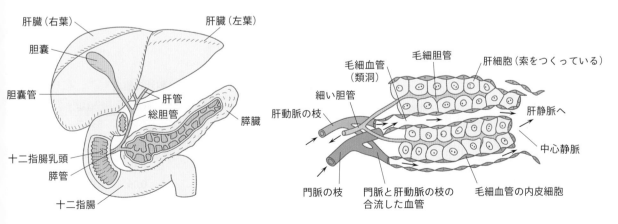

図13-18　肝臓と胆囊系の位置関係
肝臓の表面は中胚葉由来の腹膜を示している．

図13-19　肝臓の構造を示す模式図
（川上と山内，1969より）

B. 肝臓のはたらき

①新しく吸収された栄養素は肝臓に集められ，過剰な単糖類は貯蔵可能なグリコーゲンや脂肪に変えられる．必要に応じて肝グリコーゲン，脂肪，タンパク質をグルコースに変える．

②血液凝固因子であるプロトロンビン，フィブリノゲンを生成し，血液凝固を阻止するヘパリンの産生を行う．また，その他の血漿タンパクの1つ，アルブミンを生成する．

③星細胞は老化した赤血球やバクテリアなどを貪食する．赤血球の破壊によりビリルビンの生成を行う．

④有毒物質を破壊したり無毒化する．また有害物質を胆汁中に排泄する．アミノ酸酸化により生ずる窒素廃棄物を，腎臓や汗腺より排泄可能な尿素に転換する．

⑤小腸における脂肪の乳化と吸収に用いられる胆汁の生成を行う．

C. 胆　汁

1. 胆汁分泌腺の構造

胆汁を分泌する腺の基本的な構造は，肝臓の**肝細胞**と**細胆管**である（図13-20）．いくつかの肝細胞の管腔側膜が集合して，直径約 $1\,\mu m$ の毛細胆管が形成される．毛細胆管は細胆管を介して，肝管に続く．肝細胞および細胆管から分泌される分泌液は，**肝臓胆汁**と呼ばれる．肝臓胆汁は肝管から胆嚢に入り，ここで水と電解質が吸収されて胆汁の成分が変化し，**胆嚢胆汁**と呼ばれるようになる．胆嚢胆汁は**総胆管**を通って十二指腸乳頭部に流出する．

2. 胆汁の組成

胆汁は97％が水分であるが，胆嚢で5～10倍に濃縮される．主な有機物質は胆汁酸塩と胆汁色素で，膵液類似のアルカリ性電解質に溶け込んでいる（表13-7）．

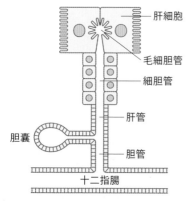

図13-20　胆汁分泌腺の基本構造
上皮細胞を示してある．
（米田政志：標準生理学，第8版，小澤瀞司ら編，
医学書院，p.829，2014を参考に作成）

表13-7　胆汁の組成

	肝胆汁	胆嚢胆汁
水分	97.48%	83.97%
ムチンおよび胆汁色素	0.53	4.44
胆汁酸塩	0.93	8.70
脂肪酸	0.12	0.85
コレステロール	0.06	0.87
レシチン	0.22	0.14
中性脂肪	0.83	1.02

（亀田治男：胆道の病気，亀田治男編，中外医学社，
p.20，1974より引用）

3. 胆汁の生成

　胆汁の黄金色は胆汁色素による．大部分ビリルビンで，骨髄，脾臓，肝臓，リンパ節などにある**細網内皮系**で赤血球が破壊され，血色素（ヘモグロビン）が放出されてできる（図13-21）．このビリルビンは**間接型ビリルビン**と呼ばれ，腎臓の糸球体からろ過されないため尿中に出ないが，**アルブミン**と結合して（アルブミン結合ビリルビン）血行性に肝臓へ運ばれ，肝細胞内で**グルクロン酸**と結合すると，親水性の**グルクロン酸ビリルビン**となる．これを**直接型ビリルビン**と呼び，腎臓の糸球体からろ過されて尿中に出現する．胆汁中へ排泄されるビリルビンもこの型で，腸内では還元されて**ウロビリノゲン**となり糞便中に排泄されるが，その一部は腸で吸収され，肝臓に戻りビリルビンになり，その大部分（95〜99%）は肝臓から再び排泄される（**腸肝循環**）．一部は体循環へ入って尿中へ排泄される．

　血液中のビリルビン濃度は通常 0.1〜0.5 mg/dl であるが，それが 2 mg/dl 以上になると**高ビリルビン血症**のため体が黄色くなる．これを**黄疸**という．

4. 胆汁の生理作用

　胆汁は消化酵素を含まないが，脂質の消化と吸収を促進するはたらきをもつ．

①膵液とともに，胃から送り込まれてくる酸性の**乳び**（乳状液）を中和することによって消化酵素が作用しやすい条件をつくる．

②胆汁中の胆汁酸によって食物中の脂肪を乳化し，膵液中の酵素による消化を助ける．

③消化された脂質の吸収や脂溶性ビタミンの吸収を容易にさせる．

④胆汁中には胆汁色素，コレステロールなどの体内代謝物質が分泌され，多くの薬物，毒素など外から体内に入った物質をも排泄する．

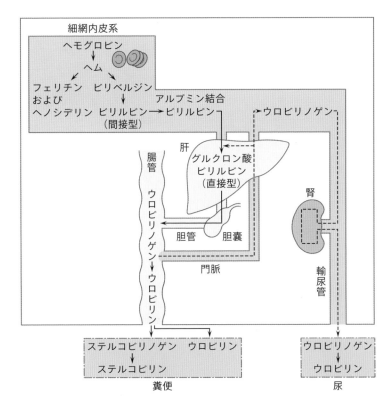

図 13-21　体内におけるヘモグロビンの分解による胆汁色素の生成経路

血液の生理 14.

1. 血液の機能

血液は**細胞成分**と**液体成分**とからなり，全身の血管内を流れている．血液の液体成分である**血漿**（フィブリンを取り除いた場合，**血清**という）は体液の一区分である（図 14-1，14-3）．

血液の主なはたらきは，以下のようである．

A. 運搬機能

血液はもともとは，物体を体内で運ぶための**媒体**である．血液は，呼吸ガスである酸素と二酸化炭素を物理的に溶解した形で，また化学的に化合物の形で，それぞれ，肺から呼吸している組織へ，組織から肺へと運搬する．血液はまた，栄養素を吸収された場所あるいは貯蔵されている場所から消費の場所へと移動する．そこでつくられた代謝産物は排泄器官あるいはさらに利用可能な場所へ運ばれる．血液はさらに，体内で合成されたホルモン，ビタミン，酵素の**溶媒**としてはたらき，合成や貯蔵の場所で受け取ると，標的器官まで運搬する．

水の持つ高い熱保有力を利用して，血液は代謝によって産生された**熱**を分配したり，肺や呼吸気道，また体表面から**放散**させることもする．

B. ホメオスタシスの維持

血液は体中を循環しているので，その組成と物質的性質は常におのおのの専門の器官によって監視され，もし必要なら，内部環境を一定に維持するために，修正が行われる．

C. 止血機構

傷を受けた小血管を閉鎖したり凝固をしたりすることにより，出血を防ぐ．

D. 生体防御機構

生体は血液細胞成分の持つ免疫機能によって異物や有害微生物を無害にすることができる．

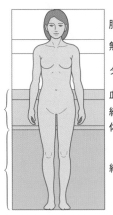

脂肪 15%

無機物質 7%

タンパク質 18%

血漿 5%
組織間液 13%
体腔液 2%

細胞内液 40%

図 14-1　生体の構成成分と体液

2. 血液の組成

A. 体液の区分

　体液は体重の60%を占め，**細胞外液**と**細胞内液**に大別される（図14-1）．細胞外液はさらに**血漿**と**組織間液**とに分かれる．組織間液は，組織細胞と血管の間にある成分で，リンパ，脳脊髄液なども含み，血漿と組織細胞との間の物質交換の仲立ちをしている．各体液成分の間では常に移動が起こっていて，ガス交換，物質交換が行われている．血漿の全量は体重の5%と少ないが，血管内皮を通して組織間液との間できわめて速い交換が起こっていて，1日の交換量はほぼ80,000 l にも及ぶ．

B. 血液の成分と量

　血液は**血漿**と**細胞成分**とからなる（図14-3）．全血液量は体重の約8%で，そのうち90%は血管系を循環しており，残りの10%は肝臓や脾臓内に貯蔵されている．

1. 血　漿

　a. 血漿タンパク質：血漿中には多種多様のタンパク質が含まれている．これを**血漿タンパク質**といい，**アルブミン**と**グロブリン**に大別される．現在では，電気泳動法で分離し（図14-2），80種以上の成分に細分され，それぞれ多種多様の機能を分担している．以下のほとんどの血漿タンパク質は肝臓でつくられるが，抗体はリンパ球でつくられる．

　①**アルブミン**：肝臓で合成され，血漿膠質浸透圧を保つ（18章参照）．吸着能が強いため種々の物質と結合して尿中排泄を防ぐ．pH緩衝作用，組織に対するアミノ酸供給源となるなどの機能をもつ．血清アルブミンの基準値は3.5〜5.0 g/dl で，これ以下は栄養不良とみなされる．

　②**担体タンパク質**：各分画に含まれている．たとえば，プレアルブミン（甲状腺ホルモンのサイロキシンやレチノールを結合），サイロキシン結合グロブリン，トランスコルチン（副腎皮質ホルモンを結合），トランスフェリン（鉄を統合）などがある．

　③**リポタンパク質**：脂質と結合して共存するタンパク質の総称で，超遠心法によって分画される．カイロミクロン（キロミクロン），VLDL（超低密度リポタンパク質），LDL（低密度リ

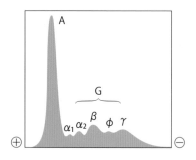

図14-2　血漿タンパク質（ヒト）の電気泳動図
A：アルブミン，G：グロブリン

図14-3　血液の成分と量
*血液容積に対する細胞成分の容積率：ヘマトクリット（Ht）

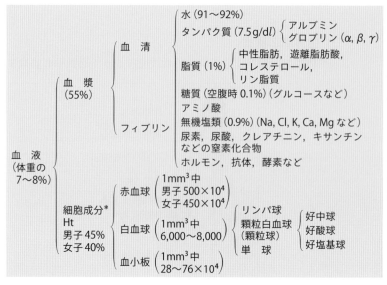

ポタンパク質），HDL（高密度リポタンパク質）などがある．

④免疫グロブリンと血液凝固・線維素溶解（線溶）系因子：γ グロブリンは免疫グロブリンで，IgG，IgA，IgM，IgD，IgE があるが，IgG がもっとも多い．φ 分画のフィブリノゲンは血液凝固の主役で，また血漿粘度に寄与する．

b. 血糖：血液中のグルコースで，エネルギー源となる．正常では，空腹時血糖値 70～110 mg/d*l* であるが，食後でも 140 mg/d*l* を越すことはない．**腎臓の糖排泄閾値**は 170 mg/d*l* 程度で，血糖値がこれ以上になると**尿糖**が出現する．

c. 脂質：血中では担体タンパク質と結合して存在している．**中性脂肪，コレステロール，リン脂質，遊離脂肪酸**の 4 つがあり，エネルギー源，生体の構成成分となる．食後には著しく増加して，血漿は乳び状に混濁する．

d. 無機イオン（表 18-1 参照）：総濃度は血漿の 0.9％であって，その大部分は NaCl で，その他少量の K 塩，Ca 塩などを含む．血漿浸透圧の維持，酸塩基平衡の維持，CO_2 の運搬などの機能がある．0.9％の食塩水は血漿と等張（$290 \pm 5\,mOsm/l$）で，**生理食塩水**と呼ばれる．

2. 細胞成分

すべて**骨髄**（胎児期には胎児肝と骨髄）で**多能性造血幹細胞**からつくられて，循環血液中に放出され，それぞれの機能を営む（図 14-4）．大腿骨や脛骨など長管骨での造血は青年期以降ほとんど消失し，椎骨，胸骨，肋骨などの扁平骨や短骨の造血機能が残る．

多能性造血幹細胞は，**骨髄球系**（赤血球系，顆粒球系，巨核球系，単球系）の幹細胞と**リンパ球系**の幹細胞に分化する．骨髄球系幹細胞からは，**赤血球，白血球**が分化・成熟する．**造血因子**として赤血球系細胞の分化・増殖を促進する**エリスロポエチン**（EPO），顆粒球・単球系細胞の分化・増殖を促進する**コロニー刺激因子**，巨核球系の分化・増殖を刺激する**トロンボポエチン**（TPO）がある．

リンパ球系幹細胞は，**B 細胞，T 細胞**を生じる幹細胞に分化し，その後，**骨髄**（Bone marrow）では **B 細胞**に，**胸腺**（Thymus）に移動すると **T 細胞**へそれぞれ分化・成熟する．

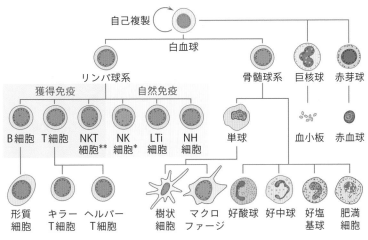

*NK細胞：ナチュラルキラー細胞
**NKT細胞：T細胞に属するが，自然リンパ球としてのふるまいもする

図 14-4　多能性造血幹細胞からつくられる細胞

a. 赤血球：無核で，中央の凹んだ，ざぶとん状の細胞で（図14-5，14-7），約120日の寿命を持つ．

①**ヘモグロビン**：赤血球の主成分は，複合タンパク体ヘモグロビンである．ヘモグロビン分子は，鉄を含む**色素ヘム**1個と，**タンパク質グロビン**1個からなるサブユニット（ヘモグロビンの単量体）が4個結合してできている（図14-6）．ヘム分子は酸素分子と可逆的に結合して酸素化ヘモグロビンとなる．酸素は水に溶解しにくいから，ヘモグロビンと酸素の結合は酸素運搬の主役である．この他，ヘモグロビンは体液pHの緩衝作用，二酸化炭素運搬にも重要な役割を果たしている．血中ヘモグロビン濃度は，男子16 g/dl，女子14 g/dlである．また，赤血球の乾燥重量の90%はヘモグロビンである．ヘモグロビンと酸素の結合・解離は特有なS字状の変化をし，これを**酸素解離曲線**と呼ぶ（p.292，16章6項参照）．

②**赤血球の新生**：エリスロポエチン，副腎皮質ホルモン，甲状腺ホルモンによって促進される．エリスロポエチンは，失血，気圧低下（登山），肺・心疾患などで酸素分圧が低下すると腎臓から分泌され，血液幹細胞を刺激して，赤血球の分化・増殖を起こさせる．副腎皮質ホルモン，甲状腺ホルモンも組織の酸素代謝を亢進させ，酸素分圧を低下させるので赤血球増加が起こるという．なお，造血に対し，アンドロジェンは促進，エストロジェンは抑制にはたらくため，赤血球数の性差があるといわれる．

③**赤血球の破壊**：細網内皮系の器官（脾臓など）で捕捉され，**溶血**または**貪食**されることによって起こる．赤血球膜が破壊され，ヘモグロビンが流出してしまうことを溶血という．循環血液中では，正常赤血球は溶血しない．脾臓で起こるのは血管外溶血である．

放出されたヘモグロビンは**グロビン**と**ヘム**に分解され，ヘムはさらに緑色の**ビリベルジン**と**鉄**に分かれる．ビリベルジンは酸素により黄色のビリルビンに変わり，ただちにアルブミンと結合して血液中に放出され，肝に運ばれる．肝でのビリルビンの処理については13章5項（p.231）に述べてある．循環血液中の赤血球数が少ない状態は**貧血**と呼ばれるが，これは合成から崩壊に至る多様な原因によって起こる病態の総称である．

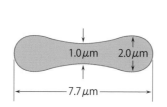

図14-5　正常赤血球の模型図

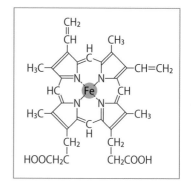

図14-6　ヘムの構造

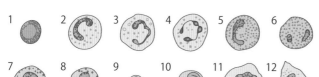

図14-7　血液の細胞成分
1：赤血球，2,3,4：好中球，5,6：好酸球，7,8：好塩基球，9：小リンパ球，10：大リンパ球，11,12：単球

b. 白血球：有核の細胞で，染色性により分類される（図14-3，14-7）.

①**顆粒白血球**（または多形核白血球）は細胞質に顆粒があり，染色態度の違いから，**好中球**，**好酸球**，**好塩基球**に分けられる．**無顆粒白血球**は細胞質に顆粒のないもので，**リンパ球**と**単球**（マクロファージ）がある（表14-1）.

これらの白血球は血管壁を自由に通過でき，血管外に移行後アメーバ様運動をして，協同して腫瘍，感染（ウイルス，細菌，寄生虫）に対する強力な防御を行う．細菌を取り込み，殺す貪食能は特に好中球に著明で，細菌性感染に対する生体の第1防御線である．好酸球は，アレルギー，寄生虫感染などで増加し，**肥満細胞**より放出される伝達物質を不活化する．好塩基球は，組織内にある肥満細胞に類似し，**アレルギー反応**により**ヘパリン**，**ヒスタミン**などの生理活性物質を放出する.

②**単球**は血液から組織に入り，**組織マクロファージ**となる．T細胞のサイトカインにより活性化され，好中球と似た方法で細菌を貪食し，そのタンパク質抗原を**T細胞**に提示する．なお，免疫系の細胞が分泌する生理活性物質のうち，免疫グロブリン以外のタンパク質あるいは糖タンパク質を**サイトカイン**と呼ぶ．サイトカインの中で特にリンパ球が産生するものは**リンフォカイン**と呼ばれる．同一のサイトカインでも標的細胞により機能が異なるのが特徴である.

③**樹状細胞**は樹枝状の突起を伸展させた形態で，さまざまな組織に分布する食細胞において抗原提示細胞としてはたらいて抗原特異的な**獲得免疫応答**の開始に役割を果たす．単球・マクロファージとともに単核食細胞系を成す（後述）.

④**リンパ球**は形態・生物特性のうえから**T細胞**と**B細胞**に区別され，それぞれ**細胞性免疫**と（体）**液性免疫**を担当する（後述）.

c. 血小板：無核の直径2～3μmの円板状の小体で，肝臓や骨髄で合成・分泌される**トロンボポエチン**が巨核球の増殖を刺激することにより新生される．寿命は数日である．血小板の機能は止血作用である．血管壁に損傷を受けると血小板の粘着・凝集が起こり，血小板血栓ができると同時に，血小板より**セロトニン**が遊離し，血管収縮が起こり**止血**が促進する.

表14-1　白血球の種類

白血球の種類		全白血球中の%	直径(μm)	核	顆　粒	運動性	食作用	母細胞（産生母地）
リンパ球		38	7～9	円形	アズール好性	(+)	−	リンパ芽球（リンパ組織）
顆　粒　球								
好中球	杆状核	4.5	9～12	多形	中性好性，小型	(卌)	卌	後骨髄球←骨髄球←前骨髄球←骨髄芽球（骨髄）
	分葉核	49						
好酸球		3.0	10～12	分葉	酸好性，大型，光輝性	卌	+	
好塩基球		0.5	8～10	分葉	塩基好性，中型	−(+)	−(+)	
単　　球		5	15～20	多形	アズール好性，微細	卌	卌	単芽球（骨髄）

3. 血　液　型

赤血球膜は**凝集原**と呼ばれる各種の**抗原**を含んでいる．その抗原性は遺伝子によって決定されており，その抗原性の違いから各種血液型が区別される．

A．ABO 式血液型

AおよびB凝集原はもっともよく知られている．それぞれの凝集原を持つ個体の血液型をA，B，AとB両方の凝集原を持つAB，および凝集原を持たないO，の4型に大別する．赤血球膜の他にも，各種組織にこのA，B抗原が存在する．

それぞれの型の血清中には他の個体の赤血球を凝集し，さらにその凝集した赤血球を破壊する物質，**凝集素**（抗体）が存在する．これは遺伝性に存在しているが，妊娠，輸血などで他の個体の血液に曝露されてできる場合もある．A型の個体（赤血球膜にA凝集原がある）は遺伝的にその血漿中にB凝集原に対する抗体，すなわちβ（あるいは抗B凝集素）を多量に含んでいる．その血漿にB型赤血球が混じると，抗B凝集素とB凝集原との抗原抗体反応によりB型赤血球は凝集し，やがて溶血する．同様にB型血液は血漿中にα（あるいは抗A凝集素）を，O型血液はα，βの両方を持つが，AB型血液はいずれの凝集素も持たない（図14-8，表14-2）．

血液型は1個体については一生涯変らない．A，B，O型形成はメンデルの法則に従い，A，B型形成はO型に対して優性に遺伝する．したがってA型遺伝子型にはAAとAO，B型にはBBとBOがある（表14-3）．

ABO式血液型の分布は民族によって違っているが，日本民族ではA型38.35％，O型30.46％，B型21.77％，AB型9.42％と報告されている（おおむねA：O：B：AB＝4：3：2：1）．

表 14-2　ABO 式血液型の凝集原と凝集素の関係

	血球中の凝集原（抗　原）	血清中の凝集素（抗　体）	凝集反応	
			A型血清と	B型血清と
A　型	A	β	－	＋
B　型	B	α	＋	－
AB　型	AとB	な　し	＋	＋
O　型	な　し	$\alpha \cdot \beta$	－	－

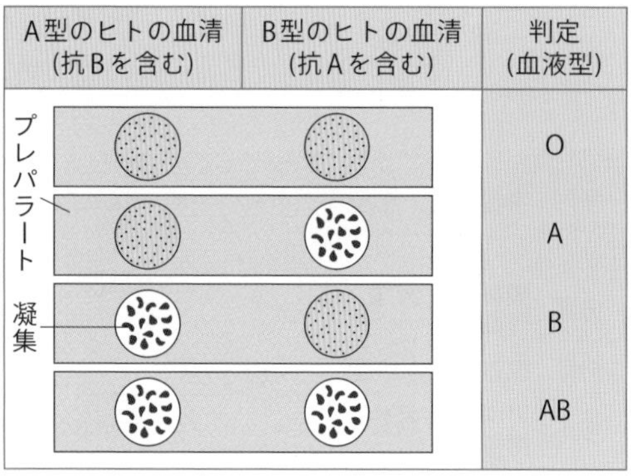

A型のヒトの血清（抗Bを含む）	B型のヒトの血清（抗Aを含む）	判定（血液型）
		O
		A
		B
		AB

図 14-8　血液型の判定法

B. 他の血球凝集原

ヒトの血球には ABO 式の抗原の他に表 14-4 のような凝集原の系と抗原が存在する．しかし，いまだ未知のものが無数にあると考えられ，理論的には血液型を個人の同定に利用することが可能という．

1. Rh 式血液型

ABO 式とならんで臨床的にきわめて重要である．アカゲザル（Rhesus monkey）の血球とヒト血球との間に共通に存在する型物質で，はじめアカゲザルの血球でよく研究されたので **Rh 因子**と命名された．これに関係する抗原は多種あるが（表 14-4），**D 抗原**がもっとも抗原性が高く Rh 陽性といえば通例はこの D 凝集原を持つということ，Rh 陰性は D 凝集原を持たないことを意味する．臨床で用いられる Rh 血液型テスト用血清は抗 D 血清である．Rh 陰性の出現頻度は，白人では 15％であるが，日本人では 0.5％と低い．Rh 陰性のヒトが Rh 陽性血の輸血を受けた場合や，Rh 陽性児を妊娠した場合などは，臨床的に重要な問題である．特に後者のように，Rh 陰性の母親が Rh 陽性の父親によって Rh 陽性児を妊娠すると，胎児血が母親の血中に入り母親にヒト抗 Rh 凝集素ができることがある．その凝集素が次の妊娠のさいに胎盤を介して Rh 陽性の胎児に移行すると**新生児溶血性疾患**（胎児性赤芽球症）が起きることがあり，胎児の溶血がひどいときは死産，流産の危険がある．

2. MN 式血液型

ヒト血球は M，N 2 種の凝集原を持ち，これによりヒト血液は M 型，N 型，MN 型に区別される．親子鑑定などに利用される．

C. 輸　　血

輸血はさまざまの危険を伴うが，ABO 式血液型および Rh 因子の型不適合によって起こる溶血性反応はもっとも重篤で，ショック，急性腎不全などを引き起こし，死亡することもある．同型輸血が原則であるが，輸血を実施する場合にはさらに，受血者血漿中に供血者血球に対する抗体が存在しないかを知る目的で**交叉適合試験**を行う．これには，**主試験**（受血者血清と供血者血球との反応），**副試験**（受血者血球と供血者血清との反応）とがあり，主試験で凝集が起きれば，その供血者からの輸血は絶対禁忌である．副試験に凝集がある場合も輸血は避けるべきである．

表 14-3　表現型と遺伝子型との関係

表現型	遺伝子型	
	同型接合体	異型接合体
O 型	OO	
A 型	AA	AO
B 型	BB	BO
AB 型		AB

表 14-4　ヒトの血液型抗原

血液型系	抗原
ABO	A, B, A₁, H
Rh	D, C, E, c, e, RH17
Kell	K, k, Kpᵇ, Kpᶜ, Ku
Duffy	Fyᵃ, Fyᵇ
Kidd	Jkᵃ, Jkᵇ
Xg	Xgᵃ
Lewis	Leᵃ, Leᵇ
MNSs	M, N, S, s
P	P₁, P, Tjᵃ
Lutheran	Luᵃ, Luᵇ
Diego	Diᵃ, Diᵇ
I	I, i
Jr	Jrᵃ
Bg	Bgᵃ

4. 止血機構

A. 止血の機序

　損傷により血液が血管から流出すると，その部位の血管壁と血液成分に一連の反応が起こり，血液は凝固し，出血は止まり，傷面は保護される．この一連の反応，すなわち**止血**の機序は，次の3つの段階に分けて考えられる（図14-9）．

　a. 血小板血栓形成：血管損傷部位で血管内皮のゆ着，収縮が起こり，露呈した結合組織，特にコラーゲンに対して血小板が粘着する．粘着した血小板からADP（アデノシン二リン酸）が放出され，流血中の他の血小板が凝集し**血小板血栓**が形成される（図14-9, ①-④）．

　また，損傷部位から同時に流出する**X因子**の作用で血液中の**プロトロンビン**から**トロンビン**が形成され，このため血小板が変態する．そして，血小板内の凝固因子，ADP，カルシウムイオン（Ca^{2+}），セロトニン，カテコールアミンなどを放出する．ADP，カルシウムイオンは血小板凝集をさらに促進し，セロトニン，カテコールアミンは局所の血管を収縮させることにより，一時的な止血を促進する．

　b. 止血の持続：血小板血栓はもろく，不安定である．しかし，さらに反応が進むと内因性および外因性機序により**トロンビン**が形成される．その作用で血小板血栓はより密度の高い塊となり，また血小板周囲の**フィブリノゲン**が**フィブリン**（線維素）に転換される．フィブリンは血小板血栓を網目状に包むことによりさらに血栓を補強する（図14-9, ⑤）．この現象を**血液凝固**と呼ぶ．

　c. 血栓の除去：損傷部位の修復が進むと，血栓中のフィブリンは**プラスミン**などの作用で分解され，ついで凝血も分解され除去される（図14-9, ⑥）．これを**線維素溶解現象**と呼ぶ．血管内皮細胞は**組織プラスミノゲンアクチベータ**（tissue plasminogen activator：**t-PA**）を産生し，血中へ分泌している．出血によりt-PAが活性化されると，プラスミノゲンをプラスミンにする．なお，脂肪細胞が分泌するPAI-1はt-PAと複合体を形成してそのはたらきを阻害することにより血栓の形成と維持を促進する．よって動脈硬化や血栓傾向をもたらすことになる．

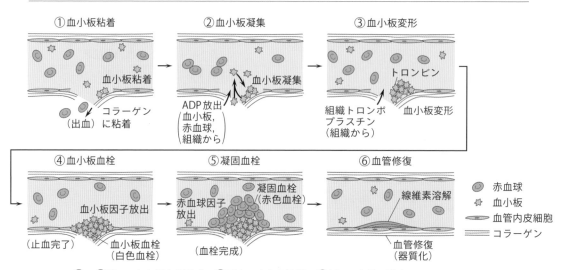

①～④は a. 血小板血栓形成，⑤は b. 止血の持続，⑥は c. 血栓の除去

図14-9　小血管における止血の機序
（福武勝博：血小板と止血機構．臨床科学 5：242, 1969 を参考に作成）

B. 凝固の機序

凝固機序は大きく**内因系**と**外因系**に分類される（表14-5，図14-10）．内因系では，血液が異物に触れると，XII因子（接触因子，ハーゲマン因子）が活性化され，このXII因子がXI因子を，XI因子はIX因子を活性化する．活性IX因子はVIII因子と共同でX因子を活性化する．外因系では，III因子である組織トロンボプラスチンがVII因子を活性化し，VII因子はX因子を活性化する．その後，それぞれの系で活性化されたX因子とV因子により，プロトロンビンをトロンビンに変換し，トロンビンはフィブリノゲンをフィブリンにする．フィブリンをより強固なものにするためXIII因子（フィブリン安定化因子）がはたらき，フィブリン血栓ができて凝固が終了する．

なお，血液凝固に関与する多くの因子がビタミンK依存性タンパク質であり，したがって，ビタミンKは正常な血液凝固に必須である．

C. 止血の異常

凝固因子の先天性欠損から，表14-6に示すような出血性疾患を生じる．またIX，X，VII因子ならびにプロトロンビンは，その生合成の最終段階に**ビタミンK**の存在が必要で，脂溶性のビタミンKの吸収が阻害される閉塞性黄疸や合成が阻害される低栄養が存在するとき，つまり後天性に，これらの凝固因子が低下することがある．ただし，納豆に豊富に入っているため，ハイリスクの人が過剰に摂取すると脳梗塞になってしまうかもしれない．

表14-5　凝固因子

因子	同意語
I	フィブリノゲン
II	プロトロンビン
III	組織トロンボプラスチン
IV	カルシウムイオン（Ca²⁺）
V	不安定因子
VI	この因子の存在は認められていない（欠番）
VII	安定因子，プロコンバーチン（SPCA）
VIII	抗血友病因子（AHF，AHG）
IX	クリスマス因子（PTC）
X	スチュアート因子
XI	PTA
XII	ハーゲマン因子
XIII	フィブリン安定化因子

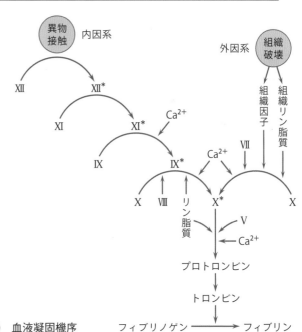

図14-10　血液凝固機序
＊印は活性化された因子を示す．

表14-6　各種の血液凝固因子欠損による病気

欠損因子	疾患名	欠損因子	疾患名
I	無フィブリン血症	IX	血友病B（クリスマス病）
II	低プロトロンビン血症	X	スチュアート因子欠損症
V	類血友病	XI	PTA欠損症
VII	低プロコンバーチン血症	XII	ハーゲマン素質
VIII	血友病A		

5. 生体防御機構

免疫とはヒトや動物がもつ，体内に入り込んだ「自分とは異なる異物（非自己）」を排除する生体の恒常性維持機構の1つである．一般に，薬物や化学物質などの排除には，肝臓の酵素による代謝がはたらくのに対し，免疫は，体内に侵入した病原微生物を排除するための機構としてはたらく．特に病原微生物による感染から身を守るための**感染防御機構**は重要で，単に免疫と呼ぶ場合は，感染防御免疫を指すことが多い．

A. 免疫系の全体

免疫系は，①**器官**としては血管系の中にある骨髄，胸腺，脾臓，そして，リンパ管系の中にあるリンパ節で，②**細胞**としてはこれらの器官の中と外を活発に移動するリンパ球と，食細胞系の血液細胞，および器官の構造を保つ支持組織と間質細胞で構成されている（図14-11）．

B. 免疫系の器官

a. 骨　髄：胎児肝から受け入れた血液幹細胞を再生産して終生保持するが，同時に血液幹細胞をさらに分化させて胸腺や脾臓へと送り出す．

b. 胸　腺：胎児肝や骨髄から受け入れた血液幹細胞を成熟したT細胞へと分化させる．被膜と中隔で多数の小葉に分かれており，各小葉には上皮細胞が充満している．上皮細胞のあいだには胸腺リンパ球が入っているが，特に皮質に多い．

c. 脾　臓：腹腔の左上部にある扁平状の，重さ約200gの実質臓器で，その中央に脾動・静脈および神経の出入りする脾門がある．リンパ組織が豊富で，白髄と赤髄に分けられる．白髄は中心動脈の周囲にT細胞の集まる脾小節（マルピギー小体）からなり，その他の大部分は赤血球の集団の赤髄である．

d. リンパ節：リンパ管が経由するソラマメ形の実質臓器で，その凸部から数本の輸入リンパ管が入り，門と呼ばれる凹部からは，1〜2本の輸出リンパ管が出る．皮質と髄質に分けられ，皮質は胸腺依存性の傍皮質領域と，胸腺非依存性の胚中心とからなる．髄質は主としてリンパ洞からなる．リンパ球やマクロファージが集まる．

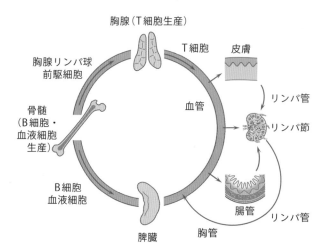

図14-11　免疫系の全体

C. 免疫系の細胞

　免疫系の各器官は免疫系の細胞によってつくられている．免疫のはたらきを担う細胞は血液の細胞で，**骨髄球系**と**リンパ球系**に大別される（図 14-4 参照）．共通の母細胞である多能性造血幹細胞から分化した細胞群である．生体防御のはたらきをするのは白血球で，これには骨髄系の顆粒球（好中球，好酸球，好塩基球），肥満細胞，単球，マクロファージおよび樹状細胞が含まれる．骨髄系細胞の免疫機能については前述したので，ここでは，主にリンパ系細胞の免疫機能について述べる．

　a. B 細胞：さまざまな種類の抗体を産生する．骨髄で，幹細胞から Pro-B 細胞，ついで Pre-B 細胞を経て繰り返し分化する．細胞表面に，抗体である**免疫グロブリン**（図 14-12，図 14-13，および表 14-7），IgM，IgD，IgG，IgA，IgE を持ち，抗原刺激を受けると活性化して分泌する．この抗体は血漿の γ グロブリン分画に含まれて循環する．形質細胞になると細胞表面の IgD は失われる．

　b. T 細胞：免疫系全体を統御する中心的な細胞群である．血液幹細胞から分化する胸腺リンパ球前駆細胞は胸腺被膜下に移って分裂・分化し，さらに末梢リンパ組織に移動して T 細胞に成熟する．T 細胞は，表面に **T 細胞受容体**（レセプター）を持つ．

　T 細胞は，他のリンパ球の活性化を促進する**ヘルパーT（TH）細胞**と，標的細胞を破壊する**キラーT（Tc）細胞**（細胞傷害性細胞）に分けられる．TH 細胞は抗原提示を受けると（後述）種々のサイトカインを分泌して免疫細胞の分化・活性化を誘導し，免疫応答を調節する．産生するサイトカインの種類の違いにより TH1 と TH2 に分けられる（表 14-12）．

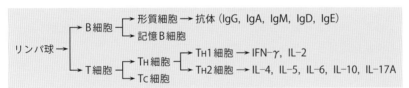

図 14-12　血液幹細胞由来の細胞と物質
TH 細胞：ヘルパーT 細胞，Tc 細胞：キラー T 細胞
IFN：インターフェロン，IL：インターロイキン

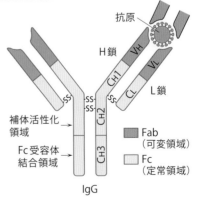

図 14-13　抗体（免疫グロブリン）の
基本構造

表 14-7　免疫グロブリン

免疫グロブリン	機　能	血中濃度 (μg/ml)
IgG	補体結合	12,100
IgA	外分泌（涙）などに含まれて局所保護	2,600
IgM	補体結合	930
IgD	B リンパ球の抗原認識	23
IgE	好酸基球および肥満細胞からヒスタミン遊離	0.5

c. NK（ナチュラルキラー）細胞：第3のリンパ球と呼ばれる大型リンパ球で，キラー細胞傷害性リンパ球の一種．脾臓や末梢血中に多い．以前に感作されたことがない細胞（腫瘍細胞と正常細胞）を標的として細胞傷害活性を示す．

ウイルス感染細胞やがん細胞に抗原特異的な Tc 細胞が作用すると細胞死が起こる．もし傷害される細胞がウイルス感染した神経細胞や肝細胞のときは，これらの臓器は傷害されることになる．このような傷害は一部，抗原特異性を持たない NK 細胞組織によっても起こる．

D. 免疫応答のしくみ

抗体が主役となる免疫システムを**液性免疫**，細胞が主役となる免疫システムを**細胞性免疫**といい，互いに補い合って感染防御を行っている．この2つのシステムの説明の前に，両システムで深い役割をもつ樹状細胞について説明する．

1. 樹状細胞

この細胞は，未感作の T 細胞に外来生異物由来の抗原を認識させ，活性化させることができる唯一の**抗原提示細胞**とされる．

a. 主要組織適合遺伝子複合体：第6染色体上に位置する遺伝子複合体は，すべての細胞の表面にある**主要組織適合抗原**（糖タンパク）をコードしており，**主要組織適合遺伝子複合体（MHC）**と呼ばれる．MHC は組織分布と機能の違いから2クラスに分けられる．クラスⅠ領域（HLA-A，B，C などと呼ばれる）によりコードされた抗原は全有核細胞と血小板に含まれる．クラスⅡ領域（HLA-D）によりコードされる抗原は B リンパ球，単球/マクロファージ，活性化 T 細胞に認められる．

b. 抗原提示細胞：細胞表面上に MHC 分子をもち，これに抗原を乗せて提示を行う（図14-14）．T 細胞は遊離の抗原を認識できないので，体内に侵入してきた細菌やウイルス感染細胞などの断片を **MHC クラスⅡ**によりコードされた抗原ペプチドと一緒に提示されなければならない．これは抗原提示細胞と呼ばれる細胞によって行われ，特に**樹状細胞**が，そして**単球・マクロファージ**（図14-15）などがこれに当たる（図14-4）．これらの細胞は，骨髄系幹細胞から分化し，異物を貪食作用で取り込み，抗原を表面に提示して抗原提示細胞として機能する．皮膚組織をはじめとして，外界に触れる鼻腔や，肺，胃，腸管に存在し，名の通りに周囲に突起を伸ばしている．表皮の樹状細胞はランゲルハンス細胞と呼ばれる．

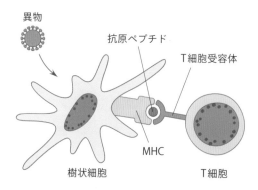

図14-14　T細胞受容体はMHC分子の上に乗った抗原を MHC 分子とセットの「形」として認識する

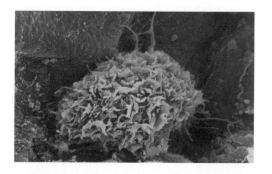

図14-15　マクロファージの走査電子顕微鏡写真
ラット肺胞中にみられたもの．
（牛木辰男：入門組織学，第2版，p. 48，南江堂，2013より許諾を得て転載）

2. 液性免疫

　主役となる抗体は病原体などの抗原と結合し，抗原を無毒化する．抗体のタンパク質は免疫グロブリンである（p. 245 参照）．1種類の抗体は1種類の抗原のみに結合する．

　液性免疫の流れは以下のようである．

　①抗原の侵入，②侵入した抗原を樹状細胞やマクロファージが**食作用**で分解，③抗原を取り込んだ樹状細胞はヘルパーT細胞に抗原提示，④抗原提示を受けたヘルパーT細胞は増殖し，サイトカインを放出し，**B細胞**を活性化，⑤刺激を受けたB細胞は増殖後，抗体産生細胞に分化．一部は次の抗原侵入に備えて，免疫記憶細胞として一定期間残る．⑥抗体産生細胞は抗体を産生し，体液中に放出，⑦放出された抗体は抗原を特異的に結合し，抗原を無毒化する．この結合を**抗原抗体反応**という．⑧抗体と抗原の複合体はマクロファージが処理．

3. 細胞性免疫

　液性免疫と異なり，抗体が関与せず，キラーT細胞が以下のような手順で抗原に対応する．

　①抗原の侵入，②侵入した抗原を樹状細胞やマクロファージが**食作用**で分解，③抗原を取り込んだ樹状細胞などの一部はヘルパーT細胞に抗原提示（ここまでは液性免疫と同じである），④抗原提示を受けたヘルパーT細胞は増殖し，サイトカインによりキラーT細胞を刺激，同時にマクロファージの食作用も活性化，④抗原刺激を受けた**キラーT細胞**は増殖，活性化する．この時，増殖したキラーT細胞の一部は免疫記憶細胞として残る，⑤キラーT細胞は，ウイルスに感染した細胞やがん細胞などを**直接攻撃**する．

4. アレルギー

　以上のような免疫は生体を感染症やがんの発生から守る一方，自己の組織や細胞を攻撃して傷害を引き起こすという二面性を持つ．アレルギーとして一括される組織傷害は生体を防御する免疫のはたらきとは表裏の関係にある．特に**IgE抗体**は過敏反応のもっとも重要な担い手である．血液中に大量のIgE抗体を持つアレルギー体質では，IgE抗体が特定の抗原と反応し，その抗原抗体が結合した肥満細胞からヒスタミンなどが遊離し，過敏反応としての軽症のじんま疹，花粉症，重症のアナフィラキシーショックに至ることがある．

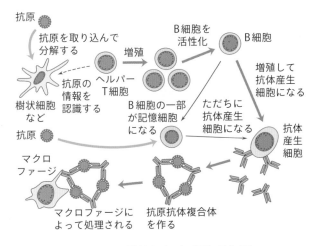

図 14-16　液性免疫（B細胞が主役）

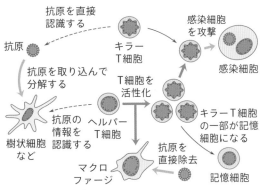

図 14-17　細胞性免疫（T細胞が主役）

E. 自然免疫と獲得免疫

病原体は多種多様で，しばしば迅速に変異する．このような病原体に対処するため，免疫系は相互に連携しつつも異なる役割を担う2つの防御系，**自然免疫系**と**獲得免疫系**を進化させた（図14-18）．この項を書いている2020年2月は，奇しくも前年暮れに中国に出現し，世界に広まった新型コロナウイルスに対して，人類がとりあえずは自然免疫系で戦い中であった．その後，2020年4月の国立感染症研究所HPには，発症2週間後のIgM抗体陽性率は59.4%，IgG抗体陽性率は96.9%と報告された．

1. 自然免疫系

常に臨戦態勢にあり，感染直後からはたらく防御系を自然免疫系と呼ぶ．免疫担当細胞は，**主に好中球やマクロファージ，樹状細胞といった骨髄球系の食細胞**である．病原体を排除する基本的な方法は，①抗菌分子が，直接病原体に作用し，穴を開ける，融解するなどして病原体を処理する，②食細胞が，病原体を貪食，処理する，という2つである．さらに，近年，自然リンパ球と総称されるリンパ球系の細胞（図14-4参照）も自然免疫ではたらくことが明らかにされた．

自然免疫系では，特定のグループの病原体に共通した分子や構造を認識する**パターン認識受容体**（Toll様受容体；TLR）を介して，病原体の侵入を感知する．この受容体には10種類あり，感知後に貪食を促すタイプ，細胞内シグナル伝達を起動させるタイプがある．

2. 獲得免疫系

感染した病原体を特異的に見分け，それを**記憶**することで，同じ病原体に出会った時にその病原体を排除する仕組みをいう．**適応免疫**とも呼ばれる．自然免疫に比べると，応答までにかかる時間が数日と長い．担当細胞は，**主にT細胞（キラーT細胞，ヘルパーT細胞など）やB系の細胞**である．この免疫系は脊椎動物のみに存在する．

獲得免疫の主な特徴は，①病原体は無数に存在するが，生体はそれらすべてに対しそれぞれ特異的に反応する分子をもつ（**特異性と多様性**），②一度感染した病原体を記憶し，再び同じ病原体に遭遇した際には感染・発症を防ぎ，あるいは発症しても軽症で済むことができる迅速・効果的な免疫応答が発揮される（**免疫記憶**），などである．まとめると，液性免疫と細胞性免疫の両システムを使用する生体防御システムである．

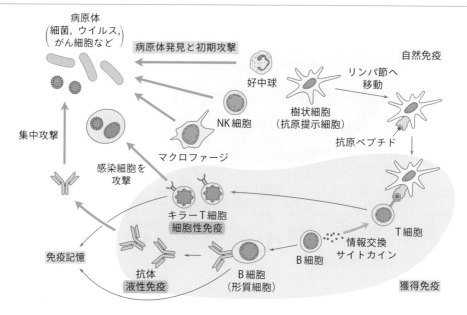

図14-18　自然免疫と獲得免疫

循環系の機能 15.

1. 概　　説

　循環系は運搬系であり，**血管系**と**リンパ管系**とに大別される（図 15-1）．肺で摂取された**酸素**は循環系によって全身の組織に運ばれ，末梢で発生する**二酸化炭素**は，循環系によって組織から肺に運ばれて呼出される．消化管で摂取された食物の**栄養分**を体組織に送るのも，また体内で生じた**老廃物**を腎に運ぶのも，循環系のはたらきである．この他，内分泌腺から分泌された**ホルモン**の輸送，筋肉や肝臓で発生した**体熱**の輸送などにも，循環系の役割は重要である．前章で述べたように，循環系の中を循環する血液およびリンパ液は，酸素，二酸化炭素，栄養分，老廃物，ホルモン，熱などを運搬する媒体である．

　一方，近年は，循環系は単なる運搬系ではなく，内外環境の変化を受容して反応する**器官**であることが認識されてきた．

　血管を構成する細胞群（内皮細胞，中膜平滑筋および結合組織など）は，種々の生理活性物質を生成・分泌し，自己細胞自身に作用する**自己分泌**（オートクライン）あるいは血液を介して，傍らや遠隔にある細胞に作用する**傍分泌**（パラクライン）を行う巨大な分泌器官であることがわかった．

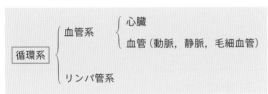

図 15-1　循環系の成り立ち

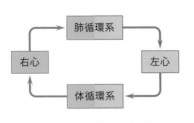

図 15-3　循環回路の区分

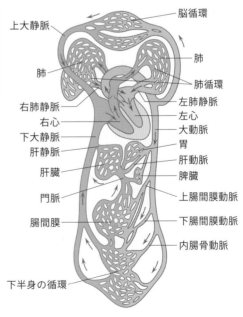

図 15-2　全身の循環系統の模型図

　これらの細胞群は多様なタンパク（受容体，チャネル，輸送担体）を持つこともわかった．こうした構造・機能から，血管系の細胞は，ホルモンや神経伝達物質による液性・化学刺激や血流・血圧刺激を積極的に受容して反応していると考えることが可能である．

　血液は，血管系の中を心臓のポンプ作用によって流動する（図15-2）．血管系の流路中に直列に位置する2個のポンプ，すなわち，左心室と右心室から送り出される血液は，それぞれ**大循環**（または**体循環**）と**小循環**（または**肺循環**）と呼ばれる経路で流動する（図15-3）．

　左心室から送り出された血液は，大動脈を通って全身の毛細血管に至り，ついで静脈に移り，上・下大静脈を通って右心房に戻る．この経路が大循環である．

　右心房から右心室に流入した血液は，右心室により送り出され，肺動脈を通って左右の肺に至り，ガス交換され動脈血となって肺静脈を通って左心房に戻る．これが小循環である．

　大循環は，脳，肝，腎臓などの諸臓器や，四肢，体幹の筋，皮膚，その他の単位でたくさんの循環経路を持ち，心臓と肺循環もあわせて，循環系は全体として閉鎖回路をなしている．

　また，組織間液の一部は，血管系とは別の**リンパ管系**に入り，**リンパ**となる．リンパは胸管あるいは右リンパ本幹を経て体循環の静脈系に流入する．

　循環系の機能は，心拍出力，循環血液量，血管抵抗の変化に影響される（図15-4）．これらはいずれも神経性，体液性の調節を受けており，ある組織が多量の酸素の供給を必要とする場合，これに関与しない部分の血液循環を節約してこの組織に対する血液循環を増すように体内の循環調節がはたらく．しかし全身の酸素供給が不足する場合，中枢神経系，心臓および肺などの重要臓器に対する血流を維持するように調節される．

　本章では，循環系のはたらきとその調節のしくみについて述べる．

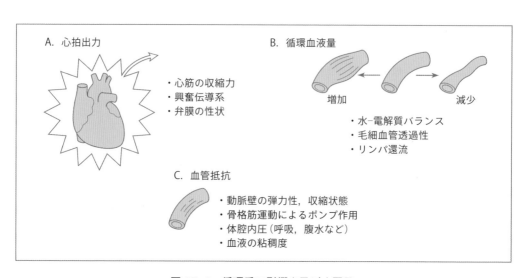

図15-4　循環系に影響を及ぼす因子

2. 心　臓

A. 心臓の構造

　心臓は心嚢に包まれて，前縦隔の下部で，横隔膜の上にのる中空器官である．大きさはおおよそその人の手拳大，重量 250～300 g である．

　心臓内部は，大静脈と肺静脈から血液の流入する 2 個の心房と，大動脈と肺動脈に血液を拍出する 2 個の心室という 4 部に分けられる（図 15-5）．したがって，心臓には左房室弁（僧帽弁），右房室弁（三尖弁），肺動脈弁（半月弁），大動脈弁（半月弁）の 4 つの弁膜があり，血液の逆流を阻止している（図 15-6）．大静脈と右心房の間には弁がない．房室弁の遊離下端からは腱索がのびていて，心室腔内に突出した乳頭筋につながっている．心臓壁は，心内膜，心筋層，心外膜の 3 層からなる．心内膜は内面をおおう膜であり，心外膜は心膜の臓側板である．心筋層は両者の間にあり，主体となる部分で，心筋と呼ばれる特殊な横紋筋線維からなる．

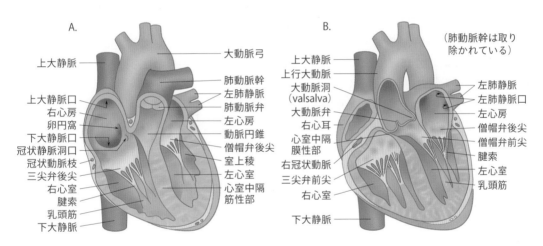

図 15-5　心臓の構造
A：右心の内面（右側より見る）．B：左心の内面（左側より見る）

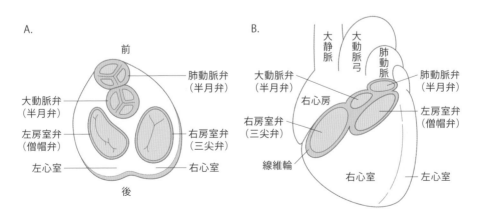

図 15-6　心臓の弁の位置と構造
A. は房室弁と半月弁の位置関係を示したもの．心房をとり除いたのち，心臓を上から観察した．B. はこれらの弁を取り巻く線維状のリングが，心臓の線維性骨格をなしていることを示す．

　心筋層は心房では2層，心室では3層からなり，**心房筋**は**心室筋**に比べきわめて薄い．心室の内層筋は心室の内面に向かって多数の肉柱となり，乳頭筋がこれから突出している．外層筋は左右両心室を共通して斜走する．心室中層筋の線維は環状に走る．その一部は左右両心室別々の筋束からなるが，一部は両心室を通じS状に走る．この筋層は血液を心室から動脈内に駆出するのにもっとも有力にはたらく．

　心筋は，組織学的に，**特殊心筋**と**固有心筋**とからなる．これらの筋の基本的な構造と機能については4章で述べている．

　心臓は交感神経と副交感神経（迷走神経）による二重支配を受けている．交感神経線維は，心房，心室の全体にわたって分布しているが，迷走神経線維は洞房結節，房室結節が主で，心室には少ない．

B. 心筋の基本的性質

　心筋の基本的性質として，**自動性**，**興奮性**，**伝導性**，**収縮性**があげられる．

1. 心筋の自動性

　心臓は，自ら反復して興奮し収縮する能力がある．これを心臓の自動性といい，骨格筋や平滑筋ではみられない性質であり，特に**特殊心筋**でこの性質が強い．興奮は右心房の一部分で大静脈との境界部（冠状静脈洞のかたわら）にある洞房結節から起こり，心房，心室へ伝わる（**心臓の興奮伝導系**，図15-7）．とはいえ，心筋細胞はすべて固有の自動性を持っている．その興奮発生頻度は上位の中枢ほど高く，下位ほど低い．

　洞調律：生理的状態では洞房結節が心臓全体の拍動を支配し，**歩調とり（ペースメーカー）**の役割を果たしている．洞房結節がペースメーカーとなっているときの心臓のリズムを，**洞調律**（sinus rhythm）という．一方，その他の特殊心筋は，正常状態では興奮伝導の機能のみを果たしているが，洞房結節の興奮が正常に起こらなくなったり，その興奮が下位に伝わらなくなったりすると，ペースメーカーとして活動を始めることがある．

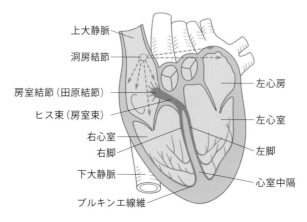

図15-7　心臓の興奮伝導系

2. 心筋の興奮性（電気的性質）

a. 固有心筋の膜電位と活動電位：静止時には，心筋細胞内は細胞外に対して**−90 mV** の**膜電位**，すなわち**静止膜電位**を持つ．有効な刺激が加わると急激に**脱分極**し，**活動電位**を生じ，これが収縮を引き起こす（図 15-8，p. 19〜22，2 章 2，3 項参照）．このあと，しばらく細胞内外の電位差が消失する**プラトー**と呼ばれる時期が続き，そのあと**再分極**する．

すなわち，脱分極の時間は約 2 msec であるが，プラトーと再分極は 200 msec 以上続く．したがって収縮が半分すぎても再分極が終らない．プラトーは骨格筋ではみられない心筋細胞特有の現象である（p. 53，4 章 3 項 B 参照）．最初の脱分極と活動電位とは骨格筋に似て**ナトリウムイオン**（Na⁺）透過性の急速な増大によるが，プラトーはゆっくりと開始し，長時間続く**カルシウムイオン**（Ca²⁺）透過性の増大による．カルシウムイオンの細胞内流入はカリウムイオン（K⁺）の流出と電気的につり合っている．

b. 特殊心筋の膜電位と活動電位：図 15-9 に，心臓の各部分に刺入した微小電極を通して記録される細胞内電位の変化を示す．特殊心筋のように自動的に興奮する細胞の**膜電位**は，一度**活動電位**を生じた後，徐々に脱分極して発火レベルに至るという特徴がある．心臓の各部分に刺入した微小電極を通して記録される細胞内電位の変化を見ると，興奮伝導系では，活動電位と活動電位の間での膜電位が安定しないで，ゆっくりした脱分極が進行し，これが閾値に到達すると活動電位を発生することがわかる．この活動電位間のゆっくりとした脱分極を**歩調とり電位**（ペースメーカー電位あるいは前電位）という．歩調とり電位は洞房結節と房室結節で特に著しいが，伝導系の他の部分にも**潜在的歩調とり**があって，洞房結節や房室結節がはたらかなくなったときに歩調とりとしてはたらく．固有心筋は正常では歩調とり電位を示さない．

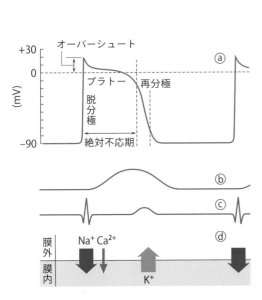

図 15-8　切り出した心筋片から微小電極で記録した細胞内膜電位ⓐ，心筋片の収縮曲線ⓑ，および細胞外電極によって記録した活動電位ⓒ，イオンの流れⓓ

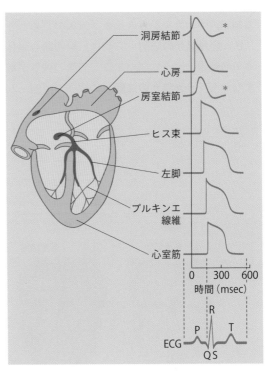

図 15-9　心臓各部より記録された細胞内活動電位
＊歩調とり電位.

3. 心筋の伝導性

　心臓は初めに心房が収縮し（心房収縮），次に心室が収縮する（心室収縮），という規則正しい拍動を行う．その後，左右の房および室いずれも弛緩し，拡張する（弛緩または拡張）．すでに述べたように，心臓収縮の興奮は興奮伝導系により生成され，この系によって心臓すべての筋に伝播される（図15-10）.

　洞房結節で最初に発生した興奮は，心房壁を通り，心房と心室の間にある房室結節に伝わる．心房と心室の間は，線維輪により分離されていて固有筋どうしの直接の連絡はなく，唯一の経路は特殊心筋の細い筋束である．**房室結節**は右心房内面で心房中隔の基底部で冠状静脈洞の傍にあり，心房を伝わってきた興奮を心室へ伝える中継点の役割を果たしている．房室結節は細胞間隙に結合組織が多く，細胞間の接合様式はきわめて複雑である．そのため，房室結節の中を興奮が伝導する場合，その速度は著しく遅く，興奮の走向も不均一となり，これにより心室は心房よりも遅れて収縮することになる．房室結節で興奮の遅れを生じた後，興奮はその下方で心室中隔にある**ヒス束**，ついで心室内で左右の**脚**に伝わり，最末端の**プルキンエ線維**に到達する．洞房結節がもっとも早く興奮し，伝播していくに従って興奮発生が遅れてくることは図15-9にも示されている．

4. 心筋の収縮性（機械的性質）

　興奮伝導系（特殊心筋）の細胞は，上位からの電気的興奮を受けると固有心筋細胞にその興奮を伝達する．その結果，固有心筋全体にも興奮が起こり，心臓収縮が起こる．

　しかし，心筋にはいくつかの骨格筋とは異なる性質があり，その収縮性に以下のような特徴がある（p.52，4章3項参照）.

a. 興奮-収縮連関：心筋の活動電位および収縮の持続時間は骨格筋のそれよりも著しく長く，かつ活動電位が持続している間は収縮が増大するという特徴がある．これは長時間にわたる細胞内へのカルシウムイオン流入のためとされる．

b. 全か無かの法則：心筋は，機能的合胞体としてはたらくために，心臓全体があたかも1本の筋線維のように収縮する．刺激の強さがある値以上であれば，いつも同じ強さで収縮する，すなわち"**全か無かの法則**"に従う（p.24，2章5項参照）.

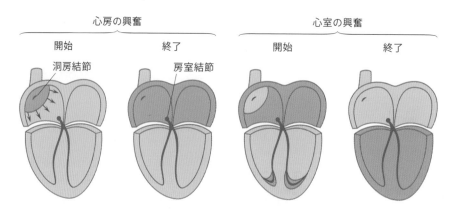

図15-10　心臓興奮の順序（Rushmerより）

c. 不応期：プラトーが続いている間は，心筋細胞は刺激を与えられても興奮しない（**不応期**）．活動電位と同時に記録した心筋片の収縮曲線と対比すると，不応期と収縮期はほぼ一致することがわかる（図 15-8 参照）．このため心筋では骨格筋と異なり，刺激を繰り返しても収縮の加重（強縮）が起こらない．

d. 階段現象：拍動を停止している心筋に，一定の強さの有効刺激を一定の間隔で反復して与えると，最初の刺激に対する収縮高は小さいが，次第に大きくなり，数回刺激すると最大の応答を示すようになる．これを**階段現象**という．原因としてはカルシウムイオンの細胞内蓄積が考えられる．骨格筋でも起こる現象であるが，心筋で特に著しい．

e. スターリングの心臓の法則：これは，心臓に内因性にそなわっている調節機構の基本概念である．4 章で，骨格筋が発生する張力は，筋の長さに依存して変化することを述べた．心筋について，骨格筋と同様の方法で長さ–張力関係を調べてみると，骨格筋よりもわずかな筋長の変化によって，発生張力に大きな変化のあることがわかった．心筋も，あらかじめ伸ばされていると，収縮した時にそれだけ強い張力を発生するといえる．しかし，伸張が過度になると発生張力はかえって減少する．

フランク・スターリングは，これを心臓にあてはめ，正常な心臓では，心筋が伸ばされるほどより大きな張力が生じる，つまり，心室拡張末期の心室容積または心室筋の静止筋長（ともに前負荷）が大きいほど，心室の収縮による機械的仕事も心拍出も大きいと表現した．この内因性の機構によって，心臓は，血液の流入量（静脈還流）と拍出量（心拍出量）のバランスをとることができる（図 15-11）．

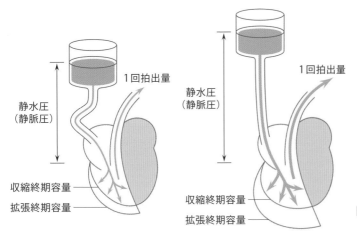

図 15-11　1 回心拍出量の調節
(Vander, 1970 より)

C. 心 電 図

　心臓の全筋線維の活動電位の代数的総和を，人体という体積伝導体を通して，時間的変動と
して記録したものを**心電図**（electrocardiogram；ECG）という．

1. 心電図の誘導法

　通常，以下の12誘導を行う．

　a.　標準肢誘導（双極誘導）：右手，左手，および左足のいずれか2つずつを組み合わせ，2
つの導子間の電位差を知ろうとする誘導法である（図15-12）．このようにして得られた心電
図は後出の図15-16のような波形をしている．

　心臓が胸郭部の中央にあるものと仮定し，両手および左足の付け根を頂点とする正三角形を
想定すると，心臓の活動によって生じた電位変化はそれぞれの頂点間の電位差として記録でき
る．したがって，左手-右手間の電位差を I（I＝L－R），左足-右手間の電位差を II（II＝F－R），
左足-左手間の電位差を III（III＝F－L）と表すと約束すれば，この3つの誘導間には，I－II
＋III＝0またはI＋III＝IIの関係がある．これを**アイントーベンの法則**という（図15-14）．

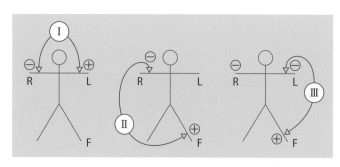

図15-12　標準肢誘導

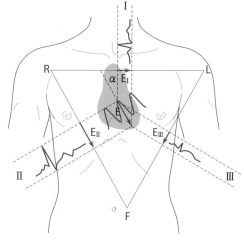

図15-14　アイントーベンの正三角形模型

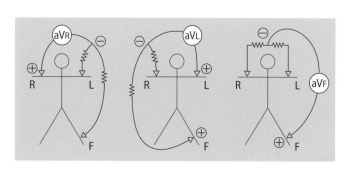

図15-13　増高単極肢誘導

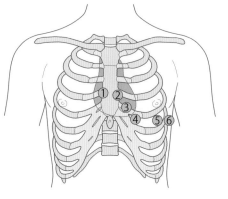

図15-15　単極胸部誘導における電極の
位置

b. 増高単極肢誘導：右手，左手，および左足の電位を比較的純粋に誘導する方法である．右手，左手，左足の電極それぞれに100 kΩの抵抗を接続し，これを結合した0電位結合電極（ウィルソンの結合電極）を不関電極とし，右手，左手，左足に関電極を置き記録する（図15-13）．実際には，左手電極（陽極）の電位を記録する際には，ウィルソンの結合電極から左手の電極をはずした電極（つまり右手左足の結合電極）を基準電極（陰極）として用いる．

c. 単極胸部誘導：0電位結合電極を不関電極として，胸壁上においた6つの点（それぞれ，V_1，V_2，V_3，V_4，V_5，V_6誘導と呼ぶ）で記録する（図15-15）．

2. 心電図曲線の成り立ち

心電図にみられる**棘波**には，図15-16に示すように順次，P，Q，R，S，Tなどの名がつけられている．これらは表15-1に示すように，心房および心室の興奮（すなわち脱分極）とその回復（すなわち再分極）により生ずる．

3. 心電図判読

心電図判読の要点について述べる．

a. 調　律：正常の心臓では，洞房結節がペースメーカーとなり，規則正しいリズムでP波が出現する（図15-17）．異常については後述してある（表15-2参照）．

b. 心拍数：RR時間から心拍数が求められる〔心拍数＝60÷(RR)時間〕．成人では50～100/分を正常とする．

c. 平均電気軸：心起電力の向きを表すもので，心臓の位置や心室の肥大，伝導障害などによって変化する．**アイントーベンの正三角形**を用いて測定し，第I誘導と平行する場合0°とし，これより上方を（－），下方を（＋）とする（図15-14）．成人の正常値は－30～＋110°である．

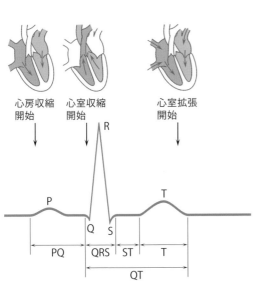

図15-16　正常心電図（標準肢誘導）

機械的心室弛緩期はだいたいにおいてT波の終わりからQ（またはR）棘の始まりまでの期間に相当する．機械的心室収縮期はだいたいにおいてQ（またはR）棘の始まりからT波の終わりまでの期間に相当する．

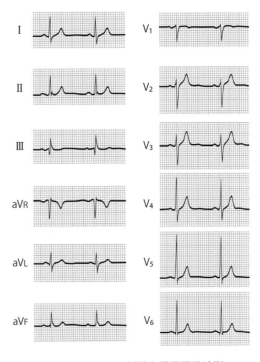

図15-17　12誘導心電図標準波形

d．PQ 間隔（または PR 間隔）：年齢や心拍数によって多少異なるが，房室ブロックでは延長し，WPW 症候群では短縮する．

e．QRS 波：脚ブロック，心室内伝導障害，心室性期外収縮，心室頻拍などでは，心室の興奮開始から終了までが延長するので QRS 幅が広くなる．心室肥大によって起電力が大きくなると R 波は増高する．

f．ST 部分：ST 部分の上昇や下降，T 波の陰性化は，心筋虚血や心肥大，脚ブロック，ジギタリス投与時などにみられる．

4．不整脈

正常洞調律以外の心臓の調律異常を**不整脈**という．脚ブロックなどのように脈拍が不整でないものもあり，不整脈の診断には心電図検査が必要である．不整脈は発生機序の上から，興奮の起こり方の異常（興奮生成異常）と，興奮の伝わり方の異常（興奮伝導異常）に分けられる（表 15-2）．

D．心臓のポンプ機能

液体は常に，より高圧の場所から低圧の場所へと流れる．心臓の唯一無二の機能は，体内の種々の器官に血液を押し出すことである．心臓の収縮によってつくられる血液の圧が，この仕事をなしとげる．つまり，心臓は**ポンプ機能**を果たしている．

ポンプ機能は，心筋の電気活動のところで述べたような順を追って起こる脱分極過程が，まず心房筋の収縮を引き起こし，続いて心室筋の収縮を引き起こすことで実現する機械的活動に基づく．単一の心筋線維では，興奮して脱分極すると，その直後に収縮が始まり，再分極終了後 50 msec に収縮が終わり，弛緩する（図 15-8 参照）．心臓全体としては，心電図 P 波に引き続いて心房収縮が始まり，R 波の終わりに心室収縮が始まって，T 波の直後に弛緩する．

表 15-1　心電図の成分

名　称	電　圧（mV）	持続時間（秒）	意　味
P	0.2 以下	0.06 〜 0.10	心房の興奮（脱分極）に対応
QRS	0.5 〜 1.5（〜 5）まちまち	0.08 〜 0.10	心室全体に興奮が拡がる時間
T	0.2 以上まちまち	0.2 〜 0.6	心室の興奮の回復（再分極）に対応
PQ（PR）		0.12 〜 0.20	房室間興奮伝導時間
ST	基線上にあるのが原則	0.1 〜 0.15	心室全体が興奮している時間
QT		0.3 〜 0.45 心拍数増せば減少	電気的心室興奮時間

表 15-2　不整脈の種類

I．興奮生成異常	B．異所性興奮生成	II．興奮伝導異常
A．洞刺激生成異常	a．能動性	A．洞房ブロック
a．洞頻脈	i．散発性：期外収縮	B．房室ブロック
b．洞徐脈 ｝規則性	ii．持続性：発作性頻拍，心房細・	C．心室内伝導傷害（脚ブロック）
c．洞不整脈 ｝不規則性	粗動，心室細・粗動	III．その他
d．洞停止	b．受動性	副伝導路症候群（WPW 症候群など）
e．洞不全症候群	i．散発性：補充収縮	
	ii．持続性：補充調律	

1. 心 周 期

　心臓は周期的な刺激に対応しても収縮を起こし，そして弛緩することを生涯にわたって繰り返す．この周期的な活動が心拍動で，心拍動の周期を**心（臓）周期**と呼ぶ．

　心周期の中で，心臓が収縮している時期を**収縮期**，弛緩して，血液の流入が起こることにより拡張している時期を**拡張期**と呼ぶ．なお，心房の収縮/弛緩は心室に先行するが，心室の活動のほうが強力で，血液を血管系に送り出す点でより重要なことから，単に収縮期および拡張期（または弛緩期）というときは，心室の場合をさす．

　なお，心筋の収縮は，心房，心室および血管の内圧と容積，血流などを変化させることから，これらの諸現象は心周期とともに変化することになる（図 15-18）．また，これらの変化は，**心音**を発生させる．

2. 心内圧と容積の変化

　a.　心房収縮期：心周期は心房の電気的興奮（心電図上の P 波）によって開始する．P 波に少し遅れて心房の収縮が起こり，心房圧が上昇し始める．房室弁はまだ開いているので，このとき静脈を経て心臓に戻ってきた血液は直接心室に流れ込む．心房収縮開始前に心室の充満はすでに 3/4 が終わっているので，心房の収縮により残りの 1/4 の血液が心室に入ることになる．また，心房収縮に伴い，房室弁，壁などが振動してIV音が発生する．

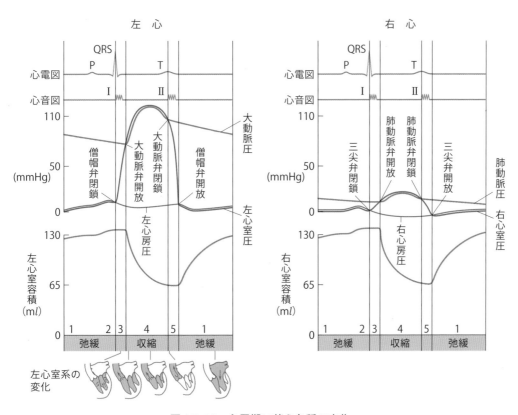

図 15-18　心周期に伴う各種の変化
1. 充満期，2. 心房収縮期，
3. 等容性収縮期，4. 駆出期，
5. 等容性弛緩期

b. 等容性収縮期：心房の電気的興奮は房室結節，ヒス束を通過し左右の心室に伝播する（心電図上の QRS 波）．QRS 波に少し遅れて心室の収縮が始まり，心室内圧が急激に上昇する．心室内圧が心房内圧よりも高くなると，房室弁が閉じ，Ⅰ音が生ずる．しかし，心室収縮の初期には大動脈圧および肺動脈圧の方が高いため，大動脈弁および肺動脈弁は閉じたままである．したがって，心筋は張力を増し内圧は増加するが，血液の駆出は起こらず，心室の容積は変化しない．この期間を**等容性収縮期**，あるいは**緊張期**という．

c. 駆出期：心室内圧が動脈圧よりも高くなると，大動脈弁および肺動脈弁が開き，血液は動脈に駆出される．この時期を**駆出期**という．駆出が終了すると大動脈弁および肺動脈弁が閉じ，Ⅱ音が生じる．

d. 等容性弛緩期：大動脈弁および肺動脈弁が閉じても，しばらくの間は心室内圧の方が心房内圧よりも高いため，房室弁は閉じたままである．この時期は心室の容積は不変で，緊張だけが下がるので，**等容性弛緩期**と呼ばれる．

e. 充満期：心室内圧が心房内圧より低くなると房室弁は開き，心房から心室に血液が流入する．一方，動脈の内圧は高いため，大動脈弁および肺動脈弁は閉鎖しているから，血液は心室にたまり，心室の**充満期**となる．このさい，はじめのうちは心室の収縮期に心房に充満していた血液が急激に心室に流入するので急速充満期と呼ばれ，この時期に心室壁の振動によりⅢ音が発生する．

3. 心室の圧容積関係

1 心周期における左心室の圧を縦軸に，容積を横軸にとって，時々刻々変わる変化を描記すると，図 15-19 にみられるような 1 つのループ（輪）状の圧と容積の軌跡が得られ，これは**圧容積関係**を表す．

充満期には心房からの血流流入により左心室容積は次第に増加，左心室圧は軽度に上昇する．等容性収縮期では容積の変化なく圧が増加し，駆出期では高圧が維持されつつ容積が減少する．等容性弛緩期では圧が減少して元に戻る．

ループの幅は 1 回拍出量を，ループ内の面積は心室が 1 周期にした外的仕事を表す．

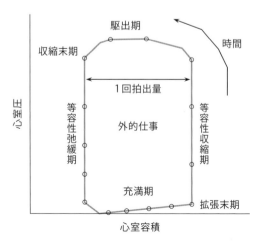

図 15-19　心室の圧容積図
（星猛（監）：心臓（臨床生理学シリーズ 1），南江堂，1988 より引用）

E. 心機能の調節

1分間に心臓より駆出される血液量を**心拍出量**といい，次のように表される．

心拍出量（l/分）＝心拍数/分×1回拍出量（l）

正常値は，心拍出量4〜5 l/分，心拍数50〜100/分，1回拍出量60〜70 mlである．心機能の調節は，まず心拍数の変化により，ついで1回拍出量の変化により行われる．

1. 心拍数の調節

心拍数は歩調とり部位である洞房結節自身，さらに神経性および体液性に調節されている．

a. 洞房結節と外部環境：一般に化学反応速度は環境温度が10℃増すごとに約2倍に促進される．摘出した心臓の拍動数も温度が上昇すれば速く，低下すれば遅くなるが，これは洞房結節のリズムを発生する基本反応が化学反応に由来することを示している．また，心臓は外液の電解質の影響を受けやすい（表15-3）．特に外液中のナトリウム，カリウム濃度の増加は自動興奮間隔を短縮させ，カルシウム濃度の増加は延長させる．

b. 局所循環：特に右冠状動脈は洞房結節を栄養しているので，洞房結節の機能状態には重要である．

c. 自律神経と活性物質：交感神経の刺激またはカテコールアミン［アドレナリン，ノルアドレナリン，ドーパミン（ドパミン）］の作用により心拍数が増し，副交感神経の刺激またはアセチルコリンの作用により心拍数は減少する．

2. 1回拍出量の調節

1回拍出量を規定する因子には，心筋の**収縮力**，**心拍数**，静脈還流量（**前負荷**）および末梢血管抵抗（**後負荷**）がある（図15-20）．

a. 収縮力：心筋はスターリングの法則に従い心室の拡張期容積の増加に伴って収縮力を増す．さらに心拍数の増加，交感神経刺激およびカテコールアミンの作用により収縮力は急速に増加する．

b. 心拍数：徐脈になると拡張期がのび，心室の充満量が増すので1回拍出量も増す．一方，心拍数が増加すると，ある程度まで1回拍出量は増すが，毎分100回以上になると拡張期が短縮し，心室の充満量が減り，かえって1回拍出量は減少する．

c. 前負荷：拡張期の心室の血液充満に対する負荷のことで，心室に血液を充満するための圧の上昇，循環血液量（静脈還流量）の増加などが前負荷を増強する．その結果，拍出量が増加する．

d. 後負荷：心室から血液を駆出するときにかかる負荷のことで，心室の出口である大動脈弁または肺動脈弁の狭窄，末梢血管抵抗の増大などが後負荷を増強する．その結果，拍出量が減少する．

表15-3　血清電解質濃度の興奮間隔への影響

興奮間隔	血清電解質濃度	
延　長	ナトリウム	（↓）
	カリウム	（↓）
	カルシウム	（↑）
短　縮	ナトリウム	（↑）
	カリウム	（↑）
	カルシウム	（↓）

↑：増加，↓：減少

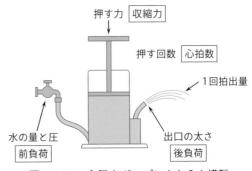

図15-20　心臓をポンプにたとえた模型

3. 血管系とリンパ管系

　ここでは，血管とリンパ管の構造と機能について述べる．**血管壁**の基本的構造は，**内膜**，**中膜**，**外膜**の３層よりなる．内膜は１層の**内皮細胞**とその下の**弾性組織**から，中膜は**平滑筋**から，外膜は神経，血管を含む**結合組織**（線維組織）からなる．

A. 血管の構造と機能

　血管系各部の大きさを表 15-4 にまとめてある．これらは機能上からは，動脈部の高圧系と，毛細血管および静脈部の低圧系に分かれ，血液は高圧系から低圧系へ絶えず流れている（図 15-21）．

1. 弾性血管系（大動脈と太い動脈）

　大動脈およびこれに続く太い動脈は壁が厚く弾性に富む．心収縮に伴い血液が拍出されると，図 15-22 A の点線のように，動脈壁は伸展し，血液をためる．拡張期になり血液の駆出が途絶えると，血管は弾性により元の状態に戻りながら，ためこんだ血液を末梢に送る．

表 15-4　血管の構造と機能

血　管	断面図	大きさ	機　能
大動脈	内皮／神経末端／外膜／内膜／中膜／内弾性板／平滑筋	内径 25 mm　壁厚 2 mm 内皮細胞 弾性組織 平滑筋 線維組織	弾性血管 　拍動的な血流を 　連続的な血流に変える
細動脈	*内膜は，内皮と内膜下層を含む	内径 35 μm　壁厚 30 μm 内皮細胞 弾性組織 平滑筋 線維組織	抵抗血管 　血管抵抗を変える 　血流量の調節
毛細血管	内皮	内径 8 μm　壁厚 1 μm 内皮細胞 弾性組織 平滑筋 線維組織	交換血管 　物質交換，ガス交換
大静脈		内径 30 mm　壁厚 1.5 mm 内皮細胞 弾性組織 平滑筋 線維組織	容量血管 　貯血作用

（Burton, 1954 を参考に作成）

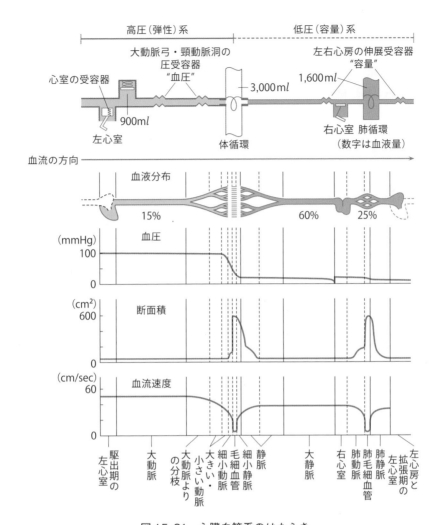

図15-21　心臓血管系のはたらき

左心室は収縮期には高圧系，拡張期には低圧系に入るので両方にかかれている．上の図は両系とも
線の太さで弾性を表している．

(村田，1986 より)

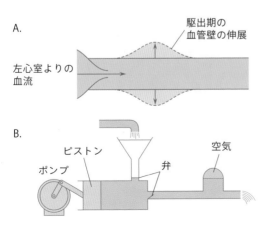

**図15-22　心臓より駆出された血液の
流れ方（A）とその模型（B）**

　すなわち，この部の動脈は，図15-22Bのポンプの空気室のようなはたらきで補助ポンプとしてはたらいており，この作用により拍動的な血流は連続的な流れになる．また，この大動脈で周期的に起こる収縮・拡張に伴う圧変化は血管壁を伝わり，末梢の動脈へ伝わる．これを**脈波**という．橈骨動脈のような浅在性の動脈では脈波を触知することができ，**脈拍**と呼ばれる．

2. 抵抗血管系（細動脈）

　血管は末梢に向かって分枝を増すに従い総断面積が増す．これに伴って血圧は次第に減少する．特に細動脈において血圧の下降は著しい（図15-23）．細動脈は中膜の平滑筋の発達がよく，血管収縮神経の分布も密であるから，血管内径を変える能力に優れており，血管抵抗を変えることにより，血液流入量の調節と血圧調節を行っている．

3. 交換血管系（毛細血管）

　血液循環の目的は物質の交換であり，それは**毛細血管**により行われる．細動脈の末梢（終末細動脈）から毛細血管に分かれ，再び集まって細静脈の末梢（終末細静脈）に至るまでの領域の毛細血管は微小循系を成す．毛細血管は1層の**内皮細胞**と，その外側の**周皮細胞**からなる（図15-24）．内径は赤血球よりやや大きい程度（約10μm）で，組織のすみずみまで網状に入り込み，血液と組織の間の物質交換を行っている．当然，総断面積は圧倒的に大きく，血流速度は0.5mm/secともっとも小さい．

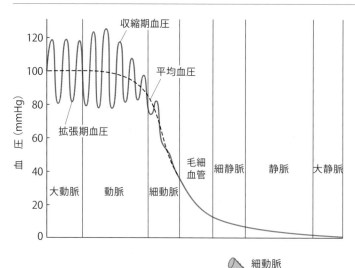

図15-23　体循環の血管各部の血圧

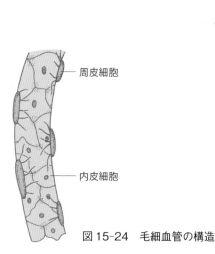

図15-24　毛細血管の構造

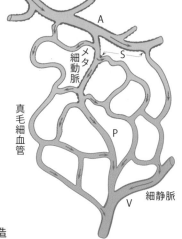

図15-25　微小循環系の血管構造
A：細動脈，P：優先路，S：前毛細血管括約筋，V：細静脈
肥厚部は平滑筋の存在を示す．
（真島英信：生理学，第18版，文光堂，1990より引用）

a. 微小循環系の構造：**大通り毛細血管**（メタ細動脈または優先路）と**真毛細血管**の2つに大別される．メタ細動脈は比較的太い移行管で，動脈寄りの部分にかなりの平滑筋細胞があり，収縮により能動的に内径を変化させることができる．もう1つのメタ細動脈や終末細動脈から分枝して，内皮細胞からなる真毛細血管はきわめて細かく，密に連絡して毛細血管網を形成する．真毛細血管が分枝する部分には特に平滑筋細胞が集まっていて，**前毛細血管括約筋**と呼ばれる．この括約筋が閉じていれば真毛細血管の血流は停止，開くと血液が流入する．毛細血管は組織が活動していない時には優先路以外は前毛細血管括約筋のはたらきにより閉じている．活動状態になれば，CO_2，乳酸などの局所の代謝産物により括約筋は弛緩し，全毛細血管に血液が流入する．

b. 微小循環系の機能：毛細血管壁を隔てての物質交換は，主として濃度勾配による**拡散**により行われる．また，毛細血管壁を通しての血漿の**ろ過**も起こっている．この時の血漿の移動方向は**血漿膠質浸透圧差**と**静水圧差**により決まる（図15-26）．毛細血管の内から外へ向かう静水圧は毛細血管の動脈側では膠質浸透圧を上回り，静脈側では下回る．この結果，正常状態では毛細血管の動脈寄りでは血漿のろ過（約20 l/日），静脈寄りでは間質液の吸収（16〜18 l/日）が起こっている．吸収量よりもろ過の方が多く，毛細血管により吸収できない分はリンパ管を通って静脈に還流される．

4. 容量血管系（静脈）

静脈は壁が薄く伸展性に富み，容易に血管内腔が拡がる．それゆえ，心および肺循環系とあわせて，血流量の大部分を貯蔵しているので**容量血管系**と呼ばれる．静脈壁には交感神経終末が分布していて，出血などにさいして，そのはたらきにより静脈を収縮させて貯蔵血液を他部位へ動員する．また，**静脈弁**があり，逆流を防いでいる（図15-27）．

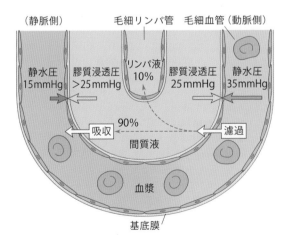

図15-26　毛細血管壁を隔てての物質交換
（多久和陽ほか：人体の構成とホメオスタシス．標準生理学，第9版，本間研一（監），医学書院，p.12，2019より引用）

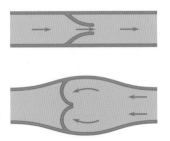

図15-27　静脈弁の機能
上は順方向の血流のとき，下は逆方向の血流のとき．

B. リンパ管の構造と機能

　静脈に似た構造を持ち，管壁は薄く，多数の弁がある．末梢の毛細リンパ管は1層の**内皮細胞**からなる（図15-28）．**毛細リンパ管**は合流して太くなり，途中で多くの**リンパ節**を経由して**リンパ本幹**（胸管，右リンパ本幹）になり，左右の**静脈角**（内頸静脈と鎖骨下静脈の合流部）に吻合し静脈系に還流している（図15-29）．

　胸管は胸椎の前面を上行して左の静脈角に注ぐ太さ0.5 mmくらいのリンパ管である．胸管は，腸間膜からくる**腸リンパ本幹**と，左右の総腸骨動脈に沿ってくる**腸リンパ本幹**が合流することによって始まるので，左右の下半身のリンパを集める人体最大のリンパ本幹である．また，左半身の肺や縦隔のリンパも集める．

　頭部と頸部のリンパ管は集まって**頸リンパ本幹**を，上肢のリンパ管は**鎖骨下リンパ本幹**をつくる．右側では両者は合流して，長さ1 cmの右リンパ本幹をつくって右の静脈角に注ぐ．左側では胸管に合流する．

　リンパ管系の第1の役割は，前述したように（図15-26参照），体液量や膠質浸透圧の調節において，血液・循環系の補助的役割を担うことである．そして，毛細血管では吸収され得ないタンパクや大きな分子を取り去ることも第2の役割である（図15-28）．

　毛細血管から透過した血漿は組織間液となり，組織-細胞間でガス交換，物質交換を行っている．1日に20 lの血漿が毛細血管の細小動脈側から漏出し，16〜18 lが毛細血管の細小静脈から吸収されているが，残りの2〜4 lは毛細リンパ管に吸収され，リンパ管系を介して静脈系に戻る（図15-26参照）．

　リンパの組成は血漿に似るが，タンパク質の含量は少ない．食後は小腸より吸収された脂肪が粘膜細胞内でキロミクロンに合成後，リンパ管に入るので，リンパ液は**乳び状**となる．また，リンパ節，脾臓で，血中からリンパ球が流入するため，リンパ管中のリンパ球数は末梢血中に比べ著しく多い．

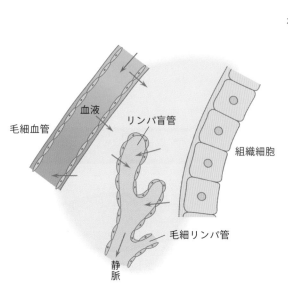

図15-28　毛細血管と毛細リンパ管との関係

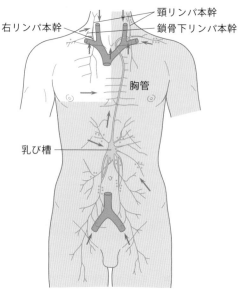

図15-29　リンパ管系

4. 循環の調節

　循環系は種々の調節機序によって全身の各臓器に必要な量の血液を過不足なく供給している．たとえば，活動する臓器には血流を多くしたり，体熱の放散を加減するために血液の分布を調節する．また出血にさいしては，他の臓器を犠牲にしても脳・心臓などの重要臓器に重点的に血液が供給されるような調節を行う．

　循環のこのような調節はまず，全身的に，①血液量および血圧調節を行う**血管運動調節**，②血液量の増減を支える**心機能の調節**（p.251, 本章2項参照），③腎臓などによる**体液量と血漿浸透圧の調節**(p.306, 17章3項参照)，などを行うことによって遂行される．これらの調節は，①自律神経を介する**神経性調節**と，②ホルモンなど液性物質を介する**体液性調節**に大別される．

　ここではまず，血液循環の物理学的基礎を述べ，次いで，全身性調節における神経性調節と体液性調節について述べる．

A. 血液循環の物理学

1. 血圧，血流，抵抗の関係

　血流（血管のある点を単位時間に通過する血液量）**V**，**血圧差**（血管系のある点における圧力）**P**，流れに対する**抵抗 R** の間には，理論的には，**V＝P/R** という関係がある．

　1つの器官についていえば，その**動脈と静脈の血圧の差**（灌流圧）をその器官内の全抵抗で除すと，その器官の**血流量**が求められる．

2. 層流と乱流

　血管内の血液の流れは，細い剛体管の中の流れのように層状になるので**層流**と呼ばれる（図15-30）．ちょうど，ゆでたネギを短く切って，切り口を押すと皮が1枚ずつ押し出されるように，1つの血液の層が隣の層を滑って動く．このさい，中心軸に沿った層の流れがもっとも速く，壁についた部分は動かない．このような層流は流速が一定値以下である場合にのみ生ずる．これを越えると流れの中に渦が生じて乱れた流れ，すなわち**乱流**となる．

3. ポワズイユの法則

　半径 r，長さ L の剛体管を，粘性 η の液体が層流をつくって流れる場合，定常状態における流量 V，管の入口と出口の間の圧差 P，の間には次のような関係がある．

$$V = \frac{\pi r^4}{8 L \eta} \cdot P \qquad \text{または，} \quad P = \frac{8 L}{\pi r^4} \cdot \eta \cdot V$$

これを**ポワズイユの法則**という．

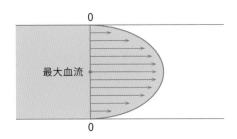

図15-30　層流時の血管断面内血流速度分布

したがって，この管の抵抗 R は次のようになる.

$$R = \frac{8\,L}{\pi\,r^4} \cdot \eta$$

実際には血管は剛体ではなく，かつ血液は血漿に血球が浮遊した特殊な液体であるので，血流は必ずしも層流とはならないが，この法則に近似することができる.

4. 血管内径と血流量

ポワズイユの法則から，流量は管の半径の 4 乗に比例し，抵抗は 4 乗に反比例することがわかる. したがって，血管の半径は流れに強い影響力を持つ. たとえば，血管の半径が 1/2 になれば，血流量は 1/16，抵抗は 16 倍になる.

B. 動脈血圧（血圧）

1. 収縮期血圧と拡張期血圧

血圧は血管系のある点における圧力で，正しくは動脈血圧，静脈血圧などと場所を示すべきであるが，通常は動脈血圧のことを略して血圧と呼ぶ.

血圧 P，血流量 V，抵抗 R の間には，

$$P = V \times R$$

という関係があることを述べた. 血流量は心拍出量により決まるので，結局，血圧は心拍出量，血液の粘性および血管の長さに比例し，血管の半径の 4 乗に反比例することになる.

心拍動によって血液は周期的に血管内に押し出されているので，心臓が収縮し血液が駆出されたときに心拍出量は最大となり，血圧も最高となる. このときの血圧を**収縮期血圧**または**最高血圧**という. 心臓の拡張に伴い動脈内の血液量は最少となり，血圧も最低となる. このときの血圧を**拡張期血圧**または**最低血圧**という. 主として，収縮期血圧は心拍出量に関係し，拡張期血圧は循環抵抗に関係するといえる. 大動脈および大きな動脈（上腕動脈など）における血圧は，若年成人では，心周期ごとに最高 120 mmHg（収縮期血圧），最低 70 mmHg を上下している.

収縮期血圧と拡張期血圧の差を**脈圧**といい，50 mmHg 以下が正常である. 1 回の心拍期間におけるすべての瞬間の血圧の平均したものを**平均血圧**という（図 15-31）. ふつう臨床で血圧測定に用いる上腕動脈では，**平均動脈血圧**は次の式に近似する. ただし，1/3 という倍数は動脈が違えば違ってくる.

平均血圧 = 脈圧/3 + 拡張期血圧

このように，平均動脈血圧を算出すれば収縮期血圧と拡張期血圧の影響を同時に判定できるので臨床的価値が高い. なお，総末梢抵抗，弾性血管機能，心拍数，1 回拍出量が単独に変化するときの血圧の理論的な変化を表 15-5 に示した.

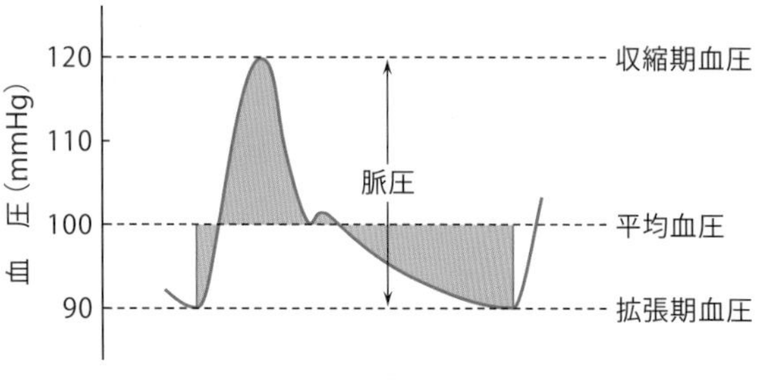

血　圧（mmHg）
120 ……… 収縮期血圧
脈圧
110
100 ……… 平均血圧
90 ……… 拡張期血圧

図 15-31　上腕動脈血圧曲線
平均血圧を示す破線の上と下の青色部分の面積は等しい.

表 15-5　血圧変化の方向

	収縮期血圧	拡張期血圧	脈　　圧	平均血圧
総末梢抵抗↑	↑	↑	↓	↑
弾性血管機能↓	↑	↓	↑	→
心拍数↑	↑	↑	↓	↑
1 回拍出量↑	↑	↑	↑	↑

2. 血圧測定法

　血圧の測定には，動脈内に圧トランスデューサを挿入して直接（観血）的血圧を記録する**直接法**と間接（非観血）的に記録する**間接法**がある．正確な血圧変動を測定するのには前者が有効であるが，一般臨床上では後者が用いられている．

　直接法では，上腕動脈にカテーテルを留置し，圧力センサーに接続して血圧を長時間にわたって記録することができる．ただし，血液凝固を防ぐためヘパリン加生食液を微量に持続的に注入する必要がある．この方法により測定された24時間にわたる血圧経過を図15-32に示す．睡眠中に低く，朝方に向けて上昇していく顕著なサーカディアンリズムのあることがわかる．

　血圧を間接（非観血）的に測定する主な方法には，**コロトコフ法**と**オシロメトリック法**がある．コロトコフ法は，ロシアの軍医ニコライ・コロトコフが，カフ（腕帯）で上腕動脈を圧迫し，続いて減圧した時に生じる**血管音（コロトコフ音）**を聴診器で聞き取りながら血圧を測定する方法（聴診法）を発見したことに基づく．ここで，最高血圧（収縮期血圧）と最低血圧（拡張期血圧）を初めて客観的に測定したのであるが，その血圧値は水銀柱という圧力計の目盛りを読み取る方式が使われた．**血圧の単位**は「mmHg」であるが，これは水銀（元素記号Hg）を何mm押し上げるのに相当する圧力か，という意味である（図15-33，A）．

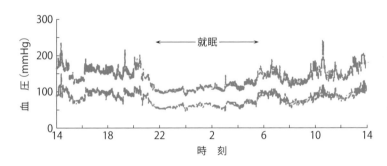

図15-32　直接法による24時間血圧測定
横軸数字は測定開始からの時間，収縮期血圧，拡張期血圧を10秒間隔でサンプリングし，
4分ごとの平均と2SD（標準偏差）を上下に表示した．
（栃久保修：血圧の測定法と臨床評価．メディカルトリビューン，2000より引用）

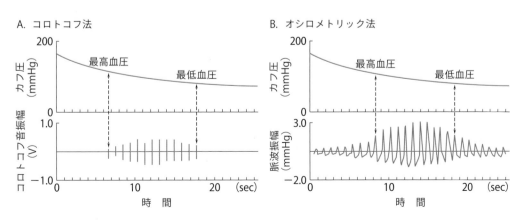

図15-33　間接法（聴診法）による血圧測定（A）と，電子血圧計による血圧測定（B）

これに対して開発が進んでいた電子血圧計では，コロトコフ音の検出ではなく，カフ圧に重畳した血管の脈動成分の大きさの変化から血圧値を判定するもので（図15-33，B），オシロメトリック法と呼ばれる．血圧値の決定は内蔵された判定プログラムで脈波の変化から計算される．

コロトコフ法による水銀血圧計は代表的な間接的血圧測定法として血圧値の精度評価にも使われる標準になっていたが，「水銀に関する水俣条約」発行に伴い，2021年より水銀血圧計の製造・販売と輸出入が禁止されることになった．日本高血圧学会は，これに対応して，現在国内で販売されている医療用の**上腕式電子血圧計**は非観血式電子血圧計として一定の正確性が担保されていると発表している．

3. 高 血 圧

日本高血圧学会が2019年に更新・発表した**高血圧治療ガイドライン**における「成人における血圧値の分類」を表15-6として示した．ガイドラインによると，「診察室血圧」は140/90 mmHg以上で，「家庭血圧」は135/85 mmHg以上で高血圧とされ，降圧目標は，75歳未満で前者が130/80 mmHg，後者が125/75 mmHgとなっている．

また，2020年には国際高血圧学会も世界各国での高血圧診療における指針を示した**グローバルガイドライン**を発表した．同ガイドラインが定める**高血圧の診断基準**は140/90 mmHgで，日本高血圧学会の最新のガイドラインと同じ基準値を採用し，140〜159/90〜99 mmHgを「グレード1高血圧」，160/100 mmHg以上を「グレード2高血圧」と分類した．基準値以下の血圧は，130/85 mmHg未満を「正常血圧」，130〜139/85〜99 mmHgを「正常高血圧」と設定している．降圧目標は，「少なくとも20/10 mmHgの降圧，できる限り140/90 mmHg未満を」を必須としている．

表15-6　成人における血圧値の分類

分類	診察室血圧（mmHg）		家庭血圧（mmHg）	
	収縮期血圧	拡張期血圧	収縮期血圧	拡張期血圧
正常血圧	<120　　かつ　　<80		<115　　かつ　　<75	
正常高値血圧	120-129　　かつ　　<80		115-124　　かつ　　<75	
高値血圧	130-139 かつ/または 80-89		125-134 かつ/または 75-84	
Ⅰ度高血圧	140-159 かつ/または 90-99		135-144 かつ/または 85-89	
Ⅱ度高血圧	160-179 かつ/または 100-109		145-159 かつ/または 90-99	
Ⅲ度高血圧	≧180　かつ/または　≧110		≧160　かつ/または　≧100	
（孤立性）収縮期高血圧	≧140　　かつ　　<90		≧135　　かつ　　<85	

（日本高血圧学会高血圧治療ガイドライン作成委員会（編）：高血圧治療ガイドライン2019，p.18，ライフサイエンス出版，2019より許諾を得て転載）

C. 神経性調節

1. 末梢受容器を介する反射性調節

a.　圧受容器：頸動脈洞や大動脈弓にある**高圧受容器**と，心房壁や肺内にある**低圧受容器**（**容量受容器**）に分けられるが，両者は共に**伸展受容器**の一種である．なお，低圧受容器は左右の心房，大静脈-右心房接合部，肺静脈-左心房接合部，肺動脈にあり，その存在部位から**心肺部圧受容器**と呼ばれ，また，その部位の圧が動脈血圧に比べ低いことから**低圧受容器**とも呼ぶ．それぞれ，血圧上昇，血管内容量の増加により壁が伸展すると興奮し，求心性インパルスは舌咽神経あるいは迷走神経を経て循環中枢に送られる（図 15-34）．

b.　化学受容器：**頸動脈体**と**大動脈体**は，頸動脈，大動脈を流れる血液中の酸素分圧の低下および二酸化炭素分圧の上昇により興奮し，圧受容器反射の求心路と同経路で，延髄にある呼吸中枢へインパルスを送ると同時に循環中枢へもインパルスを送る（図 15-34，p. 298，16 章9 項参照）．

c.　循環中枢：ほぼ延髄全体にわたり散在しているが，**孤束核，心臓抑制中枢**（迷走神経背側核と疑核），**血管運動中枢**が区別される（図 15-35，p. 100，7 章 5 項参照）．孤束核は，圧受容器，化学受容器からのインパルスを受け，迷走神経背側核，血管運動中枢へ送る．心臓抑制中枢，特に疑核は圧受容器からのインパルスを受け，迷走神経を介して心臓に緊張性にインパルスを送っている．血管運動中枢は，降圧中枢と昇圧中枢に分かれ，脊髄にある交感神経核へ，それぞれ抑制性，促進性インパルスを送る．交感神経核からは心臓と血管（これは血管収縮性交感神経による）に緊張性にインパルスが送られている（図 15-35）．

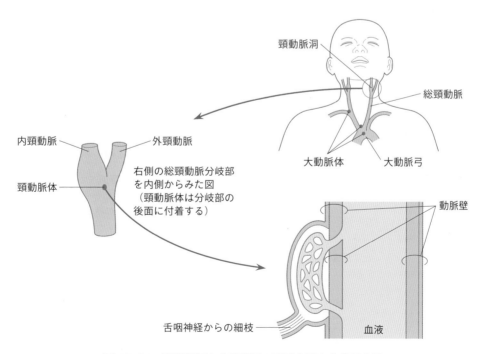

図 15-34　頸動脈洞と大動脈弓の圧受容器と化学受容器

d.　遠心性自律神経（表15-7）：自律神経は，心臓および血管に，それぞれ異なった分布をする．心臓では，洞房結節や房室結節へは迷走神経の，心室筋へは交感神経の分布が強い．そのため，心拍数は**迷走神経**による抑制作用，心収縮力は**交感神経**による増強作用により主に調節されている（**二重支配**）．

　血管では，自律神経の分布は動静脈間で異なる．血管収縮性交感神経は毛細血管以外のすべての血管に分布するが，副交感神経および血管拡張性交感神経は，細動脈，動静脈吻合，細静脈などの特定部位に分布する．そのため，血管収縮性交感神経による血管収縮は主に血圧調節に関与し，副交感および交感性の血管拡張は特殊な環境下で局所血流を変化させることに関与する．

e.　圧受容器を介する反射：血圧が上昇した場合，**高圧受容器**からの求心性インパルスが増加し，孤束核に伝えられて統合を受ける結果，心臓抑制中枢が興奮させられる．同時に血管運動中枢（降圧中枢）を介して脊髄の交感神経核に抑制性インパルスを送り，遠心性交感神経活動を低下させる．その結果，血管拡張，心拍数減少が起こる．

　逆に，血圧が下降した場合，高圧受容器からの求心性インパルスが減少するため，遠心性交感神経活動の増加が起こる．その結果，血管収縮，心拍数増加，心収縮力増強が起こり，血圧の正常化が起こる．

　血管内容量が増加した場合，**低圧受容器**からの求心性インパルスが増加し，圧受容器反射と同様の機序により，遠心性交感神経活動を低下させ，血管拡張をきたす．逆に血管内容量が減少した場合，遠心性交感神経活動は増加し，血管収縮が起こる．

f.　化学受容器を介する反射性調節：血液ガス濃度は厳密に調節されているため，正常状態では**化学受容器**を介する循環調節は作動していない．低酸素症，出血，炭酸ガス過剰などで血液ガス濃度の変化が著明となった異常状態で化学受容器は興奮し，求心性インパルスが孤束核に伝えられ統合を受ける．その結果，血管運動中枢（昇圧中枢）を介して遠心性交感神経活動の増加が起こり，血圧上昇，心拍数増加，心収縮力増強が起こる．これにより，質的に低下した血液のガス交換能力を，循環速度を速めるという量的なしくみで補っている（図15-35）．

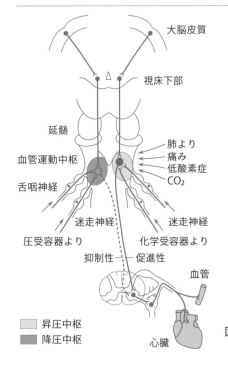

図15-35　血管運動中枢の構成を示す模式図
（Ganong，1983より）

表15-7　心臓神経の作用

心機能	心臓交感神経	心臓迷走神経
拍動数 （変時作用）	増加させる	減少させる
房室伝導 （変伝導作用）	促進する	抑制する
収縮力 （変力作用）	亢進させる	低下させる

D. 体液性調節

　ホルモンをはじめとする体液性物質の作用により，循環機能は緩徐に調節されている（表15-8）．そのさいの各物質の主な作用部位は，心臓，血管，腎臓である．**腎臓**は循環系に属し，心拍出量の25％が灌流していて，体液量，血漿浸透圧，酸塩基平衡，電解質濃度を調節するうえで中心的役割を果たしている（17章参照）．

1. カテコールアミン類

　副腎髄質から分泌される**アドレナリン**は主として心機能の亢進により，**ノルアドレナリン**は主として血管収縮作用により血圧の上昇を起こす（p. 176，10章9項D参照）．

2. レニン-アンジオテンシン-アルドステロン系（RAA系）

　RAA系の活性物質である**アンジオテンシン**（アンギオテンシン）**Ⅱ**（**ATⅡ**）は，ホルモンとしてATⅡタイプ1受容体（**AT$_1$受容体**）を介して，血管平滑筋の収縮，交感神経活動の刺激，アルドステロンやバゾプレッシン分泌の刺激，Na再吸収促進を行い，また，口渇感を形成することにより飲水行動を惹起する．**アルドステロン**は遠位尿細管に作用することによりNa貯留を起こし，これにより，血圧の維持と体液の保持を行っている（図15-36）．肝臓で産生された**アンジオテンシノジェン**が腎臓から分泌される**レニン**により**ATⅠ**になり，肺の**アンジオテンシン変換酵素**（angiotensin-converting enzyme；ACE）により**ATⅡ**となって生理作用を示す．しかし最近では，血管，腎臓や脳などの組織局所のRAA系も重要な役割を演じていることが示されている（図15-36）．なお，ATⅡの作用は，ATⅡタイプ2受容体を介するものも知られており，ATⅡタイプ1受容体を介した作用に拮抗することが推測されている（p. 170，10章8項参照）．

　なお，ヒト細胞の細胞膜にはACE2と命名された酵素領域をもつ膜タンパク質がある．このタンパク質はACEの相同体（または変異体）として特定されたのでそのように命名されたが，現在はウイルス受容体として知られている．2020年に新型コロナウイルスのヒトへの感染に役割を果たしていると注目された．

表15-8　2種類の循環調節因子

A. 昇圧系循環調節因子
　1. 交感神経副腎系
　2. レニン-アンジオテンシン-アルドステロン系
　3. バゾプレッシン
　4. エンドセリン
B. 降圧系循環調節因子
　5. 心房性ナトリウム利尿ペプチド
　6. カリクレイン-キニン系
　7. 一酸化窒素（NO）
　8. アドレノメデュリン
　9. プロスタグランジン類

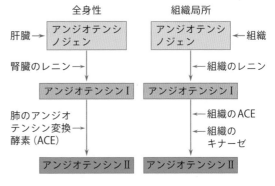

図15-36　2つのレニン-アンジオテンシン-アルドステロン系

3. バゾプレッシン（VP）

バゾプレッシン（バゾプレシン）は，腎における**水の再吸収**を促進することにより，水保持作用を発現する．この作用は腎集合管の V_2 受容体を介して起こる．さらにバゾプレッシンは血管平滑筋の V_1 受容体に作用し**血管の収縮**を引き起こす．

バゾプレッシンの分泌は，**浸透圧刺激**と**非浸透圧刺激**により，互いに独立に調節されている（図15-37，10章5項参照）．前者は血漿浸透圧の変化が第三脳室の前壁部（AV3V）の**脳室周囲器官**，特に**終板脈管器官**（OVLT）と**脳弓下器官**（SFO）に局在する**浸透圧受容器**に受容され，室傍核と視索上核のバゾプレッシンニューロンに入力される（図18-6参照）．バゾプレッシン分泌と血漿浸透圧の値は比例関係にある．後者は頸動脈洞，大動脈弓や心房の**圧受容器**を介する刺激で，血圧，循環血液量や心房圧の変化によって引き起こされる．圧受容器からの刺激は迷走神経求心路を経てバゾプレッシンニューロンに伝達され，持続的にバゾプレッシン分泌を抑制する．血圧の低下，出血などによる循環血液量の減少などにより圧受容器を介する抑制系が抑制されると，バゾプレッシンの分泌が刺激される．

4. 心房性ナトリウム利尿ペプチド（atrial natriuretic peptide；ANP）

心房から分泌される **ANP** は，28個のアミノ酸からなるペプチドホルモンで，腎臓において Na 利尿，レニン分泌抑制を，副腎においてはアルドステロンの合成分泌抑制を，そして血管壁において血管拡張作用を示す（図15-37）．ANP はまた，飲水行動の抑制や食塩嗜好の抑制を行う．このようにナトリウム利尿ペプチドは総合的に血圧降下，体液量減少，Na 濃度減少などの作用を表す．さらに，心房性のANPの他に，心室からは**脳ナトリウム利尿ペプチド**（**BNP**）が分泌される．いずれも**グアニル酸シクラーゼ**（guanylate cyclase；GC）である **GC-A** を受容体として作用する．その分泌比は6：1で，ANP分泌量は心房負荷や体液量と，BNP分泌量は心室負荷，心筋虚血や心肥大とそれぞれ相関する．

なお，血圧・体液量調節において，血圧上昇と，体液貯留の方向で中心的な役割を演じているレニン-アンジオテンシン-アルドステロン系とは末梢作用，中枢作用で拮抗的にはたらいていることが示されている．また，体内分布でも両者はオーバーラップしている．

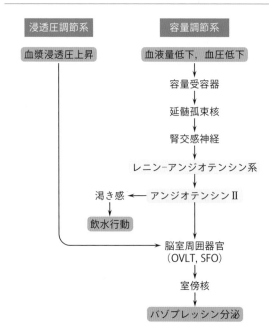

図15-37　浸透圧系と容量調節系による循環の調節
OVLT：organum vasculosum laminae terminalis
SFO：subfornical organ

5. エンドセリン（endothelin；ET）

ET は，血管内皮細胞が産生・分泌する**血管収縮因子**として発見された．21 残基のアミノ酸よりなるペプチドで，ほとんどの動静脈に対し，既知の血管収縮物質の中でもっとも強力で持続の長い収縮作用を持つ．さらに，ET は自己分泌により平滑筋増殖作用，血管以外の平滑筋の収縮作用，心筋への陽性変時，変力作用などを持つことが明らかにされた．

6. カリクレイン-キニン系

生体には図 15-38 に示すようなアミノ酸配列の**キニン**と呼ばれるペプチド，**リジルブラジキニン**と**ブラジキニン**が存在し，これらは血管拡張作用を持っている．ブラジキニンとリジルブラジキニンは，**高分子キニノーゲン**と**低分子キニノーゲン**から**カリクレイン**によって生成される（図 15-39）．

カリクレインには，不活性のまま血中を流れる**血漿カリクレイン**と，汗腺，唾液腺，膵臓，前立腺，腸管，腎臓などの細胞膜に存在する**組織カリクレイン**の 2 種がある．これらのキニンは内臓平滑筋を収縮させ，NO を介して血管平滑筋を弛緩させて血圧を下げる．

7. 一酸化窒素（NO）

1980 年代に，生体内の NO がさまざまな生理作用を有していることが明らかにされた．現在，血管内皮細胞が産生・分泌する NO は，**血管弛緩因子**として循環系調節に重要なはたらきをしていることが示されている．NO は，アルギニンと酸素から一酸化窒素合成酵素のはたらきにより合成され，細胞内のグアニル酸シクラーゼを活性化し，cGMP の増加をもたらすことにより作用することが明らかにされている．中枢神経系でも NO は産生・分泌され，**神経伝達物質**として作用する．

8. アドレノメデュリン（adrenomedullin；AM）

当初，ヒト褐色細胞腫からみつかった 52 個のアミノ酸よりなるペプチドで，強力な血管拡張性降圧作用を持つ．その後，特に血管内皮，血管平滑筋での産生の多いことがわかり，主要な作用としてエンドセリン，NO などとともに血管壁局所で傍分泌，自己分泌的に機能していると考えられている．

9. プロスタグランジン（PG）類

血管内皮細胞で産生されている **PGI$_2$**（プロスタサイクリン）は，血管拡張作用を持ち，抗血小板凝固作用も有する．ただし，酸化ストレスなどにより **PGH$_2$** が産生されると血管収縮を起こす．

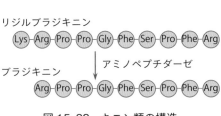

図 15-38　キニン類の構造
リジルブラジキニンはアミノペプチダーゼによってブラジキニンに変換される．

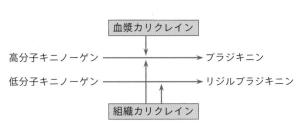

図 15-39　カリクレイン-キニン系の代謝経路

5. 局所循環

　前項で循環調節の全般的原則を述べた．心拍出量は全身の種々の臓器に図 15-40 に示すような割合で配分され，これらの血流もこの原則に基づいて調節を受ける．しかし，各臓器にはその機能に特殊性があり，したがって各臓器ごとに循環の特徴がある．たとえば，活動する組織では局所的に自己調節を行うことにより必要な血液量を確保する．このような局所性調節と全身性調節が協力することにより全身の循環調節が行われる．

A. 局所性調節

　各組織は血液灌流圧の変化，活動性の変化に対応して局所血流量を維持する自己調節性を持っている．

1. 灌流圧の変化

　灌流圧の上昇に対して血管が収縮し，下降に対して拡張し，組織血流量は一定に保たれる．これは**ベイリス効果**と呼ばれ，血管平滑筋独自の反応で，外部からの神経，体液性因子の影響を受けない．

2. 組織活動性の変化

　組織活動性が亢進すると局所での代謝が高まる．その結果，リン酸，アデノシン，カリウムイオン（K^+）などの代謝産物が放出され，蓄積される．これらの物質は直接に，また血管周囲の浸透圧を上昇させることによって間接に交感神経末端からのノルアドレナリン放出を阻害する．さらに，これらの物質は直接に平滑筋を弛緩させる作用もあるため，血管拡張を招き，組織活動性の亢進にあわせて，血流量を増加させることになる．

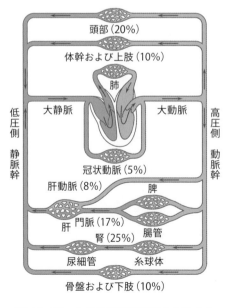

図 15-40　全身の各種循環系の血流分布

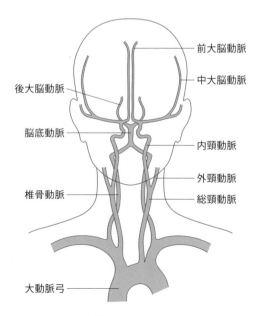

図 15-41　脳の血管

B. 脳 循 環

1. 脳の血管

　ヒトの脳への動脈血流は，主に，2本の**内頸動脈**（前方循環用）と2本の**椎骨動脈**（後方循環用），合計4本の動脈から供給される．頸動脈からの供給が多く，重要である（図15-41）．2本の椎骨動脈は合体して**脳底動脈**となり，脳底動脈は2本の内頸動脈とともに視床下部の底部で**ウィリス動脈輪**（大脳動脈輪）を形成する．ここから6本の血管が出て大脳皮質に血液を供給する．脳血管には毛細血管部で吻合があるが，この流路は流量を維持するには不十分で，1本の動脈が塞がれると十分な血液を補いにくいのが特徴である．

2. 脳脊髄液（図15-42）

　脳脊髄液は，**脳室**および**くも膜下腔**に分布する体液である．これらの貯留部位の間は交通していて，内圧は一定レベルに維持されている．

　a. 生成と吸収：脳脊髄液は50〜70%が側脳室，第三脳室，第四脳室にある**脈絡叢上衣細胞**から分泌され，残りは脳細胞外液由来である．脈絡叢の拍動などで脳室内から**後小脳延髄槽**を経てくも膜下腔へ移動する．なお，後小脳延髄槽は最大のくも膜下槽で大槽とも呼び，脳室の脳脊髄液を得たいときにはこの槽に穿刺を行う．

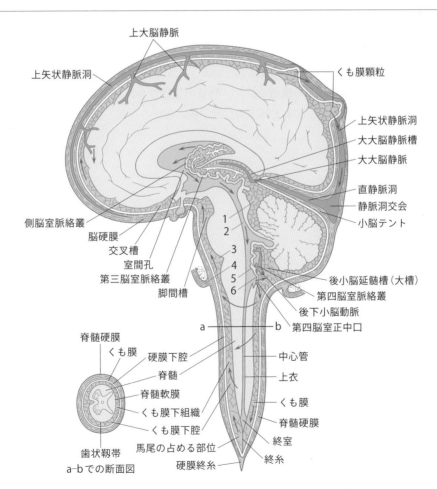

図 15-42　髄膜と脳・脊髄および脳脊髄液との関係
1：上槽，2：中脳水道，3：橋槽，4：後頭骨の骨膜，5：上皮板，6：第四脳室脈絡組織

脳脊髄液は，くも膜下腔のくも膜絨毛と呼ばれる特殊組織に髄液圧と頭蓋内静脈圧の差により再吸収されて**脳静脈洞**内に流れこむ．正常状態では生成と吸収は同じ速度で起こっているが，くも膜絨毛での吸収能力の方が脳脊髄液生成能力よりも余裕があるので，脳脊髄液過剰生成が起こっても十分に補償されうる．逆に吸収障害が起こるとすぐさま脳脊髄液圧が上昇し，生体に障害を及ぼす．

b. 脳脊髄液の性状（表15-9）：全量90～150 m*l*，1日の生成量500 m*l*，水様透明で，タンパク量は25～50 mg/d*l*ときわめて低く，グルコース濃度も50～75 mg/d*l*と，血漿の60～70％である．脳脊髄液圧は安静時側臥位で，50～200 mmH$_2$Oである．各種神経疾患時に独特の髄液の性状変化が起こるので臨床的に重要である．

c. 脳脊髄液の機能：脳神経組織に加わる衝撃を和らげたり，脳細胞外液の排出路として，他の体組織におけるリンパ路と同様のはたらきをしている．

3. 血液-脳関門

脳，脊髄の神経細胞の外部環境である脳脊髄液の組成は，**血液-脳関門**と呼ばれる障壁機構で一定範囲に維持されている．この機構は，物質透過に選択性を持ち，脳内への有害物質の侵入を防ぐうえで役立っている．

脳毛細血管は，①内皮細胞間の**密着結合**（tight junction）と，②完全に連続した**基底膜**を持ち，さらに，③外側を**星状膠細胞の足突起**（終足）により被覆されている（図15-43）．

密着結合とは隣接する2つの細胞膜が綴じ合わされ，細胞間隙の消失した構造をいう．このため，毛細血管壁の物質透過は他の器官に比べてきわめて遅い．脳と脊髄はこの関門によって，絶えず変動する血液組成の変化から保護されている．しかし，一部，**脳室周囲器官**と呼ばれる脳部位では，毛細血管は窓のある構造を持ち，物質の透過性も高いので，血液-脳関門の外にあるといわれる．下垂体後葉，視床下部内側底部，視索前野の一部，脳弓下器官，最後野などが脳室周囲器官にあたる．

表15-9　脳脊髄液と血漿の組成比較

成　　分	脳脊髄液	血　　漿
グ ル コ ー ス	65	100
尿　　　素	12	15
タ ン パ ク 質	20	6,000
ア ミ ノ 酸	2.3	7
ク レ ア チ ン	1.5	1.2
コレステロール	0.14	175
尿　　　酸	1.5	5
乳　　　酸	18	21
pH	7.326	7.409

（単位 mg/d*l*）

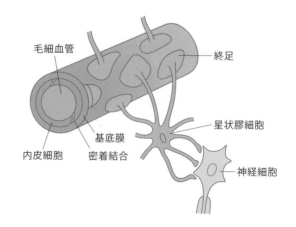

図15-43　神経細胞-星状膠細胞-毛細血管の関係の模式図
星状膠細胞は，神経細胞の細胞体や樹状突起あるいは軸索のランビエ絞輪の周囲を取り囲み，終足で毛細血管壁に接して神経細胞と血液の間の物質交換を仲介している．（Kufflerら，1966を参考に作成）

4. 脳血流量の調節

　脳循環は，①生体にとってもっとも重要な中枢神経系に血液を供給しているうえ，②脳細胞にはホスホリラーゼがないため，グリコーゲンの合成・利用ができず，エネルギー源をもっぱら**グルコース**の酸化により得ており，他臓器に比べ，グルコースと酸素の需要量が安定して保証される必要がある．グルコースは脳毛細血管に存在する **GLUT1** と呼ばれるグルコーストランスポーターにより脳内に入っていく．次いで，別のトランスポーターが神経細胞やグリア細胞に輸送する．そのため，全身血圧の変動などによる脳灌流圧の変化に対して脳血流を一定に保つ自己調節能に優れている（図15-44）．

　脳血流量は約750 ml/分，酸素消費量は約50 ml/分で，体重の2～3%にすぎない脳に心拍出量の約15%，全身酸素消費量の約20%が供給されている．脳は内頸動脈から90%，椎骨動脈から10%の血流を供給されている．これら動脈は合して先に述べた大脳動脈輪（ウィリス動脈輪）をつくり，脳に分布後，硬膜静脈洞に注ぐ．大脳動脈輪があるため，動脈系のどこかに閉塞が起こっても副血行路は確保される．一方，硬膜静脈洞は弁もなく，収縮性もないため，抵抗が低く，脳圧変化を緩衝するのに適している．

　脳血流調節因子（表15-10）としては代謝性因子が主体をなし，脳局所の活動状態にあわせて局所血流量を増減させている．脳血管への神経支配は他の部位と同一であるが，神経活性は低く，正常状態では，神経性因子による調節は重要ではない．

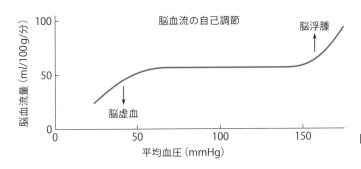

図15-44　全身血圧と脳血流量の関係

表15-10　脳血流調節因子

A. 代謝性因子
　　脳局所の活動増加 ⟶ 局所酸素消費量増加
　　⟶ 局所酸素不足 ⟶ 代謝産物（CO_2, K^+, アデノシンなど）の産生増加 ⟶ （脳局所の）血管拡張

B. 化学的因子
　　呼吸不全など ⟶ 高 CO_2 血症 ⟶ 脳組織の pH ↓
　　⟶ （脳全体の）血管拡張

C. 物理的因子
　　1. 全身血の変化を緩衝（自己調節）
　　2. 脳圧亢進 ⟶ 脳血流減少 ⟶ 血管運動中枢（昇圧中枢）
　　　刺激 ⟶ 血圧上昇 ⟶ 脳血流増加（クッシング反射）

D. 神経性因子
　　交感神経刺激（急激な血圧上昇時）⟶ 血管収縮

C. 冠 循 環

　心臓は左右 2 本の**冠状動脈**から血液を供給されている．**左冠状動脈**は前室間溝を通る短い主幹部より**左前下行枝**と**左回旋枝**に分かれる．したがって，左前下行枝，左回旋枝，右冠状動脈の 3 本の冠状動脈が心臓に分布する（図 15-45）．冠状動脈は，一般の体循環と異なり，主に心臓拡張期に血流を生じ，心臓収縮期には左心室内圧の上昇により冠血管が圧迫されるため逆に減少する，という特徴がある．

　心筋は，酸素を必要とする酸化的リン酸化により収縮エネルギーの大部分を得ている．冠血流量は約 250 ml/分，酸素消費量は約 25 ml/分で，体重の 0.5％にすぎない心臓に心拍出量の約 5％，全身酸素消費量の約 10％が供給されている．激しい運動などにより全身で多量の血液が要求されると心仕事量は増し，当然，心筋の酸素需要量も増すが，これは冠血流量の増加によって支えられている．冠血流量の増加は**冠血管抵抗の低下**（冠血管拡張）により起こるが，とりわけ代謝性因子による冠血管拡張作用の関与が大きい（表 15-11）．冠血管抵抗の低下は，アドレナリンやノルアドレナリンが冠状動脈にある β 受容体に作用することによっても起こるが，**ノルアドレナリンが心収縮力を高めることにより代謝性因子を増大させ，その結果血管拡張をきたす機序の方が重要である**．そのため，全身の血圧が下がったとき反射的に起こる交感神経の活動亢進は，他臓器の血管を収縮させるにもかかわらず，冠状動脈の拡張を惹起する．

D. 肺 循 環 （図 15-46）

　右心室から左心房に至る経路で，安静時には体循環の 10％の血液しかない．しかし肺毛細血管床は 50〜100 m² と広大で，しかも安静時にはその 1/3 しか開いていないので予備能力が著しく大きい．また，肺循環は右心と左心の間に位置するため，心機能の影響を直接受ける．

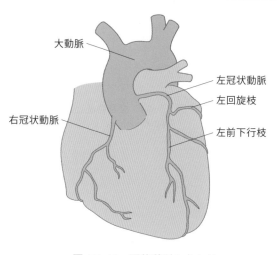

図 15-45　冠状動脈と主な枝

表 15-11　冠血流調節因子

A. 代謝性因子

　　心筋収縮増強　──→心筋酸素消費量増加　　──→
　　心筋酸素不足　──→代謝産物（CO_2，アデノシン，K^+）などの産生増加──→血管拡張作用

B. 物理的因子

　　1. 全身血圧の変化を緩衝（自己調節）
　　2. 心拍数増加──→拡張期減少──→冠血流量減少
　　　　──→代謝性因子増強──→ A へ

C. 神経性因子

　　交感神経刺激（血圧低下，ストレス負荷時）
　　　　──→心筋収縮増強──→代謝性因子増強──→ A へ

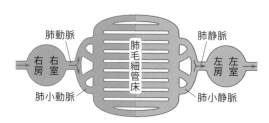

図 15-46　正常肺循環

E. 皮膚循環

皮膚循環の目的は皮膚からの熱放散を調節し，体熱のバランスを保つことにある．

皮膚，特に指，手掌，耳たぶなどでは毛細血管を介さずに，細動脈と細静脈を直結する血管がある．毛細血管ぬきの短絡路で，これを**動静脈吻合**（図15-47），または**短絡路**（シャント）と呼ぶ．この装置は**熱放散**に役立っている．吻合は，血管収縮性交感神経のはたらきにより普段は閉じているが，温熱刺激が加わり体温が上昇すると，視床下部の体温調節中枢が作動し，この収縮神経が抑制されて開通し，大量の血液が流れ皮膚を介して熱を体外に放散する．こうした体温調節刺激による皮膚血流の変化は1～150 ml/100 g 皮膚/分にまでなる．

その他，皮膚の血行は直接に観察できることから，次のような現象が認められている．

a. 蒼白反応：皮膚を尖った物体でこすると，こすられた部位は蒼白な線が現れる（**蒼白反応**）．機械的刺激によって前毛細血管括約筋が収縮して血液が毛細血管と小静脈から流れ去るためとされる．

b. 三重反応：尖った物体でさらに強くこすると，蒼白反応が起こらず，**赤色反応**，**腫脹**，**発赤**という3つの反応が次々に起こる．10秒くらい充血のため赤色に，数分後に局所が刺激されて拡張し，液体が外に出て浮腫による腫脹が，そしてこれが細動脈の拡張を起こして発赤となる．傷害に対する生理反応といわれ，機序として軸索反射が考えられている（図15-48）．これは，傷害によって感覚神経内に生じたインパルスが，その求心性神経の他の分枝を通って逆方向に皮膚血管に伝えられ，その血管を拡張する反射である．

c. 反応性充血：多くの器官で傷害に対する血管反応があるが，皮膚においては**反応性充血**として観察される．一定時間血流を止めた後，血流を再開するとその血管が著しく拡張する現象をいう．

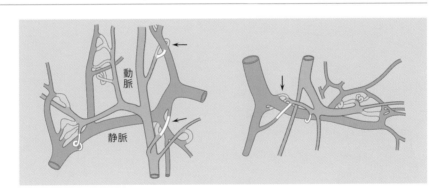

図15-47　動静脈吻合

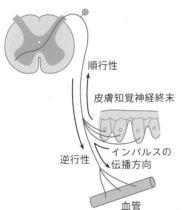

図15-48　軸索反射

F. 骨格筋の循環（図15-49）

　骨格筋の循環には，①骨格筋の血流量は組織の活動状態によって著しく変化する，②コリン作動性血管拡張性交感神経が分布する，③毛細血管床の大部分は静止時に灌流されていない，④運動時には筋組織の代謝が亢進し，局所性因子により抵抗血管が拡張して筋血流量が増加するという特徴がある．運動時には，まず血管拡張神経の作用と収縮神経の緊張低下により，骨格筋への血液量が増す．筋運動が続くと，代謝産物，局所温上昇，pH低下などの局所性因子により，閉じていた毛細血管の開通および拡張が起こり血管床は10〜100倍に増加し，骨格筋への血液供給が増加する．これに対応して心拍出量も増加するが，この増加は心拍数，1回拍出量のいずれもが増すためで（図15-50），おそらく運動に伴う交感神経興奮と副腎髄質から分泌されるアドレナリンの作用と思われる．また，スターリングの心臓の法則からもわかるように，心拍出量の増加をもたらすためには，それに見合う静脈還流量の増加が必要であるが，これは，ふくらはぎの筋肉（腓腹筋とヒラメ筋）の収縮運動による**ポンプ作用**（図15-50），呼吸促進に伴う肺循環からの血液流入増大，貯蔵血の動員などで支えられている．

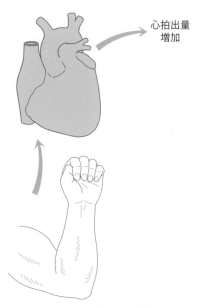

図15-49　運動時の心機能調節

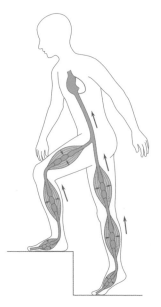

図15-50　下肢からの静脈血還流のメカニズムにおける筋肉ポンプと静脈弁の役割　（村田，1986より）

呼吸の生理 16.

1. 呼吸とは

　われわれは，体内に摂取した糖質，脂肪，タンパク質などの栄養素を酸化し，そのさい生じるエネルギーを利用して生命活動を営んでいる．そのためには，絶えず外部環境から**酸素**を体内に取り入れ，また，栄養素の酸化の結果生じる**二酸化炭素**（炭酸ガス）を外界へ排泄しなければならない．実際に酸素を消費して栄養素の酸化が行われるのは，個々の細胞の中である．しかし，われわれのからだを構成する細胞のほとんどは，酸素の存在する外界（空気あるいは水）と直接接触していない．そこで，外界から酸素を体内に取り込み，からだのすみずみにある細胞にまで酸素を供給し，また，細胞で産生される二酸化炭素を体外へ排泄するしくみが必要である．このようなしくみを**呼吸**という．

2. 呼吸器の構造

　外界の空気は**鼻腔**，**咽頭**，**喉頭**を経て**気管**に入る．気管は 2 本に分岐して**気管支**となり，それらは肺の中に入ってさらに 20 回以上の分岐を繰り返して，細い**呼吸細気管支**となる．その先は半球状の**肺胞**が集まってできた**肺胞嚢**で終わる（図 16-1，16-2）．

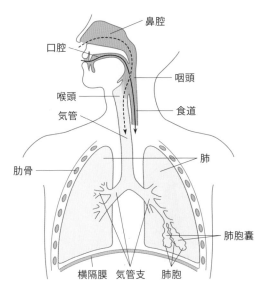

図 16-1　呼吸器の構成
（藤田，1986 を参考に作成）

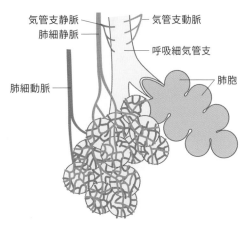

図 16-2　肺胞と呼吸細気管支および肺動静脈との関係

（McNaught と Callender，1983 より）

　この肺胞が空気と血液の間のガス交換（酸素と二酸化炭素の交換）を行うところである．球状の肺胞の内面は非常に薄い膜でおおわれており，その外側に無数の毛細血管が走っている．したがって，肺胞では $0.5\,\mu m$ くらいの距離で空気と血液が接している．しかも，肺の全肺胞において毛細血管と接触している面積は約 $70\,m^2$ にも及ぶ．鼻腔から肺胞に至る導管系は空気を運ぶ通路で**気道**と呼ばれる．肺は，気道と，その末端にあって３億に及ぶ**肺胞**，その肺胞をガス交換のために取り囲む血管，結合組織，肺の組織に栄養と酸素を与えるための血管，肺全体の被膜（**肺胸膜**）などからなる．肺に気管支や血管などが出入りしているところは**肺門**というが，肺はこの肺門の部分でだけからだとつながっている．肺をおおう肺胸膜は肺門のところで折り返して**壁側胸膜**となり，胸郭の内面や横隔膜の表面をおおっている．肺胸膜と壁側胸膜の間の空間は**胸膜腔**と呼ばれる．肺がふくらんだり，縮んだりすることにより，空気は肺の中に出入りするのであるが，肺自身には自ら運動する機能がない．肺をふくらませたり縮ませたりしているのは，肺を包んでいる**胸郭**とその底面にある**横隔膜**の運動による．このような空気ポンプのはたらきをする胸郭や横隔膜も呼吸器の重要な一部である．

　呼吸運動はガス交換のみならず発声にとっても不可欠の機能である．**甲状軟骨**，**喉頭蓋軟骨**，**輪状軟骨**などで囲まれた喉頭（図 16-3）の内部の粘膜は**室ヒダ**，**声帯ヒダ**と呼ばれるヒダを形成している（図 16-4）．声帯ヒダと声帯ヒダの間を**声門**というが，この声門は呼吸時には開いており，発声時には閉じる．閉じた声門を呼気が押し開けるさいに声帯ヒダが振動して音を発する．

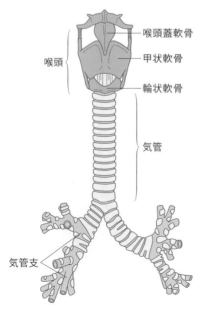

図 16-3　喉頭，気管，気管支

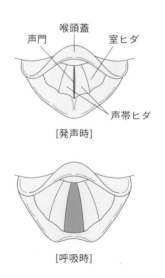

図 16-4　発声時と呼吸時の声門と声帯
ヒダの様子を上側（咽頭側）から見た図．

3. 呼吸機能の構成

呼吸機能の各段階を要約すると次のようになる.

①外界の空気と肺胞内の空気の交換（**換気**）：呼吸器の行う空気ポンプの作用により，空気は気道を通して肺胞へ出入りしている．この過程を換気と呼ぶ.

②肺胞でのガス交換：肺胞内の酸素は，肺胞壁を取り巻く毛細血管中の血液へ拡散していき，血液中の二酸化炭素は肺胞内へ拡散してくる．これらのガス（O_2 と CO_2）の移動は，肺胞気と血液の間のそれぞれのガス分圧の差（圧勾配）に従って行われる（図 16-13 参照）.

③血液による酸素と二酸化炭素の運搬：血液が肺胞から受け取った酸素は，心臓の血液ポンプのはたらきによって，からだのすみずみにある毛細血管へと運ばれる．また，細胞が産生した二酸化炭素は毛細血管から肺胞まで運搬される．この血液による酸素と二酸化炭素の運搬には赤血球中の**ヘモグロビン**が重要なはたらきを果たす.

④末梢毛細血管でのガス交換：末梢組織を走る毛細血管内の酸素分圧は組織間液の酸素分圧より高く，二酸化炭素分圧は逆に組織間液内の方が毛細血管内より高い．その圧勾配にしたがって，酸素は血管内から組織間液へ，二酸化炭素は組織間液から血管内へと移動する．細胞はすべて組織間液に囲まれているから，この組織間液と酸素，二酸化炭素のやりとりをしている.

以上の呼吸の各段階を図 16-5 にまとめてある．呼吸器が関与するのは①と②の段階であり，③の段階は心臓による血液ポンプのはたらきと血液の性質が役割を果たしている.

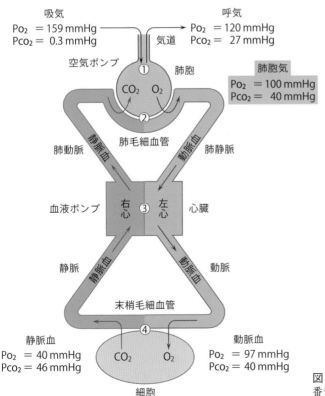

図 16-5　呼吸の各段階を示した模型図
番号は，本文に示した各段階を表す.

4. 換 気

肺への空気の出し入れ，すなわち，換気を繰り返し行うのが呼吸運動であり，この運動は息を吸うこと吸息と，息を吐き出すこと呼息とからなる．

A. 換気のしくみ

1. 吸息と呼息

ここで自らふくらんだり縮んだりする能力のない肺にどのようにして空気が出入りするのかを，図 16-6 に示すようなモデルで考えることにする．底を切り落としてゴム膜を張ったビンの中に，ゴム栓を通して管を挿入し，その先にきわめて薄いゴム風船をぶら下げる．図においては，（ ）内に，実際の呼吸器と対応する部位を示している．いま，横隔膜に相当するゴム膜を引き下げると，ゴム風船の外の空間は拡がるが，この空間は密閉された空間であるので，外気に対して陰圧となる．そこで，外気と連なっている風船の中の気圧と，風船外の空間の気圧との間に圧の勾配が生じるので，外気が風船の中へ流入し風船はふくらむ．これが"吸息"にあたる．一方，ゴム膜を元の位置に戻すと，胸膜腔に相当する空間の圧が上がり，ゴム風船を外側から圧迫するので，風船は縮み，中の空気は管を通って外部へ流出する．これが"呼息"に相当する．

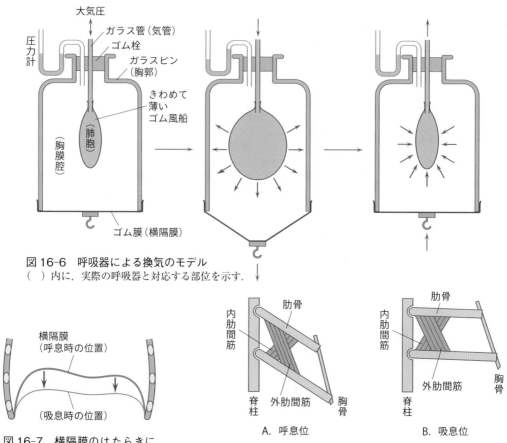

図 16-6　呼吸器による換気のモデル
（ ）内に，実際の呼吸器と対応する部位を示す．

図 16-7　横隔膜のはたらきにより胸郭の容積が増減することを示す図

A. 呼息位　　　B. 吸息位

図 16-8　肋間筋のはたらきにより胸郭の容積が増減する様子を示す図

2. 腹式呼吸と胸式呼吸

　腹式呼吸と呼ばれる呼吸型は，横隔膜の収縮・弛緩の繰り返しにより行われる呼吸で，ほぼこのモデルで説明できる．**胸式呼吸**と呼ばれる呼吸の場合は，このモデルでビンに相当する部分，すなわち**胸郭**が伸び縮みして胸膜腔の内圧を変化させる．実際の呼吸器では，**横隔膜**は水平ではなく，上に突のドーム状に張られていて，これが収縮すれば平らになって胸郭内の容積を増加させ，胸膜腔の内圧を下げる（図16-7）．

　胸郭は**肋骨**と**脊柱**（胸椎）と**胸骨**，それに肋骨の間に張られた**外肋間筋**と**内肋間筋**とからなる（図16-8）．外肋間筋は上の肋骨の後方から下の肋骨の前方へ走る．したがって，この筋が収縮すると肋骨が持ち上げられる．内肋間筋は，上の肋骨の前方から下の肋骨の後方へ走るから，この筋の収縮により，肋骨は引き下げられる．このように，外肋間筋の収縮により胸郭が持ち上げられることになるが，その結果，胸郭の前後径が増し，胸郭内の容積が拡大して胸膜腔内圧が下がるので吸息が起こる．逆に，内肋間筋の収縮により胸郭が下がると，胸部の前後径が短くなり胸郭内の容積が減少して胸膜腔内圧が上昇するので呼息が起こる．このようなしくみで行われる呼吸を胸式呼吸という．安静時の吸息は主として横隔膜の収縮と外肋間筋の収縮によって行われるが，安静時呼息は通常これらの吸息筋の弛緩のみで行われている．すなわち，横隔膜は腹圧の助けを借りて挙上し，胸郭はその重みで下がるからである．努力性呼息では内肋間筋がはたらくほか，腹圧を上げるために腹壁筋が収縮する．努力性吸息をするときには，横隔膜，外肋間筋が強く収縮するほかに，斜角筋，胸鎖乳突筋，鎖骨下筋，大胸筋などの補助呼吸筋がはたらく．

3. 肺と胸壁の圧-容量関係

　吸息においては，横隔膜や外肋間筋の収縮により胸郭の容積が増加し，よって胸腔内が陰圧になることが肺をふくらませるために重要である．肺は自身の弾性力と表面張力により，常につぶれる方向にしか力がはたらいていないので肺の気道内圧は，胸壁がなければ肺がつぶれて常に陽圧となる．胸壁に囲まれた胸腔内の陰圧と肺のつぶれる力がつり合うのは機能的残気量レベル（後述）である（図16-9）．肺のコンプライアンス（図の線の傾き）が下がると，つり合うところ，すなわち機能的残気量レベルは低下する．逆に気腫などでコンプライアンスが上昇するとつり合う位置は上昇し機能的残気量レベルは上昇する．肺胞がある程度大きくなり，肺活量の約80%でその容量を維持する胸壁のつくる胸腔内圧は陽圧となる．なお，コンプライアンスについては後述する（p.290参照）．

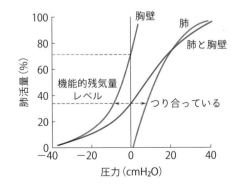

図16-9　肺と胸壁の圧-容量関係
リラックスした状態のとき，肺がつぶれようとする力（肺；内向き）と，ふくらませようとする胸腔内圧の陰圧（胸郭；外向き）がつり合っている．これは肺容量としては機能的残気量レベルである．傾きはコンプライアンスを示す．

B. 肺胞内圧と胸膜腔内圧

　吸息と呼息が起こるためのおおよそのしくみは，上に述べた呼吸のモデルで説明できるが，ここで，肺胞内圧，**胸膜腔内圧**と**呼吸気量**の量的関係をみると図 16-10 A のようになる．この図からわかるように，胸膜腔内圧は呼息のときでも大気圧に対して −2.5 mmHg の陰圧になっている．肺胞は，肺胞壁の弾性と肺胞内面に張る水の表面張力によって常につぶれようとしている．呼息時の胸膜腔の陰圧は，肺胞の弾性と表面張力に抗してはたらき，呼息時でも肺胞が完全につぶれてしまわないようにしている．いったん完全につぶれてしまった肺胞をふくらますには，大きな力が必要となるからである．横隔膜の収縮や胸郭の拡大によって吸息を始めると，胸膜腔の陰圧が増大し，それに伴い肺胞が拡大して肺胞内圧も陰圧になるので，外気が気道を通して流入する．吸息の終わりでは，胸膜腔内圧は肺胞をふくらんだ状態に維持するために増加した陰圧が保たれるが，肺胞内圧は肺胞の膨張が止まれば外気の圧（大気圧）と同じになる．この状態では，胸膜腔の陰圧と引き伸ばされた肺胞の縮もうとする力（モデルではふくらんだゴム風船の縮もうとする力）がつり合っていることになる．呼息のときは，横隔膜の弛緩による上昇あるいは胸郭の縮小によって胸膜腔内の陰圧が減少するので，肺胞の縮もうとする力が胸膜腔内陰圧を上まわり，肺胞内圧は陽圧となり，肺胞内の空気を外へ排出する．このような肺胞内圧と胸膜腔内圧の変化に伴って，空気は肺胞内へ流入，流出を繰り返すのである．

　以上からわかるように，胸膜腔は常に陰圧になっている．そのため，もし何らかの原因で肺に穴があいてしまうと，そこから胸膜腔内に空気が流入し，肺がしぼんだ状態になってしまう．この状態を**気胸**という．発症の原因により，外傷性気胸と自然気胸の 2 つに大別される（図16-10 B）．気胸を起こした側の肺は表面張力で縮むため，著しい呼吸困難に陥る．

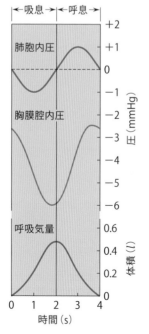

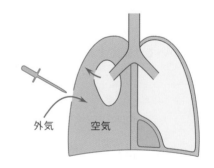

図 16-10 B　外傷性気胸
胸郭に外傷で穴があくと外気が胸膜腔内に流入し胸膜腔内圧が外気圧と同じになるため，肺の弾性と肺胞の表面張力により肺は縮んでしまう．同じように肺胞から空気がもれると肺は縮む．

図 16-10 A　安静時呼吸のさいの肺胞内圧と胸膜腔内圧および呼吸気量との関係

C.　換気量と残気量

　安静時の呼吸にさいして肺に入る（または出る）空気の量を **1 回換気量**（tidal volume）あるいは **1 回呼吸量**と呼び，約 450 ml である．この 1 回換気量に 1 分間の**呼吸数**（成人で 12〜20 回/分）を掛ければ，1 分間の換気量が求められるが，これを**分時換気量**という．安静時の呼息の後にさらに吐き出すことのできる空気の量を**予備呼気量**，安静時吸息の後に吸い込むことのできる空気量を**予備吸気量**という．最大限に呼息を行っても，前に述べたように肺胞を完全につぶすことはできないので，気道に残る空気もあるので，約 1,200 ml の空気が肺の中に残る．これを**残気量**と呼ぶ．安静呼吸の呼息時には予備呼気量と残気量を合せた量の空気が肺内に残るが，これは，通常の呼吸をしているときに肺内に残る空気量であるので，**機能的残気量**という．以上の各呼吸気量の関係を図 16-11 に示す．

　できるだけ息を吸い込んだ後，できるだけ息を吐き出したときに吐き出しうる空気の量を**肺活量**という．したがって，

　　　　予備吸気量＋1 回換気量＋予備呼気量＝肺活量

となる．成人の肺活量の正常値は約 4.6 l である．できるだけ息を吸い込んだ後，努力してできるだけ急速に息を吐き出して測る肺活量を**努力肺活量**（FVC）という．努力肺活量測定の経過で 1 秒間にどれだけ吐き出せるかを測って（1 秒量；FEV_1），これの努力肺活量に対する割合を求めた値を **1 秒率**（1 秒量/努力肺活量×100）という．気管支喘息など，気管支が狭くなり気道の抵抗が高まる疾患（閉塞性換気障害）では，肺活量はほぼ正常であるのに 1 秒率が減少する．これに対し，肺線維症などで肺の弾力性が低下している場合（拘束性換気障害）には，肺活量は減少しているのに 1 秒率は変らない．このように，1 秒率を測定すると，閉塞性換気障害の疾患と拘束性換気障害の疾患との鑑別ができる．

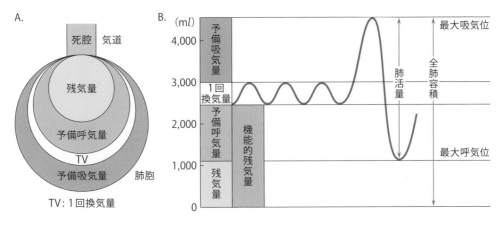

図 16-11　肺容積の区分
A：全肺胞気を 1 つの肺胞気に代表させて，各区分の割合を示した模式図．
　（Ganong：医科生理学展望，原書 20 版，丸善，2002 を参考に作成）
B：呼吸の時間的経過と各区分との関係を示した図．

D. 肺胞換気量と死腔

　安静呼吸時の1回換気量約450 mℓ の空気はすべて肺胞に入るわけではない．そのうちの約150 mℓ は気道にとどまり，呼息のときにそのまま出てきてしまう（図16-12）．血液との間でガス交換が行われるのは肺胞であって気道ではガス交換は行われないから，実際に呼吸に関与するのは肺胞に入る空気であって，その量を**肺胞換気量**といい，気道に入る空気量は**死腔量**という．したがって，

　　　　　1回換気量－死腔量＝肺胞換気量

となる．1回換気量は意識的に変えることができるし，病的原因で変化することもある．いま，1回換気量1,000 mℓ で呼吸したとすれば，

　　　　　1,000 mℓ － 150 mℓ（死腔量）＝850 mℓ

の新鮮な空気が肺胞に入るから，肺胞換気量は1回換気量の85％を占めることになる．一方，1回換気量150 mℓ というきわめて浅い呼吸をしたとすると，肺胞換気量は0 mℓ となり，どんなに呼吸頻度を増しても，実際には呼吸をしないのと同じとなる．潜水をして，先を水面に出した長い管を通して外気を呼吸するような場合，その管の容積は死腔になるので，同じ肺胞換気量を得るためにはその管の容積分だけ1回換気量を増加させなければならない．したがって，管の容積が大きいときには呼吸困難に陥る．

E. 呼吸のための仕事

1. コンプライアンス

　吸息を行うときには，横隔膜の収縮や外肋間筋の収縮に要するエネルギーにより肺がふくらまされる．一定の換気量を得るためにこれらの筋肉がどれくらいの仕事をしなければならないかを決めるのは，肺と胸郭のふくらみやすさ（単位圧力の増加当りの肺や胸郭の容積の増加分，これを**コンプライアンス**という）と気道の抵抗である．肺や胸郭がふくらみやすければやすいほど，呼吸筋のする仕事は少なくてすむことになる．肺のふくらみやすさは，すなわち肺胞のふくらみやすさであり，肺胞のふくらみやすさは，肺胞を取り巻く結合組織の弾性と，肺胞の内面に分泌されている液体の表面張力によって決まる．これら2つの力は肺がつぶれる方向にはたらく力であるから，これらの力が小さければ小さいほど，呼吸筋の仕事が少なくてすむ．

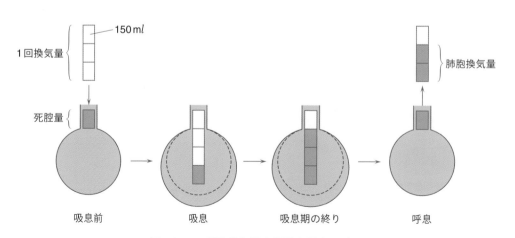

図16-12　肺胞換気量と死腔を示すモデル
1回換気量－肺胞換気量＝死腔量となることに注意．（Comroe より）

　肺胞には，**表面活性剤**（**サーファクタント**）を分泌する細胞があり，この表面活性剤の作用で肺胞にはたらく表面張力を著しく減少させている．サーファクタントはリン脂質で表面張力を弱め，コンプライアンスの増大に大きく寄与し，小さな肺胞ほど作用が強くなり，大小の肺胞が同じ胸腔内圧でふくらむことができる．未熟児では，しばしば肺胞の表面活性剤産生細胞の機能が未発達の状態で生まれてくるため肺胞がつぶれてしまい，著しい呼吸困難の症状を呈することがある（**新生児呼吸困難症候群**，あるいは，肺硝子膜症）．

2. 気道抵抗

　呼吸筋の仕事量を決めるもう1つの因子は**気道抵抗**である．喘息のように気管支が収縮したり，気道への分泌が増加すると，通常の呼吸のさいの胸膜腔陰圧では十分な空気の肺胞内流入が得られず，より大きな陰圧を必要とするようになる．このような場合，より大きな胸膜腔陰圧をつくり出すための呼吸筋の仕事が増大する．正常の呼吸の場合は，かなり激しい運動をするときでも，呼吸のために消費されるエネルギーは，全身のエネルギー消費の約3%である．

5. ガスの拡散と交換

A. フィックの法則

　ガスの移動は拡散の**フィックの法則**に則り（図16-13），圧差が大きな因子となる．この差がなくなるとガスの移動は止まる．肺拡散能力，DL値を大きくするためには，肺胞がある程度ふくらんだ状態にして表面積を大きくする．また，機能的残気量レベルだとコンプライアンスも高く，換気には有利となる．二酸化炭素のDL値は酸素の2〜3倍である．

B. ガス交換

　肺胞の中に含まれる酸素は，肺胞を取り巻く毛細血管へ拡散していき，血液により組織へ運ばれて，組織間液中へ拡散し，細胞膜を通過して細胞内で消費される（図16-5参照）．安静時にからだ中の細胞が消費する酸素の量は1分間に約250 mlである．一方，細胞で産生される二酸化炭素は約200 mlで，これと逆の経路をとり肺胞気中へと排出される（ガス交換率＝二酸化炭素排出量/酸素摂取量）．

　肺胞気と血液の間の酸素や二酸化炭素のガス交換は，それぞれのガスの肺胞気中の分圧と血液中の分圧との差（受動輸送），溶解度，ヘモグロビンへの結合の速さ，などによる．組織の毛細血管と組織間液との間のガス交換も同様なしくみで行われる．

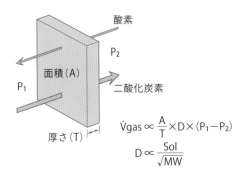

$$\dot{V}gas \propto \frac{A}{T} \times D \times (P_1 - P_2)$$

$$D \propto \frac{Sol}{\sqrt{MW}}$$

図16-13　フィックの法則
移動するガスの量は，表面積（A），拡散定数（D：ガスの溶解度/ガスの分子量の平方根）および2つの圧差（P$_1$-P$_2$）に比例し，組織の厚さ（T）に反比例する．A/T×DはDL：肺拡散能力．図の線の太さはDL値を表している．
（West JB: Ventilation/Blood Flow and Gas Exchange. Oxford, UK, Blackwell, 1985 より引用）

C. 各気体の分圧

　各気体の分圧は，混合ガスの全圧力（海抜0 m における空気であれば760 mmHg）を各成分のガス濃度によって比例配分したものである．たとえば，海抜0 m における空気中の酸素濃度が20.93%，窒素濃度が79.03%，二酸化炭素濃度が0.04%とすれば，

　　酸素分圧（P_{O_2}）は，760 mmHg×0.2093＝159.1 mmHg

　　窒素分圧（P_{N_2}）は，760 mmHg×0.7903＝600.6 mmHg

　　二酸化炭素分圧（P_{CO_2}）は，760 mmHg×0.0004＝0.3 mmHg

となる．液体に含まれるガスの分圧は次のように考える．いま混合気体を液体にさらして放置したとすると，その各気体の分子は液体の中へ拡散して，ついには平衡に達する．そのときの混合ガスの各成分の分圧をもって，さらした液体中の各気体のガス分圧と表現する．たとえば，酸素分圧159.1 mmHg の混合気体と平衡に達するまで接触した液体の酸素分圧は，やはり159.1 mmHg となる．

　図16-5 に示してあるように，肺胞へくる静脈血と肺胞気との間には，酸素分圧，二酸化炭素分圧に差がある．また，動脈血と体組織の間でも同様である．この分圧差に従って，酸素と二酸化炭素は分圧の高い方から低い方へと拡散するのである．ところで，肺胞の毛細血管や体組織の毛細血管の中を血液はかなりの速度で流れているから，血液が肺胞気や組織間液と接触できる時間は1秒たらずである．しかし，これらの部位でガスが拡散して平衡に達するまでの時間はそれよりさらに短いので問題はない．なお，平均の肺胞内酸素分圧と動脈血の酸素分圧との間に差がみられるのは，肺の一部に換気が十分に行われない肺胞があるためや，肺組織へ酸素供給や栄養供給を司る気管支動脈-気管支静脈系の血液が一部肺静脈へ流入するためと考えられる．肺の換気血流比は一様ではない（後述）．

6. 血液中の酸素の運搬

A. ヘモグロビン

　分圧差に従って肺胞気から血液へと拡散した酸素は，一部物理的に血液に溶解するが，その量はごくわずかである（血液中全O_2量の1/60）．血液に入った酸素の大部分は赤血球に含まれるヘモグロビン（Hbと記す）と結合して存在している．したがって，このヘモグロビンが血液中で酸素を運搬する役割を担っている．

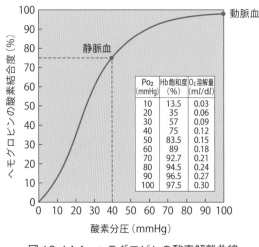

図16-14 A　ヘモグロビンの酸素解離曲線
（Ganong より）

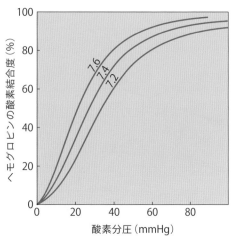

図16-14 B　血液 pH の影響

B. ヘモグロビンの酸素解離曲線

　ヘモグロビンは鉄を結合しているヘムとタンパク質のグロビンからなる．このヘモグロビンと酸素との結合は，ヘムの持っている鉄との間で行われ，その結合度は酸素分圧に従って変わる．図 16-14A に示すような，酸素分圧と**ヘモグロビンの酸素結合度**（%）との関係を示す曲線を**ヘモグロビンの酸素解離曲線**という．この図をみるとわかるように，血液の酸素分圧が上がれば酸素と結合するヘモグロビンの量は増加し，酸素分圧が下がれば酸素と結合するヘモグロビンの量は減少するが，この曲線はゆるい S 字形をしている．このことは，酸素分圧の高い部分では，それ以上酸素分圧が高まっても，血液の酸素含有量はそれほど増さないことを意味するのに対し，酸素分圧が低いところでは，わずかな酸素分圧の低下で，ヘモグロビンは大量の酸素を解離することを意味している．

C. ヘモグロビンと酸素の結合に影響する因子

　ヘモグロビンの酸素結合能は二酸化炭素分圧の影響を受け，二酸化炭素分圧が高いと酸素解離曲線は右方に移動，いわゆる**ボーア効果**を示す．

1. 血液の pH

　この他にも，ヘモグロビンには酸素を運搬する物質として都合のよい性質がある．図 16-14B に示したように，ヘモグロビンの酸素解離曲線は，血液の pH が低下するとこの曲線は右下方へ偏移し，血液の pH が上昇すると左上方へ偏移する．

2. 血液の温度

　また，血液の温度が変化した場合にもヘモグロビンの酸素解離曲線は偏移する．図 16-14C にみられるように，温度が上がったときには曲線は右下方へ偏移するから，代謝がさかんで熱産生の著しい組織を流れる血液では，酸素がヘモグロビンから解離しやすくなる．

3. 2,3-ジホスホグリセリン酸（DPG）

　この他，ヘモグロビンからの酸素解離を促進する物質として DPG という物質がある．DPG は赤血球中の解糖過程で産生される物質で（図 16-14D），ヘモグロビンと結合するさい，ヘモグロビンから酸素を解離させる．

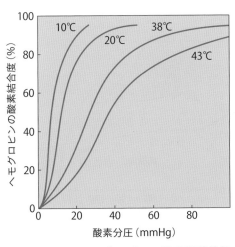

図 16-14 C　ヘモグロビンの酸素解離曲線
　に対する血液の温度の影響　　（Comroe より）

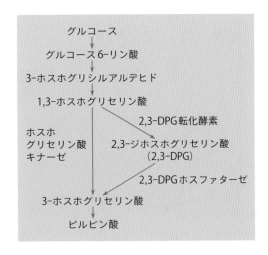

図 16-14 D　2,3-ジホスホグリセリン酸の産生過程

D. ホールデン効果

　ボーア効果の逆で，ヘモグロビンの二酸化炭素結合能は酸素分圧の影響を受け，酸素分圧が高いとヘモグロビンの二酸化炭素結合能は低くなる．

E. 換気/血流比（$\dot{V}_A/\dot{Q}$）

　換気に対する血流の比は**換気/血流比**と呼ばれ，適正な値をとることが効率のよいガス交換にとって重要である．その不均等，ガス交換に関与する肺胞換気量と肺循環血流量のミスマッチは，ガス交換効率の低下した状態である．つまり，$\dot{V}_A/\dot{Q}$は，大きすぎても小さすぎても生体にとってはよい状態とはいえない．

　肺のみを考えれば，立位では，心臓の位置が影響するので，肺尖部より肺底部の方が血流量は多い．また，肺尖部の肺胞はすでに大きいので，肺底部の小さい肺胞と比べると換気量（変化量）は少ない．すなわち，肺尖部に行くに従って血流量の変化が換気量の変化にまさるので$\dot{V}_A/\dot{Q}$比は肺尖部で大きくなる（図 16-15A）．

　また，心臓では換気がないので$\dot{V}_A/\dot{Q}$比はゼロとなり，気道ではガス交換に寄与する血流がないので$\dot{V}_A/\dot{Q}$比は無限大となる（図 16-15B）．

1. $\dot{V}_A/\dot{Q}$ が小さい時の問題点とその代償

　換気量が少ないと$\dot{V}_A/\dot{Q}$は小さくなり不十分な酸素化しか起こらず，つまり，血液は十分な酸素を取り入れることができず低酸素状態になる．いい換えれば，体循環におけるシャント様効果を生じる．酸素飽和度の高い血液と低い血液が混ざる場合を考えると，酸素運搬はヘモグロビンに依存しており，かつ，酸素分圧は酸素飽和度と密接な関係にあるが比例関係ではないので，酸素分圧はかなり低下する．例えば，Po_2 100 mmHg の血液と Po_2 0 mmHg の血液が等量ずつ混ざる，つまり，飽和度酸素分圧 100% の血液と 0% の血液が混ざると考えると，酸素飽和度は 50%，酸素分圧は約 27 mmHg となる．生体ではそのような肺胞の血流がなくなるように動脈が収縮して血流をなくすよう代償する（血管収縮）．

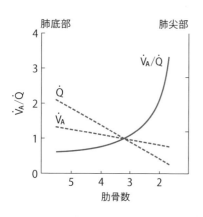

図 16-15 A　肺の部位による換気/血流比

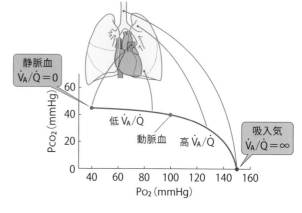

図 16-15 B　酸素分圧-二酸化炭素分圧と換気/血流比
（West JB: Ventilation/Blood Flow and Gas Exchange. Oxford, UK, Blackwell, 1985 より引用）

2. $\dot{V}_A/\dot{Q}$ が高い時の問題点とその代償

$\dot{V}_A/\dot{Q}$ が高くても，ヘモグロビンが飽和してしまうため，酸素の運搬にはあまり貢献しない．血流が換気よりも大きく障害された場合には，換気は可能であるがガス交換のための血流に乏しい状態が生じ，これを死腔様効果と呼ぶ．ガス交換に有効な肺胞で二酸化炭素を体外に出すためには，二酸化炭素分圧を上げればよいが，二酸化炭素分圧が高まるのでアシドーシスとなってしまう．この場合，気管がつぶれて代償する（気管支収縮）．

まとめると，図 16-16 に示すように，$\dot{V}_A/\dot{Q}$ が適切な場合，肺胞の酸素分圧は 100 mmHg で二酸化炭素分圧は 40 mmHg となるが（A），シャントでは換気がないので肺胞中の分圧は静脈血と同じとなり，$\dot{V}_A/\dot{Q}$ 比はゼロになる（B）．死腔ではガス交換に寄与する血流がないのでガス分圧は，吸入気分圧と等しくなり，$\dot{V}_A/\dot{Q}$ 比は無限大となる（C）．

7. 一酸化炭素中毒

一酸化炭素は無色・無臭で，刺激性もないガスである．一酸化炭素はヘモグロビンに対し酸素よりも 200 倍以上も高い親和性を持っていて，一酸化炭素と結合したヘモグロビンは，酸素と結合しなくなる．このため，このガスを含む空気を吸入すると，ヘモグロビンと酸素との結合が妨げられ，血液によって体組織に運搬される酸素量が不足し，生命が危険に陥る．一酸化炭素は，さらに，血液中に残っている酸素と結合したヘモグロビンから酸素を解離しにくくする性質があるから，体組織での酸素不足はますます強められる．

一酸化炭素中毒になると，血中の酸素含有量が低下するため頭痛や悪心（おしん）が起こるが，呼吸の促進は起こってこない．これは，動脈血の酸素含有量は減っても P_{O_2} が正常であるため，O_2 不足を感受して呼吸を促進させるしくみがはたらかないからである．一酸化炭素と結合したヘモグロビンは紅橙色を呈するので，一酸化炭素中毒ではしばしば皮膚，粘膜，爪床などが紅橙色となる．この中毒の治療としては，高圧酸素療法により肺胞の酸素分圧を高めることが有効である．

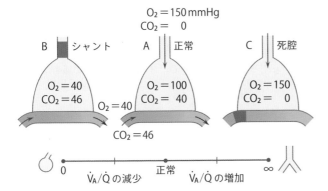

図 16-16　シャント，死腔と換気/血流比
(West JB: Ventilation/Blood Flow and Gas Exchange. Oxford, UK, Blackwell, 1985 より引用)

8. 血液による二酸化炭素の運搬

　細胞での代謝の結果生じる二酸化炭素は血液によって肺胞まで運ばれるが（図16-17），その場合，血液に物理的に溶解して運ばれる量は少ない．まず，血漿へ拡散した二酸化炭素は水と反応して**炭酸**（H_2CO_3）となり，炭酸はさらに**水素イオン**（H^+）と**重炭酸イオン**（HCO_3^-）に解離する．すなわち，

$$CO_2 + H_2O \rightleftharpoons H_2CO_3 \rightleftharpoons H^+ + HCO_3^- \qquad (1式)$$

となる．

　血漿に含まれる血漿タンパクは緩衝作用を有し，H^+を中和する．H^+が中和されて消失すれば（1式）の反応はさらに右へ進むことになる．しかし，この反応は，炭酸脱水酵素がない場合はきわめてゆっくりとしか進まないので，この酵素を含まない血漿中では（1式）の反応はそれほど進行しない．また，二酸化炭素の一部は血漿タンパクと直接結合して**カルバミノ化合物**を形成する．カルバミノ化合物とは，タンパクのアミノ基と二酸化炭素が反応してできる化合物である．すなわち，

$$CO_2 + R-NH_2 \longrightarrow \boxed{R-NHCOO^-} + H^+ \qquad (2式)$$

タンパク　　　カルバミノ化合物

となる．そのさい生成される水素イオンは，血漿タンパクにより中和される．

　血漿中に拡散してきた二酸化炭素は，さらに，赤血球内へと拡散していく．赤血球内には炭酸脱水酵素が豊富に存在しているので，（1式）の反応は赤血球内で急速に右へ進行して，大量のH^+とHCO_3^-が生成される．生成されたH^+はヘモグロビンの強力な緩衝作用により中和される．

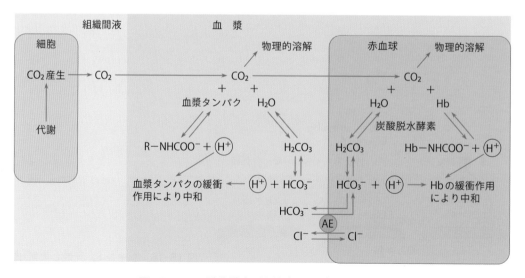

図16-17　二酸化炭素が血液中を運ばれるしくみ
AE：陰イオン交換輸送体タンパク

A. クロライドシフト

　赤血球内に大量に生成されたHCO₃⁻は，赤血球の細胞膜に存在する**陰イオン交換輸送体タンパク**（anion exchanger protein：**AE**）を介して，血漿中の塩素イオン（Cl⁻）と交換で血漿中へ出ていく（図16-17）．この血漿中の塩素イオンの赤血球内への移行は，**クロライドシフト**，あるいは，その発見者の名をとり，**ハンバーガーシフト**（Hamburger shift）と呼ばれる．このクロライドシフトは，静脈中の赤血球で起こっているが，動脈血中の赤血球では起こっていないから，静脈血の赤血球は動脈血の赤血球よりも浸透圧的に膨化し，静脈血のヘマトクリット値上昇の一因となっている．

　赤血球内の二酸化炭素の一部はヘモグロビンと結合して，カルバミノ化合物を形成する．

B. ま と め

　このように，排出される4 mlの二酸化炭素の多く（69%）は重炭酸イオン由来で，一部（21%）はカルバミノ化合物で，そして，一部（10%）が直接に血漿および赤血球の細胞内液中に溶解しているものに由来する（図16-18）．酸素はほとんどがヘモグロビンとの直接結合により血液中を運ばれるのに対し，二酸化炭素は多くは重炭酸イオンの形で運ばれる点を特徴とするが，この場合もヘモグロビンの緩衝作用に大きく依存しているから，ヘモグロビンは酸素の運搬にも二酸化炭素の運搬にも大きな役割を果たしていることになる．以上に述べた反応はすべて可逆反応であるから，肺胞では二酸化炭素分圧が低下するため，反応は逆に進んで血液中の二酸化炭素は肺胞気中へと移行する．

　そして，二酸化炭素と酸素は運搬形式が異なり，図16-19に示したように，酸素は，運搬できる全量の約25%（残りの75%は予備），5 ml/dlを消費して，その時の分圧差は60 mmHgであり，二酸化炭素は約10%程度（4 ml/dl）を放出して，その時の分圧差は6 mmHgである（ガス交換率0.8）．

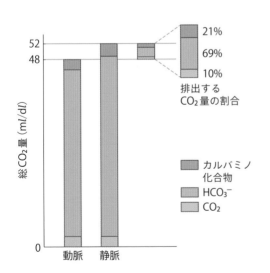

図16-18　動脈，静脈，および肺胞から排出される二酸化炭素の様式
排出される二酸化炭素の由来は，重炭酸（69%），カルバミノ化合物（ヘモグロビン）（21%），物理的溶解（10%）である．

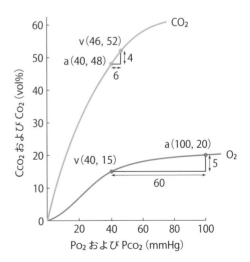

図16-19　酸素と二酸化炭素解離曲線の対比
（　）内はそれぞれの気体の分圧と含有量を示しており，aは動脈血，vは静脈血を示す．縦軸は含有量%，横軸は分圧を示す．
（諏訪邦夫：血流ガスの臨床，第3版，中外医学社，2006より引用）

9. 呼吸を調節するしくみ

A. 呼吸の周期性の形成

1. 呼吸の周期性

われわれは，呼吸の周期を意識的に変えることもできるが，通常は無意識的，律動的に吸息と呼息を繰り返している．その意味では心臓の収縮運動に似ているが，心臓と異なり，肺の組織自身には肺胞を拡げたり縮めたりする筋肉はない．

すでに述べたように，横隔膜の収縮や，外肋間筋の収縮によって胸腔が拡げられたときに肺はふくらみ，これらの筋肉が弛緩したときに縮むのである．横隔膜や外肋間筋は自動能を持たない骨格筋であるから，これらの筋肉を支配する運動ニューロンからインパルスがこなければ収縮しない．頸髄から胸髄の前角にあるこれらの運動ニューロンには，呼吸中枢からのインパルスが周期的にきていて，それにより周期的に興奮する（図16-20）．

2. 呼吸中枢

呼吸の周期性形成に関与する中枢は延髄にある．この呼吸中枢には，吸息筋を支配する運動ニューロンに興奮性のインパルスを送る吸息ニューロンと，呼息筋を支配する運動ニューロンにインパルスを送る呼息ニューロンとがある（図16-20）．吸息ニューロンには，周期的な興奮を繰り返す性質があり，基本的には，呼吸の自動性および周期性はこの吸息ニューロンのはたらきによる．最近，延髄腹側部で吸息ニューロンの活動に先行して活動を開始するグリア細胞が見出され，呼吸ニューロンの周期性機序におけるそのグリア細胞の役割が注目されている．この吸息ニューロンの活動はさらに上位の中枢や末梢の受容器からの信号により多くの修飾を受けている．まず，延髄の直上部にあたる橋からは，この吸息ニューロンの自動的・周期的活動をさらに円滑にするような調節を受けている．また，吸息ニューロンは肺の伸展受容器から迷走神経を伝わってくる求心性インパルスによって，抑制性の影響を受けている．

3. ヘーリング-ブロイエル反射

この迷走神経を介する反射性調節はヘーリング-ブロイエル反射と呼ばれるもので，吸息が進行して肺がふくらんでくると，肺の伸展受容器が興奮し，肺が必要以上にふくらまないように抑制性のインパルスを吸息ニューロンに送って，吸息を呼息に切り換えさせる反射である（図16-21）．しかし，ヒトではあまり関与していない．

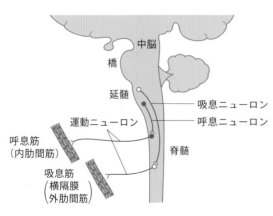

図16-20　延髄の呼吸中枢から呼吸筋への神経経路

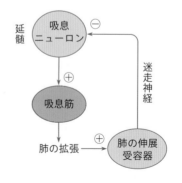

図16-21　ヘーリング-ブロイエル反射
吸息ニューロンの興奮により，肺が拡張すると肺の伸展受容器が興奮し，吸息ニューロンの活動を抑制する．

10. 肺換気量の調節

　呼吸運動は，通常，規則的な周期で起こる律動的運動であるが，その周期や深さは固定したものではない．運動をすると，呼吸の頻度や深さが増す．すなわち換気量が増加する．また，運動をやめて安静にすると酸素消費が減り，二酸化炭素の産生も減ってくるが，そのときには換気量も減少する．呼吸量はきわめて厳密に調節されており，たとえば激しい運動をしても酸素分圧，酸素飽和度が変化することはない．このような換気量の変化はどのようなしくみによるのであろうか．われわれのからだには，血液の酸素分圧や二酸化炭素分圧を検知して呼吸中枢に情報を送る酸素や二酸化炭素の**受容のしくみ**が備わっている．これらの受容のしくみが，換気量の調節に関与している．なお，これらの受容のしくみは，味覚や嗅覚の受容器と同じく，周囲の化学物質の組成（P_{O_2}，P_{CO_2}，pH）の変化を感じることから，**化学受容器**と呼ばれる．

A. 酸素分圧

　血液の酸素分圧の低下を感受する受容器は**頸動脈小体**と**大動脈小体**である．頸動脈小体は総頸動脈が内頸動脈と外頸動脈に分岐する部位にあり，大動脈小体は大動脈弓の近傍にある（図16-22）．動脈血の酸素分圧が低下すると，頸動脈小体からは舌咽神経，大動脈小体からは迷走神経を通って呼吸中枢へ向かうインパルスが増加する（図16-23）．このインパルスの増加により呼吸中枢が刺激されて，換気量が増加する．頸動脈小体や大動脈小体は，二酸化炭素分圧の上昇や水素イオン（H^+）濃度の上昇にも反応して興奮する．したがって，換気量の低酸素に対する反応は，動脈血の二酸化炭素分圧，水素イオン濃度により影響を受けることになる（図16-24）．しかし，酸素分圧が 60 mmHg 以下に下がるといずれの場合も肺換気量は急激に増加する．したがって，この酸素受容器は，酸素分圧の低下に二酸化炭素分圧や水素イオン濃度の上昇を伴うときや，生命を脅かすほどの酸素供給の不足があるときには換気量調節上重要なはたらきをすることがわかる．実際に，空気が薄くなる高所(4,000 m級の高山)に登ったときや，肺疾患によって肺胞への酸素の供給が制限されたときなどに，この酸素分圧受容のはたらきにより呼吸は促進される．

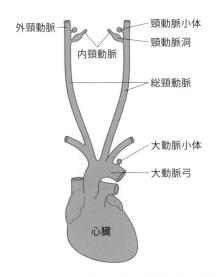

図 16-22　頸動脈小体および大動脈小体の所在

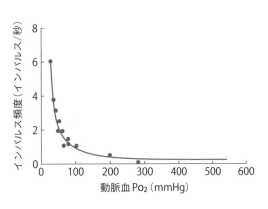

図 16-23　動脈血の酸素分圧の減少に伴い，頸動脈体から呼吸中枢へ向うインパルスの頻度が増加する様子　　　　　　　　　　(Sampson より)

B. 二酸化炭素分圧

　以上に述べたことからわかるように，酸素分圧の受容のしくみは，生命を脅かすような酸素不足に対しては有効にはたらくが，日常的な代謝量の変化に伴う換気量の変化に対しては役割を果たしていない．換気量を代謝量に比例するように調整しているのは，むしろ二酸化炭素分圧の受容のしくみである．頸動脈小体や大動脈小体も二酸化炭素分圧の変化に感受性を持つが，より敏感な感受性を持つ二酸化炭素分圧の受容のしくみが延髄の腹側表面にあり（図16-25），これは**中枢化学受容器**（脳の部位名としては中枢化学受容野）と呼ばれている．

　実験的に，いろいろな濃度の二酸化炭素を含む空気で呼吸させて，肺胞の二酸化炭素分圧を変えると，図16-24に示すように，二酸化炭素分圧が上昇するに従い，1回換気量も呼吸頻度もそれらの積で表される分時換気量もほぼ直線的に増加する．このことから換気量は明らかに肺胞（ならびに血液）の二酸化炭素分圧に依存していることがわかる．

　また，被験者に深呼吸をできるだけ速く繰り返し行わせた後，自然に呼吸するようにさせたとすると，換気量は数分間著しく減少する．これは深呼吸の繰り返しによって二酸化炭素がその産生より速い速度で排出されるため，血中の二酸化炭素分圧が著しく低下してしまい，二酸化炭素分圧の受容のしくみの活動が抑えられるからである．反対に，できるだけ長く息を止めて息こらえをしたとしても，通常，意志に反して短時間で呼吸が始まってしまう．しかも，最初の呼吸は大きい．これは，息を止めている間に血液中の二酸化炭素分圧が上昇し，二酸化炭素分圧の受容を介して呼吸中枢を強く刺激するためである．これらの事実から，二酸化炭素分圧は呼吸中枢を刺激し，換気量を調節する主要な因子であると考えられている．

　中枢化学受容器が二酸化炭素分圧で刺激されるしくみについては，二酸化炭素が直接受容のしくみを刺激するのではなく，血中の二酸化炭素はいったん脳脊髄液中へ出て，そこで水と反応して水素イオンと重炭酸イオンに分かれ，その水素イオンが中枢化学受容器を刺激するとする仮説が有力である（図16-25）．

　なお，二酸化炭素は呼吸を刺激する因子として述べてきたが，このガスの血中濃度が極度に高くなると中枢神経全体に対して麻酔作用を及ぼす（**CO_2ナルコーシス**）．その結果として，呼吸中枢の活動も抑えられて呼吸が停止し，昏睡状態から死に至ることもある．

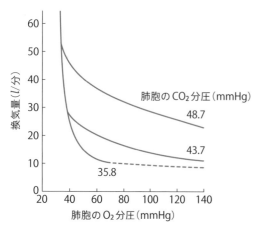

図16-24　肺胞酸素分圧と換気量の関係
曲線上の数値は肺胞の二酸化炭素分圧を表す．
（Loeschke と Gertz, 1958 より）

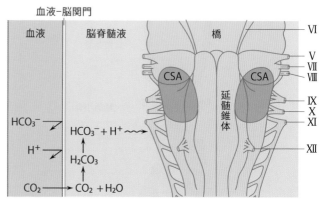

図16-25　延髄の腹側表面における中枢化学受容野（CSA）の所在
この受容野は二酸化炭素分圧の変化を検知する．

11. 呼吸の異常

A. 呼吸頻度と呼吸の深さの異常

　安静時の正常呼吸では，成人の場合，1分間に12〜20回の頻度で，450 m*l* くらいの空気の吸息と呼息を周期的に繰り返している．この呼吸型は，病的な原因で呼吸中枢の興奮が変化すると，呼吸頻度，呼吸の深さ，規則性が変化する．呼吸頻度が増加する場合は**頻呼吸**といい，呼吸頻度が減少する場合は**徐呼吸**という．呼吸停止の場合は無呼吸であるが，**睡眠時無呼吸症候群**では10秒以上の呼吸停止を無呼吸としている．また，呼吸の深さが増す場合は**過呼吸**あるいは**大呼吸**といい，その逆の場合は**浅呼吸**あるいは**呼吸低下**という．明らかに呼吸頻度と1回換気量の両方が増えている場合は**多呼吸**といい，呼吸数も1回換気量も減少している場合は**少呼吸**あるいは**減弱呼吸**という．

B. 呼吸型の異常

1. チェイン-ストークス呼吸

　これは図16-26に示すように，無呼吸の状態と，次第に深くなって再び浅くなるような呼吸とが交代して現れる呼吸型で，心不全，尿毒症，脳疾患，臨終のさいなどに現れる．これらの患者では，上位中枢からの中枢化学受容器に対する抑制が弱まるため中枢化学受容器の二酸化炭素に対する感受性が敏感になっていて，無呼吸期に動脈血の二酸化炭素分圧が上昇すると中枢化学受容器が刺激され，呼吸が促進してくるが，この過呼吸によって二酸化炭素分圧が低下するため，再び呼吸が抑制され無呼吸になるということを繰り返すと考えられている．また，心疾患の患者では，血液の循環時間が延長していて，二酸化炭素分圧の変化が化学受容器に影響を与えるのに正常より長い時間がかかることも関係している．

2. その他の病的呼吸型

　交代性に無呼吸が起こるもう1つの呼吸型として，**ビオー呼吸**がある．この呼吸型では，無呼吸期からいきなり過呼吸が始まり，過呼吸期は突然無呼吸期に変わる点を特徴とする．この呼吸型は，脳圧亢進を伴う脳炎，髄膜炎，脳腫瘍などでみられることがある．その他の病的呼吸としては糖尿病や尿毒症のアシドーシスでみられる，ゆっくりとした大きな呼吸，**クスマウル大呼吸**（図16-26）や，肺水腫，肺塞栓症でみられる浅くて速い呼吸（浅速呼吸）などがある．

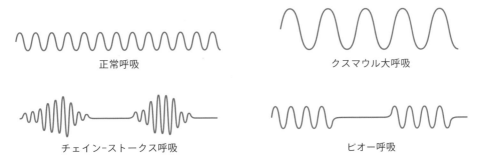

正常呼吸　　　　　　　　　　　　クスマウル大呼吸

チェイン-ストークス呼吸　　　　　　　ビオー呼吸

図16-26　チェイン-ストークス呼吸とビオー呼吸

12. 人工呼吸

　心臓は拍動しているが，呼吸が停止してしまうということが起こることがある．このような場合，可及的速やかに，人工呼吸を施さなければならない．人工呼吸法にはいろいろな方法があるが，機械装置を使わない方法の中でもっとも有効な方法としては，口から口への人工呼吸法がある．

A. 口から口への人工呼吸法（mouth-to-mouth artificial respiration）

　患者をまず上向きに寝かせて，首の下に手を当てて持ち上げるか，あごの下に手を当てて持ち上げ，他方の手で額の部分を下へ押さえるようにすると，喉の後壁に付いて気道を塞いでいた舌が離れ，気道が確保される（図16-27 A）．そこで，前額に当てた手の指で患者の鼻をつまみ，患者の口を術者の口でおおい，息を吹き込む（図16-27 B）．吹き込んだら術者は患者から口を離し，患者の胸郭の重みと肺の弾力性によって空気が受動的に吐き出されるのを確認する．1分間に12回位の頻度で，安静時1回換気量の約2倍の呼気を吹き込む．空気は一部胃に入ってしまうので，時々，腹壁を上方に圧迫して排気させる．この方法では，術者の呼気を患者に与えているのであるが，呼気には十分な酸素がまだ含まれており，二酸化炭素が多いことは，患者の呼吸中枢（二酸化炭素受容器）を刺激するのにむしろ有益である．

B. 機械的人工呼吸装置

　これには，患者の顔面にマスクをかぶせて，それを介して，陽圧で空気を間欠的に患者の肺に送り込む，間欠加圧式人工呼吸装置と，患者の頭を除く全身をタンクの中に入れて，タンク内を一定のリズムで陰圧にして，正常呼吸の場合と同じように胸郭をふくらまして呼吸をさせる機械的陰圧人工呼吸装置とがある（図16-28）．前者は主として手術場などで一時的な呼吸停止あるいは呼吸不全に対して使われる装置であり，後者は，小児麻痺などで慢性呼吸不全に陥った患者に用いられる．

A.

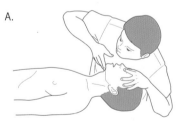

B.

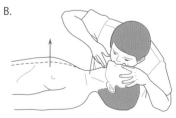

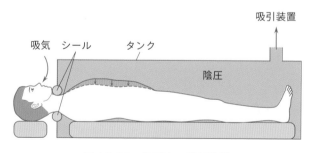

図16-28　陰圧人工呼吸装置

図16-27　口から口への人工呼吸法
A. 頭部後屈あご先挙上ののち鼻をつまむ．
B. 口を大きく開いて患者の口をおおい，上腹部を横目で見ながら息を吹き込む．

尿の生成と排泄 17.

腎では，腎へ流入する**血液をろ過**し，そのろ液の組成をそのときどきのからだの必要に応じて量的・質的に変化させて尿の形で**腎盂・尿管・膀胱**へと排出している．したがって，腎へ流入する血液は腎の組織の栄養や酸素補給を行っているばかりでなく，尿生成の原材料となっている．

腎は，最大の代謝産物である二酸化炭素を排泄する肺と共に二大排泄器官とされるが，細胞を取り巻く体液の恒常性維持にも大きな役割を果たしている．さらに，**レニン**，**エリスロポエチン**を分泌する内分泌機能も有する．腎の機能をまとめると表 17-1 のようになる．

1. 腎の機能的構造

腎は，からだの背側で横隔膜の直下にある大きなソラマメのような形の臓器で，片方の腎の重さは約 160 g ある（図 17-1）．腎を縦に切ってみると外側の**皮質**と内側の**髄質**が区別され，髄質よりさらに内側に，生成された尿が放出される**腎盂**があり，これは**尿管**に続いている．腹大動脈から分かれた**腎動脈**は，腎錐体の間を上がって皮質と髄質の間を弓状に走り（**弓状動脈**），そこから皮質に向けてほぼ直角に枝を出す（**小葉間動脈**）．小葉間動脈から分かれた枝は細動脈（**輸入細動脈**）となり，さらに，毛細血管に変わり，糸球体をつくる．

表 17-1　腎機能のまとめ

1.　生体に不要な不揮発性物質の排泄
a. タンパク質代謝の最終産物である窒素化合物（尿酸，尿素，クレアチニン）の排泄
b. 糖質，脂質の中間代謝産物（乳酸，アセトン体など）の排泄
c. 体内の解毒作用で生じた物質の排泄
d. 血液に溶けている異物の排泄
2.　体液恒常性維持機能
a. 体液浸透圧の調節
b. 体液量の調節
c. 体液 pH の調節
d. 体液電解質組成の調節
3.　内分泌機能
a. レニンの分泌
b. エリスロポエチンの分泌

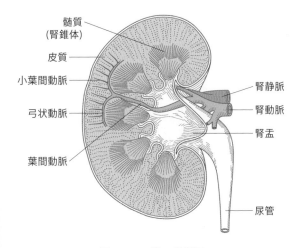

図 17-1　腎の縦断面

　糸球体はボーマン嚢とともに**腎小体**を形成する（図17-2）．**糸球体毛細血管**の内皮細胞と基底膜はその外側は**足細胞**と呼ばれる上皮細胞におおわれている．足細胞は多数の足突起を有し，その突起を隣同士組み合わせている．糸球体毛細血管からは，内皮細胞に開いた窓（直径70〜90 nm）と足細胞の突起間隙（直径25 nm）を通過できるものがろ過されることになる．内皮細胞と足細胞の間には**メサンギウム細胞**と呼ばれる細胞が存在するが，この細胞は個々の毛細血管ループがばらばらにならないように束ねている．また，メサンギウム細胞には収縮性があり，糸球体血管からの血漿のろ過調節にも役割を果たしていると考えられている．糸球体毛細血管が集まって，腎小体を出るときは再び細動脈（**輸出細動脈**）となっている．

　糸球体は，ボーマン嚢にすっぽり囲まれており，このボーマン嚢は尿細管に続いている．腎小体は，糸球体とボーマン嚢をあわせた部分のことで，ここで**血漿のろ過**が行われる．ボーマン嚢中へろ過された血漿のろ液（糸球体ろ液）は尿細管中へ運ばれる．**尿細管**はまず皮質部で曲がりくねって**近位尿細管**となり，続いて髄質に伸びてヘアピンのように折れ曲がった**ヘンレのループ**（係蹄）となる．ヘンレのループは，近位尿細管より細くなって髄質へ直進する**下行脚**と，髄質で折り返して皮質へ向う**上行脚**の2つの部分からなる．ヘンレのループの上行脚の途中から尿細管は再び太くなっている．皮質に至ると再び曲がりくねって**遠位尿細管**となり，その尿細管が出た腎小体の輸入細動脈の近くを通ってから**集合管**へ入る．集合管は皮質から髄質に向かい，腎盂につながる（図17-3）．輸出細動脈となって腎小体を出た血管は再び**毛細血管**となり，近位尿細管，遠位尿細管を取り巻くほか，直血管となって髄質内へ深く進み，再び折り返すものもある．毛細血管は集まって**弓状静脈**となり，さらに**腎静脈**となって腎から出ていく．

　腎小体とそれに続く近位，遠位の尿細管が，腎における尿生成の機能的単位となっており，これを**ネフロン**（**腎単位**）と呼ぶ．左右の腎にそれぞれ約100万のネフロンがある．尿は，糸球体ろ液が尿細管，集合管を流れる間にろ液の成分の一部が管壁から再吸収されたり，血液の成分や管壁の細胞が産生する物質が管内に分泌されたりすることにより生成される．

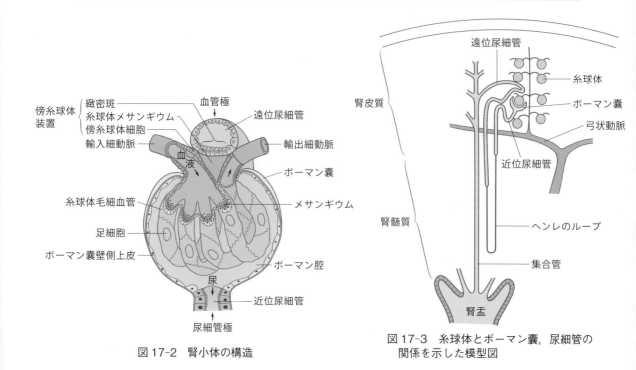

図17-2　腎小体の構造

図17-3　糸球体とボーマン嚢，尿細管の関係を示した模型図

2. 糸球体ろ過

　糸球体毛細血管からボーマン嚢への血漿のろ過は**限外ろ過**で行われる．限外ろ過とは分子レベルでふるい分けが行われることで，糸球体ろ過膜は分子量 10,000 くらいまでの分子なら水と同じような速度で透過させるが，分子量が 70,000〜80,000 以上になるとほとんど透過させない．したがって，**血清アルブミン**（分子量：69,000），**ヘモグロビン**（分子量：68,000）はわずかにろ過されるが，それ以上の大きい**タンパク質**はろ過されない．しかし，それでも一般の毛細血管よりは 25 倍も透過性が高く，糸球体血圧も高くなっているので，単位ろ過面積当りのろ過量は多い．糸球体血圧が一般の毛細血管血圧より高いのは，糸球体毛細血管が細静脈につながらず，細動脈（輸出細動脈）につながっているからである（図 17-4）．糸球体血圧は約 45 mmHg，血漿の膠質浸透圧は約 20 mmHg（ろ過水分量が多いので，血漿中にとり残される大分子の濃度が高くなり，膠質浸透圧が一般の毛細血管より上昇する．この膠質浸透圧はボーマン嚢中にろ過された水分を毛細血管へ引き戻そうとする力となる），ボーマン嚢内圧は約 10 mmHg（これも，ろ液の水分を毛細血管へ引き戻す力となる）であるから，ろ過圧は［45 mmHg − 20 mmHg − 10 mmHg］で約 15 mmHg となる．糸球体ろ過量は糸球体血圧が上がれば増える．糸球体血圧は輸入細動脈の収縮・拡張によって調節されている．腎の血流量は全身血圧が中等度の範囲（平均血圧 80〜200 mmHg）で変動しても一定に保たれる性質がある（図 17-5）．この性質は**腎血流の自己調節**と呼ばれ，輸入細動脈が血圧上昇によって伸展されると収縮反応を起こすことによるものと考えられている（ベイリス効果）．

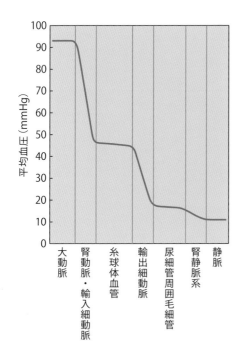

図 17-4　腎血管系の各部位における平均血圧

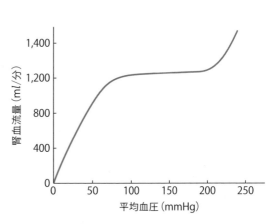

図 17-5　全身の平均血圧と腎血流量との関係
平均血圧が 80 mmHg から 200 mmHg の範囲では腎血流量がほとんど変化しない．

3. 糸球体ろ過量，腎血漿流量，クリアランス

糸球体ろ過量（glomerular filtration rate；**GFR**）は，両腎合わせて毎分約 125 m*l*（110〜130 m*l*/分）である．**糸球体血漿流量**（糸球体ろ過では血球成分は関係がないので，通常血漿のみの流量を問題にする）は毎分約 625 m*l* であるから，糸球体を流れる血漿の約 20％がろ過されることになる．糸球体ろ過量は 1 日では約 180 *l* に及び，全身の血漿量の 50 倍以上，体内全水分量のほぼ 4 倍に当る．これだけの水分量がそのまま尿として排泄されてしまうと，からだは数時間で完全にひからびてしまうことになるが，実際は，糸球体でろ過された血漿量の 99％以上が尿細管および集合管で血液中に**再吸収**され，**尿**として排泄されるのは 1 日約 1.5 *l*，わずか 1％以下である（図 17-6）．

血漿に含まれるある物質が尿中に排泄される量は，

（糸球体ろ液の中に出てくる量）−（尿細管での再吸収量）＋（尿細管での分泌量）

である．しかし，尿細管での再吸収量や分泌量は物質によって著しく異なる．

a. 糸球体ろ過量：イヌリンは糸球体の膜を自由に透過するから，ボーマン嚢内の濃度が血漿中の濃度と同じになるまでろ過される．そして，この物質は尿細管では再吸収も分泌もされない．イヌリンは生体内にはない物質（キク科の植物の根に含まれる）であるが，ヒトに投与しても無害である．イヌリンを投与したとき尿中に排泄されるイヌリン量は，同じ時間内にろ過された糸球体ろ液中のイヌリンがそのまま出てきたものであるから，糸球体ろ液中の量に等しい（図 17-7）．一方，糸球体ろ液中のイヌリンの濃度は，血漿中の濃度に等しいから，一定時間に尿中に排泄されたイヌリン量［尿中イヌリン濃度（U_{IN}）×尿量（V）］とボーマン嚢中へのイヌリンろ過量［血漿中イヌリン濃度（P_{IN}）×糸球体ろ過量（GFR）］は等しい．したがって，

$$U_{IN} \times V = P_{IN} \times GFR$$

$$糸球体ろ過量（GFR）= \frac{U_{IN} \times V}{P_{IN}}$$

となる．

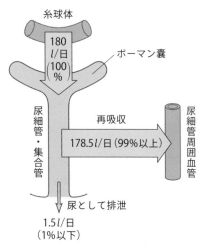

糸球体

180
l/日
（100）
％

ボーマン嚢

尿細管・集合管

再吸収

178.5*l*/日（99％以上）

尿細管周囲血管

尿として排泄

1.5*l*/日
（1％以下）

図 17-6　糸球体ろ過量（GFR）と尿細管・集合管における水分再吸収量および尿量との関係
両腎に 200 万あるネフロンを 1 つのネフロンに代表させて描いた模型図．

臨床的には，生体内物質であるクレアチンを使ったクリアランス法（後述．Cr 基準値，男性：0.65〜1.09 mg/d*l*，女性：0.46〜0.82 mg/d*l*）で GFR を評価してきた．しかし，腎機能低下時にも**クレアチニンクリアランス**で測定された GFR 値は低下しないなどの問題があることが認識されてきた．そのため，慢性腎臓病（CKD）の病期分類には，「人種，性別，年齢」を補正した **eGFR**（**estimated GFR**，推算 GFR）が普及してきている．計算式は，18 歳以上の場合，

$$\text{eGFR（ml/分/1.73 m}^2) = 194 \times Cr^{-1.094} \times \text{年齢（歳）}^{-0.287} \quad (\text{女性は，} \times 0.739)$$

b. 腎血漿流量（renal plasma flow；RPF）：パラアミノ馬尿酸（PAH）は，糸球体でろ過されるほか，尿細管で分泌されるが再吸収はされない物質である．そのため，血漿中濃度が 0.08 mg/m*l* 以下であれば，血液が 1 回腎を通過することによって，その 90% が尿中に出てしまう．したがって，一定時間内に尿中に排泄された PAH 量［尿中 PAH 濃度（U_{PAH}）×尿量（V）］は腎血漿流量の 90% に含まれる PAH 量［血漿中 PAH 濃度（P_{PAH}）×腎血漿流量（RPF）×0.9］に等しいことになる．

$$U_{PAH} \times V = P_{PAH} \times RPF \times 0.9 \quad \text{ゆえに，}$$

$$\text{腎血漿流量（RPF）} = \frac{U_{PAH} \times V}{0.9 \times P_{PAH}}$$

となる．

このように，イヌリンや PAH を血中に投与することにより，それぞれ，糸球体ろ過量，腎血漿流量を測定することができる（図 17-7）．なお，血液の約 55% が血漿であるから，腎血漿流量を 0.55 で割れば腎血流量が求められる．

c. クリアランス：一般に，物質 X の 1 分当りの尿中排泄量［物質 X の尿中濃度（U_X）×尿量（V）］をその物質の血漿中濃度（P_X）で割った値を，物質 X の**クリアランス**（C_X）という．すなわち，

$$C_X = \frac{U_X \times V}{P_X} \quad (\text{ml/分})$$

クリアランスは，一定時間内に尿中へ排泄されたある量の物質が，血漿中にあったときには，何 m*l* の血漿に含まれていたかを表す値である．言い換えると，ある物質に関して血漿が清浄化される速度ということになる．

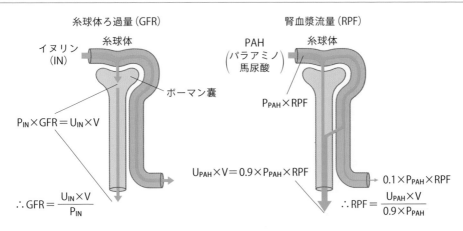

図 17-7　糸球体ろ過量（GFR）と腎血漿流量（RPF）の測定
ネフロンの模型図は 1 つで腎のすべてのネフロンを代表すると考えた模型図．

4. 尿細管における再吸収

大分子の血漿タンパクを除き，ほとんどの血漿成分は糸球体からボーマン嚢内へ出てくるので，その中の生体にとって必要な成分は尿細管を通る間に選択的に再吸収して，血中へ取り戻さなければならない．再吸収されずに残された物質は，後に述べるような尿細管へ分泌される物質と共に尿として排泄される．再吸収される物質の主なものはナトリウムイオン（Na^+），塩素イオン（Cl^-），重炭酸イオン（HCO_3^-）などのイオン，グルコース，アミノ酸などの栄養素，それに水である．再吸収は濃度の低い方から高い方へ物質を運ぶ**能動輸送**で行われる場合と，濃度の高い方から低い方へ物質を運ぶ**受動輸送**で行われる場合とがある．

A. ナトリウムイオン（Na^+），塩素イオン（Cl^-）の再吸収

糸球体ろ液の中にもっとも大量に含まれる物質は Na^+ と Cl^- である．これらのイオンの70〜75％は近位尿細管で再吸収され，残りの大部分も，ヘンレのループ上行脚の太い部分，遠位尿細管，集合管で再吸収される．

1. 近位尿細管

尿細管壁の細胞内は Na^+ 濃度が低く，また，細胞外に対し細胞内は電気的に負になっており，管壁細胞の管腔側の膜にはナトリウムポンプがないので，尿細管腔中の Na^+ は尿細管壁の細胞内へ入っていく．管壁細胞の間質側の膜および側方の膜にはナトリウムポンプがあり，細胞内の Na^+ を細胞外へ汲み出している（図17-8）．Na^+ がポンプにより能動輸送されて間質側より管腔内の濃度が低くなると管腔内の浸透圧が低下するので，その浸透圧勾配に従って水も管腔内から間質側へ浸透により再吸収される．このように，近位尿細管では Na^+ と同時に水も再吸収されるので，尿細管内外の浸透圧は等しい（等張）．Na^+ が能動的に再吸収されると Na^+ は陽イオンであるので，管腔内が負になる傾向が生れる．Cl^- はこの尿細管内外の電位勾配に従って受動的に再吸収される．

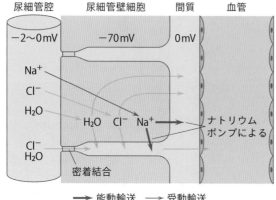

図 17-8　近位尿細管における Na^+，Cl^-，水の再吸収

2. ヘンレのループ

腎の髄質では深部になればなるほど間質の浸透圧が高くなっている（高張）. **ヘンレのループの下行脚**では水の透過性はよいが, Na^+ の透過がよくないので, 髄質の深部へ進むに従い, 尿細管から水だけが抜き取られ, 尿細管内液の浸透圧は上昇する. **ヘンレのループの上行脚**は下行脚とは逆に水に対し不透過性となっており, Na^+ の透過性は比較的よい. したがって, 上行脚の細い部分では上行するに従い Na^+ や Cl^- が受動的に再吸収される. さらに上行脚の太い部分には, NaCl の能動輸送による再吸収のしくみがある. 上行脚の太い部分の尿細管も水不透過であるので, NaCl の能動輸送による再吸収が行われると, 尿細管内液の浸透圧は上行するに従い次第に低張となる.

3. 遠位尿細管と集合管

ヘンレのループを上行する間に, 低張液となった尿細管内液は遠位尿細管, 集合管において, さらにナトリウムポンプによる Na^+ の再吸収を受ける. 遠位尿細管においては, 近位尿細管とは異なり, 水が再吸収されにくい. このため, 尿細管内液は低張の状態で集合管に入る. 遠位尿細管の一部と集合管における Na^+ の再吸収は副腎皮質ホルモンの1つ, **アルドステロン**により調節を受けている. すなわち, 血中のアルドステロン濃度が高いときは Na^+ 再吸収量は増加し, 血中アルドステロン濃度が低いときは Na^+ の再吸収量は減少する.

以上述べた Na^+, Cl^- の尿細管各部位における再吸収のされ方を図 17-9 にまとめた.

Na^+ の尿中排泄量を左右する因子としては, 糸球体でろ過される Na^+ 量（これは GFR の変化に伴って増減する）, 血中アルドステロン濃度, それに心房から分泌される**心房性ナトリウム利尿ペプチド（ANP）**などがある.

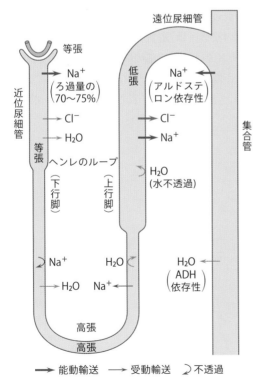

図 17-9　尿細管各部位における Na^+, Cl^-, 水の再吸収のされ方を示す図

B. 水の再吸収と排泄

　水は糸球体ろ過量の 60〜70% が，近位尿細管における Na^+ の再吸収に伴って再吸収される．残り 30〜40% の水の大部分がヘンレのループの下行脚および遠位尿細管，集合管で再吸収され，通常，排泄される水分は糸球体ろ過量の 1% 以下である．

　しかし，からだの水分の需要に応じて水の再吸収量の調節が行われており，その調節を行っているのは，**集合管**である．集合管の管壁の細胞は**バゾプレッシン**（抗利尿ホルモン，ADH ともいう）の血中濃度が高いときは水の透過性がよいが，このホルモンの血中濃度が低下すると水を通さなくなる．したがって，低張になって集合管へ入ってくる尿細管内液は，血中バゾプレッシン濃度が低いときは，そのまま腎盂へ出て大量の低張尿を排出するが，血中バゾプレッシン濃度が高いときは集合管で水が再吸収され，少量の高張尿が排出される．下垂体後葉から分泌されるバゾプレッシンは，血漿浸透圧が高いときや血液量が減少したときにその分泌が増加するホルモンである（p. 157，10章5項参照）．生体は，体液の浸透圧や量が変化すると，バゾプレッシンの分泌量を変化させて尿の濃度と排泄量を変え，体液の浸透圧や量の恒常性を維持しているのである．

1. バゾプレッシンの作用のしくみ

　バゾプレッシンが集合管細胞の血管側の細胞膜にある受容体（V_2 受容体）に結合するとサイクリック AMP，プロテインキナーゼを介して，**アクアポリン**と呼ばれる水チャネルタンパク質が管腔側の細胞膜に急速に運ばれて，はめ込まれる．この**水チャネル**により集合管内の水が浸透圧勾配にしたがって効率的に集合管細胞内に移動し，さらに間質へと再吸収される．血中バゾプレッシン濃度が低下すると，水チャネルタンパク質は膜からはずされるが，再び膜に包まれて小胞として細胞内にとどまりリサイクルされる（図 17-10）．

2. 濃縮尿ができるしくみ

　ところで，水は受動輸送で再吸収されるのであるから，バゾプレッシンによって集合管壁の水透過性が高くなっていても，集合管の外側（腎の間質）の浸透圧が高くなければ尿が高張になるまで濃縮されることはないはずである．腎の間質の浸透圧は，皮質部では血漿の浸透圧に等しいが，髄質部では深部になるほど高くなっており，ヒトでは髄質深部の間質の浸透圧は皮質部間質の 4〜5 倍も高い．バゾプレッシンによって集合管の水透過性がよくなっているときには，腎髄質のこの高い浸透圧により集合管内液から水が引き出され，濃縮された尿ができるのである．

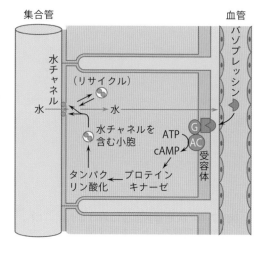

図 17-10　集合管に対するバゾプレッシンの
　　　　　作用と水チャネル

3. 腎の皮質-髄質間の浸透圧勾配

腎の皮質と髄質の間に浸透圧勾配がつくられるしくみは，ヘンレのループの**対向流系**としてのはたらきと尿素の髄質への蓄積によって説明されている．対向流とはヘンレのループのようなヘアピン状（あるいは U 字管状）の管の中を液が互いに反対方向に流れることをいう．ヘンレのループの上行脚では，管内の NaCl を能動的に汲み出すが，水は不透過であるので，上行脚管内に水が残り，管内の浸透圧は低下する．一方，上行脚から汲み出された NaCl により間質の浸透圧は上昇する．ヘンレのループ下行脚の管壁細胞は，NaCl の透過性はよくないが水の透過性はよいので，上行脚の作り出す間質の浸透圧上昇により水を引き出されながら下行する．その結果，下行脚管内液の浸透圧は髄質深部に行くほど上昇する．ヘンレのループ上行脚の最初の細い部分には，能動輸送能はないが，NaCl の透過性はよいので高張になっている管内液から NaCl が受動的に間質液へ出てきて，髄質の浸透圧を上げる（図 17-11）．

タンパク代謝の最終産物の 1 つである**尿素**は，糸球体で血漿から自由にろ過された後，尿細管集合管各部位の膜透過性の違いにしたがって受動的に再吸収されたり分泌されたりする物質である．尿素に対する膜透過性は近位尿細管からヘンレのループ下行脚まではよく，ヘンレのループ上行脚から集合管にかけては不良である．しかし，集合管の髄質深部ではバゾプレッシン存在下で透過性がよくなり，水と共に大量に再吸収される．髄質に出た尿素はヘンレのループにまた分泌されて集合管に至るから，尿素はネフロンの後半部分を再循環するが，ヘンレのループ下行脚の尿素透過性は集合管髄質部の尿素透過性よりやや劣るので，集合管髄質部で再吸収された尿素の一部は髄質に蓄積される．このようにして蓄積される尿素が，腎髄質の高浸透圧に貢献している（図 17-11）．

腎髄質には皮質からループ状に下行する直血管が分布しており，その対向流効果により，腎髄質の高浸透圧は維持されている．

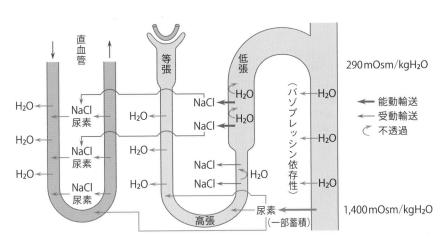

図 17-11　対向流系と尿素による腎皮質-髄質間の浸透圧勾配形成

4. 集合管における水の再吸収

　ところで，集合管へ入ってくる管内液は糸球体ろ過量の約15%であるが，そこから再吸収される水分量は血中のバゾプレッシン濃度による．最大のバゾプレッシン分泌があるときは，糸球体ろ過量の14%以上が集合管で再吸収され，わずか0.3%が尿として排泄される．そのときの尿の浸透圧濃度は，1,400 mOsm/kgにも達する．一方，バゾプレッシンが血中にないときは，集合管壁の細胞は水を通しにくくなるため，遠位尿細管に至るまでに低張にされた管内液は，そのまま腎盂に出て，低張尿が排泄される．その場合の尿の浸透圧濃度は30 mOsm/kgくらいまで低下し，尿量は15〜16 ml/分となる．16 ml/分の速度で尿が1日出続けたとすると，23 l/日となり，正常なヒトの尿量（1.5 l/日）の15倍以上となる．

5. 尿 崩 症

　内分泌の章（10章）で述べたように，バゾプレッシンは視床下部にある神経分泌細胞で産生され，下垂体後葉へ送られてそこで放出される．また，バゾプレッシンの放出は，血漿の浸透圧をモニターしている浸透圧受容器と，血液量，血圧をモニターしている容量受容器，圧受容器からの信号によって調節されている（図17-12）．視床下部から下垂体後葉までの経路のどこかが障害されると，バゾプレッシン分泌が止まり，集合管での水の再吸収量が減少して尿量が著しく増加する（図17-13）．このような疾患を**尿崩症**という．

6. 水 利 尿

　バゾプレッシンを分泌する細胞の障害がなくても，大量の水を飲むと血漿浸透圧が下がるため，浸透圧受容器からの促進性の信号が減り，バゾプレッシン分泌が抑制される．その結果，やはり尿量が増してくる．このようなしくみにより飲水によって尿量が増えることを**水利尿**という（図17-13）．水を飲むと尿量が増すことは日常経験するところであるが，これもバゾプレッシン分泌の減少を介して起こる現象である．

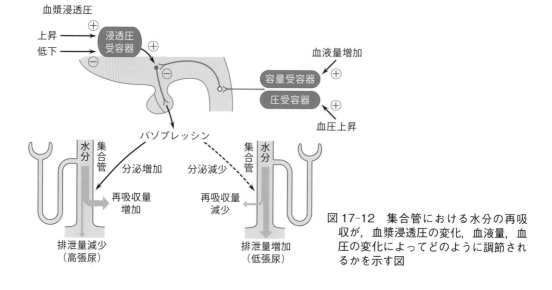

図17-12　集合管における水分の再吸収が，血漿浸透圧の変化，血液量，血圧の変化によってどのように調節されるかを示す図

7. 水　中　毒

　先に述べたように，バゾプレッシンの分泌がないときの尿量は 15〜16 ml/分である．からだの水分は，皮膚（発汗，不感蒸泄），呼吸器からも失われ，大便中に含まれて排泄される分もあるが，快適環境にいる場合，腎以外から失われる水分量は約 1.0 l/日（1 分間当りにすると約 0.7 ml）である．これらをあわせた水分排泄量よりも速い速度で水分を摂取し続けると，水分が体内に蓄積されてくる．その結果，体液の浸透圧が低下し，水分が細胞内へ入って細胞がふくらむ．脳の神経細胞が細胞内への水分の流入によりふくらんでくると脳機能の異常を起こし，痙攣，昏睡をきたしてついには死に至ることがある．体内に過剰に蓄積された水分により体液の浸透圧が低下して起こるこのような症状を**水中毒**という．

8. 浸透圧利尿

　マンニトールやその他の多糖類など，糸球体でろ過されるが尿細管で再吸収されない物質を高濃度液として投与すると，近位尿細管内液が高浸透圧となるため，Na^+ の能動的再吸収に伴う水の再吸収が制限される．その結果として尿量が増すことを，**浸透圧利尿**という．この場合，近位尿細管では，管内の Na^+ 濃度が低下する傾向を生じるため再吸収された Na^+ が管内へ逆流してきて正味の Na^+ 再吸収が減少する．そのため，浸透圧利尿の場合は水利尿の場合と異なり，大量の Na^+，Cl^- が水と共に排泄される．多量の食塩を投与したときも浸透圧利尿が起こる．糖尿病では尿量増加の症状がみられるが，これは近位尿細管で再吸収しきれないほど大量のグルコースが糸球体からろ過されてくるので，再吸収されないグルコースが尿細管内の浸透圧を高め，浸透圧利尿を起こすことによる．

　水利尿は集合管での水の再吸収の抑制により起こるのに対し，浸透圧利尿は主として近位尿細管での水の再吸収の抑制で起こるもので，浸透圧利尿時の尿量増加は水利尿時よりはるかに大きくなりうる．

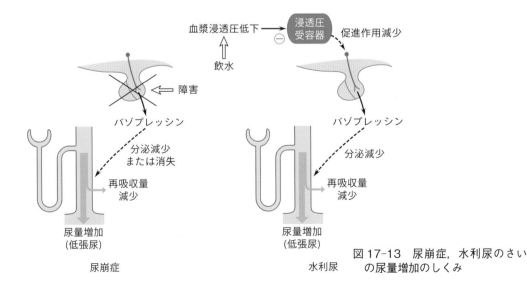

図 17-13　尿崩症，水利尿のさいの尿量増加のしくみ

C. グルコースの再吸収

糸球体の膜は**グルコース**を自由に透過させるので，糸球体ろ液のグルコース濃度は**血中グルコース濃度（血糖値）**と同じである．通常，ろ過されたグルコースは近位尿細管で能動輸送のしくみにより，ほとんど完全に再吸収されてしまい，尿中には排泄されない．しかし，血中のグルコース濃度が正常値 100 mg/dl の約 2 倍を越えると，近位尿細管におけるグルコース再吸収能の限度を上まわる量のグルコースが糸球体でろ過されるようになるため，再吸収されなかったグルコースが尿中に出てくる（図 17-14）．ある物質の尿細管における再吸収や分泌の能力に限度がある場合，最大に再吸収しうる量または最大に分泌しうる量を**最大輸送量**といい，**Tm** という記号で表す．グルコースの Tm は約 375 mg/分である．血中グルコース濃度を変化させて，グルコースの尿細管からの再吸収量，糸球体ろ過量，尿中排泄量の変化をみると図 17-15 のようになる．血中グルコース濃度が低い間はろ過されたグルコースは全量近位尿細管で再吸収されるので，糸球体ろ過量と再吸収量は一致し，尿中排泄量は 0 となる．グルコースの再吸収量が Tm に達した後も血中グルコース濃度を上昇させると，糸球体ろ過量は血中濃度に比例して増え続けるが，再吸収量は一定になっているから，ろ過量と Tm の差の分だけ尿中に排泄されるようになる．

　糖尿病では多量のグルコースが尿中に排泄されるが，これは腎の機能に異常があるためではない．糖尿病では血中のグルコース濃度が異常に高くなっているために，Tm を越えるグルコースがろ過され，再吸収しきれなかった分のグルコースが尿中に排泄されてしまうのである．正常なヒトでも一時に大量の糖分をとると，一時的に血中グルコース濃度が上がり，しばしば 200 mg/dl を越える．こういうときには一過性に糖尿が現れる（食事性糖尿）．これに対し，近位尿細管におけるグルコース再吸収のしくみに異常があり，そのため Tm が低くなっていて血中グルコース濃度が正常であるのに糖尿を起こす場合がある．そのときの糖尿は**腎性糖尿病**と呼ばれる．

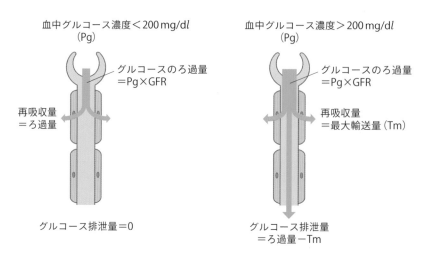

図 17-14　血中グルコース濃度とグルコースの糸球体ろ過量，再吸収量，尿中排泄量の関係

D. アミノ酸の再吸収

　アミノ酸も，通常，糸球体でろ過された量のほとんど全部が近位尿細管で再吸収される．その再吸収にはやはり Tm があるが，グルコースの場合に比べ Tm がきわめて高いので，血中アミノ酸濃度が高くなっても尿中に排泄されてくることはまれである．アミノ酸は中性，塩基性，酸性のアミノ酸に分類されるが，それらはそれぞれ別の輸送系により再吸収される．先天的にこれらのアミノ酸輸送系の1つが障害されているために，一部のアミノ酸が尿中に排泄されることがある．これを**部分的アミノ酸尿**という．これに対し，すべてのアミノ酸輸送系の障害のためあらゆる種類のアミノ酸が尿中に出てくる場合を**汎アミノ酸尿**という．

5. 尿細管における分泌

　からだにとって不要な一部の代謝産物や，からだにとって異物である薬物は，糸球体でろ過されるうえに尿細管でさらに分泌されて能率よく尿中に排泄されている．これら尿細管で分泌される物質にはフェノールレッド，馬尿酸，パラアミノ馬尿酸，グルクロン酸，ペニシリン，サリチル酸などの有機酸と，グアニジン，ヒスタミン，コリンなどの有機塩基とがある．有機酸や有機塩基は血中を運ばれて腎に分泌されるが，尿細管細胞内でつくられて尿細管腔に分泌される物質として，H^+ とアンモニアがある．そのほか，K^+ が遠位尿細管で H^+ の分泌と競合する形で分泌される．

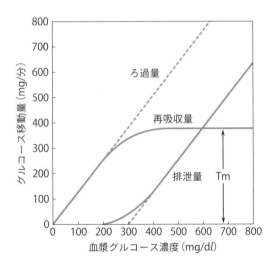

図 17-15　血中グルコース濃度を変化させたときのグルコースのろ過量，再吸収量および排泄量の変化

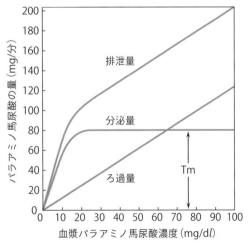

図 17-16　パラアミノ馬尿酸（PAH）の血中濃度を変化させたときのパラアミノ馬尿酸のろ過量，分泌量，排泄量の変化
パラアミノ馬尿酸の尿中排泄量はその血中濃度と共に増加するが，分泌が Tm に達した後はろ過量に比例していることに注目．

A. 有機酸の分泌

　　有機酸の分泌は，濃度勾配に逆らって能動輸送のしくみにより行われる．上記の有機酸はいずれも速やかに腎から排泄される物質であり，血中の濃度があまり高くないときには，1回血液が腎を通ると，ろ過と分泌によりその大部分が血液から抜き取られ排泄されてしまう．**パラアミノ馬尿酸（PAH）**は，この性質を利用して**腎血漿流量の測定**に用いられる．しかし，有機酸の分泌にも最大輸送量(Tm)があるため，血中濃度が高くなると排泄の能率は低下する(図17-16)．

B. 水素イオン（H⁺）の分泌

　尿細管の細胞は**水素イオン（H⁺）**を産生して尿細管腔に分泌する．尿細管の H⁺ を分泌するはたらきは同時に**重炭酸イオン（HCO₃⁻）**を血液へ供給するしくみとしてはたらくので，体液の pH を維持するうえできわめて重要である．尿細管の細胞は，

$$H_2O + CO_2 \rightleftharpoons H_2CO_3$$

の反応を触媒する**炭酸脱水酵素**を含んでいるので，炭酸（H_2CO_3）を急速につくることができる（図17-17）．H_2CO_3 は H⁺ と重炭酸イオン（HCO₃⁻）に解離するが，解離した H⁺ は管腔側の細胞膜を通して Na⁺ が細胞内へ入るのと交換に尿細管腔へと分泌される．細胞内に入った Na⁺ は，細胞の底面と側面にあるナトリウムポンプの作用で汲み出され，それと同時に HCO₃⁻ は受動的に間質側へ出ていく．このように，H⁺ が1個分泌されるごとに，HCO₃⁻ 1個と Na⁺ 1個とが間質へ入り，さらにそのあと血流に入る．

　H⁺ はこのようなしくみで尿細管壁細胞から尿細管腔へ分泌されるが，管腔内の H⁺ 濃度があまり高くなると（管内液の pH が約4.5より低下すると），それ以上 H⁺ は分泌されなくなる．ところが，尿細管腔では次の3つの反応が起こり H⁺ を取り除くので，H⁺ は分泌され続けることができる．第1の反応は，糸球体でろ過されて出てきた HCO₃⁻ と，分泌された H⁺ との反応である．通常，血液中には HCO₃⁻ がかなり含まれており，HCO₃⁻ は糸球体を自由に通過するから尿細管へ大量ろ過されて出てくる．この HCO₃⁻ と分泌された H⁺ とで，尿細管壁細胞内で起こるのとは反対の方向に反応が進み，水と二酸化炭素になる（図17-18のI）．このさいに

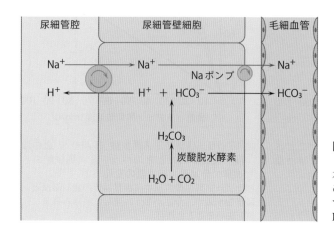

図17-17　尿細管の細胞による H⁺ の生成とその尿細管腔への分泌
水と二酸化炭素が速やかに生成されるためには炭酸脱水酵素が重要な役割を果たす．H⁺ 1個が分泌されるにあたって，HCO₃⁻ 1個が血中に出てくることに注目．

も炭酸脱水酵素がはたらき，反応は急速に進む（この酵素は $H_2CO_3 \rightleftarrows H_2O + CO_2$ の反応をどちらにも進める酵素である．反応が進む方向はそのときの濃度が高い方から低い方へ進む）．そのとき生成された CO_2 は細胞内，さらには血中へと拡散していく．第2の反応は，やはり血中に含まれる二塩基性リン酸（HPO_4^{2-}）がろ過されて尿細管に出てきて，分泌された H^+ と結合し，一塩基性リン酸をつくる反応である（図17-18のⅡ）．$H_2PO_4^-$ は尿中で，

$$H_2PO_4^- \rightleftarrows H^+ + HPO_4^{2-}$$

のように解離するから，尿を NaOH で血液の pH（7.4）に戻るまで滴定して求められる滴定酸度の主な成分である（図17-18のⅠおよびⅢの反応で吸収される H^+ の量はこの滴定酸度に含まれない）．第3の反応は尿細管の細胞が生成して分泌するアンモニア（NH_3）と，分泌された H^+ とからアンモニウムイオン（NH_4^+）が生成される反応である．尿細管壁細胞にはグルタミナーゼを多く含み，この酵素の触媒によりグルタミンから NH_3 とグルタミン酸がつくられる．つくられたアンモニアは細胞膜をよく通過するので尿細管腔へ拡散により出ていき，そこで分泌された H^+ と反応して NH_4^+ をつくる（図17-18のⅢ）．NH_4^+ は細胞膜を通らないので，そのまま尿中へ排泄される．

C. カリウムイオン（K^+）の分泌

　ろ過されたカリウムイオン（K^+）は近位尿細管でその大部分がいったん再吸収されるが，遠位尿細管で再び分泌される．K^+ 分泌量は K^+ 摂取量あるいは体内の総 K^+ 含量とバランスがとれるようになっている．また，K^+ 分泌量は**アルドステロン**により促進される．Na^+ 再吸収量が多いほど，K^+ の分泌量は増加する．K^+ と H^+ の分泌は互いに競い合う関係にあり，K^+ 尿中排泄量は**アシドーシス**になると減少し，**アルカローシス**になると増加する．

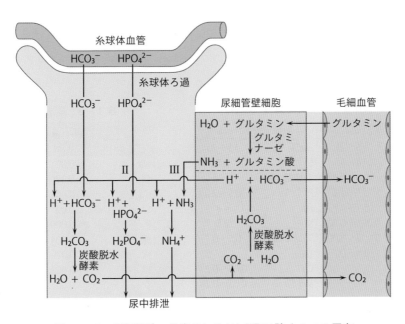

図 17-18　尿細管腔へ分泌される H^+ を取り除く3つの反応

6. 尿 の 成 分

　ヒトは成人で通常1日に約1.5 l の**尿**を排出しているが，その中には，有機成分，無機成分合わせて約50〜70 g の固形成分を含む（表17-2）．その大部分を占めるのは**尿素**と**塩化ナトリウム**である．尿の水分量は，摂取水分量や発汗量などにより大きく変動するが，1日に排泄される固形成分の量はあまり変わらない．しかし，尿の化学組成は食事の内容により変化する．植物性食品の多い食事では重炭酸塩や馬尿酸の尿中排出が増え，動物性食品の多い食事ではリン酸，硫酸，尿酸の排出が増えて，尿は酸性尿となる．血漿中に比較的多くみられるグルコース，アミノ酸，タンパク質は，正常なヒトの尿にはほとんど認められない．一方，その他の多くの成分，特に，タンパク質代謝の最終産物である尿素，尿酸，クレアチニンなどは血中に比べ尿中で濃縮されて存在している（表17-3）．

　正常なヒトの新鮮な尿はあまり不快な臭いはないが，放置すると，細菌のはたらきで尿の成分が分解され，**アンモニア**などが発生して不快な臭いを発するようになる．尿の特徴的な色は尿の成分の1つ，**ウロクローム**という色素によるものである．

表 17-2　尿中固形成分の排泄量（g/日）

有機成分 30〜45		無機成分 20〜25	
窒　素	6〜21	NaCl	15〜20
尿　素	14〜35	S	0.8
尿　酸	0.5〜0.8	亜硫酸（SO_3）	1〜3
クレアチニン	1〜1.5	P	0.5〜2.0
馬尿酸	0.1〜0.7	Na	4.8
インジカン	0.005〜0.02	K	2.5
高級脂肪酸	0.002〜0.003	アンモニア	0.5〜0.7
ウロクローム	0.4〜0.7	（NH_3）	
		Ca	0.09〜0.2
		Mg	0.03〜0.24
		Fe	0.005

（吉岡利忠：人体機能生理学，第5版，杉晴夫（編著），南江堂，p.510，2009より引用）

表 17-3　尿成分の濃縮率

物　質	血中濃度（%）	尿中濃度（%）	濃縮率
Na	0.30	0.35	1
Cl	0.37	0.6	2
Ca	0.008	0.015	2
S	0.02	0.15	7
P	0.009	0.15	16
尿　酸	0.004	0.05	12
尿　素	0.03	2.0	70
硫　酸	0.003	1.18	60
クレアチニン	0.001	0.075	75

（吉岡利忠：人体機能生理学，第5版，杉晴夫（編著），南江堂，p.511，2009より引用）

7. 排 尿

　多数の集合管から腎盂に出た尿は，尿管の蠕動<ruby>蠕動<rt>ぜんどう</rt></ruby>運動によって**膀胱**へ送られる．尿管は膀胱の下部から斜めに入っているので，膀胱内圧によりこの部分が圧迫されて尿の逆流が起こらないようになっている．

　膀胱は，平滑筋に囲まれた袋状の臓器で，腎で絶えずつくられている尿を一時蓄えるところである．蓄えられた尿は一定量に達すると，膀胱壁の平滑筋の収縮により尿道を通って外部へ排出される．膀胱の出口の部分は平滑筋層が厚くなって**内尿道括約筋**となっており，さらにその先には横紋筋からなる**外尿道括約筋**があり，膀胱からの尿の流出を抑えている．

　膀胱は副交感神経と交感神経の支配を受けているが，平滑筋の収縮は副交感神経（**骨盤神経**）のはたらきによる．交感神経は主として膀胱の血管を支配しており，平滑筋の収縮には関与していない．ただ，男性の場合，射精時に精子が膀胱へ逆流するのを防ぐため内尿道括約筋が収縮するが，この場合は交感神経のはたらきによるといわれている．外尿道括約筋は体性神経である**陰部神経**の支配を受けている．

A. 膀胱内圧測定（シストメトリー）

　膀胱に尿が入ってきても，膀胱内圧は蓄尿がかなり進むまで上昇しない．膀胱にカテーテルを挿入して水または空気を少しずつ加えていき，膀胱容量を増加させたときの膀胱内圧の変化を測定することを**シストメトリー**（cystometry）という．図 17-19 に示すように，最初，膀胱容量を少し増すと内圧も少し上昇するが，その後容量を増しても内圧はほとんど上昇せず水平となる．最初に尿意を感じるのは膀胱容量が 150～200 ml に達したときである．そして，膀胱容量が 400 ml から 500 ml に達すると内圧は急激に上昇する．このとき，被検者には強い膀胱の充満感がある．このように，膀胱容量-内圧曲線に平坦部があるのは，平滑筋に，引き伸ばされると最初は張力を生ずるが，その後，弛緩してしまうという性質があることと，一般に中空の臓器の内圧は壁の張力に比例するが，半径に反比例するという性質（ラプラスの法則）があるためである．しかし，膀胱が充満して，膀胱壁が強く伸展されると，**排尿反射**が起こって膀胱は積極的に収縮するので，内圧は急上昇する．

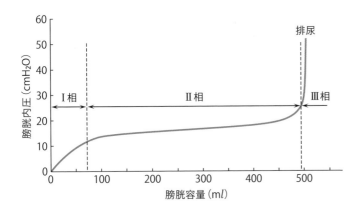

図 17-19　カテーテルで膀胱内に水または空気を入れて膀胱容量を増していったときの膀胱内圧の変化
通常，初期に内圧がわずかに上昇する相（I相），その後に続く平坦部（II相），膀胱が収縮して内圧が急上昇する相（III相）の三相が区別される．

B. 排尿反射

　膀胱容量が一定のレベルに達すると膀胱壁が伸展されるので，膀胱壁にある**伸展受容器**が興奮する．その興奮は**骨盤神経**（副交感神経）を通って**仙髄にある排尿中枢**に伝えられる．仙髄の排尿中枢は，骨盤神経を介して膀胱を収縮させると共に，**陰部神経**（体性神経）のはたらきを抑制して外尿道括約筋の緊張をゆるめ**排尿**を開始する．そのさい，尿が尿道を流れる感覚も排尿中枢を介して，膀胱収縮や外尿道括約筋弛緩を促す．排尿はこのように**脊髄反射**によって始められるが，排尿が完全に行われるためには，**橋の排尿中枢**が重要な役割を果たしている．すなわち，膀胱の伸展受容器からの信号は橋の排尿中枢に伝えられ，この中枢から下行する信号は脊髄の排尿中枢に対し，膀胱の収縮や尿道括約筋の弛緩を強化するようはたらきかける（図17-20）．膀胱の伸展受容器からの信号はさらに大脳皮質に達し尿意を感じる．その他，排尿の調節に関与する部位が視床下部，辺縁系など脳の広い領域に見出されている．大脳皮質は意識的な排尿反射の抑制，促進にもあずかり，外尿道括約筋の収縮を維持して排尿を抑えたり，腹筋や横隔膜を意識的に収縮させて腹圧を高め排尿を促進したりする．

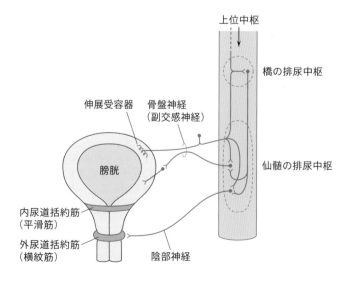

図17-20　排尿反射の経路

体液とその調節 18.

　われわれのからだを構成する生きた細胞はすべて**細胞外液**と呼ばれる**体液**に浸され，そこから酸素や栄養素を受け取り，そこへ老廃物を排出して生きている．いわば，細胞外液は細胞の生活環境である．したがって，細胞外液の恒常性維持は，個体の生命維持のためにも不可欠な機能である．

1. 体液とその区分

A. 体内の水分量

　ヒト体内にもっとも多く含まれる化合物は水である（図18-1）．水分量は脂肪組織の量に影響される．脂肪組織の水分量は少ないが，筋肉組織の水分量は多い．体内総水分量は，若い男性成人では約60%で，若い成人女性では約50%である．成人女性は脂肪の割合が多いため，体重当りの水分量が少ない（図18-1）．ただし，すべての臓器や組織で体重当りの水分量が一定ではない．体重当りの水分量が多い臓器・組織は，脳（85%），皮膚（72%），肝臓（72%）で，少ないのは骨（20%），脂肪（6〜10%），歯（3%）である．

B. 水分の出入

　成人男性では，1日当り約2500 mlの水分の出入りがある（図18-2）．

　病院などで，患者の体液の過剰状態，浮腫の増減を知るために，体重の測定が手軽で有効な方法として用いられる．

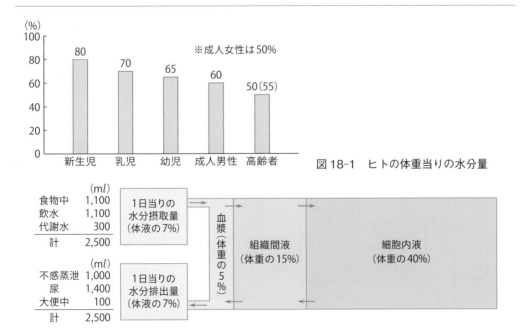

図18-1　ヒトの体重当りの水分量

図18-2　成人男性の1日当りの水分の出入りと体液の区分

　この体液の一部は皮膚や肺ならびに気道表面からの蒸発によって，また，腎からの尿排泄や腸からの排便などによって失われている．それに見合う量の水分が，飲水や食物中の水，また，代謝水（体内で栄養素が燃焼した結果生じる水）として補給されて，体液のバランスが保たれている．1日の水排出量は，環境温度や湿度，食餌飲水の習慣，運動などで大幅に変動するが，平均的には1日の水排出量は 2,500 ml 程度である．一方，水摂取量も約 2,500 ml でちょうど失われた分を補っている（図 18-2）．この1日にからだに出入りする水の量は総体液量の約7%に相当する．

C. 細胞内液と細胞外液の組成

　体内水分は，**細胞内液**（体重の約 40%）と**細胞外液**に分けられる．細胞外液はさらに血管内にある**血漿**（体重の 5%）と血管外にあって細胞を浸している**組織間液**（**間質液**ともいう，体重の約 15%）からなる．体液各区分の水は，以下のような溶質の溶媒となっている（表 18-1 と図 18-3）．

1. 無機イオン

　体液のイオン組成を細胞外液，細胞内液それぞれごとに，**陽イオン**と**陰イオン**に分けて，図 18-3 および表 18-1 に示してある．同じ細胞外液である血漿と組織間液とはその組成がきわめて類似しているが，細胞内液とこれら細胞外液とではその組成に著しい差がある．細胞外液の主な組成は Na^+，Cl^-，HCO_3^- であって K^+，Ca^{2+}，Mg^{2+}，リン酸イオン（HPO_4^{2-}）が少ない．一方，細胞内液は K^+ と HPO_4^{2-} が主体となり，Mg^{2+} もかなりの割合を占めるが，Na^+，Cl^- はほとんど存在しない．

　図 18-3 の右端に海水の組成を示してある．海水の電解質組成を細胞外液のそれと比較すると，絶対量では海水の方が数倍大きいが，その割合はきわめて類似している．これは進化の過程で，海水を体内に取り込んで細胞外液としたという根拠になっている．

2. 血漿タンパク質

　血漿中に含まれるタンパク質を総称して**血漿タンパク質**といい，7 g/dl（1 mM; 14 mEq）と高濃度である．間質液では 1 g/ml 以下である．

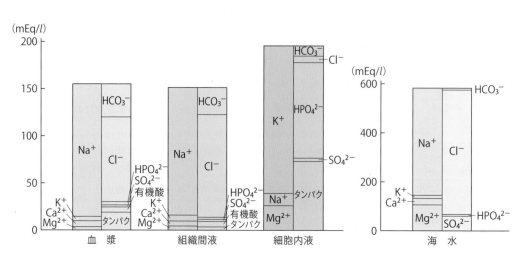

図 18-3　体液の各区分および海水の電解質組成の比較

3. その他の血漿成分

栄養素，老廃物，ホルモン，ビタミンなどを含む．空腹時グルコース濃度は血漿，組織間液ともに，100 mg/dl（5.5 mM）である．

D. 体液の各区分間の水の移動

水は電解質やタンパク質などの溶媒で，これら溶質の生理活性は水分子が形成する溶媒環境が必須である．リン脂質からなる細胞膜は電解質やグルコースなどをチャネルや輸送体により能動的に制御できるが，水分子の移動は制御できず，浸透圧や静水圧によって間接的に制御している．

1. 細胞膜を介する細胞内外の水輸送：浸透圧

水は通すが，水より大きな分子は通さない膜を**半透膜**という．生体膜は半透膜に近い性質を持ち，浸透と呼ばれる**拡散運動**により膜を通過することを1章で述べた．

水を半透膜で仕切り，その一方のみに溶質を入れると，水は溶質の側に移動する．これは，溶質を入れたことで水の濃度が低くなったため，水が濃度の高い方から低い方へ動いて，膜の両側で水の濃度を等しくしようとする力がはたらいたためである．これは1章ですでに説明した現象であるが，この時，溶液の濃さは浸透圧濃度（略して単に**浸透圧**）という言葉で表され，水の移動を**浸透**という．いい換えると，浸透圧とは，この水の濃度を等しくしようとする力であり，溶解しているすべての自由粒子の数の合計を反映する．細胞外液では無機イオンの溶質粒子数が圧倒的に多く，浸透圧のほとんどすべてを担っている．健常者では陽イオンの大部分を占めるNa^+とK^+の濃度を合計すると血漿浸透圧濃度の近似値になる．実際，細胞内液，細胞外液の浸透圧は**290 mOm**（ミリオスモル）/kgH$_2$Oである（図18-4 A）．水は細胞膜を自由に通過できるので，細胞内外の浸透圧濃度は常にほぼ等しい．

表 18-1　体液のイオン組成

mEq/L		細胞外液		細胞内液
		血　漿	組織間液	
陽イオン	Na$^+$	142	144	15
	K$^+$	4	4	150
	Ca^{2+}	5	2.5	2*
	Mg^{2+}	3	1.5	27*
	計	154	152	194
陰イオン	Cl$^-$	103	114	1
	HCO$_3^-$	27	30	10
	HPO$_4^{2-}$	2	2	100
	SO$_4^{2-}$	1	1	20
	有機酸	5	5	—
	タンパク質	16	0	63
	計	154	152	194

細胞外液に多い電解質

Na$^+$　　Cl$^-$

細胞内液に多い電解質

K$^+$　Mg^{2+}

HPO$_4^{2-}$

*細胞内液でタンパク質などに結合したものを含めた総濃度を示している．
Ca^{2+}とMg^{2+}の遊離イオン濃度はそれぞれ10^{-4} mM（0.002 mEq/L），0.5 mM（1 mEq/L）である．
（久保義弘：標準生理学，第8版，小澤瀞司ほか（監），医学書院　p.53, 2014 より引用）

2. 毛細血管の壁を介する血漿と組織間液の間の水輸送：膠質浸透圧

毛細血管や糸球体ろ過膜での水輸送にも浸透圧は関係している．毛細血管内皮細胞の細胞間隙は，水だけでなく電解質やグルコースなどの低分子を透過させるが，血漿タンパク質などの高分子は透過できない．つまり，血管壁は高分子のみを通さない**半透膜**とみなせる．血漿中の高分子は，約 25 mmHg の浸透圧になる（図 18-4 B，15 章参照）．これを**膠質浸透圧**という．

つまり，毛細血管の内側に血漿タンパク質が存在することにより，水の濃度は間質液の方が血漿より高くなり，間質液の水分は血管内へ移動する向きの力を受けることになる．膠質浸透圧の大半は，血漿タンパク質としてもっとも多いアルブミン（4 g/dl）が中心的な役割を担っている．なお，膠質とはコロイドのことである．

血漿アルブミン濃度の低下により膠質浸透圧が低下すると組織間液の過剰が起こる．すると，浮腫（むくみ）が起こる．浮腫は，そのほか，静水圧の上昇や毛細血管の透過性の亢進によっても起こる．

3. 腎尿細管周囲毛細管での水輸送

17 章で詳細を述べている．

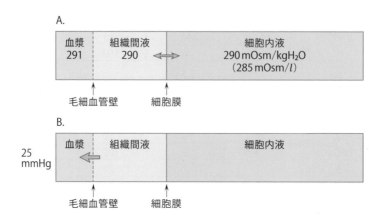

図 18-4　細胞膜を介する細胞内外の水の移動に関与する浸透圧濃度（A）と，
毛細血管壁を介する血漿と組織液の間の水の移動に関与する膠質浸透圧（B）
（小澤瀞司ら（監）：標準生理学，第 8 版，医学書院，p. 12，2014 より引用）

2. 体液の恒常性を維持するしくみ

　成人男性では体重の 60% が水であり，細胞内外に広く分布する．細胞内外の浸透圧は等しく，細胞内外の水の量は，細胞膜を通過しにくい**浸透圧物質（主に Na⁺）**の量により決まる．体液の 2/3 は細胞内に，1/3 は細胞外に存在する．ホメオスタシスとは不変を意味するのではなく，一種の動的平衡状態を意味し，通常の環境下でも 1 日 2.5 l の体液が入れ替わる．生体に入ってくる経路は経口摂取-腸管からの吸収であり，これに代謝水が加わる．生体からの出口は尿，糞便，肺，皮膚からの不感蒸泄である（図 18-1，18-2 参照）．

　これらのうち，積極的な調節を受けているのは**経口摂取量**（行動性調節），**腸管での吸収排泄**および**尿中への排泄**（反射性調節）である．摂取量と排泄量はほぼ一致し，バランスが保たれるように調節されている．反射性調節と行動性調節が協調して働き，体液ホメオスタシスが保たれるには，中枢神経系（主に視床下部）での統合が不可欠である．視床下部はそれ自体が受容器となり，あるいは末梢の受容器から送られてくる体液バランス情報を統合し，2 つの調節を動作させる．

A. 体液調節に関与する末梢の受容器

　体液調節機構は**ネガティブフィードバック調節機構**によって構成されている．細胞外液量と細胞外液浸透圧（Na⁺濃度）を感知する受容器が末梢に存在する．

1. 細胞外液量を感知する高圧受容器と低圧受容器

　循環器系には血管あるいは心筋の伸展度を感知する受容器が存在している（15 章参照）．代表的なものは**圧（高圧）受容器と容量（低圧）受容器**である．圧受容器は頸動脈洞，大動脈弓に存在し，動脈圧増加による血管壁伸展に応答して興奮する．容量受容器は心肺領域（主に肺静脈-左心房接合部および右心房接合部）にあり，この領域の伸展，すなわち血流量増加に応答して興奮する（図 18-6 参照）．

　受容器の体液調節関与については，等張溶液により容量負荷を行うと腎交感神経活動が減少し，尿量と Na⁺排泄が増加するが，迷走神経切断でこの応答が消失することから心肺領域容量受容器-腎交感神経を介する反射弓の一部を成すとされている（図 18-5）．

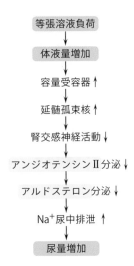

図 18-5　等張性の容量負荷後の尿量
　　増加の方法
(Morita H, Vatner SF：Effects of hemorrhage on renal nerve activity in conscious dogs. Circ Res. 57：788-793, 1985 を参考に作成)

2. 細胞外液浸透圧（Na⁺濃度）を感知する門脈-肝臓領域 Na⁺受容器

門脈-肝臓領域に **Na⁺受容器** が存在し，この領域の Na⁺濃度が増加すると，肝臓求心神経活動が増加し，延髄および第3脳室底部にある脳室周囲器官と視床下部に投射する（図 18-6）．この門脈-肝臓領域 Na⁺受容器は，①生体への入り口での調節（腸管調節），②生体からの出口での調節（腎臓からの排泄），③行動性調節（飲水，食塩摂取など）を介して体液調節に関与している．

a. 腸管からの Na⁺吸収調節：空腸での Na⁺吸収は，高張 NaCl 溶液の下大静脈内投与に影響されないが，肝門脈投与により抑制されたことから，浸透圧受容機構ではなく，Na⁺受容機構を含む反射弓のあることがわかった．反射弓には延髄孤束核が含まれるという．

b. 腎臓からの Na⁺排泄調節：肝門脈に高張 NaCl 溶液を投与すると腎交感神経活動が減少する．また，高食塩食をイヌに摂食させると腎交感神経活動が減少し，尿中 Na⁺排泄が増加するが，肝臓神経除去により腎交感神経活動現象がみられなくなるので，肝臓神経を介する反射であることがわかる．

c. 行動性調節：脱水状態のラットの肝門脈に NaCl 溶液を投与すると生理的食塩水に対する飲水行動が抑制されること，迷走神経切断でこの抑制がみられなくなることから，門脈-肝臓領域の Na⁺受容器が食塩水に対する飲水行動に影響を与えるとされていて，浸透圧性口渇と呼ばれる．

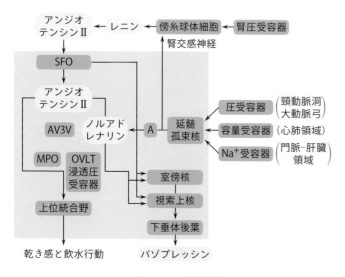

図 18-6　体液調節系
AV3V：第3脳室の吻側腹側部，OVLT：終板脈管器官，SFO：脳弓下器官，MPO：内側視索前野，A：アドレナリン細胞グループ
（森田啓之：体液調節と脳．BME **14**：50-57, 2000 より許諾を得て改変し転載）

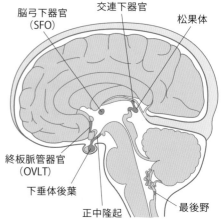

図 18-7　体液調節に関与する脳室周囲器官

B. 体液調節に関与する中枢神経系

末梢にある細胞外液量と細胞外液浸透圧（Na⁺濃度）を感知する受容体からの情報は神経および液性因子により中枢に伝えられる．神経性の入力は主に延髄孤束核を経由し，視床下部で統合される．末梢の体液量情報を中枢に伝えるもっとも重要な液性因子（体液量減少あるいは血圧低下に応答して末梢で産生）であるアンジオテンシンⅡは血液-脳関門がない脳室周囲器官を介して脳に作用する（図18-6，18-7）．脳室周囲器官［最後野（area postrema），脳弓下器官（SFO），終板脈管器官（OVLT）など］にはアンジオテンシンⅡの受容器が存在することが知られている．

1. 視床下部浸透圧（Na⁺）受容器

浸透圧（Na⁺）受容器は，視床下部，特に脳室周囲器官のOVLTにある．また，Na⁺受容器との区別は不明であるが，浸透圧受容器もこの部に存在する可能性がある．

2. アンジオテンシン

末梢受容器で感知された体液に関する情報を中枢に伝達する液性因子のうち最重要なものはアンジオテンシンである．アンジオテンシンⅡを静脈内投与すると飲水行動が惹起される．アンジオテンシンⅡのこの効果はSFOに直接投与した場合も惹起されるが，SSFO以外にも作用部位があるらしく，AV3Vの広い領域が作用部位の可能性がある．そのほかの実験結果を合わせ，AV3Vは体液調節の中枢経路に関与していると考えられている．

3. 中枢での統合

SFO，OVLT，MPOなど脳室周囲器官は互いに豊富な神経連絡を持ち，浸透圧（Na⁺）受容器としてはたらく一方，末梢の受容器からの情報を受け取り統合し，体液量の調節に関与する．この際，レニン-アンジオテンシン系，バゾプレッシンという内分泌系のホルモンのはたらきを包含する．たとえば，大量発汗や水分摂取不足などによって体液量が異常に減少した時にどのように体液量を増やすかについては，図18-8に示したようなバゾプレッシン分泌を増やすという方法がとられる．一方で，等張液の負荷などで体液量を減らすためには図18-5のような方法がとられ，この時，バゾプレッシン分泌は抑えられている（10章参照）．

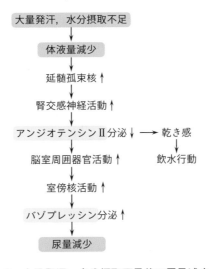

図18-8　大量発汗，水分摂取不足後の尿量減少の方法

C. 体液酸塩基平衡の調節

1. 水素イオン（H⁺）濃度と pH

生体内で起こるほとんどの代謝反応は体液の**水素イオン濃度**（すなわち，体液が酸性であるか，アルカリ性であるかということ）にきわめて敏感である．したがって，体液の水素イオン濃度は非常に精密に調節されている．水素イオン濃度は通常 pH で表現される．pH は水素イオンのモル濃度の負の常用対数（pH $= -\log [H^+]$）で表される値である．中性液の pH は 7.0 で，アルカリ性液の pH は 7.0 以上，酸性液の pH は 7.0 以下となる．血液の水素イオン濃度 $[H^+]$ は通常 40×10^{-9} M に維持されており，これを pH になおすと，

$$pH = -\log (40 \times 10^{-9})$$
$$= -\log 40 + 9 \log 10$$
$$= 7.40$$

となる．

2. アシドーシスとアルカローシス

このように正常体液の pH は 7.4 で，その変動の幅は ±0.05 くらいである．したがって，正常時のわれわれの体液はややアルカリ性である．血液の pH が 7.4±0.05 より高くなる場合は**アルカローシス**，それ以下に下がる場合は**アシドーシス**という．血液の pH が 7 以下あるいは 7.7 以上になると，われわれは生命の危険に脅かされる（図 18-9）．

生体は，体内で行われる代謝の結果，絶えず H⁺ を産生しており，体液の pH は低下する傾向にある．代謝によって生ずる酸の 99% は炭酸で，残りの 1% はタンパク質から生じた硫酸やリン酸および糖質や脂肪の中間代謝産物（乳酸，ケトンなど）である．炭酸（H_2CO_3）は栄養素の酸化の結果生ずる CO_2 が H_2O と反応してできるが，これは HCO_3^- と H⁺ に解離して体液中の水素イオン濃度を増す．揮発性物質である CO_2 は揮発性の酸と呼ばれるが，これは血液により肺へ運ばれて体外へ排出されるから，CO_2 によって生ずる体液中の H⁺ の濃度は呼吸量により影響を受ける．呼吸量の減少によるアシドーシスを**呼吸性アシドーシス**，呼吸量の増加によるアルカローシスを**呼吸性アルカローシス**と呼ぶ．代謝の結果生ずる不揮発性の酸も H⁺ を解離して体液の H⁺ 濃度を上げるが，このような場合，ならびに，呼吸以外の要因で体液 pH が低下する場合はすべて**代謝性アシドーシス**という．体内のどのような代謝によっても体液の水素イオン濃度が低下することはないが，嘔吐により大量の胃酸が失われたときや，アルカリ性の薬物（重炭酸ナトリウムなど）を摂取して体液の水素イオン濃度が低下した場合は，代謝性アシドーシスに対応する現象として**代謝性アルカローシス**と呼ばれている．

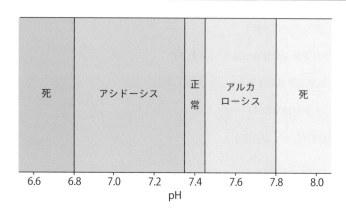

図 18-9　血液の pH の正常，アシドーシス，アルカローシスの範囲

3. 血液の緩衝作用

　組織で生じた CO_2 や不揮発性の酸は H^+ を遊離するが，これらは血液中で，**血漿タンパク**や ヘモグロビンなどの**血液緩衝系**に吸収される．また，血液がアルカリ性に傾くときには，水酸 イオン（OH^-）が同様に血液緩衝系に吸収される．血漿タンパクは多くのアミノ酸からなり， $-NH_3^+$，$-COO^-$ が豊富にあって図 18-10 に示すように，$-NH_3^+$ 基には OH^- が，$-COO^-$ 基 には H^+ が吸収されるので緩衝作用を示す．ヘモグロビンはタンパクであるので同様の緩衝作 用を持つほかに，**イミダゾール基**という強い H^+ の吸収能を持つ基を豊富に含んでいるため， 強力な緩衝作用を示す（図 18-11）．また，不揮発性の酸から解離した H^+ は血液中の重炭酸イ オン HCO_3^- とも反応して吸収される．すなわち，

$$不揮発性酸 \longrightarrow H^+ + 塩基$$

$$H^+ + \underset{(腎で産生)}{HCO_3^-} \longrightarrow H_2CO_3 \longrightarrow \underset{(肺から排泄)}{CO_2 + H_2O}$$

となり，肺から CO_2 が排泄されれば，不揮発性酸から解離した H^+ は緩衝され続ける．しかし， この緩衝作用も HCO_3^- が枯渇してしまえば当然はたらかなくなる．ところが，HCO_3^- は腎の 尿細管の細胞が H^+ の分泌を行うさい HCO_3^- が血中に放出されることによって補給されるから， この緩衝系は持続的にはたらくことができる．この意味で，肺と腎は体液の水素イオン濃度を 調節する二大臓器である．

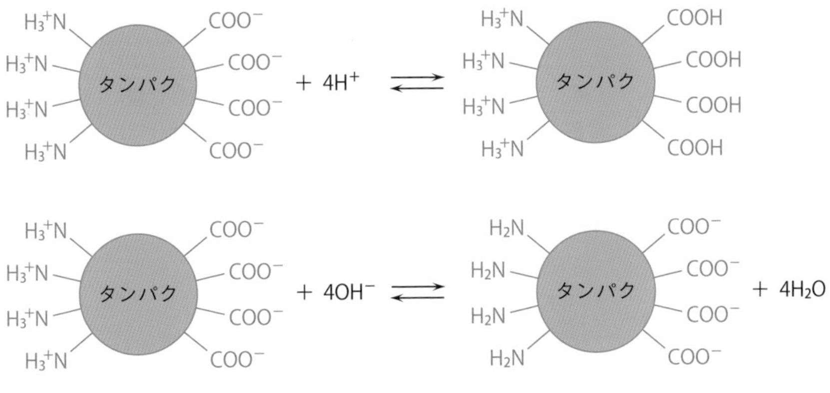

図 18-10　血漿タンパクの緩衝作用

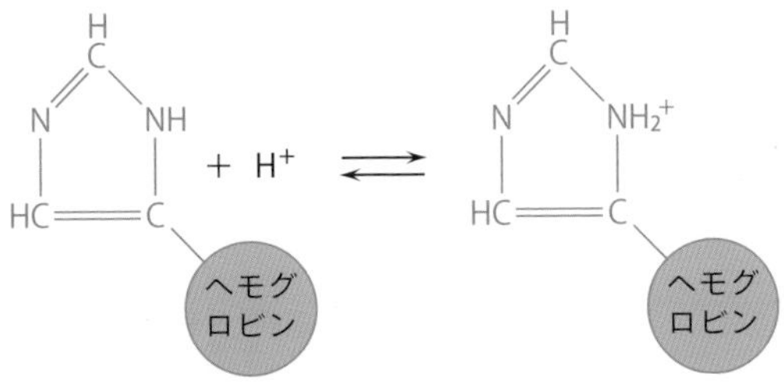

図 18-11　イミダゾール基の緩衝作用

4. アシドーシス，アルカローシスの代償性変化

　呼吸困難のあるときには，CO_2 の排出不全が起こり，それによって一次性変化として Pco_2 が上昇し，血漿 pH は低下する．このような状態が持続すると，代償的に腎における H^+ 分泌，HCO_3^- 産生機能が高まり，血漿 pH を正常に戻そうとする．呼吸性アルカローシスの場合には，これとは逆に，腎で HCO_3^- 産生を抑えるという代償機能が現れる．代謝性アシドーシスが持続する場合には，呼吸性の代償作用，すなわち呼吸の促進が起こり，Pco_2 を下げて，血漿 pH を正常に戻そうとする．代謝性アルカローシスの場合にも，呼吸抑制による Pco_2 増加という代償性の反応がみられる（表 18-2）．

5. アニオンギャップ（陰イオンギャップ）

　臨床医学領域では，代謝性アシドーシスの有無および程度を評価する際に，**アニオンギャップ**（AG）と呼ばれる指標が用いられる．アニオンギャップは血漿中の主な陽イオンであるナトリウムイオンの濃度と，主な陰イオンである塩素イオンおよび重炭酸イオン濃度との差で表す．すなわち，

$$\text{アニオンギャップ} = [Na^+] - \{[HCO_3^-] + [Cl^-]\} \quad \text{（正常値：約 12 mEq/}l\text{）}$$

　腎不全，腎血管障害や糖尿病等において，代謝性アシドーシスにより生じた有機酸（乳酸やケト酸など）を中和するために HCO_3^- が消費され減少するためにアニオンギャップが増大する．ただ，代謝性アシドーシスでも下痢によって HCO_3^- が大量に排泄される場合では，Cl^- が代償的に増えるのでアニオンギャップは変化しない．

　以上に述べた血液・体液酸塩基平衡調節機構の概要を図 18-12 にまとめてある．

表 18-2　アシドーシス，アルカローシスの血液にみられる一次性変化と代償性変化

	pH の変化	一次性の変化	代償性変化
呼吸性アシドーシス	低下	Pco_2 増加	HCO_3^- 増加（腎性代償）
呼吸性アルカローシス	上昇	Pco_2 減少	HCO_3^- 減少（腎性代償）
代謝性アシドーシス	低下	HCO_3^- 減少	Pco_2 減少（呼吸性代償）
代謝性アルカローシス	上昇	HCO_3^- 増加	Pco_2 増加（呼吸性代償）

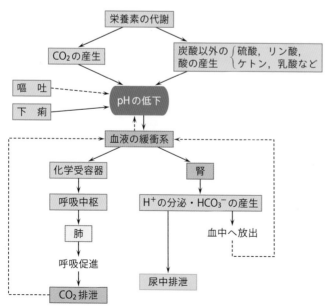

図 18-12　酸塩基平衡の調節機構
実線の矢印：促進
点線の矢印：抑制または負のフィードバック

体温とその調節 19.

　われわれが生きていくためには，高いエネルギーを持った栄養素を摂取し，それを体内で常に代謝し続けることが必要である．その代謝を触媒している酵素はすべて温度に敏感であり，わずかな温度変化でも代謝の速度は著しく影響を受ける．すなわち，**体温**が高すぎても，低すぎても酵素の活性が失われて代謝が正常に行えなくなり，われわれは生命活動を営めなくなるのである．また，われわれのからだを構成しているタンパク質の中には44℃を越えると熱凝固するものがあるから，特に高体温は生命に危険である．したがってわれわれの体温を狭い範囲に維持するように調節することは重要である．

1. 体　　温

　われわれは，体温を腋窩や，口腔，または直腸で測定して何度であるという．しかし，からだの温度は均一でなく，測定部位により少しずつ異なる．肝や運動中の筋肉など，代謝のさかんなところでは高く，骨，皮膚などでは低い．血流がこの組織，臓器間の温度差を平均化するようにはたらいている．しかし，一般的にいって，からだの内部は温度が高く，からだの外側は温度が低くなっているので，からだを殻の部分（shell）と芯（core）とに分けて体温を殻の部分の温度と芯の部分の温度というように表現することがある（図19-1）．この殻と芯の割合は固定したものでなく，環境温が変われば，その割合も変化する．しかし，図19-1でわかるように，環境温が変化しても，芯の部分の温度は大体37℃で変わりにくい．臨床的には，通常，芯の温度，すなわち，身体深部温を測定して，体温としている．深部温としては，温度計を肛

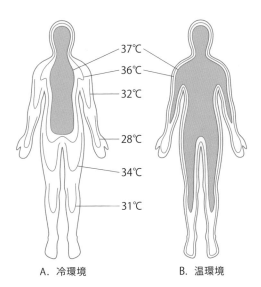

37℃
36℃
32℃

28℃

34℃

31℃

A. 冷環境　　　　　B. 温環境

図 19-1　ヒトの殻の温度と芯の温度
殻と芯の割合は環境温によって変化する．
（Aschoff と Wever, 1958 より）

門より 7 cm 以上挿入して測定する**直腸温**がもっとも信頼性が高いが，便宜的には，**口腔温**，**腋窩温**が用いられる．しかし，口腔温は直腸温より約 0.5℃，腋窩温は約 0.8℃低い．腋窩は本来，殻に相当する身体部位であるが，上腕によりこの部位を閉鎖し，深部の熱が伝導してくるのを待つのである．したがって，腋窩温の測定には 5〜10 分以上を要する．

2. 体温の生理的変動

体温には，1 日を周期とした変動（**日周期リズム**あるいは**概日リズム**）があるほか，成長に伴う変動（年齢差），女性の性周期に伴う変動などがみられる．

1. 日周期リズム

1 日の体温変化を記録すると，早朝 3〜6 時の間に最低となり，午後 3〜6 時に最高値に達するような周期的変化を示し，その変動幅は，0.7〜1.2℃くらいである（図 19-2）．このような体温の変動は，昼間活動し，夜間休息するためではなく，生体リズムの調節機構のはたらきによる．したがって，1 日や 2 日，昼夜逆転の生活をしても，体温のリズムは変わらない．ただし，長期間昼夜逆転の生活をしたり，時差の大きい土地へいって長く滞在すると，体温の日周期リズムも生活のリズムに同調するようになる．

2. 年齢による変動

新生児は体温調節中枢機能が未発達のまま生まれてくるので，環境温によって体温が変動しやすい．また，体重当りの体表面積が大きく，皮下脂肪が少なく，基礎代謝量も低値であるため，体温が下がりやすい反面，高温環境下では，発汗機能が未発達のため体温が上がりやすい．体温調節機能が安定してくるのは生後 6 ヵ月ごろからである．体温の日周期リズムは新生児にはみられず，2 歳以後になってようやく明瞭に認められるようになる．幼児期，小児期の体温は成人よりやや高めの場合が多いが，個人差があり，むしろ低めの場合もある．体温調節機能が成人型になる年齢も個人差が大きいが，大体 10 歳前後である．老年になると一般に体温は低温に傾く．

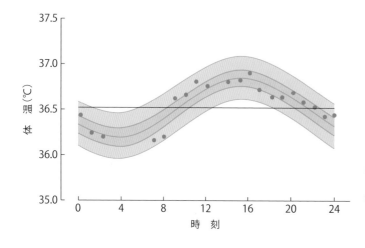

図 19-2　ヒトの体温の日周期リズム
測定値を最適余弦曲線にあてはめ，その信頼区間と棄却限界を示したもの．　　　　（佐々木，1978 より）

3. 性周期による変動

　月経周期を示す女性では，卵胞期に低く黄体期に高い体温の周期的変化が認められる．その変動幅は 0.2〜0.4℃である．排卵日には，通常，一過性の体温低下が起こる．この体温変化は早朝起床時の体温（**基礎体温**）をもって表し，その連日測定によって，排卵の有無および排卵日を推定することができる．

4. その他の因子

　運動をするときには筋における代謝が亢進し，体温が上昇する．運動によって体温は 40℃くらいまで上がりうる．その他，食後に食物の特異動的作用（後述）により体温が上昇する．

3. 体内における熱の産生

A. 基礎代謝・作業・運動による熱産生

　体内で産生される熱（体熱）は，摂取した栄養素の代謝のさい発生する熱による．糖，脂肪，タンパク質などの栄養素は高いエネルギーを保有しており，体内で代謝されるさいそのエネルギーを放出するが，そのうち仕事に消費されるのはわずか 1/5〜1/3 で，残りはすべて熱に変わる．安静にしているときでも，代謝は最低限，**基礎代謝**のレベルで維持されているから，中等度の温度環境や高温環境にいるときには，体温調節のために特に熱産生のしくみをはたらかせなくても，体内の熱産生量は十分である．そのさいには，脳，肝臓，腎臓など，常時代謝のさかんな臓器が産生する熱が体温保持に貢献する．作業時，運動時には，その強度に応じて筋による熱産生が加わる．しかし，低温環境下では，外界への熱放散量が大きくなるから，基礎代謝や軽度作業に伴う熱産生量だけでは正常体温を維持できなくなる．このさい，中等度以上の運動をすれば筋肉による熱産生が高まり，熱の不足を補うことができる．

B. ふるえによる熱産生

　低温環境でじっとしていると，次第に筋肉の緊張が高まってきて，ついには**ふるえ**が始まる．ふるえというのは，骨格筋の伸筋と屈筋との同時収縮が細かい周期で律動的に繰り返される現象であり（図 19-3），外部に対する仕事がないので筋収縮のエネルギーはほとんどすべて熱になる．したがって，ふるえは体温調節のために起こる筋収縮である．

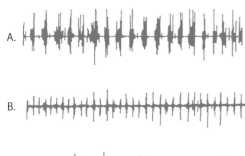

図 19-3　ふるえのさいの筋肉の活動を筋電図で記録したもの
A. イヌ，B. モルモット，C. マウス
いずれも，短い周期で律動的に活動が繰り返されていることに注目．　　　　　（Spaan と Klussmann, 1970 より）

C. 褐色脂肪細胞とベージュ脂肪細胞による熱産生

　寒冷環境で体温維持のためにはたらく熱産生の仕組みのうち，ふるえによらないもの，あるいは筋収縮によらないものを**非ふるえ熱産生**という．ヒトを含めた恒温動物は，数℃から数十℃の幅で日内変動あるいは季節変動する環境温度に敏感に反応し，深部体温を厳格に制御している．非ふるえ熱産生を行って寒冷環境での体温維持に寄与しているのは**褐色脂肪細胞**や**ベージュ脂肪細胞**である．これらの脂肪細胞が持つ熱産生・エネルギー消費活性は，体温調節のみならず，肥満や代謝性疾患の予防にも役立つことが期待されている．

　いずれの脂肪細胞も**脱共役タンパク質**（uncoupling protein 1；**UCP 1**）を発現し，熱産生能を有する点は共通しているが，図 19-4 に示すように，細胞の起源や機能制御機構は異なっている．

　褐色脂肪細胞は小型げっ歯類，特に冬眠動物で発達していて，肩甲骨間や腋窩，腎周囲に褐色脂肪塊として存在している．褐色脂肪細胞の分化と組織形成は胎仔期に完成するが，ベージュ脂肪細胞は生後，長期の寒冷環境への曝露によって，皮下の白色脂肪組織内で誘導されるが，刺激がなくなると消失していく．この誘導性・可塑性は，発生時より存在し続ける「既存型」の褐色脂肪細胞や白色脂肪細胞と比して最大の特徴といわれる．

　形態学的には，いずれの脂肪細胞も内部に多房性脂肪滴を持ち，特異的タンパク質 UCP1 を発現したミトコンドリアに富んでいる．単房性脂肪滴を持ち細胞質に乏しい白色脂肪細胞とは対照的である．機能的には，余剰エネルギーを中性脂肪として貯蔵する白色脂肪細胞とは異なり，褐色脂肪細胞とベージュ脂肪細胞は UCP1 が酸化的リン酸化を脱共役させることにより熱産生を行うことがわかっている．

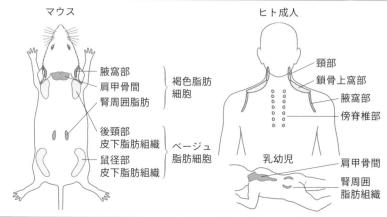

	褐色脂肪細胞	ベージュ脂肪細胞	白色脂肪細胞
主な局在部位	肩甲骨間，腋窩部，腎臓周囲（マウス）肩甲骨間，腎周囲（ヒト乳幼児）	後頸部，鼠径部の皮下脂肪組織（マウス）鎖骨上窩部，傍脊椎部，頸部，腋窩部（ヒト成人）	全身の皮下，内臓周囲など（マウス，ヒト）
存在形態	既存型	誘導型	既存型
細胞起源	筋前駆細胞	前駆脂肪細胞	
構造形態	多房性脂肪滴，多数のミトコンドリア		単房性脂肪滴少ない細胞質
生理的機能	エネルギーの消費（熱産生）		エネルギーの貯蔵と放出アディポネクチン分泌

図 19-4　褐色脂肪細胞とベージュ脂肪細胞

（Sidossis L, Kajimura S：Brown and beige fat in humans：thermogenic adipocytes that control energy and glucose homeostasis. J Clin Invest **125**：478-486, 2015 を参考に作成）

D. 食事誘発性産熱反応

　その他，食事をするとその30〜40分後にじっとしていても代謝の亢進が起こり，しばしば体温が上昇する．その変化は，通常，数時間にわたり持続する．これは体内に吸収された栄養素が分解され，その一部が体熱となって消費されるからである．熱の発生量は栄養素の種類によって異なり，タンパク質の場合はその保有エネルギーの30％，糖質の場合は6％，脂肪の場合は4％が熱に変わる．この熱の発生は，これらの栄養素を直接血液内に投与しても起こるから，栄養素の消化管内での消化の過程や吸収の過程で生じるものではない．

4. 熱　放　散

A. 熱放散の物理的しくみ

　前述のように，体内では，生きていくのに必要なエネルギーを得るため，絶えず栄養素の代謝が行われているから，そのさい発生する熱によって体温は常に上昇する傾向を持つ．通常，われわれは体温より低い温度環境に住んでいるので，産生された熱は外部へ物理的に放散している．この物理的な**熱放散**のしくみには，**輻射**，**伝導**，**対流**，**蒸発**がある．

1. 輻　射

　われわれのからだの表面からは，電磁波（特にその中でも波長の長い赤外線）として，熱が絶えず周囲へ放射されている．同時に，周囲にある物体も熱を放射しているが，輻射による熱の移動量は，熱を放射する物体の表面の絶対温度の4乗の差に比例する（ステファン-ボルツマンの法則）．したがって，冷たい壁に面していれば，かりに気温が体温と同じであっても，体熱は失われる．逆に，太陽やストーブに面していれば，皮膚面の温度は上昇することになる．また，輻射による熱の移動量は有効輻射面積にも比例するから，丸く縮んだ姿勢では熱の移動は少なくなり，長く伸びた姿勢では輻射熱の移動は大きくなる．常温では熱放散量の約60％が輻射による．

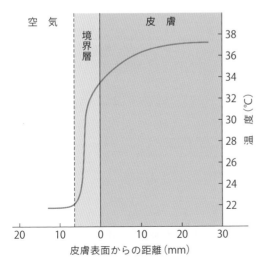

図19-5　境界層
皮膚と接触している空気の温度は数mmにわたって気温より高くなっている．したがって，この層の空気が対流によって動かない限り，伝導による空気への熱放散量はきわめて少ない．

2. 伝導と対流

冷たい物体に接触すれば，からだの熱はその接触面を通してその物体に伝導して失われる．伝導による熱の移動量は，皮膚温と物体の温度との差，接触面積および物体の熱伝導度に比例する．ところで，空気の熱伝導度は小さいので，われわれが空気中にいる限り直接伝導によって失われる熱はきわめて少ない．しかも，皮膚温と同じ温度になった空気が数 mm の厚さの層（境界層；図 19-5）となって皮膚面をおおっているので，伝導による熱の移動はますます少ないことになる（熱の移動の方向は逆になるが，気温 100℃ のサウナ風呂でやけどをしないのもこの境界層のためである）．

皮膚面の空気に対流が起こって皮膚面の空気が入れ換われば，熱放散が促される．実際には，風によって，皮膚面の空気が入れ換わるときに熱放散量が増大する．衣服を着ると放熱量が減少するのは，一つには輻射面積が減るためであるが，もう一つは，衣服と皮膚面との間の空気層をさらに固定し，伝導，対流による熱の放散が減少するためである．

3. 蒸　発

水 1 g が蒸発するときには約 0.58 kcal の気化熱が奪われる．皮膚や気道からの水分蒸発によってからだから気化熱を奪い熱放散を行うしくみに，**不感蒸泄**と**発汗**がある．不感蒸泄というのは，皮下組織から皮膚表面に滲出してくる水分の蒸発と，湿った気道を通って呼出される空気中への蒸発のことで，これらの蒸発は意識にのぼらない．これに対し，発汗（汗腺から分泌される）した場合は通常われわれはそれを意識する．常温で，不感蒸泄のみで蒸発が起こっているときの蒸発による熱放散量は全放熱量の 20～30％ 程度であるが，高温環境下で発汗が始まると熱放散量は著しく増加する．しかし，大量に発汗して蒸発する前に流れ落ちてしまう汗は熱放散に貢献しない．

以上の熱放散のしくみによる熱放散量の割合を図 19-6 に示してある．

B. 熱放散を調節する生理的しくみ

われわれのからだには，以上に述べた熱放散の物理的なしくみ，すなわち輻射，伝導，対流，蒸発による熱放散量を増大させたり，減少させたりする生理的なしくみがある．

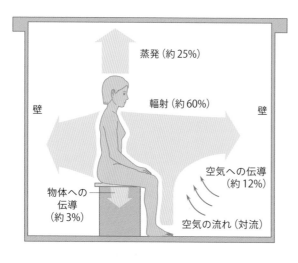

図 19-6　熱放散の割合
（杉ら，1985 より）

1. 皮膚血管の調節

からだの熱の外部への放散は，主として皮膚から行われる．内部の熱の皮膚への移動は伝導によっても行われるが，主役は血流による運搬である．環境温が高いときには，**皮膚血管が拡張**し血流量が増すので，内部から皮膚へ運ばれる熱が増大し皮膚温も上昇する．そのため，皮膚から輻射，伝導，対流による熱放散量が増加する．環境温が下がると，逆に**皮膚血管が収縮**し，皮膚血流が減少して皮膚温も低下するので，輻射，伝導，対流による熱放散量は減少する．

手足の動脈と静脈の間では**熱交換**が行われる（図19-7）．動脈血は皮膚表層へ到達するまでに，冷たい静脈血に熱を与えながら流れるので，深部へいく静脈血は温められており，表層にくる血液は冷やされている．このため，熱放散量は少なくてすむ．このような血管系のしくみを**対向流熱交換系**という．

2. 発　汗

発汗は積極的に水分の蒸発による放熱量を増大させ，体温を下げるしくみである．皮膚からの不感蒸泄は真皮や皮下の細胞外液（組織間液）が表皮の角質層を通して少しずつ滲みだしてくることによる水分蒸発であるが，発汗は皮下組織にある**汗腺**でつくられた汗が導管を通って皮膚表面に分泌されることで，その分泌は神経により調節されている．汗腺には，全身に分布し，希薄な汗を分泌する**エクリン腺**と，腋窩，乳暈，会陰部，顔面の一部などに限局して分布し分泌細胞の細胞成分を含む汗を分泌する**アポクリン腺**とがある（図19-8）．体温調節に関与するのはエクリン腺から分泌される汗で，アポクリン腺から分泌される汗は体温調節の意味はない．アポクリン腺から分泌される汗には分泌細胞の一部がそのまま含まれており，その細胞成分が皮膚表面に存在する細菌により分解されると，わきがの原因となる悪臭を発する．分泌されたばかりの汗には臭いはない．

エクリン腺は交感神経支配を受けているが，交感神経節後線維から放出される神経伝達物質はアセチルコリンである．一方，アポクリン腺も交感神経支配を受けているが節後線維から放出される伝達物質はノルアドレナリンである．

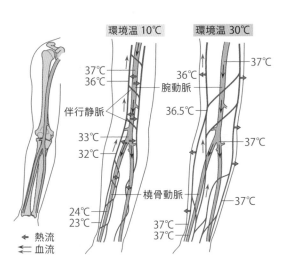

図19-7　ヒトの腕での対向流熱交換
（永坂鉄夫：皮膚血管反応，温熱生理学．中山昭雄（編），理工学社．p 130, 1981 を参考に作成）

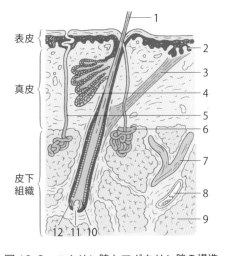

図19-8　エクリン腺とアポクリン腺の構造
1：毛，2：真皮乳頭部，3：立毛筋，4：皮脂腺，5：エクリン腺，6：アポクリン腺，7：神経，8：血管，9：皮下脂肪，10：毛根部毛球，11：毛乳頭，12：毛包　　　　　　　　（吉村，1979 より）

　汗の成分は尿と似ているが，血漿より常に薄い．エクリン汗腺の細胞から分泌された汗の原液は血漿と同じ浸透圧（等張）であるが，導管部を通って皮膚表面まで出る間に NaCl が再吸収されるため，皮膚表面へ出た汗は低張となる．発汗量の少ないときは導管で十分 NaCl が再吸収されてから皮膚表面へ出るから，NaCl 濃度の低い汗をかく．ところが，大量の汗をかくときには導管部で十分 NaCl が再吸収されないうちに皮膚表面に排泄されてしまうため，NaCl 濃度の高い汗をかくことになる．これが大量の発汗を伴う激しい運動後には真水を飲むより多少の食塩を含む水を飲む方がよいといわれるゆえんである．

3. 温熱性発汗と精神性発汗

　高温環境で起こる発汗を**温熱性発汗**という．ヒトを高温環境にさらすと一定の潜時をもって発汗が始まる（図 19-9 A）．この温熱性発汗は，手掌，足底を除く全身に起こる．一方，手掌，足底には，常温でも，むずかしい暗算などの精神作業をしたときや，精神緊張状態になったときに発汗が起こる（図 19-9 B）．このような発汗を**精神性発汗**という．この発汗はエクリン腺から分泌されるがアポクリン腺から分泌される汗と同様，体温調節上の意味はない．手に汗を握るとか冷や汗をかくというのはこの精神性発汗のことである．精神性発汗は手足の摩擦を大きくすることから，ヒトの祖先が樹上生活をしていたころ，樹から滑り落ちないために役立ったと考えられているが，現代人でも手作業をするとき，唾液を手に吐きかけたり，指先をなめたりする人がいるから，手掌の発汗は案外日常的に役立っているのかもしれない．

　なお，環境温の上昇により温熱性発汗が始まっているときに精神的刺激を受けると，手掌，足底に発汗が起こるだけでなく一般体表面の発汗量も一時的に増加する．ヒトによっては常温でも顔面や腋窩に精神性発汗が起こる場合がある．熱帯へ寒帯人が旅行すると，しばしば，寒帯人が流れるような大汗をかいているのに周囲の熱帯人はまったく発汗しているようには見えないことがある．一見，寒帯人の方が熱帯人より発汗機能がよいように見えるが，体温調節上

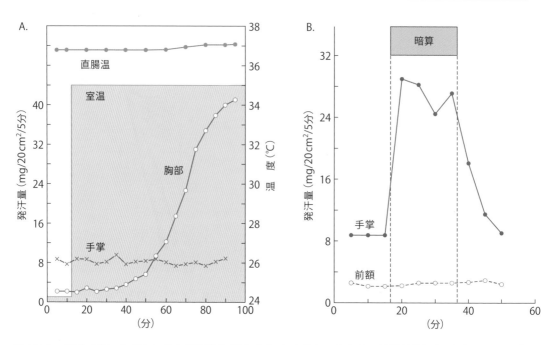

図 19-9　室温を急に上げたときの温熱性発汗量（A）と暗算をしたときの精神性発汗量（B）の時間的経過

は汗が蒸発して皮膚から蒸発熱を奪った時に体温が下がるのであるから，発汗しても汗が皮膚から流れ落ちてしまっては意味がない．こんな時，熱帯人は蒸発に都合がよい，肌がしっとりする程度にしか発汗していない．寒帯人でも長期間熱帯に居住すれば，しだいに熱帯型の発汗をするようになる（**気候順化**）．

5. 行動性体温調節

われわれは，暑いときには，涼しい所を求めて移動したり，うちわや扇風機により風を起こして体温が上がらないようにする．また，寒いときには厚着をし，火を起こして暖をとり，日向を求めて移動したりする．このような行動による体温調節の機能はヒトばかりでなく，動物にもみられるもので，変温動物でも寒いときには日のあたる石の上で体温を上昇させたり，暑いときには木陰に入り，さらに暑くなれば穴にもぐったりする．このような行動による体温調節機能は，系統発生学上かなり古くから発達した機能であるという．

6. 熱　平　衡

以上みてきたように，われわれは代謝によって熱産生を行う一方，輻射，伝導，対流，蒸発などの物理的機序によって外部へ熱を放散している．また，場合によっては，輻射，伝導，対流によって外部から熱を受け取っている．これをまとめて式に表すと，

代謝による熱産生量±輻射±伝導と対流−蒸発＝貯熱量

となる．体温が一定に維持されているときは，体内での熱産生量と熱の出入りの量とが等しくなっていて，貯熱量は0となっている．もし，貯熱量が正となれば体温は上がり，負となれば下がることになる．このような，代謝による熱産生量と物理的機序による熱放散量とのバランスを**熱平衡**という．熱産生や熱放散のいろいろな形を考慮した熱平衡の図を図19-10に示す．

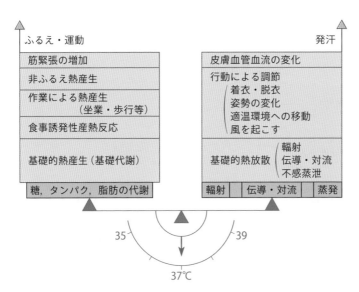

図 19-10　熱平衡

7. 体温調節機構

　ヒトの体温が37℃に常に維持されているのは，上に述べたような熱産生の機序や熱放散の機序のバランスをとる**体温調節中枢**のはたらきがあるからである．体温調節中枢が正常にはたらくためには，まず，中枢は体温に関する情報を正確に把握する必要がある．

1. 温度の受容

　われわれのからだには，深部体温の受容器と皮膚温の受容器がある．深部体温の受容器としては，視床下部前部から視策前野にかけて**温度感受性ニューロン**が存在し，それには，温度上昇に感じる**温感受性ニューロン**と温度の下降に感じる**冷感受性ニューロン**とがあって，温感受性ニューロンの方が冷感受性ニューロンより多い．そのほか，中脳，延髄，脊髄にも温度感受性ニューロンがあることが知られている．一方，皮膚には，温覚，冷覚の受容器があって，環境温あるいは皮膚に接触している物体の温度情報を大脳皮質知覚野に送ってそれらを感知することができるが，同時に，これらの受容器からの温度情報は視床下部視索前野へも直接送られて体温調節に役立っている．

2. 体温調節中枢

　深部温，皮膚温の受容器からの温度情報に基づいて，熱放散のしくみをはたらかせたり，抑制したり，また，熱産生のしくみをはたらかせたりして，正常体温を維持するように調節しているのが，体温調節中枢である（図19-11）．この中枢は**視床下部**を中心に存在し，**自律神経系，内分泌系，体性神経**を介して熱放散量，熱産生量を調整して適正な体温になるようにしている．この体温調節中枢のはたらき方として，設定温度（セットポイント）仮説というのがよく知られており，この仮説に従うと，多くの体温調節反応が理解しやすい．すなわち，体温調節中枢において，調節されるべき温度として一定の温度が設定されていて，外気温の変動が皮膚温，深部温に反映されると，中枢はそれらと設定温度との差を感受して，体温を設定温度へ戻すべく，熱産生のしくみ，あるいは熱放散のしくみを発動するのである．

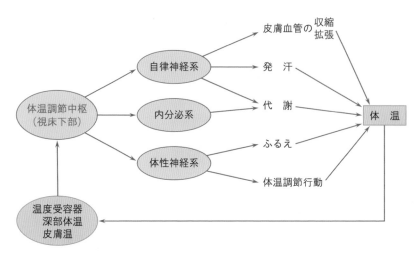

図 19-11　体温調節中枢

8. 高　体　温

体温が異常に上昇する状態を高体温といい，これには**うつ熱**と**発熱**が区別される．

A. うつ熱（熱中症）

　輻射，伝導，対流により環境から受ける熱が異常に大きくなったり，激しい運動を行って熱放散のしくみを最大限にはたらかせても貯熱量が正となって体温が上昇してしまう場合の高体温を**うつ熱**という．強い太陽光線の中で激しい作業や運動を行うときや，溶鉱炉の近くでの作業のさいに，うつ熱状態に陥りやすい．これらの場合は，体温調節中枢は正常にはたらいているから，発汗や皮膚血管拡張が最大限に起こっているのが特徴である．しかし，高温，多湿，無風，強い輻射熱のある環境で，高度のうつ熱状態が長時間続くと，高体温を伴った全身の諸症状が引き起こされる．この暑熱による障害は，従来，主に症状から，**熱けいれん**，**熱失神**，**熱疲労**，**熱射病**などと分類されてきたが，近年，まとめて**熱中症**として総称されるようになった．熱中症は症状分類にとらわれずに症候群としてとらえることが，この病態を扱うことの多い日本救急医学会の考えである．

1. 熱中症の新分類

　日本救急医学会・熱中症に関する委員会が 2018 年に発表した重症度による分類を表 19-1 として示す．これは，従来の主に症状による分類を改めたものである．

2. 熱中症の予防

　熱中症が起きやすい外的環境を知るための指標として WBGT（wet bulb globe temperature，**暑さ指数＝熱中症指数**）がある．その内訳は，気温：湿度：輻射熱が 1：7：2 であることから，気温だけでなく，湿度や輻射熱をも考慮した判断が可能であるとされる．この WBGT の認識と活用とともに，体調管理・把握，身体特性の理解，暑さへの適応状態，水分補給，衣服などの要素を複合的にみていく必要がある．

B. 発　　熱

　発熱（fever）は，体温調節中枢の機能が異常になって，その体温調節レベルすなわち**設定温度**が高くなってしまうために，体温が正常より高くなる状態と考えられている．

表 19-1　熱中症分類

	症状	重症度	治療	臨床症状からの分類
Ⅰ度	めまい，立ちくらみ，生あくび，大量の発汗，失神，筋肉痛，筋肉の硬直（こむら返り）（意識障害を認めない）		通常は現場で対応可能→冷所での安静，体表冷却，経口的に水分と Na の補給	熱けいれん熱失神
Ⅱ度	頭痛，嘔吐，倦怠感，虚脱感，集中力や判断力の低下（JCS 1 以下）		医療機関での診察が必要→体温管理，安静，十分な水分と Na の補給（経口摂取が困難なときには点滴にて）	熱疲労
Ⅲ度（重症）	下記の 3 つのうちいずれかを含む (1) 中枢神経症状（意識障害 JCS 2 以上，小脳症状，痙攣発作）(2) 肝・腎機能障害（入院経過観察，入院加療が必要な程度の肝または腎傷害）(3) 血液凝固異常（急性期 DIC 診断基準（日本救急医学会）にて DIC と診断）		入院加療（場合により集中治療）が必要→体温管理（体表冷却に加え体内冷却，血管内冷却などを追加）呼吸，循環管理 DIC 治療	熱射病

JCS：Japan Coma Scale；意識障害
（日本救急医学会：熱中症診療ガイドライン，p. 7，2015 年より許諾を得て転載）

　図19-12に示すように，発熱のときは体温調節レベルすなわち設定温度が37℃から急に40℃付近に置き換えられると，体温調節中枢はただちに反応を起こして，皮膚血管を収縮させて熱放散を減らし，筋の緊張，ふるえ，交感神経の緊張によって代謝による熱産生を増大させる．体温が設定温度に達すると，そこで再び熱平衡が保たれるようになる．この体温上昇期には，しばしば外気温が急に下がったかのような不快な寒さを感じるが，これを**悪寒**（おかん）という．この悪感も，体温が設定温度に達すると消失する．**解熱**（げねつ）のときには，設定温度が正常体温に戻るので，体温がその温度になるまで，熱産生のしくみは抑制され，熱放散のしくみが最大限にはたらくようになる．そのため，筋緊張は減退し，皮膚血管は拡張し，大量の発汗が起こる．これらの解熱の機序によって，急激に体温が下降することを**熱の分利**という．

　発熱は，多くの場合感染によって起こるが，これは細菌に含まれる毒素やウイルス，真菌などが**外因性発熱物質**として，白血球（主としてマクロファージ）に作用して**内因性発熱物質**（インターロイキン1，インターロイキン6，インターフェロンなどのサイトカイン）を産生する．内因性発熱物質は，視床下部前部-視索前野領域に作用して**プロスタグランジン**の放出を促す．このプロスタグランジンが設定温度を上昇させるため発熱をきたすものと考えられる（図19-13）．プロスタグランジンE_2やプロスタグランジン$F_{2\alpha}$を視索前野-視床下部前部領域に投与すると発熱が起こる．また，発熱時にプロスタグランジンの合成阻害薬（アスピリンをはじめとする多くの解熱薬はこれに属する）を投与すると解熱効果が現れる．なお，うつ熱によって高体温になった場合には，プロスタグランジンの合成阻害薬を投与しても体温が下降することはない．

9. 低 体 温

　極度の低温環境下に長時間さらされると，体温の低下をきたす．直腸温が34～35℃になると中枢の体温調節機能が失われ始め，直腸温32℃以下では，ふるえが止まり，意識障害が始まる．この状態で放置すれば回復不能で死（凍死）に至る．冬期の泥酔者のほか，粘液水腫，アジソン病などにこの**低体温症**がみられる．

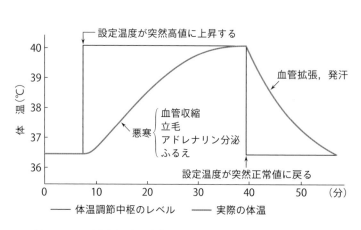

図19-12　設定温度の変化による発熱時，解熱時の体温変化
（Guyton, 1986より）

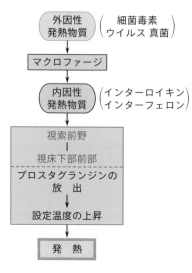

図19-13　発熱のしくみ

付　　　録

1. 生理学で使われる単位

　生理学は，生体の示す現象を物理的，化学的に捉え，計測し，評価してゆく学問であるので，生理学を研究してゆくためにも，また学習してゆくためにも，測定単位を正確に理解することはきわめて大切である．単位系には，1960 年に国際度量衡総会で採択された**国際単位系**（Le Systéme International d' Unites，**SI 単位**）と，この他に慣用的に使われているさまざまな単位系がある．ここでは，医療現場および生理学で使われる単位のうち，重要と思われるものについて解説しておく．

A. 長　　さ

　長さの基本単位はメートル（m）である．10 進法に基づいて以下のような単位が使われる．

単位の名称	記号	
キロメートル	km	1,000 m
メートル	m	1 m
センチメートル	cm	1/100 m
ミリメートル	mm	1/1,000 m
ミクロン（マイクロメートル）	μm	1/1,000,000 m
ナノメートル	nm	1/1,000,000,000 m

B. 重　　さ

　国際単位では，**重さの基本単位はキログラム**（kg）となっているが，ここでは混乱を避けるためにグラム（g）を中心として各単位を示す．

単位の名称	記号	
キログラム	kg	1,000 g
グラム	g	1 g
ミリグラム	mg	1/1,000 g
マイクログラム	μg	1/1,000,000 g
ナノグラム	ng	1/1,000,000,000 g
ピコグラム	pg	1/1,000,000,000,000 g

C. 体積（容積）

　体積の単位は長さの単位の 3 乗で表されるが（例：m^3，cm^3，mm^3 など），国際単位では，濃度を示すときなどに，標準単位としてリットル（*l*）が用いられる．

単位の名称	記号	
リットル	l	$1\,l = 1,000\,\text{m}l$
デシリットル	dl	$1/10\,l = 100\,\text{m}l$
ミリリットル	ml	$1/1,000\,l = 1\,\text{m}l$
マイクロリットル	μl	$1/1,000,000\,l = 0.001\,\text{m}l$

D. 速度，加速度，力

　速度は，単位時間（1秒間）に移動した距離（メートル）であるから，速度の単位はメートル/秒（m/s）となる.

　加速度は，乗り物が発車するときや停車するときのように，時々刻々，速度が増加したり減少したりする場合の速度の変化量であるから，加速度の単位は m/s/s，すなわち，m/s^2 で表わされる.

　力とは，静止している物体に運動を起こしたり，動いている物体の速度を変えるような作用をいうが，その値は質量と加速度の積で表わされる. したがって，力の単位は，質量の単位(kg)×加速度の単位（m/s^2）で表わされることになるが，これをニュートン（N）と呼ぶ.

E. 圧　　力

　圧力は単位面積当りに加わる力で表わされ，国際単位系ではパスカル（Pa）という単位が使われることになっている. $1\,\text{m}^2$ 当り1ニュートンの力が加わる場合の圧力を1パスカル(Pa)という. 日本においてもいずれ Pa という単位が普及すると思われるが，現在，日本の医療の現場では，通常，水銀柱圧（mmHg）が圧力の単位として使われており，小さい圧力変化の測定には水柱圧（cmH_2O）が使われている.

　各圧力単位間の変換は次のようになる.

$$1\,\text{mmHg} = 1.36\,\text{cmH}_2\text{O} \qquad 1\,\text{cmH}_2\text{O} = 0.74\,\text{mmHg}$$
$$1\,\text{mmHg} = 133\,\text{Pa} \qquad 1\,\text{Pa} = 0.0075\,\text{mmHg}$$
$$100\,\text{mmHg} = 13.3\,\text{kPa} = 133\,\text{hPa}$$
$$1\,\text{cmH}_2\text{O} = 98.1\,\text{Pa} \qquad 1\,\text{Pa} = 0.0102\,\text{cmH}_2\text{O}$$

F. 温　　度

　温度の国際単位はケルビン（K）である. いかなる処置を加えてもこれ以下に下がることはないと理論的に想定される温度（いい換えれば，原子，分子の熱運動がまったくなくなり，静止してしまう温度，-273.15℃）を 0 K（絶対0度）とし，摂氏温度の1℃と同じ間隔で目盛ったものが**ケルビン温度**あるいは**絶対温度**といわれるものである. したがって，摂氏温度とケルビン温度の換算は次のようになる.

$$\text{摂氏温度}(\text{℃}) = \text{ケルビン温度}（\text{K}) - 273.15$$

　現在，生理学および医学の領域では摂氏温度が主に使われ，必要に応じてケルビン温度が用いられている. なお，米国では医療の現場でも**華氏温度**（℉）が主に使われている. 華氏温度と摂氏温度の換算は次のようになる.

$$華氏温度(°F) = 9/5 × 摂氏温度(℃) + 32$$

$$摂氏温度(℃) = 5/9 × [華氏温度(°F) - 32]$$

G. 溶液の濃度

　ある物質の溶液中の濃度を表わすときには，通常，溶液単位容積当り（1l当り，あるいは1dl当り）の，その物質のグラム（g）数あるいはミリグラム（mg）数で表わす（たとえばg/l，mg/l）．その他，この濃度表現の変形としてパーセント濃度という表現が使われることがある．たとえば1g%（=1g/100ml），1mg%（=10mg/l），1g‰（=1g/l）という具合に使われる．

　生理学では，単位容積当りのモル数，当量，あるいはオスモル（Osm）という単位で表わす場合が多い．**モル数**というのは，物質のグラムで測った重量をその物質の分子量で割った値である．ある物質1モルが必要なときにはその物質の分子量に相当する値の重さ（グラム）だけその物質を測ればよい．たとえば，食塩の分子量は58.5であるから58.5gの食塩が1モルの食塩ということになる．そこで，58.5gの食塩を水に溶かして1lの食塩水にしたら，それは食塩の1モル溶液となる．

　体液には多くのイオンが含まれるが，その量は**当量**（電気当量，単位はEq）で表わされる．1当量（1Eq）はイオン化した物質の1モルをそのイオン価（Naなら1，Caなら2）で割った値である．したがってNa⁺の1当量（1Eq）は23g，Ca²⁺の1当量は40g/2，すなわち20gとなる．物質の溶液中の濃度をEq/lで表すことがある．さらに，このEq/lは規定濃度（N）という単位を使って表現されることもある．

　浸透の項（p.9，1章4項H）で述べてあるように，溶液の示す浸透圧の大きさは，溶液中の浸透圧作用のある粒子（分子やイオン）の濃度に比例し，その物質の種類，大きさなどは関係しない．そこで，溶液中の浸透圧活性をもったすべての粒子の濃度にOsm（**オスモル**）/lという単位を付して浸透圧活性を表わす濃度とする．

　たとえば，1ミリモル（1mmolは1molの1/1,000である）のグルコースが1リットルの溶液中に溶けていれば，その溶液のグルコースの**モル濃度**は1mmol/lで，**浸透圧濃度**は1mOsm（ミリオスモル）/lとなる．ところがNaClのような電解質の溶液では，溶質が解離してNa⁺とCl⁻となる．この場合，この2つのイオンのいずれにも浸透圧作用があるので，1mmol/lのNaCl溶液の浸透圧濃度は2mOsm/lとなる．

　以上は，溶液1リットル当りで表わした濃度であるが，溶液の容積は温度で変わるし，溶液に含まれる種々な物質の容積も含まれているので，溶媒である水1kg当りで表わした濃度，Osm/kg H₂O（またはmOsm/kg H₂O）がよく用いられる．これを**重量モル浸透圧濃度**という．

　ところで，電解質溶液は希薄溶液であれば上記の計算のようになるが，体液のレベルの濃さになると溶液中の各種イオンが互いに干渉し，浸透圧効果を呈する粒子としてその数を減少した状態となる．そのため，NaClの1mmol/lの溶液の実際の浸透圧濃度は2mmol/lよりも幾分低い浸透圧濃度となる．

H. 周波数（振動数）

　脈拍や呼吸，音波などのように一定の頻度で繰り返す現象の頻度を定量的に表わす場合，1秒間に現れるその現象（波）の数をかぞえて，それにヘルツ（Hz）という単位をつけて表わす．たとえば，脳波のα波は8〜13Hz，音波の可聴振動数はおおよそ20Hzから20kHzというように表わす．

また，しばしば，周波数単位として 1/分が用いられる．たとえば，成人の正常呼吸数は
12〜20/分，心拍数は 50〜100/分となる．

以上の単位はいずれも 10 の倍数に基づいて表わすことができる．その名称，および，記号
に下記のようなものがある．

倍数	指数	名称	記号
10 億倍	10^9	ギガ	G
100 万倍	10^6	メガ	M
1,000 倍	10^3	キロ	k
100 倍	10^2	ヘクト	h
10 分の 1	10^{-1}	デシ	d
100 分の 1	10^{-2}	センチ	c
1,000 分の 1	10^{-3}	ミリ	m
100 万分の 1	10^{-6}	マイクロ（ミクロ）	μ
10 億分の 1	10^{-9}	ナノ	n
1 兆分の 1	10^{-12}	ピコ	p
1 千兆分の 1	10^{-15}	フェムト	f

2. 略　語　集

ABP	androgen-binding protein	アンドロジェン結合タンパク
ABP	arterial blood pressure	動脈血圧
AC	adenylate cyclase	アデニル酸シクラーゼ
ACE	angiotensin-converting enzyme	アンジオテンシン変換酵素
ACh	acetylcholine	アセチルコリン
ACTH	adrenocorticotropic hormone	副腎皮質刺激ホルモン
ADH	antidiuretic hormone	抗利尿ホルモン
ADP	adenosine diphosphate	アデノシン二リン酸
AE	anion exchanger protein	陰イオン交換輸送体タンパク
AG	anion gap	アニオンギャップ
AGRP	agouti related protein	agouti 関連タンパク質
Alb-T	albumin-binding testosterone	アルブミン結合テストステロン
AM	adrenomedullin	アドレノメデュリン
AMP	adenosine monophosphate	アデノシン一リン酸
ANP	atrial natriuretic peptide	心房性ナトリウム利尿ペプチド
AT II	angiotensin II	アンジオテンシン II
ATP	adenosine triphosphate	アデノシン三リン酸
β-EP	β-endorphin	β-エンドルフィン
β-LPH	β-lipotropin	β-リポトロピン
BF	basal forebrain	前脳基底部
BMI	body mass index	体容積指数
BMP	bone morphogenetic protein	骨形成因子
BNP	brain natriuretic polypeptide	脳ナトリウム利尿ペプチド
cAMP	cyclic adenosine monophosphate	サイクリック(環状)アデノシン一リン酸
CART	cocaine and amphetamine-regulated transcript	コカイン，アンフェタミン制御転写
CBG	corticosteroid binding globulin	コルチコステロイド結合グロブリン
CCK	cholecystokinin	コレシストキニン
ChAT	choline acetyltransferase	コリンアセチルトランスフェラーゼ
CLIP	corticotropin-like intermediate lobe peptide	コルチコトロピン（副腎皮質刺激ホルモン）様中葉ペプチド
CM	central medial nucleus	視床の中心内側核
CP	creatine phosphate	クレアチンリン酸
CRH	corticotropin-releasing hormone	コルチコトロピン（副腎皮質刺激ホルモン）放出ホルモン
CT	calcitonin	カルシトニン
DA	dopamine	ドーパミン
DIT	diiodotyrosine	ジヨードチロシン
DG	diglyceride	ジグリセリド
DHEA	dehydroepiandrosterone	デヒドロエピアンドロステロン
DHT	dihydrotestosterone	ジヒドロテストステロン
DM	diabetes mellitus	糖尿病
DNA	deoxyribonucleic acid	デオキシリボ核酸

DOS	11-deoxycorticosterone	11-デオキシコルチコステロン
DPG	2, 3-diphosphoglycerate	2,3-ジホスホグリセリン酸
DPGi	dorsal paragigantocellular reticular nucleus	背側傍巨大細胞核
DR	dorsal raphe nucleus	背側縫線核
ECG	electrocardiogram	心電図
EEG	electroencephalogram	脳波（脳電図）
EMG	electromyogram	筋電図
EPO	erythropoietin	エリスロポエチン
EPSP	excitatory postsynaptic potential	興奮性シナプス後電位
ES 細胞	embryonic stem cell	胚性幹細胞
ET	endothellin	エンドセリン
FEV_1	forced expiratory volume in one second	努力性呼気の1秒量
FFA	free fatty acid	遊離脂肪酸
FSH	follicle-stimulating hormone	卵胞刺激ホルモン
FVC	forced vital capacity	努力肺活量
G-6-P	glucose 6-phosphate	グルコース6-リン酸
GABA	gamma aminobutyric acid	γ-アミノ酪酸
GC	guanylate cyclase	グアニル酸シクラーゼ
GFR	glomerular filtration rate	糸球体ろ過量
GH	growth hormone	成長ホルモン
GHRH, GRH	growth hormone-releasing hormone	成長ホルモン放出ホルモン
Gi	gigantocellular reticular nucleus	巨大細胞核
GIP	gastric inhibitory polypeptide	胃抑制ペプチド
GLP-1	glucagon-like peptide-1	グルカゴン様ペプチド-1
Glt	glutamate	グルタミン酸
GLUT	glucose transporter	糖輸送担体
GnRH	gonadotropin-releasing hormone	ゴナドトロピン放出ホルモン
HA	histamine	ヒスタミン
Hb	hemoglobin	ヘモグロビン
hCG	human chorionic gonadotropin	ヒト絨毛性ゴナドトロピン
hCS	human chorionic somatomammotropin	ヒト絨毛性乳腺刺激ホルモン
HDL	high density lipoprotein	高密度リポタンパク質
HSP	heat shock protein	熱ショックタンパク質
ICSH	interstitial cell-stimulating hormone	間質細胞（ライジッヒ細胞）刺激ホルモン
IFN	interferon	インターフェロン
Ig	immunoglobulin	免疫グロブリン
IGF	insulin-like growth factor	インスリン様成長因子
IL	interleukin	インターロイキン
IL	intralaminar nuclei of thalamus	視床の髄板内核
IN	inulin	イヌリン
IP_3	inositol-1, 4, 5-tris-phosphate	イノシトール三リン酸
iPS 細胞	induced pluripotent stem cell	人工多能性幹細胞
IPSP	inhibitory postsynaptic potential	抑制性シナプス後電位
LC	locus coeruleus	青斑核
LD	lateral dorsal nucleus	視床の背側外側核

LDL	low density lipoprotein	低密度リポタンパク質
LDT	laterodorsal tegmental nucleus	外背側被蓋核
LG	lateral geniculate body	外側膝状体
LH	luteinizing hormone	黄体形成ホルモン
LHA	lateral hypothalamus	外側視床下部
LHRH	luteinizing hormone-releasing hormone	黄体形成ホルモン放出ホルモン
LP	lateral posterior nucleus	視床の後外側核
LTD	long-term depression	長期抑圧
LTP	long-term potentiation	長期増強
Mc	magnocellular nucleus	大細胞核
MCH	melanin-concentrating hormone	メラニン凝集ホルモン
MD	medial dosal nucleus	視床の背側内側核
MG	medial geniculate body	内側膝状体
MIT	monoiodotyrosine	モノヨードチロシン
MSH	melanocyte-stimulating hormone	メラニン細胞刺激ホルモン
NA	noradrenaline	ノルアドレナリン
NAD	nicotinamide adenine dinucleotide	ニコチンアミドアデニンジヌクレオチド
NK 細胞	natural killer cell	ナチュラルキラー細胞
NPY	neuropeptide Y	ニューロペプチド Y
NREM 睡眠	non-rapid eye movement	ノンレム睡眠
OXY	oxytocin	オキシトシン
PAH	para-aminohippuric acid	パラアミノ馬尿酸
PAI-1	plasminogen activator inhibitor-1	プラスミノゲンアクチベーターインヒビター-1
PB	parapeduncular nucleus	脚傍核
P_{CO_2}	partial pressure of carbon dioxide	二酸化炭素分圧
PG	prostaglandin	プロスタグランジン
PIH	prolactin-inhibiting hormone	プロラクチン抑制因子
PIP_2	phosphatidylinositol diphosphate	ホスファチジルイノシトール二リン酸
PKA	protein kinase A	プロテインキナーゼ A
PKC	protein kinase C	プロテインキナーゼ C
PLC	phospholipase C	ホスホリパーゼ C
P_{O_2}	partial pressure of oxygen	酸素分圧
POA	preoptic area	視索前野
POMC	proopiomelanocortin	プロオピオメラノコルチン
PP	pancreatic polypeptide	膵ポリペプチド
PPT	pedunuclopontine tegmental nucleus	脚橋被蓋核
PRH	prolactin-releasing hormone	プロラクチン放出ホルモン
PRL	prolactin	プロラクチン
PTH	parathormone	上皮小体ホルモン（パラソルモン）
Pul	pulvinar	視床枕
RAA 系	renin-angiotensin-aldosterone system	レニン-アンジオテンシン-アルドステロン系
REM 睡眠	rapid eye movement	レム睡眠
RMR	relative metabolic rate	エネルギー代謝率
RNA	ribonucleic acid	リボ核酸

RPF	renal plasma flow	腎血漿流量
RT$_3$	reverse triiodothyronine	逆位トリヨードサイロニン
SGLT	sodium-dependent glucose transporter	ナトリウムイオン依存性グルコース輸送体
SHBG	sex hormone-binding globuline	性ホルモン結合グロブリン
SS	somatostatin	成長ホルモン抑制ホルモン
SR	sarcoplastic reticulum	筋小胞体
SRY	sex determining region on the Y chromosome	Y染色体性決定部位
T$_3$	triiodothyronine	トリヨードサイロニン
T$_4$	thyroxine, tetraiodothyronine	サイロキシン，テトラヨードサイロニン
TBG	thyroxine binding globulin	サイロキシン結合グロブリン
TBPA	thyroxin-binding prealbumin	サイロキシン結合プレアルブミン
T$_C$ リンパ球	cytotoxic T lymphocyte	細胞傷害性Tリンパ球
TG	triglyceride	トリグリセリド
T$_H$ リンパ球	helper T lymphocyte	ヘルパーTリンパ球
Tm	tubular transport maximum	尿細管最大輸送量
TM	tuberomammillary nucleus	結節乳頭核
TNF	tumor necrotizing factor	腫瘍壊死因子
t-PA	tissue plasminogen activator	組織プラスミノゲンアクチベーター
TPO	thrombopoietin	トロンボポエチン
TRH	TSH-releasing hormone	甲状腺刺激ホルモン放出ホルモン
TSH	thyroid-stimulating hormone	甲状腺刺激ホルモン
VA	nucleus ventralis anterior	視床の前腹側核
VIP	vasoactive intestinal peptide	血管作動性腸ペプチド
VL	nucleus ventralis laterior	視床の外腹側核
VLDL	very low-density lipoprotein	超低密度リポタンパク質
VLPO	ventrolateral preoptic area	視索前野腹外側部
VP	vasopressin	バゾプレッシン
VPL	nucleus ventralis posterolateralis	視床の後外側腹側核
VPM	nucleus ventralis posteromedialis	視床の後内側腹側核
WBGT	wet bulb globe temperature	暑さ指数

═══ 著　者 ═══

貴邑 冨久子 きむら ふくこ　横浜市立大学名誉教授

根来 英雄 ねごろ ひでお　福井医科大学名誉教授

シンプル生理学（改訂第8版）

1988 年 6 月 1 日　第 1 版第 1 刷発行	著　者 貴邑冨久子，根来英雄
2008 年 4 月 1 日　第 6 版第 1 刷発行	発行者 小立健太
2016 年 3 月 15 日　第 7 版第 1 刷発行	発行所 株式会社 南 江 堂
2020 年 9 月 5 日　第 7 版第 6 刷発行	☎113-8410　東京都文京区本郷三丁目42番6号
2021 年 3 月 31 日　第 8 版第 1 刷発行	☎(出版)03-3811-7236（営業)03-3811-7239
2024 年 1 月 10 日　第 8 版第 4 刷発行	ホームページ https://www.nankodo.co.jp/
	印刷 三美印刷／製本 ブックアート

Concise Text of Physiology
© Fukuko Kimura, Hideo Negoro, 2021

定価は表紙に表示してあります．　　　　　　　　Printed and Bound in Japan
落丁・乱丁の場合はお取り替えいたします．　　　ISBN978-4-524-22655-9